赵敏俐·总主编

细读周易

细读国学经典丛书

鲁洪生——著

治国　用贤　修身　大和　中行　趋吉　思变　谦德　笃厚　积善

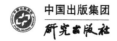

中国出版集团
研究出版社

图书在版编目（CIP）数据

细读周易 / 卢盛江著 . —北京：研究出版社，2017.8
ISBN 978-7-5199-0056-4

Ⅰ . ①细…　Ⅱ . ①鲁…　Ⅲ . ①《周易》—研究
Ⅳ . ① R221.5

中国版本图书馆 CIP 数据核字（2017）第 051560 号

出 品 人：赵卜慧
责任编辑：寇颖丹

细读周易
XIDU ZHOUYI

鲁洪生　著

研究出版社 出版发行
（100011　北京市朝阳区安华里 504 号 A 座）

北京建宏印刷有限公司　新华书店经销
2021 年 1 月第 2 版　2021 年 1 月第 1 次印刷
开本：787 毫米 ×1092 毫米 1/16　印张：34.75
字数：677 千字

ISBN 978-7-5199-0056-4　定价：88.00 元

邮购地址 100011　北京市朝阳区安华里 504 号 A 座
电话（010）64217619　64217612（发行中心）

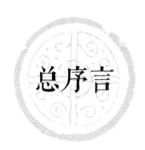

总序言

　　中华民族的现代化建设离不开传统文化，这是我们在近百年的历史实践中得出的最宝贵的经验。2013 年 8 月，习近平总书记在全国宣传思想工作会议上提出的"四个讲清楚"，强调了传统文化在现代化建设中的重要意义。2014 年 2 月 24 日，习近平总书记在主持中共中央政治局第十三次集体学习时又说："培育和弘扬社会主义核心价值观必须立足中华优秀传统文化。牢固的核心价值观，都有其固有的根本。抛弃传统、丢掉根本，就等于割断了自己的精神命脉。博大精深的中华优秀传统文化是我们在世界文化激荡中站稳脚跟的根基。中华文化源远流长，积淀着中华民族最深层的精神追求，代表着中华民族独特的精神标识，为中华民族生生不息、发展壮大提供了丰厚滋养。"

　　要讲清楚传统文化在现代化建设中的作用，在立足传统的基础上培育和弘扬社会主义核心价值观，首先必须认真地学习传统文化。只有对传统文化有了透彻的了解，我们才能认识到它在当代文化建设中的价值和意义。学习传统文化的最佳方式是阅读经典，经典沉积着中华文化最核心的内容，在文化传承过程中发挥着最为重要的作用。早在先秦时代，《诗》《书》《礼》《乐》《易》《春秋》这六种著作，就被人们推崇为"经"。梁人刘勰说："经也者，恒久之至道，不刊之鸿教也。""经"在中国古代何以有这样崇高的地位？因为它们产生于中华文化的早期，是中华民族文明和智慧的结晶，也是后世文化发展的基础。我们今天所说的经典虽然超出了古代"六经"的范畴，但是它的基本内涵不变。凡是可以被后世称为经典的著作，它一定具有永恒的价值、丰富的内容，一定适合各个不同历史阶段的文化需要。阅读经典，会使我们更深切地感受到中华文明的悠久与伟大，受到民族文化智慧的熏陶，领会先贤们在社会、人生、历史等诸多方面所做过的深刻思考，从而提升我们的文化水平和人生境界。

然而，经典产生的时代距离我们已经非常久远，特别是由于白话文运动兴起之后而产生的古今隔膜，本来就文字古奥、内容艰深的中国早期文化经典，对今人来讲在学习和阅读上都存在着很大困难。细读经典，就是有效的学习途径之一。

所谓细读经典，就是对经典进行一字一句的仔细研读。由于古今文字的差异，字义的变迁，句法结构的不同，对今人来讲，读通一篇古文已经不易。更何况，由于古今历史的变革，名物典章制度的变化，以及由于时代不同所造成的文化断裂和知识背景的差异，即便是从表面看起来似乎已经读通的句子，如果不经过仔细辨析，也往往会有望文生义之弊。而要弄通一部经典博大精深的文化内容，就更需要仔细研读不可。

然而在生活节奏越来越快的当代社会，除了专业学者之外，很少有人有时间细细地研读古代经典。有鉴于此，我们聘请了国内著名的专家学者，精选了古代经典中的若干篇目，编辑了这套细读经典丛书，期望由专家学者带领大家，在有限的时间内细读经典中的精华片断，从而了解经典的内容，体悟经典的魅力。在我看来，要认识优秀的传统文化，就必须细读经典，没有经过对经典的细读，就妄称自己了解了传统文化，奢谈传统文化的好与坏，除了少数的"天才"之外，对多数人而言不过是在自欺欺人。不了解传统文化，又如何谈得上弘扬和继承？所以，在这个喧哗而又浮躁的社会里，我们希望有人能够抽出时间坐下来，静静地品读经典，安定浮躁的内心，修养自己的品性，提高人生的智慧，创造高雅的生活。谈到古代经典，不免让有些人望而生畏。其实，如果你能坐下来真正平心静气地细读几篇，就会发现，经典从来就不是高头讲章，也并非如人们想象的那样深奥难穷。经典本身就来自生活。细读经典，我们才会从中体会到传统文化与我们的关系是多么亲近。细读《论语》，我们感到孔子就是一位可爱慈祥的老人，仿佛他正在与我们促膝谈心。细读《周易》，我们会发现古人是如何从自然与社会中总结经验，如何在生活中增长智慧并且又将其用于自己的生活……总之，我们之所以要细读经典，是因为只有如此，我们才能真正地了解传统文化，真正受到传统文化的熏陶，才能从传统文化中汲取有益的营养，才能将其真正地传承下去，落实到自身的文化实践中，而不是停留在口头上。

我们编选这套"细读国学经典丛书"的目的就是引导大家细读经典。为了真正落实细读两个字，我们确定了如下体例：第一是从经典中选取最能体现其精华内容的篇目。第二是对原文做简洁的注释，以求扫除读书识字的障碍。第三是进行细读，即由专家引导读者对所选篇目进行尽可能细致的导读。经典之所以称为经典，是因为其包含的知识内容特别丰富。因此在细读部分，专家们会根据所选篇目补充大量的知识，以便于读者对经典的理解。当然，对于一名优秀的读者来说，他对经典的阅读不应该受专家的限制，他还可以在此基础上阅读更多的资料，在对经典的涵咏中有更深入的理解。我们期望通过这样的方式，能够引导读者真正坐下来平心静气地读书。

"子曰：'学而时习之，不亦说乎？有朋自远方来，不亦乐乎？人不知而不愠，不亦君子乎？'"细读经典，就让我们从《论语》开篇的这三句话入手。对这三句话有了比较深切的了悟，由此而前行，就会不断地体会到细读经典的乐趣。

赵敏俐

于京西会意斋

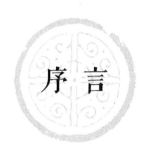

序 言

　　《细读周易》以读懂《周易》古经本义为目的，古为今用，为今日读者提供生活、工作的智慧，将学术性与实践性结合，尽量争取做到深入浅出、通俗易懂。

　　读解《周易》首先要了解以下几个问题。

一、研究《周易》的方法

　　中国古代对《周易》的注疏，在方法上，主要是读者接受；在目的上，主要是用，通经致用，是以《周易》为工具为政教服务，甚至"援易以为说"，证明己意，有如清代《四库全书总目·易类》说：

> 　　《易》之为书，推天道以明人事者也。《左传》所记诸占，盖犹太卜之遗法。汉儒言象数，去古未远也。一变而为京、焦，入于禨祥。再变而为陈、邵，务穷造化，《易》遂不切于民用。王弼尽黜象数，说以老庄。一变而胡瑗、程子，始阐明儒理。再变而李光、杨万里，又参证史事。《易》遂日启论端。此两派六宗已互相攻驳。又易道广大，无所不包，旁及天文、地理、乐律、兵法、韵学、算术，以逮方外之炉火，皆可援《易》以为说，而好异者又援以入《易》，故《易》说愈繁。

　　《细读周易》与古代学者的读解理念、方法、目的多有不同。读解《周易》的目的，首先是学术研究，是求真，是"读懂《周易》"，是读解作者本意，不是望文生义的臆测，而是回到《周易》产生的时代，了解古人的象数思维方式，运用古人象数思维方式去读解、接近《周易》古经的本义。故本书中所言《周易》多是指《周易》古经，其次是读解《易传》本义，最后是分析《周易》古经与《易传》的关系。

有些《易传》的解释与《周易》古经相合，则利用《易传》中这部分解释，读解、分析《周易》古经；有些《易传》的解释与《周易》古经不合，则可利用这部分内容，梳理《易》学接受史的发展。

研究《周易》又不能单纯地为学术研究而研究，其终极目的应当是在求"真"的基础上，古为今用，引人向"善"，构建和谐，生生不息。

虽然很难，但方法、目的都不能因难而改变。

二、《周易》的性质

关于《周易》的性质众说纷纭，有人说是算卦书、政治讽谏书、哲学著作、历史著作、科学著作，还有人说是探索宇宙奥秘、人生奥秘的著作，等等，都有一定道理，但或多或少都存在偏颇，或不够全面，或不够严谨。

判断一部书的性质首先要尊重作者的创作动机，从作者的撰述目的来说，《周易》以占筮预测为手段，形式上是算卦。

外证：如《礼记·祭义》记载说："昔者，圣人建阴阳天地之情，立以为易。易抱龟南面，天子卷冕北面，虽有明知之心，必进，断其志焉，示不敢专，以尊天地。""立以为易"之"易"为占筮之书。"易抱龟南面"之"易"为占筮之官。

《周礼·春官》记载说："太卜主三兆、三易、三梦之占。""三易"即三种算卦书，就是指《连山》《归藏》《周易》。

汉武帝《轮台诏》："易之，卦得《大过》。""易"为占筮。

内证：《周易》六十四卦、三百八十六爻（《乾》《坤》各多一用爻）大多卦爻辞对未来有一吉凶的占断，算卦预测未来吉凶的特征十分明显。

故宽泛说，周代的算卦书叫作《易》；具体说，《周易》是周代通过变易规律推测吉凶的算卦书。

从作者撰述《周易》的目的来说，是借助天帝的神权约束人性、约束君权，以引人向善、提升智慧的政教讽谏为目的，内容包含哲学义理。《周易·观·彖》说："圣人以神道设教，而天下服矣。"

从作者预测推断的方法来说，四库馆臣概括得准确："《易》之为书，推天道以明人事者也。"《周易》是一部通过探讨天道运行规律来推导人生智慧的著作。

《周易》经历秦火而能完整地留存下来，真实地反映了当时的社会现实与生产生活经验，故具有历史价值与科学价值。

三、《周易》在中国传统文化中的地位

《周易》被誉为"群经之首,大道之源",是经典中的经典、智慧中的智慧。

《周易》是中国文化之首,此"首"有二义:

一是从时间说,是源头,中国文化的源头。《周易》之后的文化现象大多不同程度地受到《周易》的影响。追根溯源,纲举目张,"若挈裘领,诎五指而顿之,顺者不可胜数也"(《荀子·劝学》),读懂《周易》,可以清晰地了解中国文化发展的脉络。

二是从内容、地位说,很重要。《周易》基本构建了中国传统文化的核心框架。五经有两种排列顺序,若从内容重要程度排,《周易》为首;若从普及程度排,《诗经》为首。

中国传统文化的核心是文、史、哲,文、史、哲的核心是哲学,哲学的核心是儒、道,而儒、道的渊源是《周易》。儒、道两家都推崇《周易》,都把《周易》奉为其说的经典,都通过解说《周易》发扬其说,其实是各取所需。

儒家更多继承了阳刚、积极进取的一面,在《周易》是"君子终日乾乾"(《乾卦·九三》),在《易传》是"天行健,君子以自强不息",在孔子则是"知其不可而为之"(《论语·宪问》),在《左传》则以立德、立功、立言为"三不朽",这种积极进取的人生观激励了一代又一代的中华儿女,使中华文明绵延五千年而不断绝。

道家更多继承了阴柔、退隐、不争的一面,在《周易》是"君子有攸往,先迷,后得主"(《坤卦》),在《易传》是:"地势坤,君子以厚德载物。"在《老子》是"上善若水,水善利万物而不争",水往低处流,滋润庄稼,告诫君王要模仿水之德,贵柔守雌,退隐不争,无为而无不为,造福于民,让利于民。这类似佛家所言的"舍得",物质的舍,换来精神的得,换来臣民对君王的拥护,换来政权的稳固、社会的和谐,故康有为说:"老子之学,只偷得半部《易经》。"老子从阴柔之道中感发出君人南面之术;庄子则从中感发出对个体生命的尊重,对精神自由的追求:"若夫乘天地之正,而御六气之辩,以游无穷者,彼且恶乎待哉?故曰:至人无己,神人无功,圣人无名。"(《庄子·逍遥游》)以顺其自然为方法,追求逍遥自在,得尽天年。

"达则兼济天下,穷则独善其身",阴阳相济,儒道互补,构成了中国传统知识分子的文化心理结构。

儒家以《周易》为五经(《易经》《尚书》《诗经》《礼记》《春秋》)之首,道家以它为"三玄"(《老子》《庄子》《易经》)之一,无论是研究天文、地理、哲学、政治、兵法、道德,还是医学、文学、武术、气功,都以《周易》为鼻祖。

孔子晚年非常喜欢《周易》,几近痴迷,孔子说:"加我数年,五十以学《易》,可以无大过矣。"(《论语·述而》)孔子认识到《周易》的实用价值,认为读《周易》可以

提高修养，少犯错误。《史记·孔子世家》中记载："孔子晚而喜《易》，序《彖》《系》《象》《说卦》《文言》。读《易》，韦编三绝。曰：'假我数年，若是，我于《易》则彬彬矣。'"

马王堆汉墓出土文献《帛书易传·要》中记载孔子晚而喜《易》，"居则在席，行则在囊"，以致韦编三绝。子贡非常不理解老师为什么会喜欢这么一本书，就问孔子："老师您曾教导我们，说有德行的人要舍弃求神，有智谋的人要远离问卜，弟子我一直以此为行为准则。如今您为什么活到这把年纪，又突然喜欢上《周易》占卜这玩意儿呢？"

孔子回答子贡说："夫《易》，刚者使知瞿，柔者使知刚，愚人为而不忘，奸人为而去诈。文王仁，不得其志，以成其虑。纣乃无道，文王作，讳而辟咎，然后《易》始兴也……后世之士疑丘者，或以《易》乎？吾求其德而已，吾与史巫同途而殊归者也。君子德行焉求福，故祭祀而寡也；仁义焉求吉，故卜筮而希也。"（《帛书易传·要》，《易学集成》第三卷）

《周易》原本是用来占卜的，孔子却对其中所包蕴的人生哲学感兴趣，孔子说："《周易》可使刚正的人知道如何提防危险，使软弱的人渐渐变得坚强起来，使无谋的人不会胆大妄为，使奸诈的人去掉诡诈之心。"

孔子已经悟出《周易》的潜台词，任何结果的产生都是有原因的，既有个体不能掌控的"天命"，近似今天所说的客观因素；也有人们能够掌控的"德行"，近似今天所说的主观因素。在同样的客观条件下，结果吉凶不同，主要源于个体的道德修养不同，主观因素（内因）是关键因素，客观因素（外因）只是次要因素。孔子明确指出个人的德行决定吉凶福祸，他说："后代学士可能会有人因为我喜欢《周易》而怀疑我，我读《周易》只是探寻道德修养的内容，我与史官、巫官同是运用《周易》，但目的不同。君子于德行中求福，由此祈祷上天保佑的祭祀活动会越来越少；在仁义中求吉，由此问询天意的卜筮活动会逐渐消失。"

人们祭天是祈求上天的保佑，而"皇天无亲，惟（唯）德是辅"，上天只保佑有德行的人。占卜的目的是预测未来结果的吉凶，而《周易》告诉我们，结果吉凶是由你的仁义道德决定的，如果大家明白了这个道理，祭天占卜的行为也就会逐渐减少了。《周易》是借助上天的权威激发人们的主观积极性，命运不皆由天定，更多时候是掌控在我们自己手中，我们个体的道德修为决定未来的结果吉凶，我的未来我做主。面对、接受无法改变的客观，改变可以改变的主观，也是一种人生智慧。

四、《周易》的象数思维与论证方式

《周易》的象数思维建立在天人合一的哲学理念基础上，由阴阳符号知卦象，再由

卦象感悟卦德；由卦德知天道，再推天道明人事，以天道为论据论证人事，引导人与天合德。《易传·文言》说："夫大人者，与天地合其德，与日月合其明，与四时合其序，与鬼神合其吉凶。"古人所言"鬼神"有时指看不见、摸不着，但又能感觉到客观存在的事物运行的规律。《周易》的象数思维也是真、善、美的融合，感悟卦象的抽象属性是客观真实的，推天道明人事的目的是引人向善的，用具象的卦象表达抽象的义理是"理念的感性显现"，是美的。

《易传·系辞上》认为形而上之道由阴、阳构成，说"一阴一阳之谓道"，阴、阳在《周易》中分别用乾卦、坤卦象征，《系辞上》说：

> 夫乾，其静也专，其动也直，是以大生焉。夫坤，其静也翕，其动也辟，是以广生焉。

《周易》产生的时代是生殖崇拜的年代。从认识顺序说，先近后远，先具象后抽象，先人后天，先认识人自身，再以其理推论天象天道，以人类生殖的现象与规律解释天地自然的现象与规律；从论证人事的目的与先后顺序说，先天后人，推天道明人事。《易传·系辞下》中说："天地纲缊，万物化醇。男女构精，万物化生。""天地之大德曰生"，"生生之谓易"，《周易》的终极目的是种族与功业的生生不息；从符号的结构与功能说，在生殖崇拜时代产生的阴爻、阳爻符号，很可能是源于对男女生殖器官结构与功能的认知，很可能是男女生殖器官的象形。

《周易》用"阴"（--）、"阳"（—）两个符号重叠为三，构成八经卦，读解《周易》首先要读解朱熹《周易本义》中的《八卦取象歌》：

> 乾三连，坤六断，
>
> 震仰盂，艮覆碗，
>
> 离中虚，坎中满，
>
> 兑上缺，巽下断。

头一字为卦名，后两字描述符号的特点：乾☰、坤☷、震☳、艮☶、离☲、坎☵、兑☱、巽☴。八经卦是《易经》"假象喻意"表现形式的基础，这八经卦卦象分别为天、地、雷、山、火、水、泽、风。再从具象的卦象中感悟出抽象的卦德，古人所言卦德即今日哲学中所说的物质的属性及运行规律。

八卦的象征意义很多，很难全部记住，我们可以先记住八卦最主要的象征意义。朱熹为了便于记忆，将八卦的顺序改变了。按照原来的顺序当是乾、坤、震、巽、坎、离、艮、兑，这八卦分别象征天、地、雷、风、水、火、山、泽八种事物。了解这些基本卦象及象征意是读解《周易》的基础。

"乾"的符号为三阳，卦象象征"天"；又由于阳性刚健，而天体运行是刚健的，所以天德为健（刚健）。此外还可象征老父、西北、秋冬之交等（参见《说卦传》，下同）。

"坤"的符号为三阴，卦象象征"地"；又由于阴性柔顺，大地顺承上天，天时春大地绿，天时秋大地黄，故地德坤，坤者顺（和顺）也。此外还可象征老母、西南、夏秋之交等。

"震"的符号卦形为一阳在二阴之下，一阳复始，春回大地，春雷响动，故卦象象征"雷"；又由于雷声为响动，打雷下雨后草木萌动，故震德动（奋动）。此外还可象征长男、东方、木、春天等。

"巽"的符号卦形为一阴在二阳之下，卦象象征"风"；而风是无孔不入的，所以"巽"的卦德为"入"（潜入）。另一说，"巽"的符号卦形是二阳动于上，如同树身，一阴静于下，如同树根，所以此卦又象征"木"（树）；又由于树扎根于地，根深才能叶茂，所以"巽"的卦德为"入"（潜入）。此外还可象征长女、东南、春夏之交等。

"坎"的符号卦形为一阳包含在二阴之中，水的中间深，为阳爻；两边浅，为阴爻，故卦象象征"水"；又由于此卦一阳陷入二阴之中，而水所存也总是低陷之地，所以"坎"的卦德为"陷"（低陷），为"险"。此外还可象征中男、北方、冬季等。

"离"的符号卦形为二阳显于外，一阴含于内，二阳附着于一阴之上，而火的燃烧也必须附着于燃料，火苗外亮内暗，故卦象象征"火"；又由于火是明亮的，火要附着于燃料，故"离"的卦德为"明"，为"附"（附着）。此外还可象征中女、南方、夏季等。

"艮"的符号卦形为一阳在二阴之上，象征"山"；又由于山总是静止不动的，所以"艮"德为"止"（静止）。此外还可象征幼男、东北、冬春之交等。

"兑"的符号卦形为一阴在二阳之上，象征"泽"；泽水滋润万物，使之呈现喜悦之色，故兑德"悦"（欣悦）。此外还可象征幼女、西方、秋季等。

以上所言只是八经卦最核心的象征意，八经卦还可以象征时间、空间、君臣、夫妻、子女、动物、植物等，任何一种卦象都具有多种客观属性，感悟卦象又带有很强的主观性、偶然性。这是后人读解《周易》感到最困难又无法逾越的地方。

八经卦不能穷尽世间所有事理，于是又重叠为六十四别卦（也称重卦），每一别卦中包含两个经卦，两经卦卦象的组合又产生一个新的意义，这个新的意义就是六十四卦卦名。有些卦名源自符号，如山雷《颐》、火雷《噬嗑》；有些卦名源自卦象，如水雷《屯》、雷水《解》；有些卦名源自卦德，如《乾》《坤》。有些卦名从符号、卦象、卦德三个角度都能解释通；有些卦名只能从某个角度解释通。从卦名与卦义的关联看，有些卦名源自问题发生的原因，如天水《讼》；有些卦名源自解决问题的条件，如地水《师》。

六十四别卦卦名即六十四种主题与情境，理解卦名的含义对卦爻辞的读解就有了大致方向，故我们将卦名的含义与由来作为一个研究重点。每卦都拟了一个标题，标题的第一句侧重说卦名由来，第二句说主题。

读解卦爻辞就更难了，每一卦不仅有上下卦，还可以有互卦，别卦中的第二、三、四爻可以构成一卦，第三、四、五爻也可构成一卦，初、二爻可以看作半卦，连续的四个爻、五个爻可以看作成一卦，别卦六爻也可看成一经卦，如《大壮》可看作兑卦。甚至还要考虑卦变，即此卦是由哪卦转变来的。不仅要感悟卦象的多种象征意，考虑阴阳数位所象征的时间、空间，阴阳爻是否当位，是否居中，还要考虑爻与爻之间乘、承、比、应的关系，等等。《周易》古经作者所感悟出的卦爻辞本意是源自多种可能中的某一种，读者无权决定，更不能强古人以就己意，只能按照作者的思维方式、卦爻辞的具体情境去理解、接近作者的本意。

用现代心理学理论分析，《周易》的象数思维更多属于相似、相关联想，联想本是正常的心理现象，但《周易》时代的人们错将相似、相关联想看作逻辑的关联。建立在相似、相关联想基础上的思维方式在《周易》叫作象数思维，在《诗经》叫作比兴思维，在《大学》叫作格物思维，格物的"格"是感悟的意思，感悟即相似、相关联想，穷究义理、为善去恶是格物的目的。时至今日，中学乃至大学所讲授的比喻论证法，与此一脉相承。

五、象数思维的重要观念

1. 何谓"象"？

象数是《周易》用来表达义理的特殊方式。《周易》的义理寓于象数，其象数则蕴含着义理，象数是具象，义理为抽象，以具象表现抽象义理，这是《周易》象征特色的体现。

"象"有两种，一为"卦象"，即八卦与六十四卦所象征的事物；二为"爻象"，即卦中各爻所象征的事物。

2. 何谓"数"？

"数"有两种：一为"阴阳数"，如奇为阳数，偶为阴数；二为"爻数"，即爻的位次。"数"又可体现为"空间之数"（卦与爻的位置）和"时间之数"（如"困"之时、"随"之时、"需"之时）。

"象"与"数"是不可分的，"数"是"象"的定语，"象"是在"数"的时空变化中发生变化的，应对措施随着不同时空之"象"的变化而变化，具体问题具体分析，《周易》正是探讨这千变万化中的规律。

规律也存在变与不变，总规律相对不变，阶段性的规律则随时空的变化而变化。《周易》发生在黄河流域农耕文化的基础上，以农耕之时间言，春有春的规律，秋有秋的规律；以农耕之空间言，山有山上种植的规律，洼地有洼地种植的规律；但从黄河流域农耕的总体规律来看，春种秋收大致不变。

3. 何谓"位"？

《易传》认为卦爻吉凶的基本原理之一便是阳爻须居阳位，阴爻须居阴位，这称为当位或得位。如果阳爻居阴位，阴爻居阳位，即为不当位或失位，当位多吉，失位多凶。

须知每一爻的爻位特征和各爻关系的复杂情况，正是万事万物的复杂关系的反映，也是某种事物在某种特定情况下变动、发展规律的反映。"密码"就藏在爻位特征和各爻关系的多种类型之中，破译爻象密码的要诀也在于此。爻象中所隐含的哲理，正是通过爻位特征和各爻关系来体现的。

要想了解爻象中所隐含的哲理并读懂爻辞，必先了解爻位特征和各爻关系的种种类型。

先谈爻位特征。六十四卦的每卦各有六爻，自下而上分别称为初、二、三、四、五、上，区分出六个高低不同的等次，象征事物发展过程中所处的上下、贵贱、先后的地位、条件、阶段等，这六个等次构成六个不同的"爻位"。

从六个爻位所处的地位之性质而言，用古代人的社会地位为喻，初为庶民，二为士人，三为大夫，四为公侯，五为天子，上为太上皇。

从六个爻位代表的事物的发展阶段而言：初位为发端萌芽阶段，应潜藏勿用；二位为崭露头角阶段，应适当进取；三位为功业小成阶段，应谨慎防凶；四位为新入高层阶段，应警惧审时；五位为圆满成功阶段，应注意处盛戒盈；上位为发展终极阶段，应注意穷极必反。

《乾》卦六爻最为典型，其他卦的爻位也可用此原理观察。此外，六爻中有为主之爻，称为"卦主"，卦主多取第五爻（上卦之中位）。

4. 何谓"当位"？

爻位又有当位、不当位之分。凡阳爻处于阳位（初、三、五为奇数，为阳位），阴爻处于阴位（二、四、上为偶数，为阴位），均称为"当位"，象征事物的发展变化符合规律（遵循正道）；反之，凡阳爻处于阴位，阴爻处于阳位，均称为"不当位"，象征事物的发展变化违反规律（背逆正道）。"当位""不当位"又分别称为"得正""失正"。

以《屯》卦为例，初九、六二、六四、九五、上六这五爻当位，只有六三不当位。

虽然一般说来，当位为吉，不当位为凶，但也不能以此为绝对标准，还要看其多种因素，做综合考察。同时，当位与不当位也会有发展变化，所以当位者应守正防凶，不当位者应趋正求吉。另外，据三国时易学家王弼说，初、上两爻不存在"当位""不当位"的问题，因为初爻位卑势危，阴阳处之皆当深藏勿进，而上爻位极势危，刚柔居之都应谨防衰危。

上述爻位特征的种种类型，都是剖析爻象的依据。

除此之外，各爻关系的种种类型也是重要依据，所以说要做综合观察。

在六爻之间，由于各爻的位次、性质、远近距离等因素，常常表现出"承""乘""比""应"的复杂关系，反映事物在复杂环境中发展变化的有利或不利的外在条件。

5. 何谓"乘"？

凡相邻两爻，如阴爻在阳爻之上，称为"乘刚"，简称"乘"，象征弱者（柔者）乘凌强者（刚者）、"小人"乘凌"君子"，爻义往往不吉。如连续几个阴爻都在一个阳爻之上，则这几个阴爻对这一阳爻都可称"乘"。

6. 何谓"承"？

凡相邻两爻，如阴爻在阳爻之下，则称为"承刚"，简称"承"，象征卑微者（柔弱者）顺承尊高者（刚强者），请求援助。这时爻义的凶吉要视具体情况而定，一般来说，两爻阴阳当位者多吉，两爻阴阳不当位者多凶。如一个阴爻之上连续有几个阳爻，则这一阴爻对几个阳爻都可称"承"。

7. 何谓"比"？

凡相邻两爻，都可称为"比"（比近）。两爻互比，象征事物处在邻近环境中的作用与反作用，可通过两爻的阴阳承乘关系加以分析。

8. 何谓"应"（交感）？

在一卦中，下卦三爻与上卦三爻在相应位置上是两两对应的（初爻与四爻，二爻与五爻，三爻与上爻）。对应之爻，如为一阴一阳，互相交感，称为"有应"；如果都是阳爻，或者都是阴爻，不能交感，就称为"无应"。爻位的"有应""无应"，在剖析爻象时经常用到，这象征着事物之间的和谐、统一与矛盾、对立的运动规律。

各爻之间的承、乘、比、应的关系相当复杂。比如，"应"就常常受到承、乘、比的影响，这构成了复杂的关系网。而各爻关系又与各爻的爻位特征的种种规定性交织在一起，其头绪之纷繁可想而知，然而非如此也不足以反映万事万物的复杂变化。在这里，以六爻的变化模拟事物错综复杂的变化，六爻又是某种事物在某种时空中的象征。

所以爻象的推演程式是十分繁复多变的。只要在每一卦的学习过程中，不断运用我们上面所说的破译"密码"的要诀，执简以驭繁，《周易》这座神秘迷宫是可以任人遨游的。

9. 何谓"中"？

《易传》提出"中"的观念，认为上下卦之中位即第二、五爻往往决定卦的吉凶性质，因为"中"或"中正"为事物的稳定合理状态。

还有两种重要情况。由于第二爻处于下卦之中位，第五爻处于上卦之中位，这两个位置优越，称为"居中"，象征守持中道，行为不偏。阳爻居中位，则有"刚中"之德；阴爻居中位，则有"柔中"之德。如果刚好阴爻处于第二位（六二），阳爻处于第五位（九五），那就更好了，是既"中"且"正"，称为"中正"，在爻位中是最为美善的象征。《周易》崇尚"居中""中正"，符合先秦儒家所提倡的中庸之道、中和之美。

10. 何谓"时"？

《易传》还十分重视"时"的观念，"时"就是通常所说的"卦时"。六十四卦的每一卦，各自象征某一事物、现象在特定背景中产生、发展、变化的规律，这种"特定时机背景"就是所谓的"卦时"，简称为"时"。认为六爻的吉凶由于所处的条件不同，而所处的时机亦不同，顺时而行，因时而变者为吉，如同居中位，不一定都吉，随时则吉，失时则凶。如《节》卦兑下坎上，九二与九五都居中位，但九二爻辞却说"不出门庭，凶"。《易传》解释说："不出门庭，凶，失时极也。"指九二虽居中位，但应出时不出，失去时机，故为凶。

六、《周易》古经的体例

每卦里有卦画、标题、卦辞、爻辞四部分，如《乾》卦：

䷀（乾下乾上）乾：元亨，利贞。

初九：潜龙，勿用。

九二：见龙在田，利见大人。

卦画是卦的符号。标题是卦的名称和爻的名称。卦辞在爻辞前，较简单，一般作说明题义之用，也有几个卦内容较多，从卦辞写起，与爻辞连续。卦辞之后还附有以"《彖》曰""《象》曰"开头的两段文字，这就是相传为孔子所作的《彖传》和《大象》，分别解释卦辞和卦象。

爻辞是对每一爻的解说。六十四卦每卦六爻，《乾》卦、《坤》卦分别多一用爻，共三百八十六爻。"⚊"属阳爻，称为"九"；"⚋"属阴爻，称为"六"。卦画由下而上排列，第一爻称"初"，意谓六爻可象征时间的变化；第六爻称"上"，意谓六爻可象征空间的变化；其余依次称二、三、四、五。爻辞之后都附有以"《象》曰"开头的几句话，是传为孔子作的《小象》，用以解释爻辞。

卦爻辞的内容一般分为前后两部分：

前部分描述具体事物，具体事物的性质可分天象、人象两类。

后部分为占断辞，直接论断吉凶、祸福，常用占断用语可分三类：

吉利的：元吉、大吉、吉、无不利；

中性的：无誉、无咎；

凶险的：吝（困难）、咎（过错）、悔、厉（危险）、凶。

两部分之间存在因果关系，具象的卦爻象描述的是当下的因，抽象的占断辞是由卦爻象预测占断的未来结果。

《周易》共六十四句卦辞，三百八十六句爻辞，合计为四百五十个预测占断，也就是说，不论预测什么，就本卦而言，其占断就有四百五十种可能，若言及变卦，就有更多的占断可能。

我们以卦爻辞为单位，逐卦逐爻地将《周易》450句占断语做了分析统计，《周易》有些占断语分说两事，如"小贞吉，大贞凶"之类，给算作中性的；有些是推断一事的发展，先凶后吉，或先吉后凶，以最终结果为准；有些没有明确推断，则根据所描述具体事物的倾向做判断，最后的统计结果是：

吉利的占断 202 处，占 44.89%；

中性的占断 126 处，占 28%；

凶险的占断 122 处，占 27.11%。

由此可见，就引人向善的方法而言，《易》更注重借天之力表扬激励人之内因向善，给人描绘美好的愿景，而少用批评打击。

七、《周易大传》的内容与体例

《周易》最初只指周文王所作的《周易》古经，现在所说《周易》可分为两部分，一部分是《周易》古经上、下篇，另一部分是《周易大传》十篇。

由于六十四卦的卦爻辞（即"经文"）写得太古奥，相传孔子又对经文加以必要的注释，这就是《周易》的"传文"，易传共有《文言》《彖传》上下、《象传》上下、《系辞传》上下、《说卦传》《序卦传》《杂卦传》七种，计十篇，称为"十翼"，意思是说这十篇文字是"经"的羽翼。这"十翼"的内容是：

1.《彖传》上、下两篇，彖，断也，是断定一卦之义，解释六十四卦的卦名、卦义和卦辞的。"统论一卦之体，明其所由之主。"（孔颖达《春秋左传正义·襄公九年传疏）相对而言，《象传》的解说距《周易》本义最近。

2.《象传》上、下两篇，是解释六十四卦的卦象的。《象传》又分为《大象》《小象》：《大象》解释卦象，附在《彖传》之后；《小象》解释爻象，附在爻辞之后。原在《乾》卦中，《大象》《小象》未分列，自《坤》卦起，《小象》附在各爻辞后。

3.《文言》，只解释《乾》《坤》两卦的卦辞和爻辞。

以上三种本来是和"经"分离单独成篇的，因与"经"文关系密切，后人便将《彖传》《象传》拆开分别附在有关"经"文之下，《文言》附在《乾》《坤》两卦《象传》之后。

4.《系辞传》上、下两篇，是《周易》的通论，最具哲学价值。

5.《说卦传》，主要记述乾、坤、震、巽、坎、离、艮、兑八经卦所象征的事物。

6.《序卦传》，解说六十四卦的顺序。

7.《杂卦传》，解说六十四卦的卦义。

上述四种各自独立成篇，列于"经"之后。

在《周易》古经产生五百年之后才出现《易传》，《易传》使《周易》由最初的占筮书发展成为体系完备的哲理著作。《周易》产生的时代尚无儒、道两家，但五百年后的儒、道却"援易以为说"，按照自己的观念解说《周易》，二者在思想观念上已经发生很大变化，故要对《经》《传》的本义及二者的关系做具体分析。

八、《周易》的文化价值

《周易》具有多重文化价值，择其要者，从《周易》作者"推天道明人事"的主观动机说，"推天道"使其具有自然哲学价值，"明人事"使其具有人生哲学价值。从作品的客观效果说，《周易》具有历史价值、科学价值、文学价值。

1.《周易》有自然哲学价值

《周易》认为天人合一，在观天象、悟天道寻找论据的过程中存在许多求"真"的因素，使其蕴含着科学的自然观。

如《周易》古经将太极作为世界本原，认为世界的发展变化存在一个从无到有的过程。《系辞上》中说："《易》有太极，是生两仪。两仪生四象，四象生八卦。"本义是解释八卦产生的天道依据，客观上涉及世界起源的哲学基本问题。古代有学者将太极解释为元气，还有学者将太极解释为元气之前的"无"，故太极也叫无极。无极是看不见、摸不着的，但又是客观存在的，接近今日哲学所说的规律。世界发生发展的过程是太极生阴阳两仪，阴阳生四时之象，四象生八卦。老子的解释与此相近，认为是"道生一，一生二，二生三，三生万物"。现代西方科学家根据天文学中的黑洞理论、爆炸学说，认为《周易》及老子对世界起源的解释有合理的因素。

《周易》古经中蕴含着辩证法，《周易》以阴阳为事物构成的根本要素，世界万物皆由阴阳构成，"一阴一阳谓之道"；阴阳之间既是一分为二的，又是合二为一的；既是对立的，又是统一的，相互依存，同生并存；阴阳之间的交感推动事物的发展，"天地氤氲，万物化醇。男女构精，万物化生"（《易传·系辞下》），发展变化的事物才有前途。

最可贵的是，《周易》认识到规律的存在。现代哲学认为世界是物质的，物质是运动的，运动是有规律的，规律是可以认知的。《周易》认为世界是按照规律发生的，事物是变化的，变化是有规律的，规律是可以认知的，按照规律是可以预测未来的，预测未来的目的是指导、提升当下趋吉避凶的智慧。

《易传·系辞上》中说："日新之谓盛德，生生之谓易。"《易传·系辞下》中说："天地之大德曰生。"生，生命。生生，孕育生命，繁衍生命。不断地孕育新的生命，日日更新。日日更新就称作盛德，生生不已就称作变易。世界总在变化之中。这才是易的大义，最大的道理。

2.《周易》有人生哲学价值

"《易》之为书，推天道以明人事者也。"（《四库全书总目提要·易类》）

因为"天人合一"，故《周易》由天道推导出人的德行标准，以天为师，依天而行。《易传·系辞上》中说："《易》与天地准，故能弥纶天地之道……与天地相似，故不违。"

因为"天人合一"，由天道推人事而形成象数思维方式，《易传·系辞下》中说："是故《易》者，象也。象也者，像也。"《易传·系辞上》中说："子曰：'《易》其至矣乎！夫《易》，圣人所以崇德而广业也。知崇礼卑，崇效天，卑法地。'"

因为"天人合一"，所以天人合德。《文言》中说："夫大人者，与天地合其德，与日月合其明，与四时合其序，与鬼神合其吉凶。"

因为"天人合一"，所以天人等级制度合一，为了适应宗法等级社会的政治需要，周代统治者按照血缘关系的亲疏远近确定社会地位的尊卑贵贱，将人们划分为不同的等级。为了证明划分等级的合理性，就在天道中寻找理论依据，《易传·系辞上》中说："天尊地卑，乾坤定矣；卑高以陈，贵贱位矣。"

因为"天人合一"，所以《周易》的理想社会是天人和谐。《周易》由天道感发出人道，由人道引导人们的道德修养与实践，由人们的道德修养与实践构建理想社会。《周易》所追求的理想社会是"大和"，《彖传》在对《乾》卦的解释中提出："乾道变化，各正性命，保合大和，乃利贞。首出庶物，万国咸宁。"大和，即太和，就是最高的和谐。乾道的变化，使万物各得性命之正，达到最高的和谐，于是万物生成，天下太平。为了达到和谐，《周易》很注意阴阳当位、各顺其德。

《周易》所言和谐的主要内容有哪些呢？

第一，和谐，是宇宙万物的本质和发展规律，也是我们立身处世应遵循的原则和应追求的目标。

第二，和谐，是指不同的或对立的成分、因素相互协调。《周易》把不同或对立的成分、因素概括为阴阳。阴阳之间的交互作用引起万物的变化，阴阳之间的和谐则是万物存在的基础。

第三，为达到和谐，就要求中，所以又叫"中和"。中是要求适度。整体的和谐对于每一个部分、每一个因素都有一定的要求。和谐社会的建立对于每一个人都有一定的要求。

第四，和不是随意地、无原则地调和，中和是有原则的，不偏不倚，无过不及，和而不流（参见钱逊《先秦儒学》）。

因为事物皆由阴阳构成，所以事物皆有两面性。

因为阴阳之间具有辩证关系，所以从构成要素言，事物皆可一分为二；从目的言，事物皆可合二为一；从阴阳交感的作用言，阴阳交感推动了事物发展。

先来看上天下地的《否》卦：

▤▤天地否

否：否之匪人，不利君子贞，大往小来。

《彖》："天地不交而万物不通也，上下不交而天下无邦也。内阴而外阳，内柔而外刚，内小人而外君子。小人道长，君子道消也。"

天势向上，地势向下，二者无交感，故否塞不通。

下面我们看一下上地下天的《泰》卦：

▤▤地天泰

泰：小往大来，吉亨。

《彖》："天地交而万物通也，上下交而其志同也。内阳而外阴，内健而外顺，内君子而外小人。君子道长，小人道消也。"

天地交感，故万物通泰；上下交感，才能同心同德，构建和谐社会。

从《周易》的终极目的言，发展才是硬道理。《周易》从自然万物的生生不已推导出积极的人生观。《易传·系辞上》中说："日新之谓盛德，生生之谓易。"《易传·系辞下》中说："天地之大德曰生。"

从遵循规律言，遵循规律不仅可以使人们根据现在的条件预测未来的结果，以便趋吉避凶，还可激发人的拼搏精神，天道是"无往不复"（《泰·九三》），故"穷则变，变则通，通则久"（《易传·系辞下》）。

世界万物"穷则变"，人也要"穷则变"，面对贫穷困苦、坎坷磨难，要积极面对，努力促进变化。变化才能畅通，畅通才能持久，持久发展就会有前途。

在穷困时要发愤图强，促进事物向好的方向发展，那么在事业有成时，又该怎么做呢？

《丰·彖传》中说："日中则昃，月盈则食，天地盈虚，与时消息，而况于人乎？"

《乾·象传》中说："亢龙有悔，盈不可久也。"

再由天道推导出人道，《易传·文言》中说："亢之为言也，知进而不知退，知存而不知亡，知得而不知丧。其唯圣人乎！知进退存亡而不失其正者，其唯圣人乎！"

《易传·系辞下》中记载孔子的话说："危者，安其位者也；亡者，保其存者也；乱者，有其治者也。是故君子安而不忘危，存而不忘亡，治而不忘乱，是以身安而国家可保也。"

天道是变易、不易、简易的。所以《周易》之"易"的核心意义也是变易、不易、简易。从历时性言，春、夏、秋、冬四时之表象是变易的，而四时变易之规律是不易的；从共时性的感观言，山是静止不易的，水是流动变易的；天道是简易的，所以《周易》之道也是简易的。

先说变易，因为四时按照规律变易，所以要与时偕行，春种秋收。依规律办事为中行，中行则无咎，简称为"时中"。"时中"要求主体"时止则止，时行则行，动静不失其时"，归根结底是要求主体行为与天地人万物的运动变化产生协动，"时中"所表达的是主体灵活的变通过程。"时中"即是趣时，而趣时即是变通，"变通者，趣时者也"。"时中"体现的正是人的"适时之变"，即随时而变通。"唯变所适"即是"时中"，即是变通，这正是《周易》的核心精神。

因为四时按照规律变易，所以要权衡利弊，具体问题具体分析。《周易》中的乘、承、比、应、变卦、互卦、消息卦、六十四卦皆是具体问题具体分析。《论语·子罕》记载孔子语曰："可与共学，未可与适道；可与适道，未可与立；可以立，未可与权。"《墨子·鲁问》记载："子墨子游，魏越曰：'既得见四方之君，子则将先（奚）语？'子墨子曰：'凡入国，必择务而从事焉：国家昏乱，则语之尚贤、尚同；国家贫，则语之节用、节葬；国家憙音湛（沉）湎，则语之非乐、非命；国家淫僻无礼，则语之尊天、事鬼；国家物夺侵凌，则语之兼爱、非攻。故曰：择务而从事焉。'"孔子、墨子所言也皆为具体问题具体分析。具体问题具体分析是马列主义的灵魂，也是中国传统文化的灵魂。

因为规律是不变的，按照规律是可以预见未来的。《周易》由天道感悟出的人道的精微之处，是"见几而作"，防微杜渐，是前瞻性，是按照事物发展的规律、主观的修养、客观的条件预测未来的吉凶。《屯·六三》:"即鹿无虞,惟入于林中;君子几,不如舍,往吝。"《坤·初六》:"履霜,坚冰至。"

因为天道是简易的,所以人道也简易。《易传·系辞上》:"乾以易知,坤以简能。易则易知,简则易从。易知则有亲,易从则有功。有亲则可久,有功则可大。可久则贤人之德,可大则贤人之业。易简而天下之理得矣。"

因为天是立体网状的结构,所以《周易》认为人事也是立体网状的结构,任何事物的结果吉凶都是有原因的,而且是多因的,既有客观原因,也有主观原因,其中最重要的是主观因素。自己不能掌控的客观因素有天道、天时、地利、民心等。自己可以掌控的主观因素主要指德才兼备,既要有孝悌忠信、礼义廉耻之德,还要有才,要有前瞻性,要能整体思维、宏观把握、具体问题具体分析、居安思危,防患未然。政治上,实施贤能政治;经济上,先富后教;策略上,表扬激励。先做人,再做事。选自《乾》卦、《坤》卦《象传》的清华大学校训"自强不息,厚德载物"就是《周易》的主体精神,德才兼备的复合型人才正是我们传统文化教育的终极追求,德才兼备也是任何时代、任何国家亘古不变的价值判断标准。

《周易》"明人事"的政教价值体现在多个方面,用现在的"笼子理论"来分析,《周易》树立了众多约束权力的栏杆,其中最核心、最重要的七根栏杆是:天帝天道、民心向背、德行修养、孝敬祖先、依礼而行、贤臣辅佐、历史约束。

孔子说:"洁净精微,易教也。"(《礼记·经解》)孔颖达《疏》云:"《易》之于人,正则获吉,邪则获凶,不为淫滥,是捷径。穷理尽性,言入秋毫,是精微。""洁净"是道德修养,是私欲服从公德;"精微"是智慧能力,是见微知著,扪表知里,是贞物知终始,体道识穷达。

总之,《周易》以天人合一为理论依据,追求天人合德,借助天帝的神威引人向善,激发人的主观能动性。《周易》由"天道"推论"人道",弘扬了中和哲学,推崇人与自然的和谐统一,它深刻揭示了阴阳中和之道是天地人万物发展的根本之道,生生日新、与时变通的时中精神是最高的生存智慧,自强不息、厚德载物的中和原则是根本的民族精神,"保合太和"是中和之道的最高理想。

3.《周易》有历史价值

《周易》虽是一部古代占筮书,由于它引用了许多殷商时期的故事,使我们今天可以根据它提供的资料研究当时的历史。如《泰·六五》和《归妹·六五》中的"帝乙归妹",记载的便是商纣王的父亲帝乙把女儿嫁给周文王的事;《既济·九三》:"高宗伐鬼方,三年克之",讲的便是殷商时高宗伐鬼方的事。

《益·六二》:"王用享于帝。""享,献物以祭之义。""王用享于帝"即王献物以祭帝神。天帝信仰，是殷周之际殷人和周人的共同信仰。

《随·上六》："拘系之，乃从维之。王用亨于西山。""王"，学者多认为指周文王。《左传·襄公三十一年》："纣囚文王七年，诸侯皆从之囚。纣于是乎惧而归之。"今本《竹书纪年》："帝辛二十三年囚西伯于羑里，二十九年释西伯。"高亨先生据此认为"殆信有之事"，并指出："《周易》此文'拘系之'，谓纣囚文王于羑里也。'从维之'，谓放归于周也。亨即享字。'王用亨于西山'，谓文王归周以为赖神之庇佑，得免于难，因享祭于西山以报之也。"（高亨《周易古经今注》）

"六经皆史"，由于《周易》产生时代早，它本身也具有重大的历史价值，是考察商周文化历史的重要文献。

4.《周易》有科学价值

德国著名的哲学家、数学家莱布尼茨（1646—1716 年）发现《周易》由阴爻、阳爻两个符号构成六十四卦，运用的是二进制数学。在二进制数学中，只有两个符号 0（阴爻）和 1（阳爻），用这两个符号可以写出一切数字。现在的计算机软件设置便是采用二进制数学。

从德国学者 M. 申伯格开始，许多学者都在研究生物遗传密码与六十四卦的对应关系，甚至认为"太极是科学的灯塔""化学元素周期性变化与古代八卦排列之间存在着共同的规律性。因此，可以应用八卦的原理，去探讨原子的秘密"。还有学者研究《周易》中的混沌理论、耗散结构，运用《周易》理论研究行星的构成，据说美国前总统卡特也极为重视《周易》，认为其中包含着战略思想，等等。

瑞士学者荣格说："谈到世界人类唯一的智慧宝典，首推中国的《易经》，在科学方面，我们所得出的定律常常是短命的，或被后来的事实所推翻，唯独中国的《易经》亘古常新，相距六千年之久，依然具有价值，而与最新的原子物理学有颇多相同的地方。"荣格将《周易》定性为"智慧宝典"，将《周易》放在"世界人类"的范围内评价，并且认为它是"唯一"的，是"亘古常新"的。荣格是世界级的大学者，站得高，看得准，他的评价应该是公允的。

《周易》运用被现代人看作很荒唐的方式，论说着人类的大智慧。

5.《周易》有文学价值

《周易》的卦爻辞是中国古代散文的萌芽，难能可贵的是很多卦爻辞押韵，采用了诗的表现形式。如《屯·六二》："屯如，邅如，乘马班如，匪冠，婚媾。女子贞不字，十年乃字。"

《周易》的"假象喻意"形象生动。如《大壮·上六》："羝羊触藩，不能退，不能遂。无攸利，艰则吉。"

《周易》"推天道明人事"的方法类似《诗经》的"比兴"手法，都是先描绘一具体物象，通过类比推理，从中概括出一抽象的意义。如《明夷·初九》："明夷于飞，垂其翼，君子于行，三日不食。"《大过·九二》："枯杨生稊，老夫得其女妻，无不利。"《大过·九五》："枯杨生华，老妇得其士夫，无咎无誉。"这与《诗经》"先言他物以引起所咏之辞"的"兴"，"以彼物比此物"的"比"的思维方式相同，同是"原始思维"的产物。

九、《周易》六十四卦的分类

自古以来，《周易》六十四卦有多种排列顺序，据载，《连山》是以《艮》卦开端，《归藏》是以《坤》卦开端，其排列的逻辑顺序都是讲先修身做人；帛书《周易》的排列顺序与现传《周易》也不同；现传《周易》既要考虑三十二对卦符号上"非反即覆"的关系，又要考虑六十四卦间义理上的联系，其实很难兼顾，有些义理联系是很牵强的，将《乾》卦置于首篇，显然是尊崇等级制度的周礼产生之后的产物；《易传·系辞下》中提出了"九德卦"。

为了更好地与我们现在的生活和工作相衔接，学以致用，我们尝试按照内容侧重将《周易》六十四卦分类读解，逻辑分类本该按照一个标准划分，但对《周易》来说实在难以做到，只能大致分为九类。按照社会角色划分为：为君之道篇、为臣之道篇；按照先做人再做事的顺序划分为：修身养性篇、养贤用贤篇；按照创业历程的时间顺序划分为：创业初期篇、艰苦时期篇、诉讼战争篇、事业成功篇；其余为婚姻家庭教育篇。每一部分内的卦还可以合并同类项，但初次尝试分类读解，不敢大动干戈，每一部分内的卦仍按照原有顺序排列。

《细读周易》是由我的学生、朋友在我讲课录音基础上写出初稿后，我再修改而成。参撰人员有：李春华、姚铁成、瞿华英、顾明佳、孙亚丽、姜国申、耿英杰、彭敏、张秀英、董露露、吴丹、邵杰、龙文玲、夏凤君、阳继国、王琰、都晓梅、汪丽华、沈小芳。在此一并感谢。

分类读解《周易》本义是比较大胆的尝试，恭请海内方家不吝赐教，以利我不断提升进步。

鲁洪生

于首都师范大学生生斋

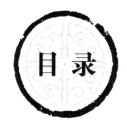

目 录

第二部分 为臣之道篇

第五部分　创业初期篇

第十部分　系辞篇

系辞上传

附　录

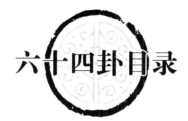

六十四卦目录

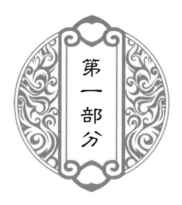

第一部分

为君之道篇

　　考辨《周易》言说的角度，对读解《周易》本义是有好处的。为君之道篇、为臣之道篇就是按照社会角色进行的分类。

　　《周易》当初主要为朝中的"大人"谋，此"大人"包含着君臣，除了《乾》《坤》两卦外，其余卦中都涉及君臣；《周易》有规则，但又没有定规，规则也可随时而变，说是九五至尊，其实有些卦的初爻就是站在君主的角度说的。故我们只能按照内容侧重作大致的分类。

　　《乾》主要讲君王执政不同阶段的对策；《中孚》《震》讲君王的修养；《大畜》《丰》讲如何做大做强；《临》《观》讲实地考察，体察民情，掌握第一手资料；《革》《鼎》讲革故鼎新的变革。所选九卦的内容在逻辑上存在先后顺序。

乾（卦一）

天行刚健，自强不息

☰乾下乾上　乾①：元亨②，利贞。

【注释】

①乾：卦名，乾下（☰）乾上（☰），象征天。②元亨，利贞：旧注为四德，唐代孔颖达《周易正义》："《子夏传》云：'元，始也；亨，通也；利，和也；贞，正也。'"对这四字的解释，旧注历来颇多异议。我们倾向于：元亨为至为亨通，利贞为贞卜结果有利。

【细读】

《乾》主要讲为君之道，君王应效仿天道自强不息，在不同执政阶段采用不同的对策。

《系辞传》："是故阖户谓之坤，辟户谓之乾，一阖一辟谓之变，往来不穷谓之通。""子曰：乾坤，其《易》之门户邪？"《序卦传》："有天地然后万物生焉。"《杂卦传》："《乾》刚《坤》柔。"《说卦传》："乾，健也。"

《乾》卦得名之因：

从符号看，六爻全部是阳爻，是纯阳之卦，有阳刚劲健之势。

从卦象看，乾下乾上，乾为天，天上有天，重刚之象。

从卦德看，乾为健，健而又健为健行不息，故"乾"为《乾》卦卦德。这是《乾》卦得名的主要原因。天道强健，君子当效仿自强不息。帛书《周易》作"键"卦，八纯卦皆以卦德为名。

《乾》卦：至为亨通，占卜结果有利。

"元亨，利贞"，"元"是始，从文字学角度确实有这个意思，如元旦为新年第一天，是春天。人在开始时应该怎么做？要修养、学习。"亨"，就是亨通，相当于夏天。"利"，秋天，庄稼收成了，有了物质基础，易和谐。"贞"，冬天，收藏，正。古人确实是这么解释的，但是这种解释与《周易》本义不符。

从《周易》占断辞的表述模式及意义说，"元亨利贞"不是一字一读。《周易》中出现了多次"元亨利贞"，《坤》卦里就有"元亨利贞"，但《坤》卦的"利贞"是"利牝马之贞"，说明"利贞"是一个组合，是不可以拆开解释的。《周易》中相同的占断辞意思是相近的，为何其他卦都标点为"元亨，利贞"，都作为占断辞解释，而此卦独异？于理不通。

从《周易》的性质看，《周易》原本是一部算卦书，借预测天意引人向善，而不是直接的道德说教。占卜人最关心的是占卜的结果，"元亨，利贞"是占卜结果。高亨《周易古经今注》："元，大也；亨，即享祀之享；利，即利益之利；贞，即贞卜之贞也。"我们认为"亨"为亨通，其余与高亨同。

从《周易》卦爻象与占断辞的关系说，具象朦胧的卦爻象描述、象征的是现在的因，包含着客观情境与主观行为；抽象明确的占断辞是根据现在的因预测未来的果，二者之间是因果关系。《周易》占断辞里有"贞吉""贞凶"，就是贞卜的结果吉祥或凶险。说"贞吉"是道德正固吉祥，还可以说得通；说"贞凶"，道德正固凶险，说不通。解释古代经典著作一定要尊重作者本意。但是，《象传》《小象》的释文，除"贞凶""贞厉"和其自己理解为"贞卜"意义的外，我们大都尊重其"道德正固"的理解。特此说明。

《乾》卦主要讲为君之道，君王到底应该怎么做，六爻都是站在君王的角度来说的。《周易》六爻可以象征六个等级，象征从下到上六个不同的部位，这些规则在《乾》卦中没用。六爻更多是时间上的、阶段性的象征和表达，讲君王在执政过程中不同阶段的情境及应对措施。要读懂这卦，还要了解另一个规则，《周易》六爻从下至上，分别象征地道、人道、天道：一、二爻为地，三、四爻为人，五、六爻为天。

伟大乾元，万物资始

《彖》曰：大哉"乾元"①！万物资②始③，乃统天。云行雨施，品物流形。大明终始，六位时成，时乘六龙以御天。"乾"道④变化，各正性命⑤。保合大和，乃"利贞"。首出庶物，万国咸宁。

【注释】

①元：开始。②资：资生。③始：创始。④乾道：天道。⑤各正性命：即各种事物按照自己的属性和发展规律运行。

【细读】

《彖传》说：伟大啊开创万物的"乾元"。万物依靠它开始，于是统领大自然。云飘行雨润施，各类事物品布流行。太阳有终有始，六爻时位形成，就像六条龙顺应自然天道。"天"道变化着，各种事物按照自己的属性和发展规律运行，保有凝聚它们的太和元气，以"利于守持正固"。阳气周流不息，又开始萌生万物，天下万国都安宁。

"元"是开始，宇宙先有太极，后有两仪，用天地借代阴阳。"万物资始"，有天地才有万物，之后才有男人和女人。人类有阴有阳，是在万物发生之后统一于天，万物顺应天道运行。各种事物的发展依循天道进行。

"大明终始"，"大明"指太阳，喻社会清明，自始至终。"六位时成"六个爻位按照季节生成，代表不同发展阶段。"时乘六龙以御天"中的"御"不是驾驭，而是顺应天道的指使来运作，天道变化即依规律变化。

"各正性命"即各种事物按照自己的属性和发展规律运行，有总的大道，也有万物各自的运行规律，人有人的生存规律，植物有植物的生存规律，动物有动物的生存规律，有共性也有特殊性。

"保合大和"，君王怎么保有合聚更多民众？施惠于民，让利于民才可能"保合"，其终极目的是"大和"；"大和"本指自然万物的"阴阳会合、冲和之气"，此喻天人合一的理想社会。

"首出庶物，万国咸宁"，推天道明人事，由天道的"资始""统天""各正性命，保合大和"的作用类推到君王，君王就是民众的天，他应该像自然界的天一样"首出庶物"，顺应规律，使"万国咸宁"。

自强不息

《象》曰：天行，健；君子以自强不息。

【细读】

《象传》说：天的运行，刚健；君子因此要自强不息。

《乾》卦卦象为天，卦德为健，《象传》言"天行，健"，凸显出卦名和卦德有关。帛书《周易》中"乾"卦卦名写作"键"。

时机未到，勿贸然行动

初九：潜龙[1]，勿用。

《象》曰："潜龙，勿用"，阳在下也。

【注释】

① 潜龙：潜，潜伏，初九一阳在下，故谓"潜"。

【细读】

初九：龙潜伏在地下，不能行动。

《象传》说："龙潜伏在地下，不能行动"，阳气在下面。

《周易》的卦象、爻象往往是描述现在的条件，占断辞是按照规律预测未来的结果，以指导当下趋吉避凶的智慧。

初九，是从底下往上数，"潜龙"是爻象，"勿用"是占断。下两爻是地，第一爻是地下。"潜龙"，龙还潜在地下。这是空间之象，喻初登位，或为事初始，羽翼尚未丰满；空间之象中又暗含着时间的潜在信息，龙蛰伏地下为冬天之象，喻时机不到。从"潜龙"象中悟出客观条件不具备，主观能量也不具备。

"勿用"，因主、客观条件都不具备，贸然行动必败无疑，所以占断辞为"勿用"。"潜龙"相当于君王刚刚即位或刚刚开始处理某事，时机不成熟，羽翼不丰满，能量有待提升。《周易》告诉我们不要出手，当务之急是要提升自己，等待时机。新官上任三把火是小官，真正有大作为的君王要有宏大的格局，要有战略上长远的考量，开始就要做好各种准备，等待时机。《易传·文言》："潜之为言也，隐而未见，行而未成，是以君子弗用也。"李光地《周易折中》引李舜臣语："六爻之象，皆取于龙者，阳体之健，其'潜''见''惕''跃''飞''亢'者，初终之序，而变化之迹也。"

时机有利，可小试身手

九二：见①龙在田，利见大人②。

《象》曰："见龙在田"，德施普也。

【注释】

① 见：音 xiàn，通"现"。② 大人：此指有道德、有作为并居高位的君王。

【细读】

九二：龙出现在田野上，利益显现于大人。

《象传》说："龙出现在田野上"，普遍施行仁德。

从龙处的空间可以感悟到时间，时间和空间有关联。说明在惊蛰之后，春天到了，客观条件变了，龙自身的能量逐渐恢复了，占断辞是"利见大人"。现在中国内地学者大都解释成"拜见大人有利"，意思是个人能量有限，需要去拜见大人，朝里有人好做官。这一翻译犯了一个基本错误，即没有意识到此卦从头到尾都是说给君王听的。再看九五，"飞龙在天"，占断辞也是"利见大人"，同一卦中同样的表达，意思应该是一样的。九五是君王，还去拜见谁？大人指的就是君王，"利见大人"是说时机转为有利，客观条件基本具备，能量也具备，春天来了，君王可以小试身手。同季节、能量联系起来综合考虑，出手可能还指安内的事，用兵攘外的事还得放一放，还没有绝对的把握，没有胜算把握的事不做，不打无把握之仗。

《周易》中说的大人，已经不仅仅是地位级别了，已经融入了道德智慧。用《易传·文言》中的话说："夫大人者，与天地合其德，与日月合其明，与四时合其序，与鬼神合其吉凶。"在当时人们的心中，鬼神能准确地预测未来，古人所说的鬼神更多指的是规律。作为君王，你也要有这种能力，认识到事物发展的规律，规律不以人的意志为转移，按照规律是可以预测未来的。

勤奋拼搏，小心谨慎

九三：君子①终日②乾乾③，夕惕④若厉，无咎。

《象》曰："终日乾乾"，反复道也。

【注释】

①君子：与"大人"义相近，指有道德者，兼指居尊位者。②终日：孔颖达《周易正义》："终竟此日。"因九三居下卦之终。③乾乾：乾为健，乾乾为健而又健。④惕：敬惧。

【细读】

九三：君子整天勤奋拼搏，晚上紧张犹如身处危险之中，既拼搏又谨慎，没有咎错。

《象传》说："整天勤奋拼搏"，反复行其正道。

《周易》用象灵活，随事取义，王弼认为各爻选取物象是由各爻意自身决定的。三、四爻位居六爻中的人道，所以此爻有"君子"的说法。

"君子终日乾乾，夕惕若厉，无咎。""乾乾"就是"健健"，音近而通假，就是拼搏精神，自强不息，励精图治，分分秒秒都不考虑自己的享受，想的都是国家民族的发展大计。

"夕惕若厉"，有不同的标点断句方式，但是意思的方向都一样，可以是"夕惕若厉"，也可以是"夕惕若，厉"。"夕惕若厉"，晚上紧张犹如身处危险之中，既拼搏又谨慎，就不会犯错误。"夕惕若，厉"这样翻译：晚上很紧张的样子，如果能修炼到这个程度，拼搏谨慎，即使遇到危险，也不会犯原则性的错误。也可以说通。这两种表达方式《周易》中都有。

胜不骄，败不馁

九四：或①跃在渊，无咎。

《象》曰："或跃在渊"，进无咎也。

【注释】

①或：有时，表示不确定之意。

【细读】

九四：有时飞起，有时在深渊，没有咎错。

《象传》说："有时飞起，有时在深渊"，前进没有咎错。

"或跃在渊"，强调时机，进退不失其时。九四临近九五至盛之时，此时进退当慎之又慎。无论是前进还是继续沉潜，都取决于个人的志向。九四或跃，或在渊，其进退未定的原因，如宋代苏轼《东坡易传》言："下之上，上之下，其为重刚而不中。上不在天，下不在田者，均也。而至于九四，独跃而不惕者，何哉？曰：九四既进而不可复反者也，退则入于祸，故教之跃。其所以异于五者，犹有疑而已。三与四皆祸福杂，故有以处之，然后无咎。"

九四没说人，还是说龙，上不上，下不下，下不在人，上不在天，所以"或跃在渊"。关键在"或"怎么解释，有解释说是有的人飞黄腾达了，有的人下岗待业了，这样讲不对。因为这里只针对君王讲，只讲为君之道，所以"或"解释成"有时"，有时飞起，有时沉入深渊。这种表达方式在《周易》中很常见。因为当时在竹简上刻字比较困难，能省一个字就省一个字，文字是简略了，但也造成我们今天理解起来比较困难。越是临近成功，起伏跌落的幅度就越大，有时飞黄腾达，有时沉入深渊。这里是用这样的天象告诫提示君王，客观上有了变化，主观上就要有所准备，发挥智慧，尽量熨平这一变化的波幅，做到胜不骄、败不馁，这样才不会犯错误。

飞龙在天，时机最佳

九五：飞龙在天，利见大人。

《象》曰："飞龙在天"，大人造也。

【细读】

九五：飞龙在天上，利益显现于大人。

《象传》说："飞龙在天上"，大人有所作为。

《乾》是纯阳至健之卦，九五又为其中正之君位，所以宋代朱熹《周易本义》："如以圣人之德，居圣人之位，故其象如此。"从初九至九五，龙象从潜隐逐步走向田野，进而达到飞龙在天的显赫，是至盛之时。

这是最好的一爻，无论是客观条件，还是主观能量的积累，都是最好的时期。"飞龙在天"，龙是三栖动物，既可以在地下地上，又可以在水里，还可以在天上飞行。"利见大人"，就是对大人来说有利，利益显现于大人。因为大人最关心的是问天结果如何，占卜结果好坏。但是，每一个占断的结果都是有条件的，要知道处在什么样的阶段采取什么样的措施才会有利。

盈满不可长久

上九：亢①龙，有悔。

《象》曰："亢龙，有悔"，盈不可久也。

【注释】

① 亢：过度，极高。

【细读】

上九：龙飞得过高，将有悔恨。

《象传》说："龙飞得过高，将有悔恨"，盈满不可长久。

"亢"，超过了自己的飞翔能力，飞得过高了。应量力而行，能飞多高就飞多高。本来只能飞五百米，非要飞八千米，就麻烦了。这里是告诫人们不要膨胀，不管到什么位置，都要把握好度。《周易》推崇"既中且正"，中就是度的另外一种表达。按照规律来操作，按照社会规则的标准和礼法来做，别逾越它的度，就叫中。"亢龙"，以你的能力为度，超越你的能力就叫"亢"。

对君王来说，一看有积累了，经济发展速度也很快，就膨胀了，以为越快越好，其实未必。经济发展也有度，也有一个良性的速度，并不是越快越好。以两位数字的增速发展，以为是好事，但是产品生产出来卖不出去，造成积压；紧接着资金周转不开，只好裁员；裁员又造成社会消费能力降低，形成恶性循环。

治理国家要考虑春、夏、秋、冬有度，种庄稼有规律，政治有规律，经济也有规律。任何事物都有它运行的规律，严格按照规律来办事，这才是《周易》的精髓。

天德不可为首

用九①：见群龙②无首，吉。

《象》曰："用九"，天德不可为首也。

【注释】

① 用九：《周易》占筮过程中，凡筮得阳爻，其数或七或九，九可变，七不变，若筮得六爻均为九，即以本卦用九辞为占。朱熹《周易本义》："遇此卦而六爻皆变者，即此占之。" ② 群龙：这里指六爻均为阳爻。

【细读】

用九：出现一群龙没有首领，吉祥。

《象传》说："用九"，天之德不可自以为首。

"群龙无首"究竟是褒义词还是贬义词，《周易》说的占断辞为"吉"，说明"群龙无首"原本是褒义词，现在解释为贬义词。

"天德不可为首"，"首"有两个意思，一个是开始，另一个是重要。

"群龙"理论上在初、二、三、四、五、上爻中有开始，初九就是开始；春夏秋冬，春也是开始，但是一旦落实到现实中，现在面对的就是开始，但面对的未必一定是春天，未必一定是初九。也就是说，我们可能占到这一卦中任何一爻，都是现在要面对的，都是现在的开始，故曰"群龙无首"。现实中没有固定的开始，现在面对的都是开始。

另一个意思有点过度解释，但古人确实有这种观念的萌芽。"群龙无首"，因为你已经是龙，是九五之尊了，已经高高在上，但是不要太把自己当回事，不能刚愎自用、独断专行，要尊重每一条龙的意见。如果真这么解释，就是有民主意识了。每一条龙象征的每一个阶段的情境及应对措施都要引起重视，都要考虑。

《易纬·乾凿度》："乾坤者，阴阳之根本，万物之宗祖也。"从《乾》卦爻辞来看，其内在精髓是"天行健，君子以自强不息"。初九强调积蓄与储量，如庄子所谓"深根宁极而待，此存身之道也"；九二已经从地下到了地面，主客观条件都得到一定程度的改善；九三强调君子即使晚上也要不断反省警惕；到了九四，则面临时势的进退；九五龙已飞在天空，是至盛之时；上九强调适时而变，方能避免盛极而衰的局面。用九则强调当下的重要性。这是一个从发生、发展，到物极必反的完整过程。回看历史，不论个体还是国家，不论经济还是政治，大都经历了这样一个循环往复的过程，这就是不以人的意志为转移的客观规律，我们要做的就是认识规律、敬畏规律、遵循规律，提升我们的智慧，高调做事，低调做人，趋吉避凶。

临（卦十九）

地临近泽，君临近民

䷒ 兑下坤上　临①：元亨，利贞；至于八月有凶②。

【注释】

①临：卦名，兑下（☱）坤上（☷），象征监视临察。②至于八月有凶：此句以时令为喻，说明"监临"盛极必有衰落的危险。

【细读】

《序卦传》："有事而后可大，故受之以《临》；临者大也。"《临》卦对君王来说就是要临近百姓，实地考察，了解民情。泽在下，地在上，居高者要临近弱势群体。宋代程颐《伊川易传》："天下之物，密近相临者，莫若地与水，故地上有水则为《比》，泽上有地则为《临》也。临者，临民、临事，凡所临皆是。在卦，取自上临下，临民之义。"

《临》卦得名之因：

从符号看，属息卦，下面两个阳爻，上面四个阴爻，从大趋势来说，阳爻不断向上增长，与卦名关系不大。

从卦象看，坤上兑下，坤为地，兑为泽。古人是站在地的角度来感悟的，把地下的水理解为老百姓，把大地理解为君王，大地临近水就如君王临近百姓，有临下之意，这就是《临》卦得名的原因。程颐《伊川易传》："泽上之地，岸也，与水相际，临近乎水，故为《临》。"

从卦德看，兑的卦德是喜悦，坤的卦德是顺，喜悦而顺天道、顺民心，这个顺由君王掌控，这都是对君王的道德智慧的一种要求，君王要知道如何让百姓高兴与顺天道而行事两者之间的联系。

《临》卦：至为亨通，贞卜结果有利；到了八月将会有凶险。

"元亨"就是至为亨通，"利贞"就是贞卜结果有利。"至于八月有凶"，八月是秋天，春夏秋冬季节变化，政治上也应有变化，若到了政治上的秋天，百姓对政策不满，一个微小的火花就可能引发恶性事件，应居安思危。也就是告诉人们，为什么君王要经常出访，君王出访，临近百姓，不是游山玩水，不是扰民，而是真正地进行实地考察、了解民情、制定政策。因为君王知道不这么做的话就会"有凶",必须有防患于未然的准备。为了避免凶相的出现,君王就要经常去民间巡视,体恤百姓疾苦。

阳爻渐长,刚中而应

《彖》曰:"临",刚浸而长,说而顺,刚中而应[①]。大"亨"以正,天之道也[②];"至于八月有凶",消不久也[③]。

【注释】

①"临",刚浸而长,说而顺,刚中而应:前一"刚"指初、二两爻,后句"刚中"指九二。浸,渐也。说,即"悦",指下兑。顺,指上坤。应,谓二应五。②大"亨"以正,天之道也:此释卦辞"元亨,利贞",谓"监临"之时至通而又长守正固,则可不违"天道"。③消不久也:此释卦辞"至于八月有凶",谓"临"道盛极必穷,即明"阴阳消长"的必然规律。

【细读】

《彖传》说:"监临",说明此刻阴消阳长,监临的人喜悦而顺应民情,君王与百姓相互感应。获得大"亨通"又坚持正固,这是天道的规律;"到了八月将有凶险",那是因为阳爻不断生长,接近消亡,不能长久。

"'临',刚浸而长",是从符号来说的,地泽临,下面两个阳爻,上面四个阴爻,这属于消息卦,刚属于阳爻,阳刚之意,浸是渐渐、逐渐增长,是大势所趋。"说而顺",是从卦德说,兑的卦德是悦(说),坤的卦德是顺。考察民情的时候要喜悦,才能让百姓喜悦,与民同乐。顺,对于帝王来说就是顺民情、顺规律、顺天道。"刚中而应",是从符号说,是说九二和六五之间是应和的关系,这两爻都不当位,却是一阴一阳相应和,《周易》中把一阴一阳的组合看得很重要,认为阴阳交感推动事物的发展。"大'亨'以正",把"元亨"解释为大亨,把贞解释为正,从解释学上来说,这种改变本意的解释方法不正确,但从为政治服务的角度来说它的意思又是正确的,这是两个不同的标准。"天之道也",就是天道运行的规律。程颐《伊川易传》:"刚得中道而有应助,是以能大亨而得正,合天之道。刚正而和顺,天之道也。化育之功所以不息者,刚正和顺而已。以此临人,临事,临天下,莫不大亨而得正也。"

"'至于八月有凶',消不久也",《临》卦为息卦,阳爻在不断地生长,生长是有一定限度的,等两个阳爻开始变成三个、四个、五个、六个就开始变成消卦了,消两个阳爻就变成了八月。程颐《伊川易传》:"八月,谓阳生之八月。阳始生于《复》,自《复》至《遯》凡八月,自建子至建未也,二阴长而阳消矣,故云消不久也。在阴阳之气言之,则消长如循环,不可易也。以人事言之,则阳为君子,阴为小人,方君子道长之时,圣人为之诫,使知极则有凶之理而虞备之,常不至于满极,则无凶也。"

教思无穷，保民无疆

《象》曰：泽上有地，临；君子以教思①无穷，容保民无疆。

【注释】

① 教思：均作动词，犹言"施行教导""费尽思虑"。

【细读】

《象传》说：水上有大地，是《临》卦卦象；君子因此要施行教导、费尽思虑教导百姓，包容爱护百姓无穷尽。

"泽上有地"，突出泽和地的高度差异，是地临泽，君临民。君王从这个天象中悟出了什么道理呢——教思无穷，容保民无疆。考察民情的目的是根据民情进行教化，要看到百姓生活的艰难，如何宽容，如何施惠于民，无穷无尽，像大地一样无穷尽。这是从天象上感悟出治国的义理来。《周易》的作者从《经》到《传》都非常明了付出与获得的辩证关系，正如佛家所说的"舍"和"得"。读完《周易》之后再去读佛经就会发现二者在很多地方都是相通的，所以当净空法师谈"和谐拯救危机"的时候，他所讲的不是佛经，更多的是在讲中国传统文化的经典，甚至从《弟子规》《三字经》说起，因为这都是引人向善的，并且中国的经典更符合民情，更容易听懂。统治者保护百姓，施惠于百姓，换来的是百姓对其政权的拥护。

感应临民

初九：咸①临，贞吉。

《象》曰："咸临，贞吉"，志行正也。

【注释】

① 咸：通"感"，犹言"感应"。

【细读】

初九：监临百姓有所感应，贞卜结果吉祥。

《象传》说："监临百姓有所感应，道德正固吉祥"，说明君王的心志行为刚正不阿。

《周易》中的"咸"实际上就是"感"，因形近而通假。"感临"是说考察民情的时候要有所感应，要站在老百姓的立场上去感应，要知道老百姓生活的艰难；不仅自己有感动，而且要感动老百姓，要有双向的感动，自己有收获，老百姓也要有收获，也有喜悦。"贞吉"，如果临近老百姓的目的是感应老百姓，站在老百姓的角度去感受，贞卜的结果就会吉祥。朱熹《周易本义》："初九刚而得正，故其占为'贞吉'。"初九和六四正应，具"感应"之象。

君民互感

九二：咸临，吉，无不利①。

《象》曰："咸临，吉，无不利"，未②顺命也。

【注释】

① 咸临，吉，无不利：此谓九二处《临》下卦之中，上应六五，也具"咸临"之象；因其又含"中"德，较初九之阳更见盛美，故"吉，无不利"。② 未：没有。指民众尚未能顺应天命，需"咸临"。

【细读】

九二：怀感化之心而下临万民，吉祥，无所不利。

《象传》说："怀感化之心而下临万民，吉祥，无所不利"，（民众）尚未能顺应天命。

初九和九二的描述都是"咸临"（感临），结果也都不错：吉祥，没有什么不利的。朱熹《周易本义》："刚得中而势上进，故其占'吉'而'无不利'。"《小象》想挑出两者的区别，认为初九"志行正"，初九阳爻当位，九二阳爻处阴位，不当位，"未顺命也"。老百姓还没有顺从天命，还没有顺从君王的旨意，所以要亲临第一线去感动他们，他们才能顺从天命。简单来说就是君王要亲临第一线，要有收获，要让老百姓因你的到来而感动，而不是扰民。程颐《伊川易传》："二方阳长而渐盛，感动于六五中顺之君，其交之亲，故见信任，得行其志，所临吉而无不利也。吉者已然，如是故吉也。无不利者将然，于所施为，无所不利也。"

临民要真实

六三：甘①临，无攸利；既忧之，无咎②。

《象》曰："甘临"，位不当也；"既忧之"，"咎"不长也。

【注释】

① 甘：指甜美巧佞的言辞。② 无咎：此从正面设诫，谓六三若能自知不正，心有忧惧而改过，则可"无咎"。

【细读】

六三：考察民情花言巧语，没有什么好处；如果认识到这样做是有问题的，并加以改正，就没有什么咎错。

《象传》说："考察民情花言巧语"，阴爻居阳位，说明在位的人方法不当；"如果认识到这样做是有问题的，并加以改正"，"咎错"就不会长久。

如果没有后面的判断，则不知"甘临"是好还是不好，后面说"无攸利"，没什么利可言。要从无攸利这方面去感悟，"甘临"怎么会无攸利呢？朱熹《周易本义》："阴柔不中正，而居下之上，为以甘说临人之象，其占固无所利。然能忧而改之，则无咎也。勉人迁善，为教深矣。"甘，可理解为花言巧语，去讨好上下，这就不是发自内心的。《周易》已经认识到，有些人亲临第一线考察民情，只是走过场，甘是甜言蜜语、假话连篇，这就没什么利可言了。临，本来是一件好事，如果看到的不是真实的情况，就没什么利可言。"既忧之，无咎"，忧"甘临"这种做法，认识到这种做法是有问题的。如果认识到了这种现象，并加以改正，那就没什么过错了。《临》卦本来是提倡君王亲临第一线考察民情的，但还有个方式问题，要设法看到真实的情况，过去君王因担心地方官作假，才微服私访，避免"甘临"。这一卦中只有这一爻不太好，其他都不错。

亲临百姓

六四：至①临，无咎。

《象》曰："至临，无咎"，位当也。

【注释】

① 至：极也，文中犹言"十分亲近"。

【细读】

六四：全心全意亲临百姓，一定没有咎错。

《象传》说："全心全意亲临百姓，一定没有咎错"，说明在位者正当。

"至临"，不仅是行动的"至"，也包含心里的"至"，还包含着时间长度。不是走马观花，不是坐着车从大路上经过，而是真正去老百姓家里坐一坐，看看真实的情况，否则就很可能会获得虚假的信息。程颐《伊川易传》："四居上之下，与下体相比，是切临于下，临之至也。临道尚近，故以比为至。四居正位，而下应于刚阳之初，处近君之位，守正而任贤，以亲临于下，是以无咎，所处当也。"

临民要有智慧

六五：知①临，大君之宜，吉。

《象》曰："大君之宜"，行中之谓也。

【注释】

① 知：即"智"，智慧。

【细读】

六五：考察民情的人要有智慧，君王应该这样，吉祥。

《象传》说："君王应该这样"，说明奉行中道。

六五还是临，但要"知"，有智慧，六四"至临"是行为，亲临民间，既要站在老百姓的立场上考虑问题，又要有在发现问题之后妥善解决问题的智慧。"知"是要动脑子，要分析，不能只看现象，不触动灵魂。"知临"，要通过大脑分析，不同的管理能力、智慧对同样信息的处理、分析、判断方式是不一样的。"大君之宜"，宜就是义，发音相近而通假，宜是适宜，义也是适宜，君王亲临第一线了解民情最重要的意义就是运用智慧去解决百姓的实际问题，做得合适，就吉。

温柔敦厚以临民

上六：敦①临，吉，无咎。

《象》曰："敦临"之"吉"，志在内②也。

【注释】

① 敦：敦厚。② 志在内：犹言"志在邦国"，谓上六非高处"虚位"，不理"内事"者。

【细读】

上六：考察民情温柔敦厚，吉祥，没有咎错。

《象传》说："考察民情温柔敦厚可以获得吉祥"，说明心志关怀邦国天下。

"敦"是敦厚之意，是中国传统文化非常推崇的道德修养，《临》卦最高的境界是敦。《礼记·经解》："入其国，其教可知也。其为人也，温柔敦厚，《诗》教也。疏通知远，《书》教也。广博易良，《乐》教也。絜静精微，《易》教也。恭俭庄敬，《礼》教也。属辞比事，《春秋》教也。"这是孔子论六经的教育作用。到一个地方，看看百姓思想行为的各种表现，就知道他们受了哪一部经典的教育影响，也就知道了这个国家的教化情况。不管老百姓有什么不满情绪的宣泄，都能面带笑容地接受，要有度量和胸怀，容得下老百姓的批评指责，这才是"敦临"。

《临》卦主要是站在君王的角度来说的，如何亲临第一线，怎么做正确，怎么从双方的感动中为老百姓带来好处。智慧地分析，胸怀敦厚，能听进去不同的意见。不仅是地方官员，为人父母也是如此，要考虑孩子的反应，要分析、理解、包容他们，多交流，创建和谐。

观（卦二十）

风行天下，巡观民情

☶ 坤下巽上　观①：盥②而不荐③，有孚颙若④。

【注释】

① 观：卦名，坤下（☷）巽上（☴），象征观仰，观察。② 盥：音 guàn，古代祭祀宗庙时用香酒浇灌地面以降神之礼。③ 荐：献。④ 有孚颙若：孚，诚信。颙，音 yóng，敬，孔颖达《周易正义》："严正之貌。"若，语气助词。

【细读】

《序卦传》："物大然后可观，故受之以《观》。""观"之意很多，可由下观上，意为观仰；可由上观下，观民情；还可观天道，观历史；还可自观于内。《观》和《临》是一对，地泽临翻过来就变成风地观。君王要走遍祖国大地，君王就是风，风无孔不入，"普天之下，莫非王土"（《诗经·小雅·北山》），都应该去看看，了解一下百姓的疾苦。唐代李鼎祚《周易集解》引崔觐："言德业大者，可以观政于人，故受之以观也。"

《观》卦得名之因：

从符号看，四阴二阳，有观阙之象。朱熹《文公易说》："自上示下曰观，自下观上曰观。故卦名之观去声，而六爻之观皆平声。"

从卦象看，坤下巽上，风行天下，所达到的范围非常广大。这就要求君王也要体察民情，推广教化。《观》卦得名主要是源于卦象。

从卦德看，坤为顺，巽为谦逊，柔顺而谦逊，可理解为"临"的态度。

《观》卦：在没有陈列祭品前就洗净双手，就显示出发自内心的诚信。

"盥而不荐"，这是祭天之前的一个程序，盥礼就是陈列祭品之前要洗手。"盥"特指从上面用水浇着洗手而不是在盆里洗手，在盆里洗永远洗不干净；为了保证洗干净双手，不仅要用清水浇手，水还得是活水。洗干净手和祭祀有什么关系呢？为表心诚。心诚不诚，可以通过方方面面的细节表现出来，孔子非常注重这个程序，从盥礼中就能知道是否心诚。"盥而不荐"，荐是陈列祭品，盥是陈列祭品之前的阶段，只是在盥的阶段，在还未陈列祭品时，就知道是否有诚意。

"有孚颙若"，洗手洗得很细心、很认真，就可以从中看出诚意。"孚"是诚信。"颙若"是发自内心的，让人一看就是满满的诚信，内在的诚信或虚伪能够通过外在行为表现出来。《临》也好，《观》也好，都要有发自内心的诚信。

以神道设教，而天下服矣

《彖》曰：大"观"在上[①]，顺而巽[②]，中正[③]以"观"天下。"观，盥而不荐，有孚颙若"，下"观"而化也。"观"天之神道[④]，而四时不忒[⑤]；圣人以神道设教，而天下服矣。

【注释】

①大"观"在上：大观指九五。②顺而巽：顺，指下坤德；巽，指上巽德。③中正：指九五中正之道。④神道：神妙的自然规律。⑤忒：音 tè，汉代许慎《说文解字》："忒，更也。"

【细读】

《彖传》说：君王在上，柔顺而谦逊，以中正之道"观视"天下。《观》卦，在没有陈列祭品前就洗净双手，就显示出发自内心的诚信"，向下"观视"而感化百姓。"观看"自然规律，四季变化不出差错。圣人因此模仿天道设定教化，百姓顺服。

"大观在上"，大观指君王，观民怎么观？"顺而巽"，顺是顺规则、顺规律、顺民心；巽，谦逊低调。"中正以观天下"，中正指九五，中正之道，用符号的中正告诉君王要以中正之道、天道规律来观天象、观民情。

至于卦辞说"盥而不荐，有孚颙若"，《象》辞说"下'观'而化也"，是站在老百姓的角度来说的，民自下观君王既中且正而受到教化。观侧重君王的观，同时也涉及老百姓的观，君王看民情，老百姓也看君王。"下观而化也"也可以理解为君王临近民下而观，目的是教化臣民。

"'观'天之神道，而四时不忒"，观天象运行的规律，所以叫神道，就是它不以人的意志为转移，看不见摸不着，很神秘。其实就是规律，天运行的规律，按照规律来运作，所以四时有序变化，不出差错。

圣人模仿天道，"以神道设教，而天下服矣"，此句可从四个角度进行分析。《周易》据说为圣人所作，不管是伏羲还是文王、周公还是孔子都是圣人。圣人作的一定是正确的，至少古人这么认为；"以神道"，以是用，神道既是信仰，也是政教工具；用神道的目的是"设教"，设置教化，《周易》为政教服务，所以推天道明人事，所以用神道来设教；"而天下服矣"是效果，最重要的是君王也要服从！借助天道约束君权，把权力装进笼子里。

巡省四方，观察民风

《象》曰：风行地上，观；先王以省方[①]观民设教。

【注释】

①省方：省视四方。

【细读】

《象传》说：风行地上，是《观》卦卦象；先王因此要巡省四方，观察民风，设置教化。

风是有影响力的，可以用来比喻政治教化，就像《毛诗序》中说："风，风也，教也；风以动之，教以化之。"孔颖达《周易正义》："'风行地上'者，风主号令行于地上，犹如先王设教在于民上，故云'风行地上，观'也。'先王以省方观民设教'者，以省视万方，观看民之风俗，以设于教，非诸侯以下之所为，故云'先王'也。""先王以省方观民设教"，风行大地之上，先王都这么做，如果你不这么做就是背叛祖宗。先王看到风行天下，就要像风一样走遍祖国大地"省方"，巡省四方观民是为了设置教化，通过教化来构建和谐社会。

幼童浅观无咎，君王浅观则吝

初六：童观①，小人无咎，君子吝。

《象》曰："初六，童观"，"小人"道也。

【注释】

①童观：以幼童浅观，喻初六阴柔在下，居观之始，所观甚浅。

【细读】

初六：像儿童一样观看，小人没有咎错，君子有吝惜。

《象传》说："初六像儿童一样观察"，是"小人"之道。

"童"，一说艮为童，李鼎祚《周易集解》引虞翻："艮为童。阴，小人；阳，君子。初位贱，以小人承君子，故无咎。阳伏阴下，故君子吝矣。"一说坤为童，宋代林栗《周易经传集解》："初六，坤也，以阴居刚而在下卦之下，上无其应而远于九五，承于六二，二亦坤也，故曰童观。坤为众在下，为小者，童子之象。"《观》卦卦画为四阴二阳，四阴爻以下观上，九五居尊位，其政治作为都得到四阴爻的观仰。由于四阴爻所处的地位不同，所观仰的角度及想法亦不同。初六距离九五君位最远，喻示其观仰的程度较浅，犹如儿童稚嫩的思维。对于处低位的小人来说，无关大局的发展变化。但对于有作为的大人来讲，如此肤浅地看问题自然是不好的，如《象传》："初六'童观'，小人道也。"宋代胡瑗《周易口义》："按此卦二阳居上，有刚明之德，为天下之所观……今初六以阴弱之质，最居其下，而远于刚阳不能上进，以求圣贤之道而观之，但冥冥然无所知识，无所闻见，若儿童之所观也。故曰童观……夫小人之人，天下之事无所归责，但营保一身而已，故不能进而观圣贤之道……夫君子之人则当求圣贤之道……而成天下之事业，则君子之道毕矣。今以童观在下，而君子之人苟亦昧然无所闻见，而不能明显以求观于上，取法于圣贤之人，则诚可鄙吝也。"

门缝窥观，只见局部

六二：窥①观，利女贞。

《象》曰："窥观""女贞"，亦可丑②也。

【注释】

① 窥：暗中偷看。② 丑：羞丑。

【细读】

六二：从门缝里观看，利于女子占卜。

《象传》说："从门缝里观看"，"利于女子占卜"，（对君子来说）也可为丑辱。

六二处于下体坤，坤为女。而《观》卦为《艮》卦的放大象，艮为门阙。互体六二、六三、六四为坤，为阖户。六二所处的位置象征一个女子透过宫室的门缝，由内向外观。六二阴爻处阴位，当位，且上与九五相应，所以对于女子来说，占问的结果为有利。

六二是阴爻居阴位，既中且正，阴性，女人。说"窥观"，从中我们知道当时的女人，特别是贵族女子，已经没有自由，大门不出二门不迈。这是武王克商以后才出现的现象，证明《周易》逐渐累积而成的可能性极大。"窥观"，因为有了礼法之后，财产逐渐传给嫡长子，为保证继承人的合法性，婚礼首先约束的是贵族女子，只能从门缝里向外看。"利女贞"，如果女人这么看，管中窥豹，从门缝里看外界看局部都无所谓。"利女贞"言外之意为，君王这么做是不对的。所以《象传》的解释很好，如果君王像女人一样从门缝里往外看，那就不符合其身份了，就是羞耻。

观我民，知进退

六三：观我生①，进退。

《象》曰："观我生，进退"，未失道也。

【注释】

① 我生：有两种解释。一是指我的修养与行为，孔颖达《周易正义》："我身所动出"；我之民风，魏朝王弼《周易注》谓六三为"观风者"。孔颖达《周易正义》："三居下体之极，是有可进之时；又居上体之下，复是可退之地。远则不为童观，近则未为观国，居在进退之处，可以自观我之动出也。故时可则进，时不可则退。观风相几，未失其道，故曰'观我生进退'也。"二是指我之民，《观》卦九五《象》曰："'观我生'，观民也。"

【细读】

六三：观察民生，决定进退。

《象传》说："观察民生，决定进退"，没有失去观之道。

六三站在君王的角度观看民情以反观自己政策的制定。六三处于互体坤中，坤为众，处于众民之中。上接《巽》卦，巽为入。所以处六三时君王要进入众民之中，一方面要看清民情；另一方面要观察《观》卦的整体走势，然后考虑自己的进退，谨慎地考虑定夺。尚秉和《周易尚氏学》："《易》以阴阳相遇为朋友，故谓应与为我生。三应在上，故曰观我生。进退，上巽为进退。进退者，上下也，三与上相上下。谓三宜进居上，上宜退居三，各当位也，故《象》曰不失道。"

观国之光

六四：观国之光①，利用宾②于王。

《象》曰："观国之光"，尚"宾"也。

【注释】

①光：光辉景象。②宾：这里用作动词，"作宾"，指六四柔顺得正，作为君王的座上宾。

【细读】

六四：观看国家的光明，对于你成为君王的宾客有利。

《象传》说："观看国家的光明"，礼尚"宾客"。

苏轼《东坡易传》："进退之决在六三，故自三以下，利退而不利进，自三以上，利进而不利退。进至于四，决不可退矣，故利用宾于王。"九四可能是站在为臣的角度说的，因为"利用宾于王"，对于成为君王的宾客有利，为臣的陪同君王去观，要多看国家光明的一面。任何一个社会都有光明面和阴暗面，但是《周易》告诉我们为臣的要多看国家的光明面，因为君王也是人，凡是人都有人性的弱点，都爱听好听的，不爱听批评指责。

观民生，君子无咎

九五：观我生，君子无咎。

《象》曰："观我生"，观民也。

【细读】

九五：观察民生，君子没有咎错。

《象传》说："观察民生"，是观民情。

九五居人君之位，其行为举止关系民众的吉凶祸福，只有观察民情才能检验自己的政治得失，并不断地进行自我省察，美其德行，才能"君子无咎"。

六三就有观我生，到九五又有观我生，到了这个时候《小象》才说"'观我生'，观民也"。观是观什么，不是观山水，而是观民情、考察民情。对于君王来说，"君子无咎"，要知道出去观的目的，至少就不会犯大的错误了。尚秉和《周易尚氏学》："此我生谓二。五应在二，二坤为民，故《象》曰观民。九五为《观》之主，亦民之主。艮为君子，下观万民，抚恤教养，故无咎也。"

观其民，君子无咎

上九：观其生，君子无咎。

《象》曰："观其生"，志未平也。

【细读】

上九：观察他的情况，君子没有咎错。

《象传》说："观察他的情况"，心志没有平静。

上九处于《观》卦之极，还在"观其生"。此时"观其生"，观省的角度和六三、九五不一样，这已经到了上九，是观之极，君王之外的人在，既观其人德行，也观其民生，正说明了他"志未平"。为使其结果无咎，那么上九仍需要谨慎以观。

上九用"观其生"，不用"观我生"，因为上九不在其位不谋其政，而是做参谋或顾问。"其"，是君王，是九五，你要知道自己是谁，社会角色是什么。如果你是君王，就"观我生"；如果你是其他人，就"观其生"。观君王的百姓，如果角度找准了，说话就有分寸，作为智慧通达的人，就不会犯原则性的错误。

六爻自下而上依其社会地位论说六种"观"：初六"童观"，小人观；六二"窥观"，妇人观；六三"观我生"，既要自观，也要外观；六四"观国之光"，心态阳光，多看光明面；九五"观我生"，观民也；上九"观其生"，观他的德行，观他的民情。

《观》卦和《临》卦意思比较接近，说的都是君王不能坐在宫殿中不出来，躲进小楼成一统不行，光听手下人汇报得到的信息未必都是真实的，一定要自己出去走一走看一看，尽量获取第一手真实的信息，考察了解民情，制定相应的政策。因为君王考察了解民情，实际上就是为争取民心的拥戴。在制定相应的政策时，要适当让利于老百姓，至少使老百姓的温饱问题得到解决。老百姓活得有尊严，才可能拥护君王，君王才可能与民同乐，才可能构建和谐社会。《观》卦所揭示的道理对君王治国理政、政府制定政策、企业家管理企业、家族长久延续都有借鉴意义。

大畜（卦二十六）

天在山中，畜德畜贤

☶ 乾下艮上　大畜①：利贞；不家食吉；利涉大川。

【注释】

①大畜：卦名，乾下（☰）艮上（☶）。唐代陆德明《经典释文》："畜，积也，聚也。"大畜是"多多畜聚"的意思。

【细读】

《序卦传》："有《无妄》然后可畜，故受之以《大畜》。"无妄是有实而无虚妄，所以可以畜聚。"畜"有畜止与畜聚两层含义。《大畜》卦主要表达通过畜聚等待合适的时机，最终可以达到亨通。

《大畜》卦得名之因：

从符号看，清代胡煦《周易函书约注》卷六说：易卦："凡阳包阴者，皆称畜，大畜、小畜、颐取畜义，皆是也。"他在解释《离》卦卦辞"离，利贞亨，畜牝牛吉"时说："牝牛指中阴，即中正之义。畜则上下两阳也。坤为牛，为牝，二、五坤阴，各畜于上下之阳，故曰畜牝牛。"姜广辉《〈周易〉卦名探原》认为，以此为思路，《大畜》卦是四阳畜二阴，故称为"大畜"。

从卦象看，艮为山，乾为天，山天大畜，山在上，天在下。天无边无际，天本来大，山和天相比是很小的，而山却能畜天，天怎么能在山中啊？八经卦卦象属性皆真，六十四别卦则有虚构的成分。山中畜天，可见所畜之大。这里用看似不合理的现象，告诉我们小能畜大的道理。这是本卦得名的主要原因。

从卦德看，艮为止，乾为健，以艮止乾健，喻以止为畜德之始，故孔子言"克己复礼"（《论语·颜渊》），畜止之后方有畜聚，畜聚之后方能健。也可理解为止健，先畜聚，再做事。

程颐《伊川易传》："为卦艮上乾下，天而在于山中，所畜至大之象。畜为畜止，又为畜聚，止则聚矣。取天在山中之象，则为蕴畜。取艮之止乾，则为畜止，止而后有积，故止为畜义。"

《大畜》卦：占卜结果有利；不（使贤才）闲居于家而食禄于朝可获吉利；利于

涉过大河。

"大畜"，指君王要畜贤畜德，更多地招揽贤才，更好地提升自己的道德修养，只有这样占卜的结果才有利，国家才会兴旺发达。

"不家食吉"，从字面理解就是吃朝廷饭，不吃家里饭，指贤人要报效朝廷。由于《周易》解释的空间非常大，我们可以从不同的角度来解释。从君王的角度理解，就是要选贤任能，使野无遗贤，让真正有才能的人来辅佐，出谋划策，国家才有希望，科技是第一生产力，科技由人才掌控。从这里可以读出先贤对此问题的深刻认识。春秋争霸战，从某种意义上来讲就是人才争夺战。秦王嬴政能统一六国，一匡天下，人才便是关键因素之一。站在臣子的角度来讲，要随时准备出来为国家效力，要心忧天下。这就要求国家要有明君，要知道爱惜人才，愿意招揽人才，能礼贤下士，三顾茅庐，只有这样，贤才才愿意为君王服务，才能感谢君王的知遇之恩，才能鞠躬尽瘁，死而后已，国家才有希望。只有君臣同心，励精图治，才能"吉"，才能"利于涉过大河"，没有什么困难是不可以克服的。

刚健笃实，尚贤止健

《彖》曰："大畜"，刚健笃实，辉光日新，其德刚上而尚贤，能止健，大正也。"不家食吉"，养贤也。"利涉大川"，应乎天也。

【细读】

《彖传》说："《大畜》卦"，刚健笃实，天光山色相映生辉，日日有新气象，它的德阳刚者居上并且崇尚贤人，能够健而止，极其正确。"不（使贤才）闲居于家而食禄于朝可获吉利"，畜养贤人。"利涉过大河"，顺应天的规律。

《大畜》卦，乾下艮上，乾为天，刚健指天而言，艮为山，笃实指山而言，天刚健而山笃实，天光山色相映生辉，日日有新气象。在大的畜积中，还必须不断更新。每天都在提升自己的道德修养，天天都有新气象，哪怕每天只进步一点点，只要坚持下去，不断地去掉自己身上不好的东西，"勿以恶小而为之，勿以善小而不为"，自己的本性就会刚健笃实，光辉焕发。"刚上而尚贤"，刚上指阳卦在上，阳爻也在上，是说是阳刚者居上并且崇尚贤人，实行贤人政治；"能止健，大正也"，止是山的卦德，健是天的卦德，是说什么事情不可以做就要停止，可以做就要做下去，坚持正确的做法，才是真正的正道。

"不家食吉，养贤也"，是说要使贤人不在家吃饭，君王要畜养贤人，这样做有利于涉过大河，克服国家前进中的各种艰难险阻，泽被苍生，而这样的举动是顺应天的规律的，是正确的做法。这是站在为君的角度讲的。站在为臣的角度讲，也可以理解为有德之士不畏险难，为君王所用，这样的举动是顺应天的规律的。

多识前言往行，以畜其德

《象》曰：天在山中，大畜；君子以多识①前言往行，以畜其德。

【注释】

　　① 识：音 zhì，即记，记取。

【细读】

　　《象传》说：大的天在小的山中，是《大畜》卦卦象；君子因此要多多记取前贤言论、往圣事迹，用来畜聚美好的品德。

　　《经》《象传》感悟的重点在畜聚的内容，《象传》感悟的重点是畜聚的方法，通过学习，记取前贤言论、往圣事迹来畜聚美好的品德，这就是法先王。《周易》时代人们就已经认识到，记取往圣先贤的言行，提升自己的道德修养，指导自己的实践，可以使自己少犯错误。

　　三国时东吴名将吕蒙打仗非常勇敢，但是由于文化水平低，军事谋略始终受到限制。孙权劝吕蒙多读点书。吕蒙以年纪大、军务繁忙为由推辞。孙权劝他说："以前光武帝刘秀带兵作战时，手不释卷，曹孟德也自称老而好学，你为什么不以他们为榜样而自我勉励呢？"吕蒙于是刻苦读书，终日不倦，他所看的书连老儒生都比不了。后来鲁肃被吕蒙的真知灼见所折服，说："你现在学识如此渊博，已经不是以前的吴下阿蒙了。"吕蒙说："士别三日，当刮目相看。"孙权经常感叹，像吕蒙这样的人没人能得上。已经拥有了荣华富贵还能这样好学，且轻财好义，德才兼备，有这样的人来做国家栋梁，那不是太好了吗？

见险知止

初九：有厉，利已①。

《象》曰："有厉，利已"，不犯灾也。

【注释】

　　① 已：停止。

【细读】

　　初九：有了危险就停下来是有利的。

　　《象传》说："有了危险就停下来，是有利的"，不要冒着灾患前行。

　　初九位于下乾之初爻，为上艮之六四爻所畜止。初爻利于畜止待命，不宜前进。因为虽为阳爻而地位最卑微，刚开始很多条件还不具备，此时最可能发生的危险就是不识时务，一味冒进，结果就可想而知了。但是如果听从了劝告，及时停下来，结果还会是有利的。这里告诉君王不要刚愎自用、专横武断，此时要休养生息、积蓄力量，不要干超出目前能力范围以外的事情，一有不好的苗头，就要立即停止，千万不可冒着灾患前行。

烽火戏诸侯的典故正和此爻相合。周幽王是一个非常残暴而腐败的君主，他的爱妃褒姒长得非常美丽，就是从来不笑。为博取美人一笑，有人想出一个点起烽火戏弄诸侯的办法。临近的诸侯看到烽火连天，都以为犬戎（当时西方的一个部族）来犯，便领兵赶到城下救援，谁知到了一看，哪有犬戎的影子，一打听才知道是周幽王为了取悦美人而干的荒唐事儿。诸侯们敢怒不敢言，只好气愤地打道回府了。褒姒一见诸侯们的狼狈样，果然淡然一笑。但事隔不久，犬戎果真来犯，虽然点起了烽火，却无援兵赶来，原来各诸侯以为周幽王又是故技重演。结果都城被犬戎攻下，周幽王被杀，从此西周灭亡了。点燃烽火乃国之大事，周幽王却以此作为博取美人一笑的手段，焉有不亡国的道理。

车輹脱落，不利前行

九二：舆说①輹②。

《象》曰："舆说輹"，中无尤也。

【注释】

①说：同"脱"，脱落。②輹：音 fù，连接车身与车轴的零件，亦称"伏兔"。

【细读】

九二：捆绑车身与车轴的绳索脱落（使车子不能前行）。

《象传》说："捆绑车身与车轴的绳索脱落（使车子不能前行）"，九二居中不躁进因此不会犯过错。

九二与初爻相对，虽然没有占断辞，但是仍为车或者车轮不能行，表现为停止的状态，这是因为此爻被六五爻畜止，与初爻相视，仍表现为车不能行进，是停止的状态。但是此停止与《小畜》中的"舆说辐"是不一样的情形。《小畜》是被动脱辐，《大畜》为主动自止。《小畜》是车败不可复行，《大畜》虽然车身与车轴之间的零件脱落，车子却没有坏，是主动停下来的，是暂止而后可以复行。

对于《大畜》卦来说，初九爻与九二爻形象地阐明了畜止之理，两爻的差别之处在于，初九是被动的，而九二是主动的。但畜止只能是准备阶段，其最终目的是能够大有畜聚。在此阶段，君王有多大能力就做多大事，控制好行动的步伐，就不会犯错误。根据实际的情况、能力的大小、国力的强弱，合理地制定行动策略，一步一个脚印，稳扎稳打，积蓄力量，不贪功冒进，要科学发展，才能不犯错误。

广纳贤才，励精图治

九三：良马逐，利艰贞；曰[1]闲舆卫，利有攸往。

《象》曰："利有攸往"，上合志也。

【注释】

① 曰：《仪礼·士丧礼》汉代郑玄注："古文曰为日"，日常，每天。

【细读】

九三：良马在奔逐，占卜的结果艰苦奋斗才会有利；每天不断地练习车马防卫的技能，利于有所前往。

《象传》说："利于有所前往"，说明九三与上九志意相合。

九三爻处在《乾》卦之极，健极而更盛于前两爻，加之与上九相应，两阳爻相遇，不相应而相合。"良马"，这里象征贤才，有很多贤才在辅佐君王，而君王也要有艰苦拼搏的精神，励精图治，卧薪尝胆，生于忧患，死于安乐，温柔乡、安乐窝是培养不出明君的。"多难兴邦"，不经过磨难，大国是不会崛起的，罗马也不是一天就能建成的。目的是告诫人们行事不要过于草率，要时刻保持警惕。

"曰闲舆卫"，每天不断地练习车马防卫的技能。有了理想，有了人才后，每天还要不断地提高技能、加强训练，不断积累治国理政经验，同时也是警诫人们要做好各种防卫措施，防微杜渐。

《象传》认为上九所取"大道"之象，正好为良马奔逐提供了广阔的空间，所以说九三与上九的志意是相合的。九三是比较吉利的一爻，在初九和九二之刚健均被畜止之后，九三与上九终于得以"合志"，这才有了良马相逐、静极而动的吉象。

早期教育，克己知礼

六四：童牛之牿[1]，元吉。

《象》曰："六四""元吉"，有喜也。

【注释】

① 牿：绑在牛角上防止牛触人的横木。

【细读】

六四：在小牛头上束缚住横木以防止它触人，至为吉祥。

《象传》说："六四至为吉祥"，有欣喜之象。

六四阴爻处柔位，得位而正。作为上艮的初爻，下畜初九，使刚不敢犯，正合"大畜"之意，故而"元吉"。

从卦德上讲，此爻止刚健于未发，且有以柔克刚、防微杜渐的效果。这里用牛在很小时就要被约束，以防止它触人，引申出人在很小时也要对其有约束，以防止误入歧途。人的成长过程，就是自然天性逐渐社会化的过程。君王也是这样，要想治理好国家，不能凭着自己的意志办事，不能为所欲为，要有约束，要按客观规律办事。这里既是谈早期教育的重要性，也是谈大畜的方法。一开始就要知道止，要有约束，止于社会公德，止于客观规律等，要有所为，有所不为，只有这样才能"元吉"。

《象传》认为君王如果能受到约束，不胡作非为，而是兢兢业业、有条不紊地治理国家，就能把整个国家治理好，国家就会欣欣向荣。

很多学者在"童牛"是否长角上争论，争论的意义不大，理解《周易》卦爻辞本义应侧重考察具体的情境，上下前后的语境，也可理解为童牛长角之初就要以牿约束。《周易》中的卦爻象有实有虚，连德国学者黑格尔都能理解到《周易》是"就人类心灵所创造的图形和形象来找出人之所以为人的道理"。

戒骄戒躁，以柔克刚

六五：豶豕①之牙，吉。

《象》曰："六五"之"吉"，有庆也。

【注释】

① 豶豕：去势阉割后的猪。

【细读】

六五：已被去势的猪的牙齿，吉祥。

《象传》说："六五吉祥"（说明其制止之法得当），有了喜庆之事。

六五爻旨在制止九二之刚爻，采用以柔克刚的方法，从而实现"大畜"之意。公猪的野性众所周知，尤其是露在外边的獠牙非常锋利，公猪性刚躁，很容易伤害他物，故去其势就会使其躁性得以制止。作为六五爻这一阴爻来说，面对九二阳爻之刚性，能够以柔克刚，恰当地制止其危害，使其能够为君所用。这里展现了先人令人惊叹的智慧。先人们发现把公猪阉割后，它的野性逐渐减少，性情大为温驯，进攻人的欲望明显降低，獠牙也没有以前那么锋利了，所以吉祥。人的道德修养到一定程度，就会温文尔雅，彬彬有礼，温柔敦厚，柔和执政，善待百姓。当然，对待外敌，则要采用不同的方法，要内外有别。

五为君位，六五阴爻居阳位，本不当位，然此卦"大畜"，则六五应九二，以柔处尊，畜止九二之阳刚，六五以柔克刚，使被畜者知退而止，得以规避风险，不至于造成过失，故不凶反吉。六五与六四大意相同，但体现的是事物的不同发展阶段。

天道畅达

上九：何天之衢^①，亨。

《象》曰："何天之衢"，道大行也。

【注释】

① 衢：四面畅通的大路。

【细读】

上九：何其畅达的通天大道，亨通。

《象传》说："何其畅达的通天大道"，说明上九畜德之道大为通行。

乾为天，震为途，由此而通达至上九，上九位于上艮之终，是大畜的最高阶段，能畜积万物，因而可以担当天衢的象征。《象传》进而解释为"道大行也"，也就是四通八达，毫无阻碍。上九可以理解为贤人，也可以理解为君王，无论何人，由于各种条件都已具备，就要充分发挥作用了。对于治理国家而言，是水到渠成了，可以无往而不利，能够实现治国理政的理想。

清代陈梦雷《周易浅述》："天在山中，所畜者大，则有畜聚之义。乾健上进，为艮所止，则有畜止之义。以阴畜阳，所畜者小，则为《小畜》。以阳畜阳，畜之力大，则为《大畜》。"《大畜》讲山能畜天，小能畜大，主要讲为君之道，君王要有怀抱，要高瞻远瞩。畜就是聚，也是止。止是条件，有止才能聚。《杂卦传》："大畜，时也。"《大畜》充分体现了《周易》"与时偕行"的精神，可以明显看出事物的发展过程：六四要畜止初九，故比之为"童牛之牿"；六五要畜止九二，故比之为"豶豕之牙"；初九、九二时止则止。九三与上九"合志"，有如良马驰逐之景象，畜极而通，但仍有牵制，"利艰贞"也。六四、六五一方面畜止初九、九二，一方面主动自止。九三与上九合志，至上九畜极大通。这里阐释了一个深刻的道理：畜聚有方，亦要有度。对于君王而言，必须明白哪些事情可以做，哪些事情不能做。君王要想治理好国家，是要具备很多条件的。

从中国历史上来看，凡是兴盛发达的时期，例如，后世所津津乐道的几个盛世：文景之治、贞观之治、开元盛世、康乾盛世等，都有一个共同的特点：主明臣贤，这是一个王朝能够达到鼎盛时期的必要条件之一，君王必须畜贤畜德，这也是《大畜》所揭示的深刻道理：必须要注意养贤、爱贤，举贤授能，让天下英才为我所用；同时也要不断地向往圣前贤学习，提高自身的道德修养，提高治国理政的本领；控制好行动的节奏，等待合适的时机，当行则行，当止则止，绝不可一意孤行，只有这样，才可水到渠成，无往而不利。回顾中国几千年的历史，我们会发现《周易》中阐发的思想是中国古人智慧的结晶，虽历千年仍熠熠生辉，至今仍有指导意义。

革（卦四十九）

泽火相息，引发变革

☲离下兑上　革①：己日②乃孚，元亨，利贞，悔亡。

【注释】

①革：卦名，离下（☲）兑上（☱），象征变革，革去旧政。《杂卦传》："《革》，去故也。"李鼎祚《周易集解》引郑玄："革，改也。水火相息而更用事，犹王者受命，改正朔，易服色，故谓之《革》也。"②己日：古人用"甲乙丙丁戊己庚辛壬癸"十干纪日，己为前五数与后五数之交转变化之时，有转变的意义。

【细读】

《系辞传》："《易》穷则变，变则通，通则久。"《序卦传》："井道不可不革，故受之以《革》。"《革》卦在《井》卦后，水井使用久了必有坏败，必须淘治秽滓，经过变革，井水就会洁净，所以必须变革，只有革故，才能鼎新。世界上一切事物都处于不断运动变化发展之中，要推动事物运动发展就离不开改革、变革。《革》卦主要是讲变革的必然性，充分表达了变革创新的理念。

《革》卦得名之因：

从卦象看，上卦兑，代表泽；下卦离，代表火，泽火相息，泽火不容，泽大火会熄灭，火大泽会干涸，两者有冲突，有交感，于是产生变革；下卦离为中女，上卦兑为少女，两女同住一起，彼此志向不同，也要发生变革。此卦主要得名于卦象。

另，姜广辉《〈周易〉卦名探原》认为，泽中何以有火？泽中有火，何以为革？革为变常，非常之事。泽中有火，亦非常之事。所谓"泽中有火"，犹今之称"湖底火山"。宋代杨简《杨氏易传》卷十六谓："孙季和云：泽中非有火之地，今也有火之变也。高岸为谷，（深谷）为陵，物变有如此者。季和之说，深当某心。泽中而有火，其变也不知其几年矣。"

从卦德看，《革》卦离下兑上，下卦为离，卦德为明，为附着；上卦为兑，卦德为悦，内明外悦，这是面对改革应具有的智慧与态度（或曰效果）。

《革》卦：在需要变革的"己日"变革并取信于民，至为亨通，贞卜结果有利，悔恨才能消亡。

"己日乃孚"，己日、诚信，这是改革应具有的时机与修养。孔颖达《周易正义》："'革'者，改变之名也。此卦明改制革命，故名'革'也。"变革是大事，变革要想取得成功，是有条件的，必须有合适的时机，同时还是渐进的过程。古人用"甲乙丙丁戊己庚辛壬癸"十干纪日，己日是第六天，过五可能需要变革，己日是讲变革的客观条件，只有在社会需要变革的时候进行变革，才能更容易得到百姓的理解、拥护、支持，变革成功的概率才会大些。离开人民支持的变革，是不可能成功的，古今中外概莫能外。

"孚"，诚信，这是改革成功的主观条件，只有变革的时机成熟，才能取信于民，凡变革无信不立，不能取得人民的信任，是不可能得到人民的支持的。唐代吴兢《贞观政要》："上不信，则无以使下；下不信，则无以事上，信之为道大矣。"孚在《周易》中至少有两个意思：一是发自内心、诚心诚意，表里如一、言行如一、始终如一，这是最核心的意思；二是实事求是。只有主客观条件都具备，外在因素与内在因素都有了，才能保证变革的成功。

只有这样，才能前景亨通，贞卜结果有利，悔恨才能消亡。这里体现了《周易》重民的思想，已经有了民本思想的萌芽，这种见解无疑是深刻的，对后世产生了深远的影响。

革而信之，顺天应人

《彖》曰："革"，水火相息①，二女同居，其志不相得②，曰"革"。"己日乃孚"，革而信之。文明以说③，大"亨"以正。"革"而当，其"悔"乃"亡"。天地"革"而四时成，汤武"革"命，顺乎天而应乎人。"革"之时大矣哉。

【注释】

① 水火相息：革卦的上卦为兑，兑为泽；下卦为离，离为火，水在上而火在下，不是水浇灭了火，就是火烘干了水。息，通"熄"。王弼《周易注》："变之所生，生于不合者也。……息，生变之谓也。"② 二女同居，其志不相得：下卦离为中女，上卦兑为少女。二女同居一室，然而择偶标准也不一样，志向不同，相妒相争，而发生变革。③ 文明以说：文明，指下卦离为火，火德明。说，为悦，指上卦兑为泽，泽德为悦。是说改革的时候用文明之德使天下愉悦。

【细读】

《彖传》说：《革》卦"，犹如泽水、火相交变革，又如两个女子同居，志趣不同终会生"变革"。"己日是变革的客观时机，诚信是变革的主观条件"，变革中有诚信，成就彰显令人喜悦，大为"亨通"而正当，这样变革就稳妥得当，"悔恨"于是"消亡"。天地"变革"令四季形成，商汤、周武"变革"桀、纣的王命，既顺从上天的规律又下合百姓的民心。"变革"依循的时势是多么重大！

无论是"水火相息"，还是"二女同居，其志不相得"，都会引发变革。到了"己日"改革时，才会有百姓的支持，成果有所显现，才逐渐为人们所信服，也会令人喜悦。这里尤其强调了诚信的重要作用。商鞅在变法时就是通过"徙木立信"来取信于民的。在秦孝公的支持下，变法的法令已经准备就绪，但还没有公布。商鞅担心百姓不相信自己，于是就在国都咸阳集市的南门外竖起一根三丈高的木头，并贴了告示：有谁能把木头搬到北门，就给他十两黄金（古时的"黄金"实际为黄铜）。百姓们没人敢相信搬根木头就给这么多钱，就没有人去搬。商鞅又出示布告：有能搬动的给他五十两黄金。有个人壮着胆子把木头搬到了集市北门，商鞅立刻当场兑现承诺，以此取得了百姓的信任，为自己后续变法减少了阻碍，使变法能顺利进行。秦国通过变法最终强大起来，为后来秦始皇统一中国奠定了坚实的基础。

由于六二与九五都居中守正，因而大为亨通，变革是艰难的事情，极易有悔。变革的动机要纯正，方针、路线、政策、措施要得当，才能真正赢得人民的拥护与支持，否则变革也不会成功，这是强调变革要有标准，只有做到正当，悔恨才会得以消亡。

"天地革而四时成"，这是天道依据，通过自然界的天地变革四季形成的自然现象，以及"汤武革命，顺天应人"的历史依据来说明改革的重要性，意即一切改革，都必须遵循法则进行。自然界有自然界的规律，人类社会有人类社会的发展规律。只有上顺天的规律，下顺百姓的民心，势所必然地进行变革，不失时机地进行改革与革命，革命才能成功。商汤、周武正是因为顺天应人才革了前代帝王的命，因此不失时机地进行改革的意义是极为重大的。尚秉和《周易尚氏学》："四时相代实相革，期无或爽，信也。汤武革命，天人皆应，亦信也。不信则不能革，故时之所关甚大，此其义也。"

修治历法，明确节令

《象》曰：泽中有火，革；君子以治历明时①。

【注释】

　　① 治历明时：从泽中有火卦象感悟到天地四时的变革，君子从中领悟要修治历法，明确节令，使百姓掌握时节变化。

【细读】

《象传》说：泽中有火，是《革》卦卦象；君子因此要修治历法，明确时令。

由"泽中有火，革"，君子感悟到"治历明时"，这是《周易》典型的思维方式：推天道，明人事。苏轼《东坡易传》："'历'者，天事也；'时'者，人事也。"凡变革，都要出台一系列新的制度、法令等，没有强有力的方针、路线、政策、措施作为保障，变革不可能成功。在古代中国政治思想中，历法和政治的变化是极其密切的。寒来暑往，春秋更序，本是天道的自然变化，古人从中感悟制定了历法，用以指导生产生活。然而历法不仅仅是技术层面的问题，还与政权的合法性紧密相关。颁正朔、改正朔，也就是颁布、使用新的历法，成为历代帝王易姓受命后的一个重要举措，这是变革成功的重要标志。夏历，是夏代以月亮围绕地球旋转的周期来制定的历法，也称作农历，因为它符合黄河流域农耕文明季节变化的需求，比较科学，所以现在还在用；月为阴，日为阳，故也称作阴历。商汤取代夏桀政权之后，既要变革，又不可能制定新的历法，就把夏历的正月提前了一个月作为自己的正月，也就是把夏历的腊月作为正月。因而，商历的正月已经不是真正意义上的春天了，只是政治上的春天。武王克商之后依然沿用这种方法，把商历的正月提前了一个月作为自己的正月，周历的正月相当于夏历的十一月，差了两个月。以此表明万象更新，一元复始，一个新朝代建立了。这种思想影响了中国几千年的历史。

用牛革紧固，不可有为

初九：巩用黄牛之革①。

《象》曰："巩用黄牛"，不可以有为也。

【注释】

① 巩用黄牛之革：巩，紧固。黄牛之革，黄牛的皮革。

【细读】

初九：用黄牛的皮革紧固自己。

《象传》说："用黄牛的皮革束紧加固"，说明初九不能有作为，不能变革。

初九爻辞有二义：

其一，用黄牛皮的坚韧，象征事物的牢固，不容易变革，表明变革的难度之大。以"难变之物"为"改变"之名，钱锺书《管锥编》中认为是"反象以征"。

其二，初九位低无应，没有改革的主客观条件，故"不可以有为也"。朱熹《周易本义》："虽当革时，居初无应，未可有为，故为此象。"变革的时机不成熟，各种条件都不具备，受到各种制约，此时要把持住心身，不可妄为，不能轻易进行变革。这一时期要加紧积蓄力量，创造变革所需的各种条件，是变革的准备期。

准备不足，仓促变革，变革不可能成功，"戊戌变法"就是个典型案例。光绪帝接受维新派改革方案于1898年（戊戌年）6月陆续发布各项改革措施，但因变法损害到以慈禧太后为首的守旧派利益，遭到他们的强烈抵制与反对。9月21日，慈禧太后等发动政变，光绪帝被囚，康有为、梁启超分别逃往法国、日本，谭嗣同、康广仁、林旭、杨深秀、杨锐、刘光第六人被杀，历时 103 天的变法在付出了血的代价后宣告失败。原因就是当时不具备变革条件：皇帝没有实权，维新派势力弱小，顽固派势力强大，不能发动群众，对帝国主义抱有不切实际的幻想，在这样的条件下实行变革焉能不失败。

己日革之，行有嘉也

六二：己日乃革之，征吉，无咎。

《象》曰："己日""革之"，行有嘉也。

【细读】

六二：于亟须变革之时推行变革，用兵吉祥，没有咎错。

《象传》说："于亟须变革之时推行变革"，这说明六二前行会有美好的结果。

由于六二为阴爻，上与九五相应，又居下离之中，柔中得正，正值"己日"待变之时，经过前面的精心准备，君王地位得以巩固，变革的时机就成熟了。主客观条件都具备后，就可以大展身手，须当变则变，断然实行变革，不能拖延。此时用兵，结果都会吉祥，没有咎错。如果错过变革的机会，只能悔之晚矣。《周易》非常看重"时"，"己日革之"就是与时偕行，不失时，早了不行，晚了更不行。

胡服骑射就是因为赵武灵王果断变革才取得成功的。在不少大臣反对的情况下，赵武灵王身穿胡人的服装上朝，以示决心。其叔父赵成带头反对改革，并且装病不上朝。赵武灵王亲自上门，对他反复讲解胡服骑射的好处，赵成终于被说服了。赵武灵王趁热打铁，立即赏给他一套新式胡服。次日朝会上，文官武将一见赵成都穿起胡服来上朝了，就只好都改穿胡服。紧接着，赵武灵王又号令学习骑马射箭，不到一年就训练出一支强大的部队。赵国从此兴盛强大起来。

革言三就，信守诺言

九三：征凶，贞厉；革言三就①，有孚。

《象》曰："革言三就"，又何②之矣。

【注释】

①革言三就：言，语气词。三，泛指多次。就，俯就。② 何：何必，为何。

【细读】

九三：用兵凶险，贞卜结果危险；变革已经初见成效还需多做安抚人心的工作，处事心存诚信。

《象传》说："变革已经初见成效还需多做安抚人心的工作"，九三此时何必急于求进呢？

九三处下卦之上，变革已初见成效，但九三以阳居阳位，刚亢躁行，此时不应急于快速变革，宜于审慎稳进。由于尚没有用兵出征扩张的实力，所以戒以"征凶，贞厉"。此时变革的措施应该是多关注各方面条件的变化，应多番俯就人心，争取民心，争取百姓的支持，以此安定大局；处事要心存诚信，才能巩固成果，稳步推行变革。

《象传》说九三变革虽已初成，行事若稍有不慎，必将前功尽弃，危及大局。这里强调了要掌握变革的节奏、方法，不同阶段要实行不同的策略，目的是巩固变革成果，赢得百姓更多的支持与拥护，使变革继续推行下去。

李鼎祚《周易集解》引崔觐："夫安者，有其危也。故受命之君，虽诛元恶，未改其命者，以即行改命，习俗不安，故曰'征凶'；犹以正自危，故曰'贞厉'。是以武王克纣，不即行周命，乃反商政，一就也；释箕子囚，封比干墓，式商容间，二就也；散鹿台之财，发钜桥之粟，大赉于四海，三就也。故曰'革言三就'。"是讲武王克商以后，所采取的安抚百姓的三项措施：没有立即实行周朝的制度，而是延用了商朝的制度；释放政治犯，对商朝的老臣礼遇有加；发放钱粮，赈济百姓，这些做法都有利于稳定民心，有利于国家长治久安。这需要有大智慧。

有孚改命

九四：悔亡，有孚改命^①，吉。

《象》曰："改命"之"吉"，信志^②也。

【注释】

①改命：改变旧命。②信志：信通"伸"。信志，犹言施展抱负。

【细读】

九四：悔恨消亡，心有诚信改变旧命，可获吉祥。

《象传》说："改变旧命获得吉祥"，表明要施展变革的抱负。

九四处于上卦之下，处于水火相革之际，正是相革之时，九四虽为阳爻处阴位，本不当位，但是由于其自身诚信、专一的特点，使上下之人都能够信服，相信其改命之志，故而吉祥。"有孚"是前提、是基础、是条件，"改命"是结果、是目的。变革相关政策、法令的出台与制定，都要经过认真准备，要符合实际，要有延续性，不能拍脑门决策，更不能朝令夕改，想起一出是一出，让百姓无所适从，甚至心生怨怼。变革的措施如果不能落实，不能执行，变革就不可能成功，甚至会引发新的变革。尚秉和《周易尚氏学》："四失位宜有悔，无应予则无孚，然九四居乾之中，乾为信，故无悔而有孚。巽为命，四至上巽覆，是改命也……改命则革也，盖初以时未至而固守，二孚于天时，三孚于人事，至四遂实行改革矣。"

1911 年 5 月，清廷宣布"铁路国有政策"，引发四川等地的反对声浪。为维护自身权益，四川成立"四川保路同志会"，运动迅速席卷全川。川督赵尔丰枪杀请愿群众三十余人，制造了"成都血案"，引发成都民众围攻成都。清廷震恐，派湖北新军入川镇压。由于湖北兵力空虚，革命党人趁机发动"武昌起义"，辛亥革命由此拉开序幕，各地奋起响应，清王朝最终走向灭亡，结束了中国两千多年的封建王朝专制统治。水能载舟，水亦覆舟，《周易》三千年前就认识到其深刻的意蕴。

大人虎变，未占有孚

九五：大人虎变，未占有孚。

《象》曰："大人虎变"，其文炳也。

【细读】

九五：大人要像猛虎那样实行变革，有诚信都不用占卜（就有好结果）。

《象传》说："大人要像猛虎那样实行变革"，说明美德显著。

九五爻阳刚中正居尊位，这里指君王，经过初九、六二、九三、九四各方面的准备和积聚，又由于九五处中正之位，亲自全面推行变革，势若猛虎奋威，又以虎之文采炳然，来象征君王革故鼎新的成果非常显著。凡是有能力通过变革成为君王的人，都是时代的弄潮儿、佼佼者，他们必有不同于常人的思维、能力、魅力、魄力、毅力，否则无法领袖群伦，无法吸引贤者、能人心甘情愿地为其出谋划策，鞠躬尽瘁，而君王自己也必然日理万机、兢兢业业、励精图治地治理国家推进变革，这样国家面貌会焕然一新。孔颖达《周易正义》："九五居中处尊，以大人之德为革之主，损益前王，创制立法，有文章之美，焕然可观，有似'虎变'，其文彪炳。则是汤武革命，广大应人，不劳占决，信德自著。"

"未占有孚"是一条非常重要的内证，可证明《周易》原本是一部占卜书，可证明"占""贞"同义。许慎《说文解字》："卜，灼剥龟也。象炙龟之形。一曰象龟兆之从（纵）横也。""贞，卜问也。""占，视兆问也。"卜、贞、占本义皆为占卜问天预测吉凶，在占卜书《周易》中也多用本义，"未占有孚"即"未贞有孚"，"贞"在《周易》古经中为"贞卜"。《易传》多将"贞"解释为"正"，非《周易》古经本义。

孝文帝拓跋宏是北魏的第六位国君，亲政后大刀阔斧地进行汉化改革。第一件大事就是要迁都洛阳，由于大臣反对，他便以"南征"之名，达到迁都的目的。迁都后他开始改革，不仅重用主持改革、提倡汉化的鲜卑贵族，还重用了许多有才干的汉族人，推行均田制和户调制，变革官制和律令，改易汉俗等。维护了统一北方的新政权，促进了北方民族的大融合，加速了北方少数民族封建化的进程。

君子豹变，小人革面

上六：君子豹变，小人革面；征凶，居贞吉。

《象》曰："君子豹变"，其文蔚也；"小人革面"，顺以从君也。

【细读】

上六：君子如斑豹一样助成变革，小人纷纷改变原来的倾向而顺从大人；若用兵就会有凶险，处理内部事务占卜结果吉祥。

《象传》说："君子如斑豹一样助成变革"，他的光辉更加盛美可观；"小人纷纷改变原来的倾向而顺从大人"，说明小人只能顺从大人的改革。

上六处于《革》卦的极点，表示革道已成，大局已定。九五为"大人虎变"，上六为"君子豹变"，九五为君王之位，上六为君子之位，辅佐九五之君王，君子比大人低一级，豹比虎次一等，所以豹变可以理解为仅次于虎变的巨大变革，其变革之文采稍次于虎变。犹如斑豹一样协助君王实行变革，从而建树功勋，君子的光辉盛美可观。由于此时全局已定，"小人"纷纷改变原来的倾向，表面上顺应大人、顺从变革，而实际上并不一定从心底真正赞同和拥护，所以君王在用人方面尤其需要谨慎，辨别哪些是可以依靠的力量，哪些不可依靠。同时，《革》卦对君王提出了另一个警示，即认为在革道成功之时，需要静心守护。一般在大的变革之后需要相当长的时间来休养生息，巩固政权，争取民心，发展经济，此时不能对外用兵，用兵则凶险，应当集中精力处理好内部事务，吉祥。变革难，守成更难。

《革》卦以火泽相对、二女同居之象引中至天地变革、社会变革，主旨讲变革。变革，是去故，同时也是创新。六爻都围绕着卦辞"己日乃孚"加以阐发：初九位卑力弱，各种条件不具备，不宜进行变革；六二柔中有应，该变革时要断然进行变革；九三进入下卦上爻，为变革小有成之时，宜戒躁，且处位刚而不中，要多方俯就人心；九四强调要执信专一，变革乃成；九五阳刚中正居尊位，变革已成，其效果彰显盛美；上六处于变革已成之时，需要君子辅助，而小人则只能顺应大人的变革，应集中力量处理内部事务。《革》卦展示了变革从初期到末期的整个发展过程，并说明了每个阶段应采取的基本原则、方式方法以及应注重的问题，要谨慎注意变革中的每个细节问题。这是古代历史变革经验的概括和总结，具有重大而深远的历史意义和现实意义。

鼎（卦五十）

鼎烹新食，鼎立新规

☲ 巽下离上　鼎①：元吉，亨。

【注释】

① 鼎：卦名，巽下（☴）离上（☲）。鼎有两种意思：一是古代烹煮用的器物，许慎《说文解字》："三足，两耳，和五味之宝器也。"二是国家政权的象征，陆德明《经典释文》："鼎，法象也，即鼎器也。"此以火风组合象征鼎，喻革故之后制定新规。

【细读】

《序卦传》："革物者莫若鼎，故受之以《鼎》。"《鼎》卦主要讲变革之后制定新规，一切以国家、民族长远大计为标准。

《鼎》卦得名之因：

从符号看，六爻从整体上看像鼎，初六为鼎足，九二、九三、九四为鼎身，六五为鼎耳（左右各一个），上九为鼎铉（穿过鼎耳的杠子，可压住鼎盖并可用来移动鼎）。

从卦象看，下为巽木，上则离火，说木上燃烧着火焰，象征鼎器在烹煮。

胡瑗《周易口义》："鼎者，变生为熟，革故取新之谓也。"元代赵汸《周易文诠》："圣人养圣贤以崇德也，而式燕之具必用鼎以烹之，而后可以将其敬。夫以报功、崇德之巨典，而皆有资于鼎，鼎之用不大哉！"鼎有烹饪之用，用它烹煮食物燕飨上帝，表达崇拜及感恩之情，求得上帝保佑，再用上帝来约束君权；还可以厚养圣贤，以此凝聚人心，使圣贤兢兢业业治理国家。燕、飨是古代的两种礼仪：君王主持的是飨礼，大臣主持的是燕礼，都在是祭祀之后君臣共聚，享受祭品，在推杯换盏中凝聚人心，目的是君臣同心同德，治理好国家。

《鼎》卦：至为吉祥，亨通。

鼎为重器，大禹铸九鼎象征九州，商汤革命后鼎迁于商，武王革命后鼎又迁至周，鼎成为国家政权的象征。鼎在烹煮食物之前，要吐故纳新，历代政权变革之后都要制定新规，政权才能像鼎一样稳固。制定新规与燕飨上帝目的一样，都是把人心凝聚起来，二者都是为政教服务的。

正因为有了上述两方面的含义，所以大吉，至为亨通。王弼《周易注》："革去故而鼎取新，取新而当其人，易故而法制齐明，吉然后乃亨，故先'元吉'而后'亨'也。"

享上帝，养圣贤

《彖》曰："鼎"，象也。以木巽火①，亨饪②也。圣人亨以享上帝，而大亨以养圣贤。巽而耳目聪明③，柔进而上行，得中而应乎刚④，是以"元"亨。

【注释】

①木巽火：下卦为巽，巽为木，巽德顺从；上卦为离，离德为火。②亨饪："亨"通"烹"，烹饪。

③巽而耳目聪明：巽，指下卦。聪明，指上卦离，离德明。④柔进而上行，得中而应乎刚：柔进、得中指六五，阴柔本应居下位，却上行至尊位，居阳得中，下与九二刚爻相应。

【细读】

《彖传》说：《鼎》卦"，鼎器之象。以木燃火，用来烹煮食物。圣人烹煮食物以祭享上帝，烹煮丰盛食物，奉养天下圣贤。以此使圣贤顺应辅助，使君王能够耳聪目明，六五以柔顺之道进居尊位，居中且下应阳刚贤者，因此"至为"亨通。

《彖传》从符号、卦象两个角度解释卦名。"鼎，象也"是从符号说，《鼎》的符号就是鼎之象。"以木巽火，亨饪也"是从卦象说，木上燃火，鼎之象。

再推及"以木巽火"的目的："亨饪也"；再推及圣人烹饪的目的："圣人亨以享上帝，而大亨以养圣贤"，圣人指君王，这两句是说鼎具有烹物以祭享天帝、奉养贤人两大功用。君王用鼎烹饪的目的是享上帝、养圣贤，但二者又有所区别。陈梦雷《周易浅述》："亨饪不过祭祀宾客，祭之大者莫过于上帝，宾之大者莫过于圣贤。享帝贵诚，用犊而已，故言亨。圣贤则备饔飧牢醴之盛，故言大亨，此以卦体释卦名义也。""亨"通"烹"，指烹煮一头角刚露出皮外的小牛犊，因为祭天贵在心诚，一头即够；"大亨"即"大烹"，指烹煮牛、羊、猪三牲，古人称为"太牢"，因为养贤贵在丰盛，大烹方能显其诚意，方能凝聚人心，可见其对于奉养圣贤的重视程度。

"巽而耳目聪明，柔进而上行，得中而应乎刚"三句解释卦辞"元吉亨"的原因。前句从卦象说，"巽"言木之德，"耳目聪明"言火之德，再以"巽而耳目聪明"类推君王之德；后两句从符号说，六五以柔爻升进到"五"的位置，居上卦中位，指君王，能奉行中道；且六五相当于鼎之耳，也象征耳目聪明；下应九二阳刚之贤，获得圣贤全力的支持，主明臣贤，同心同德，因此至为亨通。

《周易》中多处提到养贤，此卦也同样强调要奉养贤人，充分体现了古人对于贤才的重视。

木上有火，各司其职

《象》曰：木上有火，鼎；君子以正位凝命。

【细读】

《象传》说：木上燃烧着火，是《鼎》卦卦象；君子因此要端正居位、严守使命。

《鼎》下卦是巽木，上卦是离火，木上面有火，烹饪之象，这就是《鼎》的卦象，《象传》从卦象解释卦名。"木上有火"，木和火各得其所，各司其职，鼎中食物才能煮熟，类推革故之后鼎新的重要内容是"正名"，大材大用，小材小用，君君臣臣。

"正位凝命"，各得其所，各司其职；鼎，端正稳重，君子观此卦象，应当效法这一精神。"正位"指上文的"得中而应乎刚"，"凝命"意思是专守使命，要恪尽职守，殚精竭虑，励精图治，以求长治久安。只有"正位凝命"，才能巩固政权。

鼎足颠倒，先破后立

初六：鼎颠趾，利出否①。得妾以其子，无咎。

《象》曰："鼎颠趾"，未悖也；"利出否"，以从贵②也。

【注释】

①否：废物。②从贵：初六应于九四。

【细读】

初六：鼎器的足趾颠倒，利于倾倒废物。妾因有子而得尊贵，结果没有咎错。

《象传》说："鼎器的足趾颠倒"，并不悖理；"利于倾倒废物"，初六应于九四（是为了革故鼎新）。

鼎在容纳新物烹煮之前，要先颠倒鼎身，以利于倾倒废物，将渣滓污物清空。喻取得政权后，在实行新政前要将旧政等废止，不破不立。这是从鼎的角度来说的。

妾，侧室，指初六。妾想改变命运成为正室，要靠生儿子来改变命运，因为母以子贵。初六虽处卑下，但上应九四，犹如妾生子后可以因子贵而扶为正室，这是推天道明人事，是从人的角度来说的。二者都有吐故纳新之义，虽然其外在现象有时似乎违背常规，但当通过努力"烹物为新"之时却又不悖义理，没有咎错。

鼎中充实，配偶有疾

九二：鼎有实；我仇有疾①，不我能即，吉。

《象》曰："鼎有实"，慎所之也；"我仇有疾"，终无尤也。

【注释】

①我仇有疾：我，指九二。仇，指六五。孔颖达《周易正义》："有实之物，不可复加也，益之则

溢，伤其实矣。……六五我之仇四，欲来应我，困于乘刚之疾不能就我，则我不溢，而全其吉也。"

【细读】

九二：鼎中充实；我的配偶身有疾患，暂时不来加重我的负荷，吉祥。

《象传》说："鼎中充实"，九二谨慎前行；"我的配偶有疾患"，九二最终没有过错。

九二以阳爻居下卦之中，居中守刚，阳为实，阴为虚，鼎中不空虚，谓鼎中有食物，所以"鼎有实"。因为鼎中已经充实，多加就会溢出，所以九二行为必须谨慎。

"我仇"，有人认为是指配偶，也有人认为是指对手，《小象》言"终无尤"，似指配偶。因为六五以阴柔居阳位，有如有了疾患，所以暂时就不来加重九二的负荷，就不会溢出，最终没有过错，所以吉祥。喻指变革立新的过程尽管有阻碍，但最终结果是好的。

鼎耳变形，其行阻塞

九三：鼎耳革，其行塞，雉膏^①不食，方雨亏悔，终吉。

《象》曰："鼎耳革"，失其义也。

【注释】

① 雉膏：野鸡羹。

【细读】

九三：鼎器耳部变形，插杠移动之路堵塞，野鸡肉羹不能供食于神灵之前，正好下雨，消除悔意，最终结果为吉祥。

《象传》说："鼎器耳部变形"，说明九三失去了享上帝之义。

由于鼎太重，全靠从鼎的耳部插入杠子人才能抬动。鼎耳受炽热变形后，无法插入杠子，因而无法移动，用野鸡熬成的肉羹也就不能供食于神灵之前。《小象》说"失其义也"，尚秉和《周易尚氏学》："鼎之用全在耳，今耳革失其用，故曰失义。"这时正好下雨，《周易》中把雨看作好的事物，只有阴阳遇合才能下雨，悔意消除，最终结果吉祥。

此爻讲的是历时性过程，还是在讲变革的过程中会有麻烦，充满了坎坷磨难，不会一帆风顺，但只要方向对，坚持下来，最终结果为吉祥。

鼎足断折，美食倾覆

九四：鼎折足，覆公𫗧^①，其形渥^②，凶。

《象》曰："覆公𫗧"，信如何也！

【注释】

① 𫗧：音 sù，鼎中的食物。孔颖达《周易正义》："𫗧，糁也。八珍之膳，鼎之实也。" ② 形渥：指

食物沾濡在鼎身。渥，沾濡之状。

【细读】

九四：鼎器的腿儿断折，王公的美食全被倾覆，鼎身沾濡污物，凶险。

《象传》说："王公的美食全被倾覆"，九四怎么值得信任！

九四讲变革有失败的可能。九四以阳刚处阴位，冒进，所以鼎的腿儿折断。宋代杨万里《诚斋易传》："持盈者，必有高天下之德，然后能无倾；任重者，必有过天下之力，然后能不踬。"九四为臣位，变革是大事，如果在德和力两方面都不能胜任而冒进，只能是"鼎折足"。这说明在变革过程中君王选用贤人的重要性。要选用有真才实学的人，识人不准，变革就会出现问题。

孔子也用《周易》占卜。据汉代王充《论衡》记载，鲁国攻打越国时占卦。鲁国将要征伐越国，发兵前占得《鼎》卦"鼎折足"的占辞。子贡认为此次征伐必凶险。孔子却以之为吉利："越国人居住在有水的地方，去征伐他们要乘船，不必用脚，所以是吉利的。"后来鲁国攻打越国果然取得了胜利（注：有学者考证《论衡》中引述有误，孔子在世时，吴国尚未被越国所灭，鲁国也不可能越过强大的吴国去攻打越国）。

这则故事说明，同一件事可以解释为吉，也可以解释为凶。《周易》只是占卜工具，解释的空间很大。

黄耳金铉，中道有利

六五：鼎黄耳，金铉①，利贞。

《象》曰："鼎黄耳"，中以为实也。

【注释】

① 铉：鼎杠，插在鼎耳中移动鼎的工具。

【细读】

六五：鼎有黄色中空之耳，有黄色鼎杠，占卜结果有利。

《象传》说："鼎体有黄色中空之耳"，说明六五是以虚中为实。

六五处上卦的中位，以阴柔居阳位，相当于鼎耳，本身中虚，六五为君王，喻有柔和中正的品德。黄为土色，土在五行中居中，故黄是中色，喻中道。中色之耳即虚中之耳，只有虚中之耳鼎杠才能插入。

"金铉"，金为黄色，黄是中色，意为坚固的鼎杠。黄耳、金铉，都强调"中"，是说变革要有标准、要有度，事事以国家、民族的利益为标准。

《小象》的解释正用此义。明代来知德《周易集注》："六五有虚中之德，上比上九，下应九二，皆其刚明，故有黄耳金铉之象。鼎既黄耳金铉，则中之为实者必美味矣。"

鼎玉铉，大吉

上九：鼎玉铉，大吉，无不利。

《象》曰："玉铉"在"上"，刚柔节也。

【细读】

上九：鼎配有玉制的鼎杠，大为吉祥，没有不利。

《象传》说："玉制的鼎杠"居于"上九"，刚柔相互调节。

"玉铉"，玉制的鼎杠。上九居鼎之极，以阳刚处阴位，具有玉的刚柔兼备本性，所以称玉铉。玉，在中国古代有特殊意义，寓意人的道德品行。《礼记·聘义》中记载：子贡问孔子，为什么君子以玉为贵呢？孔子回答说，从前的君子都是拿玉来和人的美德相比：温厚润泽，好比仁；缜密坚实，好比智；有棱角不伤人，好比义；玉佩垂而下坠，好比礼；轻敲清脆悠扬，最后戛然而止，好比动听的音乐；既不用优点掩盖缺点，也不用缺点掩盖优点，好比人的忠诚；光彩晶莹，表里如一，好比人言而有信。孔子列举了玉的诸多优点，体现了当时人的认识水平。然而，刚柔温润是玉所具有的最主要特点，象征君王变革时也要坚持原则，顺应规律，刚柔相济，不走极端，有一定之规，不能随心所欲，想怎么变就怎么变，要有节制，要有度。来知德《周易集注》："鼎之为器，承鼎在足，实鼎在腹，行鼎在耳，举鼎在铉，鼎至于铉，厥成功矣。功成可以养人，亦犹井之元吉大成也，故大吉无不利。"

程颐《伊川易传》："鼎之为用，所以革物者，变腥而为熟，易坚而为柔，水火不可同处也，能使相和为用而不相害，是能革物者，《鼎》所以次《革》也。"《革》卦主要讲革去旧政，连天命都是可以变革的；《鼎》卦主要讲变革后制定新规，成语"革故鼎新"就是从这两卦来的。

在六十四卦中，只有《鼎》卦、《井》卦得名是与实物有关。《鼎》卦的卦义是由鼎的物象受到启发，六爻各取鼎器的某一部位为喻，象征变革立新规时遇到的各种具体问题：初六要倾倒鼎脚，清除废物，破旧立新；九二鼎中已经充实，多加就会溢出，行为必须谨慎；九三鼎耳变形，九四鼎折足，说明变革的过程不会一帆风顺，一定会有坎坷磨难，因此要知人善任；六五、上九强调要坚守中道，刚柔有度，说明制定新规要有标准，要以国家、民族、百姓的根本利益为依归，不能随心所欲。若掌握不好度，矫枉过正则难成大业。

震（卦五十一）

雷惊百里，镇静如常

䷲ 震下震上　震①：亨。震来虩虩②，笑言哑哑③；震惊百里，不丧匕鬯④。

【注释】

①震：卦名，震下（☳）震上（☳），象征雷声的震动。《说卦传》：“震为雷。”李鼎祚《周易集解》引郑玄：“震为雷。雷，动物之气也。雷之发声，犹人君出政教以动中国之人也，故谓之震。人君有善声教，则嘉会之礼通矣。”孔颖达《周易正义》：“震，动也。此象雷之卦，天之威动，故以‘震’为名。震既威动，莫不惊惧。惊惧以威，则物皆整齐，由惧而获通，所以震有亨德，故曰‘震亨’也。”②虩虩：音 xì，恐惧的样子。③哑哑：音 è，笑语之声。④匕鬯：匕，勺子，一种礼器。鬯，音 chàng，香酒，用来祭祀，这里兼指装酒的酒具。

【细读】

《序卦传》曰：“主器者莫若长子，故受之以《震》。”《震》卦主要讲敬畏的重要性，君王要敬天修德，修省其身，宗庙祭祀才能绵延不绝。

《震》卦得名之因：

从符号看，一阳生于二阴之下，阳气逐渐上升，天地相交产生雷。

从卦象看，震为雷，两震相叠，有震惊百里之象，所以为震。

从卦德看，雷动而震万物，万物皆震奋惊惧，所以为震。

《震》卦：亨通。雷声传来，惶恐畏惧，（然后慎行保福）笑语声声；巨雷震惊百里，（主祭人却神态自若）勺子、酒具都没掉在地上。

打雷本是极普通的自然现象，却可致亨通。雷声滚滚，从远处传来，使人惶恐畏惧。然而在敬天修德，省身远恶后，却可言笑自若，镇定若素。

“震惊百里”，形容其雷声之大，震雷是对人瞬时的考验，考验的是人的一种本能反应，普通人的反应肯定是害怕、震惊，不知所措，而主祭人（震代表长男）却神态自若，镇定如常，勺子、酒具都没掉在地上，祭祀照常进行，可见其修养达到了很高的境界，足堪委信。这是从结果分析原因。

古人从自然现象中悟出深刻的哲理：对上天要有敬畏之心，有了敬畏之心，行事才能小心谨慎，才能提高自身的道德修养，保持良好的心态。这对于君王而言，关系到宗庙祭祀是否延续的问题，关系到国祚是否绵长的问题。我们今天单从科学的角度出发，可能很难理解古人的感悟，但在三千年前古人就是这样理解和认识的。

恐惧致福，可守社稷

《彖》曰："震，亨。震来虩虩"，恐致福也；"笑言哑哑"，后有则也①。"震惊百里"，惊远而惧迩也。出可以守宗庙社稷，以为祭主也。

【注释】

　　① 高亨《周易古经今注》："'震来虩虩，恐致福也；笑言哑哑，后有则也'四句，与初九《象传》重复，此处当是衍文。"此说可备参考。

【细读】

　　《彖传》说："震雷滚滚，可致亨通。震雷传来，惶恐畏惧"，恐惧（修省其身）招来福禄；"笑语声声"，恐惧之后能遵守法则。"巨雷震惊百里"，不论远近皆恐惧。当君王外出，（长子）可以留守宗庙社稷，作为祭祀的主持人。

　　"'震来虩虩'，恐致福也"，雷声震动开始时虽然恐惧，但是因有敬畏之心，修省其身，小心谨慎，可以招来福禄。

　　"'笑言哑哑'，后有则也"，有敬畏之心后，行事能遵守法则，可获笑语声声。

　　"'震惊百里'，惊远而惧迩也"，雷声震动惊于百里之远，不论远近皆恐惧。

　　"出可以守宗庙社稷，以为祭主也"，是说当君王外出时，作为继承人的长子留守宗庙社稷，可以作为祭祀的主持人。《彖传》是用结果告诉我们敬畏的重要性。

惊雷滚滚，恐惧修省

《象》曰：洊①雷，震；君子以恐惧修省。

【注释】

　　① 洊：音 jiàn，孔颖达《周易正义》："洊者，重也。"

【细读】

　　《象传》说：惊雷滚滚，《震》的卦象；君子因此要惶恐惊惧，修省其身。

　　《象传》从卦象解释了得名之因，"恐惧修省"之义与《彖传》同，都是讲敬畏之心。孔颖达《周易正义》："君子恒自战战兢兢，不敢懈怠，今见天之怒，畏雷之威，弥自修身省察己过。"来知德《周易集注》："修理其身，使事事合天理。省察其过，使事事遏人。欲惟此心恐惧，所以修省也。恐惧者，作于其心。修省者，见于行事。"

惶恐畏惧，然后笑语声声

初九：震来虩虩，后笑言哑哑，吉。

《象》曰："震来虩虩"，恐致福也；"笑言哑哑"，后有则也。

【细读】

初九：雷声传来，惶恐畏惧，然后（慎行保福）笑语声声，吉祥。

《象传》说："震来虩虩"，恐惧（修省其身）招来福禄；"笑言哑哑"，恐惧之后能遵守法则。

初九有阳刚之德，为一卦之始，生于二阴之下，阳气动而上升，天地相交产生雷。初九处于震雷的开始，雷声传来，就感到惶恐畏惧，不敢懈怠，心存敬畏之心，修省其身，遵守法则，可获笑语声声，所以吉祥。王弼《周易注》："体夫刚德，为卦之先，能以恐惧修其德也。"初九爻辞与卦辞同，只是多一个吉字，《象传》解说同《彖传》，这在《周易》中仅此一例。

李鼎祚《周易集解》引干宝："得震之正，首震之象者。'震来虩虩'，羑里之厄也。'笑言哑哑'，后受方国也。"周文王勤于政事，实行仁政，奉行德治，礼贤下士，广罗人才，表面上臣服于商朝，暗地里却积极为灭商做准备。周地在他的治理下，日渐强大，这引起纣王的不安。商纣王将其拘于羑里（今河南汤阴县）。在囚禁中，周文王精心致力推演《周易》六十四卦。他被囚七年，出狱后下定决心灭商。他一面向纣王献地，请求免除酷刑，取得信任；一面访贤任能，壮大国力，天下诸侯大多归从。在他去世前夕，已经奠定了伐纣的坚实基础。儿子周武王继承父志，最终灭了殷商。

失币勿逐，七日复得

六二：震来厉；亿丧贝，跻于九陵①，勿逐，七日得。

《象》曰："震来厉"，乘刚②也。

【注释】

①亿丧贝，跻于九陵：亿，陆德明《经典释文》引郑玄"十万曰亿"，犹言"大"。贝，古人以贝为货币。跻，登。九陵，六二、六三、九四合起来是互卦艮卦，艮为陵，艮阳在上，阳老故称九陵，形容山之高。②乘刚：六二阴爻，为柔；初九阳爻，为刚。六二处于初九之上，是阴柔凌驾于阳刚之上。

【细读】

六二：震雷滚滚很危险；大失钱币，登上峻高之陵，不必追寻，七日内失而复得。

《象传》说："震雷滚滚很危险"，六二凌乘阳刚之上。

六二以阴居阴，既有中德又得正道，善于处理困境中的问题。六二以阴柔凌乘初九阳刚之上，与初九最近，正当震动之时，乘初九之阳刚，猛厉不可御，所受冲击最大，处境最险，结果大丧其贝。因为六二善于处理困境中的问题，丢掉大量钱财，登上峻高之陵，无心追逐，七日（六爻为一个周期，第七日为一个新的周期开始）失而复得，属于无妄之灾。来知德《周易集注》："凡事若以柔顺中正自守，始虽不免丧失，终则不求而自获也。"

六二提示人们：只要坚持正道，过程虽有挫折，但前途是光明的。

疑惧不安，谨慎前行

六三：震苏苏①，震行无眚②。

《象》曰："震苏苏"，位不当也。

【注释】

① 苏苏：陆德明《经典释文》引郑玄："不安也。"② 眚：灾异。

【细读】

六三：震雷滚滚之时感到疑惧不安，由于雷动有所警惧而继续前进，就不会有灾祸。

《象传》说："震雷滚滚之时感到疑惧不安"，因为六三居位不当。

六三离初九虽远，而离九四已近，初九之震动将尽，九四之震动复生，上震下震，所以"震苏苏"。六三、九四、六五构成坎卦，坎象征艰险，震来之时，震惊而恐惧，从初九的"虩虩"，到六三的"苏苏"，震动渐趋强烈，就会遇到危险，导致失去大量财物。但因威震而心生畏惧，时常反省检讨，恪守本分，柔顺守德，故前行能够避免灾难，财物亦可以失而复得，逢凶化吉。

《象传》说六三居位不当，六三确实位不当，阴柔居阳位，位不当就会有灾祸。怎么能避免灾祸呢？来知德《周易集注》："若能奋发有为，恐惧修省，去其不中不正以就其中正，则自'笑言哑哑'而'无眚'矣。"

六三提示人们，虽处逆境更要修身养德，谨慎小心，持守正道，终会柳暗花明。

震雷滚滚，坠落泥中

九四：震遂①泥。

《象》曰："震遂泥"，未光也。

【注释】

① 遂：陆德明《经典释文》："荀本遂作队。"尚秉和《周易尚氏学》："遂，隧之省文。隧即为坠也。"

【细读】

九四：震雷滚滚，坠落泥中。

《象传》说："震雷滚滚，坠落泥中"，说明九四阳刚之德没有光大。

九四为阳爻，却不当位，又深陷上下二阴爻之中，互卦坎，坎为水，卦德为险，故恐惧至极，遭遇雷震之威而陷入泥中，不能自拔，狼狈不堪，阳刚之德无法发扬光大，不能有所作为。初九与九四同为阳爻，但初九当位而有阳刚之德，虽有震动，但由于能修省自身，可化险为夷，终使亨通；九四则身陷众阴之中，且震动甚于初九，阳刚之德不能彰显光大，无法修省自身，故凶险重重。这也是用结果写原因。同样是震雷滚滚，却有不同结果，有人笑语声声，有人却掉到泥里，是什么原因导致的呢？雷声只是客观因素，真正的原因是主观因素，肯定是做了错事，心中有鬼。上天只保佑有德之人，个人的道德修养决定了不同的结果，而是否有德是由自己来决定的。

慎守中道，无大损失

六五：震往来，厉；亿无丧，有事①。

《象》曰："震往来，厉"，危行也；其"事"在中，大"无丧"也。

【注释】

① 有事：谓祭祀之事。

【细读】

六五：雷声滚滚上下往来，有危险；（慎守中道）无大损失，可以长保祭祀盛事。

《象传》说："雷声滚滚上下往来，有危险"，在危险中行动；"处事"能够慎守中道，就可以"无大损失"。

雷声滚滚往来不断，六五身处巨震之中，上下往来都有危险，因此应当更加谨慎持重，恐惧修省。六五以阴居阳，虽不当位，却处于上卦之中位，一卦之尊位，有柔中之德，能够守持中道，可保宗庙社稷太平无事。六五同六二都是阴柔处中位，守柔顺之德，都吉祥。《周易》很看重中道。六五居重震之上，所以往来均十分危险，其承受的压力和危险比六二要大得多，六二居下位，可以"亿丧贝"，而六五因身处尊位，执掌祭祀之事，又处艮之上，处极高之山顶，事关国家兴衰存续，绝不可马虎懈怠。宗庙社稷岂可失守？需要更加修省自身，励精图治。

心神不安，不利用兵

上六：震索索，视矍矍①，征凶；震不于其躬，于其邻，无咎；婚媾有言。

《象》曰："震索索"，中未得也；虽"凶""无咎"，畏"邻"戒也。

【注释】

① 震索索，视矍矍：孔颖达《周易正义》："索索，心不安之貌；矍矍，视不专之容。"

【细读】

上六：雷声滚滚心神不安，双目惊恐四下张望，此时用兵凶险；震雷没有击在自己身上，而是及于近邻，无咎错；谋求婚配将会有言语争端。

《象传》说："雷声滚滚心神不安"，因为上六未合于中道；"虽然凶险却无咎错"，是因为对于"近邻"的遭遇有所警戒。

上六处《震》之极，《震》本为重震之卦，因此上六所处雷霆之威可想而知。"索索""矍矍"都是形容雷震之下，惊恐得心神不安、四下张望的状态，比"虩虩""苏苏"更甚一层。在这种状态下，用兵必有凶险。雷震没有落到自己身上，在及于近邻时，预先提防戒备，就会没有灾祸。上六处极惧之时，惊慌恐惧亦达到顶点，又失去了柔中之德，此时谋求婚配将会发生言语争端，所以此时不宜谋求婚配。

《象传》讲上六虽情势凶险，不合中道，但如能见到别人的失误而预先有所防范和准备，就会逢凶化吉。提示君王身居高位，要防患于未然，时常保持警惕戒惧之心，当危险临近未及自身之时就未雨绸缪，方可无患。

王夫之是明末清初著名的思想家、史学家，他在《宋论》中认为帝王受命，首推以德，如商、周；其次以战功，如汉、唐。赵匡胤二者皆无，何以一统天下？"唯其惧也。"因为"惧以生慎，慎以生俭，俭以生慈，慈以生和，和以生文"。虽无赫赫之战功，却不自废，无积累之仁，却不自暴；承上天保佑，"战战栗栗，持志于中而不自溢"。为了江山社稷永固，宋太祖在宫殿中将"保全柴氏子孙，不杀士大夫，不加农田之赋"之语刻于石上，储君即位，必须跪读，并遵照执行。因为做到了以上几点，赵匡胤享有天下就是必然的了。《宋论》的思想与《震》卦是一脉相承的。

《震》卦取雷声震动之象，通过六爻揭示了身处不同层级时遇震的表现和结果，这告诉我们：震惊导致恐惧，恐惧产生敬畏，要积极通过修省其身，做事小心谨慎，要合于中道，时刻怀着忧患意识，防患于未然，最终可享"亨通"。对君王来说，要心中有畏，提高道德修养；要手中有戒，不能任意妄为；要肩上有责，时刻居安思危；要兢兢业业，胸怀社稷黎民；要夙兴夜寐，不可安逸享乐；只有光明磊落，才能内心坦荡，只有这样才可使江山社稷福祚绵长。《震》卦强调在雷声滚滚令人恐惧的客观情况下，通过主观努力提升自身的道德修养，小心谨慎，遵守礼法，是可以有良好结果的。其表现出来的自强不息、积极进取、居安思危、未雨绸缪的精神影响深远。

丰（卦五十五）

文明以动，王道盛大

☲☳ 离下震上　丰①：亨，王假②之；勿忧，宜日中。

【注释】

①丰：卦名，离下（☲）震上（☳），意为盛大。孔颖达《周易正义》："《彖》及《序卦》皆以'大'训'丰'也，然则丰者，多大之名，盈足之义，财多德大，故谓之为丰。"②假：音 gé，到达。

【细读】

《序卦传》："得其所归者，必大，故受之以《丰》。丰者大也。"《丰》卦主要讲君王如何才能做大做强，如何才能长盛不衰，如何长久地保持王朝的兴旺发达。这是一个深刻的命题。几千年的中国历史，就是一部王朝兴衰更替的历史。如何才能避免重蹈覆辙？古人用自己的智慧给予了解答，充分体现了《周易》的忧患意识。

《丰》卦得名之因：

从符号看，姜广辉《〈周易〉卦名探原》认为，其卦形似豐豆之礼器。《燕礼》有"豐"。注："豐形似豆而卑。"《三礼图》云"罚爵"。此释豐之器也。《说文》云："豐，豆之满者也。"此释豐之字也。豐，金文或写作🌾，丰收之年，黍稷多获，祭祀燕飨无不备物，谓之"豐"。☷之二爻若看作"八"字形，四爻两端上翘，则之卦形便成豐豆之象形了。但此解与卦爻辞无关联。

从卦象看，上卦为震，震为雷，雷声震天；下卦为离，离为火，雷电交加，电闪雷鸣，有盛大的气象，故名丰。

从卦德看，下卦为离，卦德为明；上卦为震，卦德为动，文明而后行动，明智践行，这是王道盛大的缘由。

下卦三爻以是否得到上卦三爻的资助来决定运动与静止，上卦三爻以是否得到下卦三爻的资助来决定光明还是黑暗。

《丰》卦：亨通，君王感召神灵能做到盛大；不用忧虑，宜于如日中天。

"王假之"，什么人才能成王？王由三横一竖组成，三横代表天、地、人，只有沟通三者的人才能成为王。假，到达，表层意思是到庙里祭祀祖先，深层意思是能把祖先神灵招假附体，祭天神、祭天地，能和祭祀的对象有感应。所以，假不仅是行为到达，还有与祖先、天地神灵感悟相通的意思。从这个角度来理解，意义就深远了。谁能拥有天位之尊、四海之富、群生之众？只有王。只有王才能做大做强，那么王如何才能做大做强呢？得与天地沟通，与祖先沟通。君王希望百姓富庶，国家富强，欣欣向荣，蒸蒸日上。然而事业达到鼎盛，就会走下坡路了，对于君王来讲这是令人忧虑的事情。如何做才能"勿忧"呢？如果对"王假之"有了感悟，只要保持"日中"（不过盛）即可，就不用忧虑了，二者既是条件，又是结果。既讲了君王做大做强所必需的条件，表明得丰不易，又讲了"日中"则宜的结果，保丰更难。

日中则昃，月盈则食

《彖》曰："丰"，大也；明以动，故"丰"。"王假之"，尚大也；"勿忧，宜日中"，宜照天下也。日中则昃①，月盈则食；天地盈虚，与时消息②，而况于人乎？况于鬼神乎？

【注释】

①昃：太阳偏斜。②消息：削减增长。

【细读】

《彖传》说："丰"，象征盛大；英明后行动，所以"王道盛大"。"君王感召神灵能做到盛大"，崇尚大事；"不用忧虑，宜于如日中天"，宜于盛德光照天下。太阳到了正午就要西斜，月亮圆满了就要亏蚀；大自然的充盈亏虚，是随着四季的生长和消亡的，何况人呢？何况鬼神呢？

"明以动，故丰"，《彖传》从卦德的角度来解释卦名，下卦为离，卦德为明；上卦为震，卦德为动。来知德《周易集注》："非明则动无所之，冥行者也；非动则明无所用，空明者也。"英明、行动互为条件，只有二者同时具备，王道才能盛大。不能胡干，更不能蛮干，一定要理性分析，智慧地指导实践。盛大的王道，又是君王所崇尚的，宜于普照天下，意为造福百姓，获得百姓的拥护，君王才能长久地做大做强。

"日中则昃，月盈则食"，太阳到了正午就要西斜，月亮圆满了就要亏蚀，太阳西斜就不能普照天下了，日中的时候固然好，然而能长久地保持吗？太阳以日中为盛，日中必斜；月亮以满盈为盛，月盈必食。盈虚为盛衰，消息为进退，这是客观规律、自然之理，更何况人和鬼神呢？古人通过自然天象的变化，得出了物极必反、盛极而衰的自然规律。推及人事，推及治国理政，也要按规律来操作。人无法改变自然规律，但君王能不能通过改变自己，通过合理的政策、措施来实现长久地做大做强呢？这就是智慧了。"明以动"，才能做大做强，见解何其深刻！

《丰》卦所揭示的这一规律给后人以无尽的启迪。1945年7月，黄炎培等六人访问延安。其间，毛泽东在自己住的窑洞中与黄炎培有过一次关于历史周期率的经典谈话，人称"窑洞对"。毛泽东问黄炎培在延安的感想，黄炎培说：我生六十余年，耳闻的不说，所亲眼见到的，真所谓"其兴也勃焉，其亡也忽焉"，一人，一家，一团体，一地方，乃至一国，不少单位都没能跳出这周期率的支配力。毛泽东回答，我们已经找到了新路，我们能够跳出这周期率。这条新路就是民主。1949 年 9 月 21 日，中国人民政治协商会议第一次全体会议召开，成立了民主联合政府。

雷电皆至，刑罚公正

《象》曰：雷电皆至，丰；君子以折狱致刑。

【细读】

《象传》说：雷电一起来到，是《丰》卦卦象；君子因此要迅速判决诉讼，执行刑罚要公正。

《象传》由卦象感悟联系到人类社会的司法审判。《丰》卦上卦为震，震为雷，雷表天威严；下卦为离，离为电，电表天光耀，二者俱至，威名俱备，所以盛大。这和"折狱致刑"是什么关系呢？雷德动，是雷厉风行，指断案不要拖延；电即火，火德明，象征英明，即不能制造冤假错案，要刑罪相当。既要英明，又要雷厉风行，二者缺一不可。

司法审判和做大做强又有什么关系呢？案件审理结果是否公平正义直接关系民心向背，而民心是做大做强的必要条件之一。孔颖达《周易正义》："君子法象天威而用刑罚，亦当文明以动，折狱断决也。断决狱讼，须得虚实之情；致用刑罚，必得轻重之中。若动而不明，则淫滥斯及，故君子象于此卦而折狱致刑。"

据《左传·庄公十年》记载：这年春天，齐国军队要攻打鲁国。曹刿问鲁庄公凭什么和齐国打仗？鲁庄公说，衣服和食物不能独自享用，祭祀用的祭品数目正确守信。曹刿认为不行。鲁庄公又说，大大小小的案件，即使不能明察秋毫，也一定按照实情判断。曹刿说，可以一战，并最终战胜了齐国。可见公正断案是多么重要，关乎民心向背，关系国运兴衰。

初九遇九四，同阳无咎

初九：遇其配主①，虽旬②无咎，往有尚。

《象》曰："虽旬无咎"，过旬灾也。

【注释】

①配主：指九四，因为初九为明之初，九四为动之初（参见下文"夷主"的注释）。②旬：均等，指因为初九和九四都是阳爻。

【细读】

初九：遇到九四，虽然二者都是阳爻却没有咎错，前往会受到崇尚。

《象传》说："虽然二者都是阳爻却没有咎害"，但二者如果不均等就会有灾患。

初九是《丰》卦的初爻，在离之初，离为明，上与九四相应，九四为震之初，震为动，由于明动互相资助，所以有遇到配主之象，能够相互光大。如果缺乏初九的明，九四的动就不知何往；没有了九四的动，初九的明也无法彰显。只有二者同心同德，齐心协力，才能相得益彰。初九的明向上前进，与九四的动相伴随，才能达到丰，才能做大做强，因而前往会受到崇尚。

"'虽旬无咎'，过旬灾也"，是说二者都是阳爻却没有咎错，虽然初九和九四都是阳爻，以阳适阳，不如一阴一阳，但由于"明以动"，才能成就各自的功用，正因为二者均等，同心同德，就不会有灾患。如果不均等，不同心同德，就会有灾患，《象传》是从反面着眼来强调同心同德的重要性。《周易》象数有规则，却无定规，要具体卦具体分析。

商朝末年，纣王荒淫无度，暴虐成性。周武王等到时机成熟后，联合西部的八个诸侯，集结四万兵力，亲自率军征讨纣王。在出发前的誓师会上，他发表演讲，表示上下要同心同德，不消灭纣王誓不罢休。纣王由于众叛亲离，兵败自焚，商朝灭亡。

日中见斗星，往得疑疾

六二：丰其蔀①，日中见斗，往得疑疾；有孚发若，吉。

《象》曰："有孚发若"，信以发志也。

【注释】

① 蔀：音 bù，障蔽。王弼《周易注》："蔀，覆暧，障光明之物也。"李鼎祚《周易集解》引虞翻："日蔽云中。"

【细读】

六二：丰大其蔽障，日在中天看见斗星，前往会得疑难疾患；发自内心地把诚信表现出来，吉祥。

《象传》说："发自内心地把诚信表现出来"，以诚信开拓盛大的志向。

这是日食初发的时候。六二处当丰之时，以阴爻居阴位，居中当位，是离的主爻，最为光明；六五以阴爻居阳位，处中不当位柔暗，所以有丰大其蔽障，日在中天看见斗星之象，说明君王被遮蔽了，身边有小人，朝政昏暗，贤才不得重用，此时前往会得疑难疾患，喻有被猜疑的忧患，唯有发自内心地把诚信表现出来，以诚信开拓盛大的志向。六二强调的是诚信的重要作用。来知德《周易集注》："至诚足以动人，彼之昏暗可开而丰亨可保也。"

日中见小星，折其右肱

九三：丰其沛①，日中见沫②，折其右肱，无咎。

《象》曰："丰其沛"，不可大事也；"折其右肱"，终不可用也。

【注释】

① 沛：通"旆"。陆德明《经典释文》："本或作旆，谓幡幔也。" ② 沫：音 mèi，通"昧"，小星。陆德明《经典释文》：郑玄作"昧"，并引《子夏传》："昧，星之小者。"

【细读】

九三：丰大幡幔（掩盖光明），日在中天却看见小星，折断右臂，没有咎错。

《象传》说："丰大幡幔（遮掩光明）"，不可做大事；"折断右臂"，终究不可用。

这是日食正盛的时候。九三处离之终（明之极），与上六有应，上六阴柔处于阴位，又在震之终，震之终则止。明而不能动，所以"丰其沛，日中见沫"。表明黑暗的程度比九二更重了，只能看见无名小星，说明君王身边的小人蒙蔽君王已到何种程度。君王本应"亲贤臣，远小人"，但事与愿违，现实却是"亲小人，远贤臣"，小人得道，朝政黑暗之象可知。右肱，喻贤才。贤才遇明君才能有作为，今置之于无用之地，所以有"折其右肱"之象。贤才不被重用是上六的责任，九三以阳爻居阳位，当位得正，所以"无咎"。

九三讲在做大做强时如何保护自己，不犯错误，要小心谨慎，渡过难关，并强调由于"折其右肱"，不可能做成大事。《丰》卦是讲如何做大做强，但是更多的是阐释做大做强之不易。

日中见斗星，得遇初九

九四：丰其蔀，日中见斗；遇其夷主①，吉。

《象》曰："丰其蔀"，位不当也；"日中见斗"，幽不明也；"遇其夷主"，吉行也。

【注释】

① 夷主：夷，平也，与"均"意近，"夷主"指初九。孔颖达《周易正义》："夷，平也，四应在初，而同是阳爻，能相显发，而得其吉，故曰'遇其夷主，吉'也。言四之与初交相为主者，若宾主之义也。若据初适四，则以四为主，故曰'遇其配主'。自四之初，则以初为主，故曰'遇其夷主'也。二阳体敌，两主均平，故初谓四为'旬'，而四谓初为'夷'也。"

【细读】

九四：丰大其蔽障，日在中天看见斗星；遇到初九，吉祥。

《象传》说："丰大其蔽障"，居位不当；"日在中天看见斗星"，幽暗不见光明；"遇到初九"，吉祥宜前往。

这是日食消退的现象。是说做大做强之时，也会出现"丰其蔀，日中见斗"之象，表明大环境不好，但比九三多少好了一些。九四以阳居阴位，是不当位，又不在中位，由于九四与初九相应，明动相资，所以"遇其夷主"。九四为近君大臣，由于获得同心同德之人的帮助，可以获得吉祥，适宜前往。

得贤才者得天下

六五：来章，有庆誉，吉。

《象》曰："六五"之"吉"，有庆也。

【细读】

六五：招徕天下章美之才（以丰大光明），可获福庆和美誉，吉祥。

《象传》说："六五的吉祥"，有福庆。

六五为阴，体虽阴柔，却居《丰》的尊位。离德为明，震德为动，"明以动"，君王屈己下贤，招徕天下贤才，君臣同心，其利断金，必能做大做强，赢得福庆和美誉，名垂青史，这当然吉祥了。六五主要讲致丰保丰的重要途径：招徕贤才。得贤才者得天下！

《周易》中多次谈到人才的重要作用。历史上凡建功立业的君王没有不重视贤才的。东汉末年，群雄割据。刘备礼贤下士，三顾茅庐，诸葛亮隆中答对，鞠躬尽瘁，终于三分天下，建立蜀汉政权。曹操延揽人才的心情和手段比刘备更是有过之而无不及，他对贤才的渴望在《短歌行》中溢于言表："山不厌高，海不厌深。周公吐哺，天下归心。"据《三国志》记载，曹操一生中曾三次正式下发"求贤"公告，广纳天下英才，唯才是举，使麾下人才济济。

丰屋蔽室，自藏则凶

上六：丰其屋，蔀其家，窥其户，阒①其无人，三岁不觌②，凶。

《象》曰："丰其屋"，天际翔也；"窥其户，阒其无人"，自藏也。

【注释】

①阒：音qù，寂静。②觌：音dí，见。

【细读】

上六：丰大房屋，障蔽居室，从门户窥视，寂静无人，三年不见露面，凶险。

《象传》说："丰大房屋"，如同翱翔在天际云霄；"对着门户窥视，寂静无人"，自蔽深藏。

《周易》各卦的上爻都处于一卦之终，大都有物极必反之意。上六处《丰》之极，亢然自高；处震之极，动极反静。凡是享有富贵的，没有不丰大居屋的，以明得意，其势位必炙手可热，如同翱翔在天际云霄之上，只可仰视，可望而不可即。在这种情形下，却要障蔽居室，多年见不到人，深居简出，自蔽深藏，高高在上，远离臣民，孤家寡人，岂不凶险？怎么才能做大做强？做大做强仅靠个人力量显然不行，只有想法没人实施也不行。这是从反面提示君王如何才能做大做强：一旦离开了百姓的理解和拥戴，君王将一事无成。

《丰》卦借六二、九三、九四的日食发生、发展、消退的过程，阐释君王如何做大做强的问题，揭示求丰不易，保丰更难的道理。六爻紧紧围绕"明"和"动"互相资助的关系来讨论进退得失，既要以明而动，又要动之以明；既要英明智慧，又要雷厉风行。要做大做强还需做到以下几点：一是"王假之"，必须道德盛美，只有有德之君才可以至丰；二是"宜日中"，必须光明常照，不可过中，把握好度，才可以保丰；三是"来章"，要招揽贤才，主明臣贤，团结臣民，同心同德，小心谨慎，才可能做大做强。

《丰》卦寓意非常深刻，中国封建王朝兴衰的历史无一不是在验证着"日中则昃，月盈则食"的规律，如何做到"日中"，将是一个恒久的话题。大至家国天下，治国理政；小至企业个人，发展成长，都具有借鉴意义。

中孚（卦六十一）

风行泽上，诚信为本

兑下巽上　中孚[①]：豚鱼，吉[②]。利涉大川，利贞。

【注释】

①中孚：卦名，兑下（☱）巽上（☴），象征"中心诚信"。②豚鱼，吉：豚，小猪。程颐《伊川易传》："豚躁鱼冥，物之难感者也。孚信能感于豚鱼，则无不至矣，所以吉也。"

【细读】

《序卦传》："节而信之，故受之以《中孚》。"《中孚》，就是发自内心的诚信，主要讲诚信的问题。《杂卦传》："《中孚》，信也。"

《中孚》卦得名之因：

从符号看，《中孚》卦六爻整体结构特点是上下都是阳爻，是实的；中间两爻是阴爻，是虚的。如果看三爻经卦的话，不管是下面的兑，还是上面的巽，它的中位都是阳爻，阳爻在中位，对于这样的符号特点，古人怎么感悟出了"中孚"呢？程颐《伊川易传》："内外皆实而中虚，为中孚之象。又二五皆阳，中实，亦为孚义。在二体则中实，在全体则中虚。中虚，信之本；中实，信之质。""中虚"是指六爻的中间两爻是虚的，即态度谦虚，尊重别人，诚心诚意地接受别人的批评，这是诚信的根本；"中实"是指上下两爻的中间爻是实的，即脚踏实地，言出必行，诚心诚意地将诚信落实到行动上，这是诚信的本质。

另，姜广辉《〈周易〉卦名探原》认为，黄宗炎《周易象辞》卷十七谓卦名取象于鸟卵，初、上两阳爻象蛋壳，二、五两阳爻象蛋白，三、四两阴爻象蛋黄。蛋黄有虚窍，混混沦沦，元气包藏。孚，为古孵字。《淮南子·人间训》："夫鸿鹄之未孚于卵也。"孚即孵也。孚，从爪从子，鸟孵卵时常以爪转动卵，使其便于孵化。故"孚"为会意字。《中孚》卦取意鸟孵其子时，用心极诚，教诫人君化民，能巽入民心，则孚信化于邦国。

从卦象看，风泽"中孚"，刮风的时候泽就会有反应，风越大，泽的反应越强烈。也就是说，泽和风是同步的，泽水真实地反映了风力。

《中孚》卦：能够感化小猪小鱼，可获得吉祥。利于涉过大河，贞卜结果有利。

"豚鱼，吉"，是讲诚信的作用。猪和鱼是最难驯服的动物，信及豚鱼，诚信能驯化最难驯服的动物，可获吉祥。

"利涉大川"，在没桥没船的时代，"涉大川"喻难事，诚信有助于处理难事。巽为木，兑为泽，木在泽上，可顺利"涉大川"。

孚乃化邦

《彖》曰："中孚"，柔在内而刚得中，说而巽，孚乃化邦[①]也。"豚鱼吉"，信及豚鱼也；"利涉大川"，乘木舟虚也；"中孚"以"利贞"，乃应乎天也。

【注释】

① 邦：城邦，引申指城邦里的百姓。

【细读】

《彖传》说："中心诚信"，柔顺在内而阳刚得其中位，喜悦并且顺服，诚信能够感化城邦里的百姓。"诚信感化小猪小鱼而获得吉祥"，是说诚信已经施与小猪小鱼了。"利于涉过大河"，因为所乘的木舟中间是虚空的；"中心诚信"而"利于正固"，是因为这种做法顺应天道。

"柔在内而刚得中"，是从符号说，阴爻为柔，阳爻为刚。《中孚》卦六爻符号整体结构的特征就是柔在中间，在里面；上下是阳爻；从经卦说，阳爻在中位上。从别卦看，中虚，接受别人的意见要虚心，要诚心诚意；从经卦看，中实，要将诚信的修养转化为实实在在的行为，表里如一，言行一致，始终如一。

"说而巽"，是从卦德说，兑的卦德是喜悦，巽的卦德是顺。你诚心诚意对待别人，带来的是喜悦和顺服。

"孚乃化邦也"，是说诚信的功能，诚信能教化感化城邦里的百姓。

"乘木舟虚也"，《中孚》卦兑下巽上，巽为木，引申为木舟；兑为泽，木舟可行于泽上。这是说作用，如果这个船虚，那么渡大川安全系数就高，而如果超载就容易翻船。用木舟的虚喻指一种诚心诚意的心理准备和道德修养，要摒弃自己的偏见，假如你始终坚持自己的见解，就很难做到待人以诚。所以首先要摒弃个人的偏见，只有摒弃个人偏见才可能像木舟一样"利涉大川"。

"乃应乎天也"，就是顺应天道。在《周易》的作者看来，天人合一，人是天的组成部分，部分要顺应整体，人要顺应天，人的一切道德都以天道为理论依据，推天道明人事，以天道为依据，以天道为师，引出人道来。那么天道怎么体现出它的诚信呢？太阳的升落、月亮的盈亏、四季的交替，都是守信用的，都在按时交替变化，所以天守信，人也应该顺应天道，像天道一样守信。这就是当时人们的理论依据。天是怎样的，人就应该怎样向天学习。《乾》卦讲"天行，健；君子以自强不息"，就是这个道理。因为当时人们相信天道的存在，天是至高无上的绝对权威，人们以天的行为为理论依据，包括君王，都要虔诚地信奉遵守。

缓用死刑

《象》曰：泽上有风，中孚；君子以议狱缓死①。

【注释】

①议狱：审议讼狱。缓死：宽缓死刑。

【细读】

《象传》说：大泽上有风，是《中孚》卦卦象；君子因此在审议讼狱的时候宽缓死刑。

"议狱缓死"和"泽上有风"有什么关系呢？泽上面的风有多大，泽的波澜就会有多大。类推到议狱断案，给犯人定罪也要遵循"量刑适度"原则，犯了多大的罪，就处以多大的刑罚。而且要尽量缓死，本来判了死罪，能不能缓期执行或尽量不用死刑，这都是人性的觉醒，对生命的尊重。若能对犯人宽容一点儿，量刑轻一点儿，给犯人改过自新的机会，犯人及其家人都会对执政者感恩戴德。这也是执政者的策略，获得民心的方法，因为民心向背直接关系政权的稳定。

《象传》是说诚信的政教功能，观念是对的，但似乎对经本义有了一些引申拓展。

心诚则心安

初九：虞吉，有它不燕①。

《象》曰："初九，虞吉"，志未变也。

【注释】

①有它：别有他求。燕，通"宴"，安。

【细读】

初九：安于诚信就会获得吉祥，偏离诚信则不安。

《象传》说："初九安于诚信就会获得吉祥"，说明它的心志不曾改变。

"虞"，就是安。诚信的作用是多方面的，只要诚信，就会安定吉祥。"有它不燕"，是说如果做不到诚信，就会不安，通过对比论证，强调诚信的重要性。心安、安宁是中国传统文化所追求的理想状态。

真诚则和谐

九二：鸣鹤在阴，其子和之。我有好爵，吾与尔靡之①。

《象》曰："其子和之"，中心愿也。

【注释】

① 靡：共也，同也。靡之：犹言共饮同乐。

【细读】

九二：鹤鸟在树荫间鸣叫，它的雏鸟相互应和；我有一壶美酒，愿意和你共饮同乐。

《象传》说："它的雏鸟相互应和"，这是内心的真诚回应。

九二仍是在说诚信的作用。鹤鸟在树荫间鸣叫，它的雏鸟也与它应和着。如果从科学的角度来看，这是鹤鸟的生活习性，一种本能。可是《周易》那个时代的人并不这样来看待天象，而是从中感悟到了母子之间的和谐。和谐建立在什么基础之上呢？鹤鸟母子间的啼叫应和源自至纯的诚信，以喻人与人的交往当像鹤鸟母子一样真诚，才能构建和谐。初九告诉我们，人若坚守诚信就会一生安宁，不会有什么灾难；九二更进一步，如果能做到诚信，就会使家庭和谐和睦。

"我有好爵，吾与尔靡之"，爵本来是酒具，在这里用来借代所装的美酒。我有美酒，我要和你共享。前后两句有意义上的关联，相似联想，和谐关系的构建同样源自内心的真诚。程颐《伊川易传》："二刚实于中，孚之至者也，孚至则能感通。鹤鸣于幽隐之处，不闻也，而其子相应和，中心之愿相通也。好爵我有，而彼亦系慕，说好爵之意同也。有孚于中，物无不应，诚同故也。至诚无远近幽深之间，故《系辞传》云：'善则千里之外应之，不善则千里之外违之。'言诚通也。至诚感通之理，知道者为能识之。"

诚信决定成败

六三：得敌，或鼓或罢，或泣或歌。

《象》曰："或鼓或罢"，位不当也。

【细读】

六三：遇到对手，或者击鼓，或者疲败，或者悲泣，或者高唱凯歌。

《象传》说："或者击鼓，或者疲败"，六三处位不当。

诚信不仅能决定心安，决定和谐，还能决定战争的成败。遇到敌人，有的人冲锋，有的人后退。古代作战时，击鼓是前进的信号；罢是后退。所以表现不一是由于诚信程度不一。内心的修养会决定战场上的行为，内心真有诚意，会支持你冲锋陷阵；如果没有诚心，你就可能退缩，后撤做逃兵。

"或泣或歌"，有的哭泣，有的高唱凯歌，这是不同的结果。诚信重要到什么程度呢？诚信不仅能使你个人安燕，家庭和谐，还决定着战争的胜负。因为诚信决定着你的斗志，你的斗志又决定着战争的胜负结果。

经文是正反对举，《象传》"位不当"只言反面，是说缺乏诚信导致"罢"和"泣"。

《左传·僖公二十五年》记载，晋文公利用征伐原国向民众显示自己的诚信。这年冬季，晋文公率大军包围原国，命令士兵携带三天的粮食。到了第三天原国不投降，就下令撤退。这时间谍从城里出来，说："原国准备投降了。"军官请求延迟撤退。晋文公说："信用，是国家的宝贝，百姓靠它庇护。得到原国而失去信用，用什么庇护百姓？所损失的东西更多。"于是退兵三十里，原国投降。

诚信可趋吉避凶

六四：月几望^①，马匹亡，无咎。

《象》曰："马匹亡"，绝类上^②也。

【注释】

①月几望：几，接近。望，十五、十六，是满月。②绝类上：类，指初九。上，上承九五。

【细读】

六四：月亮接近圆满，马失去匹配，结果没有咎错。

《象传》说："马失去匹配"，是因为它离开匹配往上走。

"月几望"是月亮将盈而未盈的状态，九五是至尊之位，类满月，六四临近九五，类"月几望"。从"月几望"中可以感悟出不同的意义：从好的一面说，临近满月，位在人臣之极；从坏的一面说，"日中则昃，月盈则食"，临近满月，也就离残月不远了。六四临近九五，又是最危险的位置，要知道自己是臣位，虽接近望，但能够将自己控制在将满未满的程度，就可趋吉避凶。另说，帛书作"月既望"，据纳甲说乾为十五日，巽为十六日，为既望。六四为人臣之极，稍有膨胀即既望。

"马匹亡"，《周易》时代多单音词，"马匹亡"可能不是说马匹亡失，而是指马的匹偶亡失，朱熹《周易本义》说："六四居阴得正，位近于君，为'月几望'之象；马匹，谓初与己为匹，四乃绝之，而上以信于五，故为'马匹亡'之象。"

诚信涉及社会地位，在上下观念出现分歧时还涉及选择问题，六四当位，意味着方法得当，就不会犯错误。

始终系念诚信

九五：有孚挛如^①，无咎。

《象》曰："有孚挛如"，位正当也。

【注释】

① 挛：牵系。如：语气助词。

【细读】

九五：有诚信而且始终系念着，结果没有咎错。

《象传》说："有诚信而且始终系念着"，九五居位正当。

第五爻往往是一卦当中的主位，九五是阳爻，既中且正，九五至尊。"挛如"，是牵系不舍，就是始终不放松，始终不放弃，心中始终有着这种诚心诚意。对于君王来说，如果能够时刻反省自己是否做到了诚实守信，说话算数，而不是翻云覆雨，反复无常，那么不论遇到什么事情，结果都会"无咎"。"无咎"有时是中性词，有时偏向吉祥，但至少是条底线。只要你有诚信，哪怕你能力有限，结果也大致是不差的。

诚信对于个人、对于家庭、对于战争、对于国家的管理有极其重要的作用。程颐《伊川易传》："五居君位。人君之道，当以至诚感通天下，使天下之心信之，固结如拘挛然，则为无咎也。"

诚信亦有度

上九：翰音①登于天，贞凶。

《象》曰："翰音登于天"，何可长也？

【注释】

① 翰音：《礼记·曲礼下》："鸡曰翰音。"此处指鸡的叫声音质高亢。

【细读】

上九：鸡鸣的声音传到天上，占卜结果凶险。

《象传》说："鸡鸣的声音传到天上"，怎么可能长久？

巽为鸡，为高，又居六爻之极，故曰"翰音登于天"。鸡的飞翔能力有限，高亢叫声传到天上，喻言过其实。

《周易》一直强调低调做人，要守中位，要守中正之道，过了中位，就过了，言过其实，就是虚名，这都不是《周易》所提倡的。一旦占到这一爻，就要有所警醒、有所收敛，事情不要做过了。

《周易》一直在强调"度"，诚信也有度，它强调发自内心，并且要落到实际行动上，要实实在在。如果做过头了，就做作了，就是虚情假意。《周易》没有"度"这样抽象的概念、思辨的术语，但是它始终宣传这样一种理念，就是要尊重事实，做事恰如其分，凡事不能过头，也就是诚信不能超越你的能力、地位所能驾驭的范围。程颐《伊川易传》："翰音者，音飞而实不从。处信之终，信终则衰。忠笃内丧，华美外扬，故云翰音登天，正亦灭矣。阳性上进，风体飞扬，九居《中孚》之时，处于最上，孚于上进而不知止者也。其极至于羽翰之音，登闻于天，贞固于此而不知变，凶可知矣。"

《象传》说："何可长也？"等于承认"翰音登于天"是错误的做法，导致结果"凶"，"贞凶"就是贞卜的结果凶，可证"贞"不是道德正固的意思。

有学者统计，在《周易》四百五十句卦爻辞中，先后二十六次提到"有孚"，可见《周易》对诚信的重视程度。《中孚》卦核心就是讲诚信。爻辞从不同角度揭示其理：初九安于下位以守信；九二笃诚忠实以感物；六四专心致志而不二；九五广施诚信而居尊，这四爻虽处位不同、阴阳有别，但皆为有"信"的正面形象。而六三诚信与否决定战争成败；上九信衰诈起，虚声远闻，则为无信的反面形象。六爻中备受推崇的是九二、九五：九二取"鸣鹤在阴，其子和之"来喻以诚信构建和谐；九五取以"诚信"系"天下"之象，更蕴含着对"有国者"必须取信于民的期望，与卦辞"信及豚鱼"，感化万物相吻合。

《周易》论诚信，可以概括为：

其一，诚信是源自内心的，诚心诚意的。

其二，诚信要通过言行实践表现出来。

其三，诚信极其重要，从个人到国家"无信不立"，诚信可使人安宁、使家庭和睦、使社会和谐，可以决定战争的胜负。

其四，诚信是有原则的，要以国家民族长远发展的大计为重，诚信不同于江湖义气；诚信也是有度的，来不得半点虚情假意。

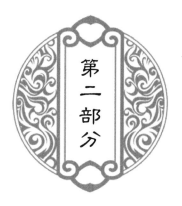

第二部分

为臣之道篇

《坤》讲作为人臣的共性与个性。共性是不论哪个级别的人臣都要修德内敛、顺承尽忠，个性是不同级别的臣子行为对策有别；《小畜》讲修美文德，以小畜大，以阴扶阳；《随》卦由随时而动类推到随善而从；《离》主要讲"附丽柔中"；《遯》《艮》《节》讲克己节制，该撤则撤；《小过》以鸟捕虫为喻，讲"宜下不宜上"。

坤（卦二）

地顺承天，臣顺承君

☷坤下坤上　坤①：元亨，利牝马②之贞。君子有攸往，先迷后得主。利西南得朋，东北丧朋。安贞吉。

【注释】

①坤：卦名，纯阴爻组成，下卦上卦皆坤（☷），象征大地，有柔顺义。②牝马：雌马。

【细读】

《序卦传》："有天地然后生焉。"《坤》卦讲为臣之道，为臣到底应该怎么做。《说卦传》："坤，顺也。"《杂卦传》："《乾》刚《坤》柔。"《坤》卦有柔顺之德，主要是讲为臣者顺承君王，体现宽容厚德的修养。《周易》六十四卦，有些是站在君王角度考虑问题，有些是站在臣子角度说的，还有些是讲事业不同阶段的应对措施。现在看到的六十四卦顺序大致是总分结构，前两卦是总领，先说为君之道，再说为臣之道，然后再按照创业的先后顺序排列。

《坤》卦得名之因：

从符号看，六个阴爻，纯阴，至柔。

从卦象看，坤下坤上，两个坤卦组成，为地为臣。

从卦德看，坤为顺，顺而又顺，《坤》卦主要由卦德得名。

《坤》卦：至为亨通，贞卜结果有利于雌马。君子前往，若抢先居首就误入歧途，随后辅佐会得到君王赏识。向西南方向发展有利，能得到朋友，向东北方向发展将丧失朋友，安于贞卜结果吉祥。

"元亨"就是至为亨通。"利牝马之贞"中"牝马"就是母马，阴性。《周易》只把事物分成阴阳两大类，为臣为妻都属于阴性。坤是牝马，这是后来把人才比作千里马的一个原因。

"君子有攸往，先迷后得主"，"君子"指君王，"有攸往"就是有所往，指君王如果要有什么作为，要做什么事，为臣的应该记住五个字："先迷后得主。"若你事事抢先，比君王还能耐，臣就迷失了方向，迷失了自我。《三国演义》里的杨修就是典型，最后被曹操所杀。李鼎祚《周易集解》引卢氏："坤，臣道也，妻道也，后而不先。先，则迷失道也，故曰'先迷'；阴以阳为主，当后而顺之，则利，故曰'后得主，利'。""后得主"关键在"后",随君王之后,为臣的应首先给自己定位,你的社会角色就是臣,臣要辅佐君,不管君做什么事,支持他、理解他、辅佐他,你的位置才能够长久。

"利西南得朋,东北丧朋",因为《坤》卦象征西南方向,"西南得朋"就是志同道合。"朋"在《周易》中可以做两种解释:一是朋友的朋,二是作货币讲。河南地区属于内陆,海贝比较稀少,物以稀为贵,所以有一个时期用海贝作为货币,五贝一串,两串为朋。《周易》中的"朋",有的侧重"朋友",有的侧重"货币",这里两者都能说得通,但最好还是往朋友上理解。这就有周文王的影子,周文王"拘羑里而演《周易》"时还处于劣势,从当时的情况来看,周的东北方向就是商纣王所在地,这时候你想着向东北的君王发起攻击,无疑是以卵击石,自取灭亡。所以在处于劣势时,要考虑哪个方向适合自己发展扩张,因此西南既可以指实际的方位(当时的西南尚未开发开化,是比较容易开发的方向),也可象征志同道合的人。

"安贞吉",安于贞卜的结果就吉祥。贞卜的结果告诉你"先迷后得主"。功高不可盖主,为臣的就算有能力,也得收着点,内敛些。

顺承天意,德合无疆

《彖》曰:至①哉"坤元"!万物资生,乃顺承天。"坤"厚载物,德合无疆②;含弘③光大,品物咸"亨"④。"牝马"地类,行地无疆,柔顺"利贞"。"君子""攸"行,"先迷"失道,"后"顺"得"常。"西南得朋",乃与类行;"东北丧朋"⑤,乃终⑥有庆。"安贞"之"吉",应地无疆。

【注释】

①至:形容词,至极。②无疆:兼含地域无涯和时间无限之义。③弘:弘大。④品物咸"亨":动植物各顺其性都亨通。⑤朋:《兑卦·象传》:"君子以朋友讲习。"孔颖达《周易正义》:"同门曰朋,同志曰友。"⑥终:终极。

【细读】

《彖传》说:至极啊孕育万物的"大地"!万物依靠它生长,顺从承接天的志向。"大地"深厚承载事物,德行广合久远无疆;含藏着宏博广大,万物都"亨通"。"母马"是地面动物,行走没有边界,柔和温顺"利于守持正固"。"君子"有"所"前往,"抢先居首就迷失"正道,"随君王之后""得"为臣常道。"向西南得到朋友",和同类前行;"向东北丧失朋友",但最终有福庆。"安顺守持正固吉祥",应合大地之德没有边界。

"坤元"是大地的开始,乾元、坤元都是元,大地资助万物生。大地顺承天,臣子顺承君王。

"坤厚载物，德合无疆"，为臣要和大地一样的坚厚，承载万物，胸怀广大，之后才能包容一切，理解的要执行，不理解的也要执行。

"含弘光大，品物咸亨"，"弘"已经就是大；"含"，再大再有能力，也不外露。为臣心胸要大，容忍一切。"品物"，各种物，万物；"咸亨"，"咸"是都，"亨"是通，万物都亨通。

"牝马地类，行地无疆，柔顺利贞"，牝马是喻体，属于在地上行走奔驰的动物种类，奔驰能力很强，在无穷尽的大地上奔跑。"行地无疆"指能力，老黄牛也可以跑，但马跑得更快，用马比喻良臣。母马，宽厚、顺承、厚德、柔顺，胸怀大了才柔和听话。性格柔和柔顺，这是宗法等级社会对臣民的要求。作为臣子若事事抢先，就迷失了为臣之道，在君王之后，顺承他就是为臣的常道。

"西南得朋"，向西南方向发展，你就能够得到朋友，因为你与同类而行，志同道合，团结一切可以团结的力量。"东北丧朋"，往东北方向发展是不行的，但最终方向对了、方法对了、策略对了，虽然过程充满了坎坷磨难，最终还是有值得庆贺的结果。

"安贞之吉，应地无疆"，安于贞卜的结果吉祥，行为都是按照大地的顺承去做，大地因为大，还顺承着蓝天，有包容才能顺承，这是有关联的。为臣要顺承君王，心胸要和大地一样博大，赞美的话能听，批评指责的话也能听。

厚德载物

《象》曰：地势，坤；君子以厚德载物。

【细读】

《象传》说：地之势，坤顺；君子因此要增厚品德承载万物。

地是象，坤是德，看大地，感悟大地，大地属性很多，但最重要的是站在为臣的角度感悟，模仿大地以厚德载物。坤是顺的意思，大地最主要的特征就是顺，顺承，君子从大地的品德当中感悟出为臣之道，只有具备承载万物的大胸怀，才能顺承。

《周易》产生的时代是宗法等级社会，阳刚阴柔，以阳驭阴，以刚制柔等观念是适应宗法等级社会政治的需要。我们不能简单照搬，可以理性借鉴，取其神理。两害相权取其轻，两利相权取其重，要善于权度利害得失，轻重缓急，特别是在非原则问题上。

履霜，坚冰至

初六：履①霜，坚冰至。

《象》曰："履霜，坚冰"，阴始凝也；驯②致其道，至"坚冰"也。

【注释】

①履：践、踩。②驯：犹"顺"。

【细读】

初六：踩着霜花，坚冰就要出现了。

《象传》说："踩着霜花，坚冰就要出现了"，阴气开始凝集；顺沿其中的规律，"坚冰"就会到来。

爻象显示的是自然现象，暗含着由生活经验认知的自然规律。从大地的这种自然现象感悟天道，再由天道感悟出人道。表面说看见霜花，就该知道天寒地冻的冬天快来了，早做防寒准备。

《坤》卦本阴柔之质，从社会等级地位来看，初爻为最低位，本为弱势群体，需要小心翼翼行事。"霜"和"坚冰"并非温和之物，一般侧重阴性负面的事情，这里其实是指出应见微知著，防微杜渐，防患于未然。来知德《周易集注》："霜，一阴之象。冰，六阴之象。方履霜而知坚冰至者，见占者防微杜渐，图之不可不早也。易为君子谋，《乾》言勿用，即《复》卦闭关之义，喻君子之难进也；《坤》言坚冰，即《姤》卦女壮之戒，防小人之易长也。"

"履霜"象征侧重的是缺点、错误，顺着这个方向发展，将来就能发展为坚冰。所以《易传·文言》里说："积善之家，必有余庆；积不善之家，必有余殃。臣弑其君，子弑其父，非一朝一夕之故，其所由来者渐矣，由辩之不早辩也。《易》曰：'履霜，坚冰至。'盖言顺也。"关键在积，积善成德，神明自得，不因善小而不为；积不善之家必有余殃，"千里之堤溃于蚁穴"，不以恶小而为之。

反过来从结果说原因，冰冻三尺非一日之寒，任何现象的发生都是有原因的。在人类社会中最严重的罪行就是弑君弑父，《周易》告诉我们，最严重罪行的发生并不是一时的、激情的、偶然的，而是慢慢积累积淀逐渐演变而成的，双方都有责任。但是说给君王听，说给领导听，这是用人不察，没有在问题出现的初期就察觉到，就遏制它。《周易》是按照规律预测未来的。

正直有原则，心胸广大

六二：直方大①，不习②无不利。

《象》曰："六二"之动，"直""以""方"也。"不习无不利"，地道③光也。

【注释】

①直方大：从大地的属性感悟正直、有原则、心胸广大。②习：修习，实践。③地道：地的柔顺之道。

【细读】

六二：正直、方正、广博，不修习没有不利。

《象传》说："六二"的变动，"正直且方正"。"不修习没有不利"，大地柔顺之道广大。

"直方大"，是人们观看大地所获得的视觉感受，然后抽象出来，概括为大地的一些特征，再升华为大地之德，成为推论为臣、为妻之道的天道依据。

"直"，大地上生长的植物大多挺直向上长。孔颖达《周易正义》："生物不邪，谓之'直'也。"在大地上生长的植物都直着长，不歪斜，由挺直升华为正直之德。

"方"，古人认为天圆地方，大地是方的，方正的，推论出的道德是仪表端方，行事有方，有原则。在当时的原则就是按照天的规律来行事，按照天地之道行事；在《坤》卦来说，就是按地之道来做事，那就是方了。

"大"，孔颖达《周易正义》："无物不载，是其'大'也。"这个最重要，由大地的大，负载万物，联系到人的胸怀也得像大地一样阔大，才能容得下生活中的琐事，能容得下一切，推论出胸怀的宽广，道德修养上的宽容。

"不习"，孔子说，"学而时习之，不亦说乎"（《论语·学而》），就是这个"习"。"学"是从书本上获得知识；"习"，实习、演习，是落实在道德实践上。此处"不习"引申为不修习，没有功业。坤之道因任自然，这就是"不习"的真义，这也正是老子所说的"无为而无不为"的意思。

六二以阴爻居阴位，又居于下卦之中，故柔顺而中正，可以说是纯正坤道的体现者，故有直、方、大之美誉。所以，以坤道行事的君子应该正直端方、有原则、胸襟阔大，方能担负起辅佐之重任。

蕴含美德，无成有终

六三：含章①可贞；或从王事，无成②有终③。

《象》曰："含章可贞"，以时发也；"或从王事"，知光大也。

【注释】

① 章：章彩，美德。② 成：成就。③ 终：善终，好的结局。

【细读】

六三：蕴含美德，可守正固；如果跟从君王做事，不以成就自居，最后会善终。

《象传》说："蕴含美德可守正固"，应当等待时机发挥作用；"如果跟从君王做事"，智慧光明远大。

从爻位看，六三处下卦之极，谦退隐美以得臣道。三位有阳德，六三爻以阴处阳位，故《坤》德含章。六三爻居下卦之上，预示着小有功业之时，此时需要谨慎，避免上面的猜疑。但又并非上六爻之极，因此有"无成"之说。直至上六才完成整个功业，辅佐君王之臣不敢，也不能居其功，一定要归之于君王。如此方能有终。

"含章"是条件，能做到含而不露，深藏不露，大智若愚，这样前途就错不了。《易传·文言》解释此爻说："阴虽有美，含之，以从王事，弗敢成也。地道也，妻道也，臣道也。地道无成，而代有终也。"阴性角色虽有美好条件，但也要隐藏起来，跟随君王做事，不敢成就什么功业。这是地的法则、妻的法则、臣的法则，不成就什么，只是辅佐天去完成，就会有好的结局。

"六三"以阴爻处阳位，以柔处刚，含藏才能不露锋芒。功成不居，即或从事君王赐命之事，功成亦不居功自傲，要将荣耀归于君王，故能不受嫉害，而获善终。不能像杨修那样外露，你心里可以很明白，但是不能直接说出来；可以看破，但不能说破。

括囊内敛，无咎无誉

六四：括囊①，无咎无誉。

《象》曰："括囊，无咎"，慎不害也。

【注释】

① 括囊：束紧口袋，以括囊喻缄口不言。

【细读】

六四：束紧口袋，没有咎错没有荣誉。

《象传》说："束紧口袋，没有咎错"，谨慎没有灾害。

六四以阴爻居阴位，开始进入上卦，逼近上卦中位，处境危难不安。六四为臣位，已经临近五的君位了，离得越近，为臣的优点与缺点越会被放大，有才华也不能显露，就是"括囊"，此时此境要具有深深的忧患意识，需要不断地反省，如孔子说："敏于事而慎于言。"（《论语·学而》）其结果虽然"无咎无誉"，但是此时，作为臣子来说就是最好的，因为你一旦有誉，功高盖主，离灾难也就不远了。《庄子·养生主》："为善无近名，为恶无近刑，缘督以为经，可以保身，可以全生，可以养亲，可以尽年。"

黄色下裳，守中元吉

六五：黄①裳②，元吉。

《象》曰："黄裳，元吉"，文③在中也。

【注释】

① 黄：居五行之中，象征中道。② 裳：古代服饰上衣下裳，裳在这里象征臣位，谦下。③ 文：温文，喻坤之德，与乾相对。

【细读】

六五：黄色的裙子，至为吉祥。

《象传》说："黄色的裙子，至为吉祥"，文德居于中位。

从爻位来看，六爻之中第五位为尊位，君位。《周易》第五位并不局限于君王，比如，《离》卦六五爻则以"王公"言，《小过》卦六五爻则以"公"言。"公"虽非君王，但仍不失其尊贵，如此则与六五之爻位相当。

六五，阴爻居阳位，并且是上卦中位。后代五行说与此有关，已经有五行思想的萌芽了。黄河流域的土是黄色，这是坤，是大地。大地的颜色是黄色，在五行中居中，六五在中，意味着执中，不偏不倚，无过无不及。"裳"，上衣下裳，用裳喻示臣为裙子，君为上衣，裙子辅佐上衣，根据上下空间位置来判断等级，现在的服饰搭配也是以上衣为主。这里是用黄色的裙子提示臣子应该怎么做。臣是辅佐君的，以阴顺阳，事事居中，恪守为臣之道，不敢居上位。"先迷后得主"，符合《坤》卦角色，位尊而谦，"元吉"。五位为尊位、君位，而六五爻以阴爻居之，若在别的卦就有不当位甚至僭越之嫌。此为《坤》卦，地道也，妻道也，臣道也。其中正谦顺之势足以配乾道，故而有"元吉"之兆。

抢班夺权，伤亡惨重

上六：龙战于野[①]，其血玄黄[②]。

《象》曰："龙战于野"，其道穷也。

【注释】

① 龙战于野：龙，这里喻阳刚之气。战，犹言"接"，这里指阴阳交合。② 玄黄：青黄混杂。

【细读】

上六：龙在原野上争斗，流出青黄混杂的血。

《象传》说："龙在原野上争斗"，其道穷尽。

上六居《坤》卦之极，以阴爻居阴柔之位，阴盛已极，所以有"穷"之象。上六阴极盛之时将与阳爻相争，会有矛盾冲突，争乱不清。《乾》卦上九言"亢"，《坤》卦上六言"穷"，都预示着走到极处需要革变。

《坤》卦怎么出现龙了？龙不是出现在《乾》卦里吗？这就是我们前面讲的，每卦六爻象征着事件不断发展的过程和社会地位的提升。《坤》卦六爻本来是坤顺乾、阴从阳的发展过程，到了上六爻，坤阴发展到了极盛，物极必反，甚至要和乾阳争个高低，顺转而为逆，坤顺乾变为坤敌乾，甚至与乾交战。结果会"其血玄黄"，两强相争，两败俱伤，而且坤阴的伤亡会更大。来知德《周易集注》："六阳为龙，坤之错也，故阴阳皆可以言龙。且变艮、综震亦龙之象也，变艮为剥，阴阳相剥，战之象也。战于卦外，野之象也。血者，龙之血也。坚冰至者，所以防龙战之祸于其始。龙战野者，所以着坚冰之至于其终。上六阴盛之极，其道穷矣。穷则其势必争，至与阳战，两败俱伤，故有此象，凶可知矣。"

此爻提示为臣的一旦膨胀、夺权，在矛盾还没有激化到一定程度，并且没有更多的人理解拥护时，失败的概率相对更高一点。臣要和君王（龙）夺权，"其血玄黄"，伤亡惨重。

不断占问，有利无害

用六①：利永贞。

《象》曰："用六""永贞"，以大终也②。

【注释】

①用六：与《乾》卦用九相对，就阴爻而言。在《周易》占筮过程中，凡是筮得阴爻，其数或"八"或"六"，"六"可变，"八"不变，若筮得六爻均"六"，即以用六辞为占。朱熹《周易本义》："遇此卦而六爻俱变者，其占如此辞。"②以大终也：阳大阴小，言以阳为归宿。

【细读】

用六：利于自始至终占卜。

《象传》说："用六永守正固"，以刚大为终结。

《周易》只有前面《乾》《坤》两卦有用爻，六个符号七句爻辞。当起卦时，六个阴爻全是老阴时，不要看变卦，看本卦这句爻辞。《乾》《坤》两卦中多出的两个爻辞也能证明《周易》原本不是直接讲哲学，而是讲占卜预测的。"利永贞"，即永贞利，因为人到一定程度最难的就是决策，君王还可以说了算，为臣的身份决定他要看领导人的眼色行事，拿不定主意时占一卦，求得上天的指示，对其发展是有利的。

《系辞传》中认为《乾》《坤》是最重要的两卦："《乾》《坤》，其《易》之蕴邪。《乾》《坤》成列，而《易》立乎其中矣；《乾》《坤》毁，则无以见《易》。""黄帝尧舜垂衣裳而天下治，盖取诸《乾》《坤》。"坤道贵在安于守臣道，安则戒躁，正则远邪，内直外方，胸怀阔大，谨慎恭敬，以"无咎无誉"为极致。初六"履霜"，阴气始集，防微杜渐；六二"直方大"，坤德已具；六三"含章"，含而不露，功高不居；六四括囊无咎；六五黄裳元吉；上六"龙战于野"，阴气盛极而转顺为逆，走向反面。《坤》卦六爻揭示了坤阴的性质、地位和作用的发展变化规律，展现了坤顺乾、阴顺阳的全部过程。

学了《坤》卦之后，记住"厚德载物""直方大"，就会使人胸怀博大，理解宽容，心态平和。宽容不是胆小无能，而是海纳百川的大度。法国作家雨果说过："世界上最宽阔的是海洋，比海洋宽阔的是天空，比天空更宽阔的是人的胸怀。"世界各国文化在很多方面是相通的。

小畜（卦九）

以小畜大，小有畜积

☰乾下巽上　小畜①：亨；密云不雨，自我西郊②。

【注释】

①小畜：卦名，乾下（☰）巽上（☴），象征"以小畜大，小有畜积"。②自我西郊：西，古人以西为阴。我，卦中以阴为主，故称我。

【细读】

《序卦传》："比必有畜，故受之以《小畜》。"《杂卦传》："《小畜》寡也。""寡"是针对阴爻的数量、效果而言的。阴阳爻的比例为一比五，一柔五刚的组合。《小畜》即以小畜大，小有畜积，意在不断提升自己，让自己强大起来，才能有助于他人。

《小畜》卦得名之因：

从符号看，一阴五阳，阳为大，阴为小。小的要在五阳中生存，必须畜，畜积、修养都叫畜。这卦因此而得名。程颐《伊川易传》："谓以小畜大，所畜聚者小。"

从卦象看，乾下为天，巽上为风，和风飘行在天上。李鼎祚《周易集解》引《九家易》曰："风者，天之命令也。今风行天上，则是令未下行。畜而未下，小畜之义也。"

从卦德看，乾为健，巽为顺，为入，健而顺为《小畜》卦卦德，可理解为畜聚的方法。

《小畜》卦：亨通；乌云密布没有下雨，从我方西郊而来。

为臣的讽谏君王，面对特定的角色，就得捧着说好听的。所以一上来就说"亨"，先说好，之后再说怎么做，表扬赞美中的正面引导容易让人接受。

"密云不雨"，乌云密布，没下雨，需要小畜，积蓄力量，等待时机，用天象说明畜积，真正强大了，阴阳遇合雨才能下来。

"自我西郊"，"西郊"，有的认为是云气聚集的方位，一般解释为西方、西邑；有的认为西郊是指岐周之地。朱熹《周易本义》："西郊，阴方。我者，文王自我也。文王演易于羑里，视岐周为西方。"喻指在积蓄力量的过程之中。《需》卦是等待，重在等待客观时机，《小畜》卦更多地讲个人的自我提升，强调内在。

阴柔得位，上下应之

《彖》曰："小畜"，柔得位而上下应之，曰"小畜"。健而巽，刚中①而志行，乃"亨"；"密云不雨"，尚②往也；"自我西郊"，施未行也。

【注释】

　　① 刚中：指九二和九五。② 尚：崇尚。

【细读】

　　《彖传》说："小有畜积"，阴柔得位而上和下都与之相应，所以称"小有畜积"。刚健而巽顺，阳刚居中而心志施行，于是亨通；"乌云密布没有下雨"，崇尚前往；"从我方西郊而来"，欲施之雨还没落下。

　　"'小畜'，柔得位而上下应之"，"柔"，指六四，阴爻在阴位，当位。"上下应之"，"上下"指五阳，"之"指六四，在五比一的情况下，六四一阴与上下五阳都可以理解为应的关系，而不仅仅和某一爻应。这就是《小畜》的符号特点。六四是唯一的一个阴爻，但要时时刻刻考虑自己要当位，当位就是能力和职位匹配，知道自己是谁，将上下关系搞好才能生存。

　　"健而巽"，讲卦德，天的卦德健，风的卦德巽。一个健，一个巽；一个高，一个低，就是要高调做事，低调做人。

　　"刚中而志行"，指九五，没说正，也可以包括九二，阳爻都在中位，有理想抱负。拼搏前行，才会亨通。

　　"'密云不雨'，尚往也"，崇尚前往，崇尚继续积蓄力量，让自己从密云变成雨。"自我西郊"，从西郊飘来，说明还处于继续积蓄力量的过程中，还没有真正落下来。

修美文德

《象》曰：风行天上，小畜；君子以懿①文德②。

【注释】

　　① 懿：音 yì，德行美好，这里作动词，修美，修善。② 文德：文章道德。

【细读】

　　《象传》说：风行天上，是《小畜》卦卦象；君子因此要修美文德。

　　《大象》只看卦象，不管符号五比一的特点，下乾上巽，乾为天，巽为风，风在天上刮，这就是《小畜》的卦象特点。因为风在天上，天上的风力比地上的风力大很多，还没影响到地面，说明风力不够，需要积蓄自己的力量，积蓄到两三级以上才能影响到地面。

　　"君子以懿文德"，通过这种现象相似联想到人，用修美文德畜积自己。希望自己的内在道德和言谈举止，既要有质朴的本质，又要有文采。

"懿"是修美。"文"，文章、纹饰、服饰都叫文，能让人看到的都是文。文是外在的，德是内在的，先有德，再有文。内容决定形式，形式表现内容。

自复其道

初九：复自道①，何其咎？吉。

《象》曰："复自道"，其义"吉"也。

【注释】

① 复自道：自复其道。

【细读】

初九：回复到自己的道路，有什么咎错？吉祥。

《象传》说："回复到自己的道路"，合宜"获吉"。

关于"复"，古代学者分歧较大，或以为知几不进，或以为刚健上进。从《小畜》卦意言，当为刚健上进。初九回复到阳爻应该走的道路上，侧重的是当位，阳爻在阳位，上应六四爻，要有阳刚之气，以健行。初九以阳刚之才居下位，自复其道，虽然在底位，按照初九的道要有拼搏精神，那还会犯什么错？道就是规律，表面是说道路，实质上是按照规律办事，吉。

牵复有吉

九二：牵①复，吉。

《象》曰："牵复"，在中，亦不自失②也。

【注释】

① 牵：牵持。② 不自失：指九二不失阳德。

【细读】

九二：被人家牵持着回复正道，（虽然被动）也吉祥。

《象传》说："被牵持着回复正道"，在中位，没有失去自我。

九二阳刚居中，被九五牵持走正道，仍旧是走正道。"牵"言下卦三爻同体，被九五所牵。"亦"言九二承初爻之辞，畜积刚开始，也"不自失"，不失刚中之正。

夫妻反目

九三：舆说辐①，夫妻反目。

《象》曰："夫妻反目"，不能正②室也。

【注释】

①舆说辐：说，通"脱"。辐，车轮中直木，车辐条。②正：规正。

【细读】

九三：车辐条断了，夫妻反目争吵。

《象传》说："夫妻反目"，不能规正家室。

车辐条断了，车子不能行走了。再说人事，夫妻吵架，家庭能和谐吗？这不是《小畜》的正确方向，所以从负面提示车的辐条不能缺失，夫妻之间关系要和谐和睦，不能反目吵架。

九三刚健而行，但上九不能畜止九三，犹如车辐条断了无法前进，夫妻不和。乾错坤，又坤象为车、为辐，今为乾，故而有车脱辐之说。巽为妻，乾为夫，互卦离为目，有夫妻反目之象。

《象传》说："'夫妻反目'，不能正室"，连管理家庭的能力都没有，怎么管理天下，经邦治国？所以看一个人的能力，先看其家庭关系处理得好不好。

坚守诚信，远离血灾

六四：有孚，血去惕①出，无咎。

《象》曰："有孚""惕出"，上合志②也。

【注释】

①惕：心存戒惧。②上合志：六四上合九五之志。

【细读】

六四：有诚信，远离流血事件，脱出戒惧，没有咎错。

《象传》说："有诚信，远离流血事件，脱出戒惧"，与上心志相合。

这里又一次谈到"孚"，诚信。从六四所处爻位来看，面临乾三阳攻势，有些势单力薄。六四近君，以阴畜阳，必有忧惧。免于忧患的唯一办法便是"有孚"，以信感人，取得对方的理解和信任。为臣者赢取君心，唯一的原则也是有诚信、忠诚。同时，为君者也必须是宽容、理解、诚信之人，如此双方交往才有可能实现合志。而这一点在九五中有所表达："有孚挛如。"由此来看，六四爻中的"上合志"当是指九五爻而言。"小畜"过程中强调诚信的重要性。

"血去惕出"中的"去"为离去，远离了流血事件，脱出戒惧。李鼎祚《周易集解》引虞翻："孚谓五，《豫》坎为血、为惕。惕，忧也。震为出，变成小畜，坎象不见，故血去惕出。得位成五，故无咎也。"也有学者认为"血"当为恤。陆德明《经典释文》引马融："当作恤，忧也。"可备一说。"血去惕出"在《周易》中几次出现，应当是那个时代的习惯用语，但在其他卦中，古今很多学者都将"血去惕出"肢解开解释，可能不妥。

《小畜》的重点在提升自己，修美文德，以诚待人，才会从战战兢兢的心理状态中解脱，才会活得更坦荡。孔子说"君子坦荡荡"（《论语·述而》），走得正，行得正，按照规则出牌，就会坦荡荡，战战兢兢、睡不好觉的人往往是做了不该做的事。

心怀诚信，共享富裕

九五：有孚挛①如，富以其邻②。

《象》曰："有孚挛如"，不独富也。

【注释】

① 挛：音 luán，牵系，连接。② 富以其邻：富，这里用作动词，增富。邻，指六四。

【细读】

九五：有诚信又牵扯不舍，把钱财分配给邻居。

《象传》说："有诚信又牵扯不舍"，不独享富裕。

九五为君位，为君者"有孚"，心怀诚信。六四为近君之位，依从《小畜》卦意，九五能够畜聚文德，以受臣子所畜。"挛"，许慎《说文解字》："挛，系也"，孔颖达《周易正义》："挛如者，相牵系不绝之名也。"六四曰"有孚"，是臣子积诚以感动君王。九五为君者亦曰"有孚"，是推诚以待臣。"挛如"，内心时时刻刻想着，牵扯不舍，牵肠挂肚。

"富以其邻"，《象传》解释得很好："不独富也。""小畜"不仅仅是"以懿文德"，诚信也不仅仅是修养，还应该体现在行为上，特别是财富分配上，"富以其邻"就是"不独富"，要把财富分给邻人，才能换来同心同德。真正积蓄自己的力量，修美文德，有了钱财，分配给邻人、百姓，藏富于民，社会才可能持续发展。"富以其邻"或"不富以其邻"，在《周易》中也是几次出现，也应当是《周易》时代的习惯用语。同样的表达应该是同样的意思，但在其他卦中，古今很多学者将其肢解开解释，可能也不妥。

畜德无止境，欲望当控制

上九：既雨既处，尚德载①；妇②贞厉，月几望③；君子④征凶。

《象》曰："既雨既处"，"德"积"载"也；"君子征凶"，有所疑⑤也。

【注释】

① 尚德载：尚，同上。载，积载。② 妇：这里喻阴。③ 月几望：月将圆。④ 君子：这里喻阳。⑤ 疑：通"凝"。

【细读】

上九：已经下雨，已经畜止，崇尚阳德积载，夫人占卜结果危险，月亮接近满月；君子出征凶险。

《象传》说："已经下雨，已经畜止"，"阳德"积聚"满载"；"君子出征凶险"，被阴气凝聚。

上九"'既雨既处'，尚德载"，密云已经积蓄力量，有了结果，"既"是已经，已经从"自我西郊"飘来，已经落雨了，功德圆满了。"尚德载"，但还是要不断积蓄自己的力量，用云说人，不断提升自己的修养。

换个角度说，"妇贞厉，月几望"，女人占到这爻，就不好了。"贞厉"，不是什么"道德正固以防凶"，而是贞卜的结果，是说女人不好了。"月几望"是原因。"几"，接近。"望"，满月。过去用天象判断时间，初一叫朔月，满月叫望，残月叫晦。所以女人一旦接近圆满，就容易膨胀，因为最后一爻，物极必反，一个是膨胀，另一个是圆满之后逐渐消残。所以辉煌即将到来，也意味着衰败即将开始。圆满是短暂的，将来不断走下坡路是长久的，因而结果是危险的。月为阴性，所以以"月几望"为象，占断辞为"妇贞厉"。

"君子征凶"，出征出兵，凶。为什么出兵凶？小畜，畜聚有限，力量还没强大到可以用兵，可以向外拓展，所以还是主张先让自己强大起来。

《小畜》是一阴五阳之卦，众阳爻与阴爻相应。六四阴爻畜止、畜聚众阳爻，这一过程中阴爻柔顺以从，阳爻诚信以待，实现以小畜大。这揭示事物发展过程是由小畜大、由阴畜阳、辅阳，最主要的是要求一阴有修养，然后再来帮持别人。只有提升自己，才能在五阳中生存，其意义是非常深刻的。

随（卦十七）

雷潜泽下，顺随规律

☳ 震下兑上　随①：元亨，利贞，无咎。

【注释】

①随：卦名，震下（☳）兑上（☱），象征"随从"。

【细读】

《序卦传》："豫必有随，故受之以《随》。"我们平时经常讲的"随时"就是出自这一卦，但是意思有差别，现在说"随时"是说任何时候，古人说"随时"是指人顺随客观季节的变化，春天种，秋天收，主观顺随客观规律。对于客观条件而言，能改变的改变，改变不了的顺随。

《随》卦得名之因：

从卦象看，上卦是泽，下卦是雷。泽雷怎么就"随"了呢？古代有两种感悟方法：一种是站在泽的角度感悟，说雷要在泽中打响，泽水肯定要随着雷声而动；另一种是站在雷的角度去感悟，雷什么时候才潜伏在泽下？是在冬天。冬天雷潜伏在泽之下，春天就到地面打响了，雷随规律而动。总之，不管是泽也好，还是雷也好，都是按照卦名的方向去感悟，因为最初从这种组合中感悟出的是"随"，只有按照这个方向去感悟，才能读懂。不管是泽随雷动，还是雷随天时而潜在泽之下，都是随时。从这种天象联系人，就能悟到人应该随天道、随天时、随民心。《随》卦主要因卦象得名。

姜广辉《〈周易〉卦名探原》认为，天下之大莫不因时。《礼记·月令》为仲春二月"雷乃发声"，又谓仲秋八月"雷始收声……水始涸"。汉儒孟喜传《易》，谓春分出于"震"，仲秋阴行于"兑"。此卦震下于兑，即意味着雷随时令而收声，泽亦随时令而水涸，故名之为"随"，以明与时偕宜之道，教诫人亦当与时休息。

从卦德看，下卦为震，震为阳为动；上卦为兑，兑为阴为悦，阳下于阴，此动而彼悦，为顺随的积极意义。

《随》卦：至为亨通，贞卜结果有利，没有咎错。

顺随客观规律的变化，行动给人们带来喜悦，就不会犯错，一切亨通。

天下随时而动

《彖》曰："随"，刚来①而下柔，动而说。"随"，大"亨"，"贞""无咎"，而天下"随"时，"随"时之义大矣哉！

【注释】

① 刚来：刚，指阳爻或阳卦。来，下卦为来，上卦为往。

【细读】

《彖传》说："随从"，阳刚者居于阴柔者之下，行为使人喜悦。"顺随"，非常"亨通"，"守持正固"则"没有咎错"，天下万物都"顺随"时变，"顺随"时变的意义是多么重大啊！

"刚来而下柔"，可以从符号角度解说，"刚"可以理解为阳爻，因为震卦和兑卦的符号都是阳爻在下，阴爻在上，所以说"刚来而下柔"；也可以从卦的性质角度解说，三爻构成一卦，可以分为阴卦和阳卦，二比一的情况下，什么少就是什么，阴卦多阳，阳卦多阴，震为阳卦，兑为阴卦，震在兑之下，也是"刚来而下柔"；还可以从卦变的角度解释。总之，都往"随"上去感悟和联系，是说要顺随，就要克制自己的欲望与偏见，遵循客观规律。

"动而说"，是从卦德解说的，雷的卦德是动，泽的卦德是悦，行动而喜悦，不仅自己高兴，还给别人带来快乐，这就是随的重要意义。

"天下随时"，天下所有的东西都是随着季节的变化而变化的，春天来了草绿了，秋天来了草黄了。人也要这样，人的行为要随着客观条件的变化而变化。"随时之义大矣哉"，"时"指的是客观条件，人要随着客观条件的变化而变化的意义太重大了。程颐《伊川易传》："君子之道，随时而动，从宜适变，不可为典要，非造道之深、知几能权者，不能与于此也，故赞之曰：'随时之义大矣哉！'"

古人所言的天道中，既有唯心主义的神学色彩，也有对客观规律的唯物主义的认知，归根结底是借助天帝神权以及物质运动的客观规律约束现实政治中的王权。

我们可以从中受到启发。物质运动的规律是不以人的意志为转移的，四季更替存在规律，政治、经济的发展也都存在规律，地位再高也不可能改变规律，只能敬畏、顺随、遵循规律。

日出而作，日入而息

《象》曰：泽中有雷，随；君子以向晦入宴息①。

【注释】

① 晦入宴息：晦：夜，晚。入：入室。宴：安。宴息：休息。

【细读】

《象传》说：泽中有雷，是《随》卦卦象；君子因此要在向晚时入室休息。

"泽中有雷，随"，重点从雷的角度去感悟，雷在冬季潜在泽之下，这就是《随》卦在天象上给人的启发，所以给人的感悟就是"君子以向晦入宴息"。月亮在一个月当中有朔，有晦，一天当中也有朔，有晦，太阳落下，天黑了就是晦。雷随时而动，人也要随时而动，日出而作，日入而息，白天要自强不息地去工作，黑夜则要入室宴息。程颐《伊川易传》："君子昼则自强不息，及向昏晦，则入居于内，宴息以安其身，起居随时，适其宜也。《礼》：君子昼不居内，夜不居外，随时之道也。"

以人的作息时间安排论说顺随规律的重要性，其言很小，所喻甚大，人要遵循客观规律，规律是不以人的意志为转移的。

交往有功

初九：官有渝①，贞吉，出门交有功。

《象》曰："官有渝"，从正吉也；"出门交有功"，不失也。

【注释】

① 渝：变化，改善。

【细读】

初九：思想观念随时改变，贞卜结果吉祥，出门与人交往必然能获得成功。

《象传》说："思想观念随时改变"，随从正道可以获得吉祥；"出门与人交往必然能获得成功"，行为没有过失。

"官有渝"中的"官"可以有两种解释：

一为官职。官职会有变化，初爻在最底层，只要努力，肯定前途无量。渝就是变化，官职向好的方向变化。初九已经是最底层，不能再向下了，只能向上发展，是说官职会随着能力的提升而提升。

二为观念。思想观念也要随着时代的变化而变化。因为官职的变化有些因素不是个人所能决定的，观念则更多由我们自己掌握，所以我们的观念也要随时而变，墨守成规不行，泥古不化也不行。

"出门交有功"，要随时变化，就要与人交往，与人交往也是一种学习提升的有效手段。外面的世界很精彩，"三人行，必有我师焉"（《论语·述而》），在与人交流的过程中能打开自己的眼界，知道山外有山，人外有人。别人的一句话可能就会启发自己，在交流、交往、交感中虚心听取，敬畏、顺随别人的正确观念。程颐《伊川易传》："既有随而变，必所从得正则吉也。所从不正，则有悔吝。出门而交，非牵于私，其交必正矣，正则无失而有功。"

人不仅要顺随规律，还要顺随他人的正确观念。

择善而随

六二：系①小子，失丈夫。

《象》曰："系小子"，弗兼与也。

【注释】

① 系：系属，犹言"倾心附从"。

【细读】

六二：随从小子，失去丈夫。

《象传》说："随从小子"，不能同时顺随小子和丈夫。

"小子"指初九，"丈夫"指九五，六二和初九、九五都有关系，二者都是阳爻，顺随哪个？顺随要有选择，选择要有标准，要择善而随。要是随小子，就是倒退。实际上是在暗示两者不可兼得。小子和丈夫在能力、智慧、修养、见解等方面是不一样的。如果随小子，就会失去上面的丈夫。提示如果选择了小子，选择就是错的。改变了现在的选择，也就改变了将来的结果。

人生时时处处都处于选择之中，选择要慎重、要理性，因为现在的选择与未来的结果紧密相关。现在的选择要为之计长远，要择善而随。

随善有得

六三：系丈夫①，失小子②，随有求，得。利居贞。

《象》曰："系丈夫"，志舍下也。

【注释】

①丈夫：指九四。②小子：指六二。

【细读】

六三：随从丈夫，失去小子，随从正确的见解，就会有所得。贞卜结果利于安居。

《象传》说："随从丈夫"，说明其意志是舍弃下面的小子。

"系丈夫，失小子"，这也是选择的问题。"随有求，得"，随从了正确的见解，就会有好的结果。"利居贞"，随还在修养过程当中，不能盲目扩张，不可盲动。

从六二、六三对比来看，随从的对象太重要了，追随的对象不同，最后的结果也必有不同。

随从有标准

九四：随有获①，贞凶。有孚在道，以明②，何咎？

《象》曰："随有获"，其义凶也；"有孚在道"，明功也。

【注释】

① 随有获：指九四随从错误的做法，暂时"有获"，贞卜结果凶险。② 明：显明美德，光明正大。

【细读】

九四：随从错误的做法，暂时有所得，贞卜结果凶险。心怀诚信坚守正道，光明正大，有什么咎错呢？

《象传》说："随从错误的做法，暂时有所得"，但这是导致未来结果凶险的错误做法；"心怀诚信坚守正道，光明正大"，这是光明磊落的功效。

"随有获，贞凶。有孚在道，以明，何咎"，此句前后是两回事，前者是从消极面说的，后者是从积极面说的。"随有获，贞凶"，从贞卜的结果有凶险，就知道"随有获"是错误的做法，错误的做法可能暂时获利，但结果是凶险的。这里是说随有标准，要是随小子，干错误的事，虽有收获，但最终结果是凶险的。比如，拿了不该拿的钱，"随有获"只是暂时的，不当获利迟早会被发现。

《小象》对此爻辞的理解是正确的，认为"随有获"，是导致未来结果凶险的错误做法。"贞凶"就是贞卜的结果凶险，而不是"道德正固以防凶"。此类证据还有很多，说明《易传》作者在解释《周易》古经时还能注意到《周易》古经原本占卜的性质。正确的做法是"有孚在道"，讲诚信，又依循正确的道路，光明正大，那还有什么过错？

唯善是从

九五：孚于嘉①，吉。

《象》曰："孚于嘉，吉"，位正中也。

【注释】

① 嘉：美善。

【细读】

九五：对美善者讲诚信，吉祥。

《象传》说："对美善者讲诚信，吉祥"，说明九五的位置中正不偏。

"孚于嘉"，广施诚信于美善者，对美善者要讲诚信。也可理解为，诚信还讲求"嘉"，嘉是一种境界，达到了一定高度。看来诚信也有程度高低和真假的问题，更重要的是还有一个标准，理论一旦应用于实践，就要讲求标准。"孚于嘉"是说对于美好的事、正义的事讲诚信，诚信与否要以是否有利于国家民族的发展为标准。如果是几个人一起做坏事，一个人被抓，打死也不把同伙供出来，那不是《周易》所讲的诚信，那是江湖义气。读懂"孚于嘉"，才能读懂孔子所言："言必信，行必果，硁硁然小人哉！"（《论语·子路》）九五是中位，《小象》以位正中来暗示"孚于嘉"才是正中之道。

其实，《随》卦所言"随从"之意，正是集中体现"从善"的宗旨。"随"强调的是从善必须坚持正道，无论是政治方面的下随上、上随下；还是人际关系方面的人随己，己随人；抑或是日常生活方面遇事随时，都应当不违正道。

坚守信念

上六：拘系之，乃从①，维②之，王用亨③于西山④。

《象》曰："拘系之"，上穷也。

【注释】

①从：服从。②维：维持，维系。③亨：通"享"，祭祀。④西山：岐山。

【细读】

上六：拘禁捆绑他令其顺从，就服从了，但他依然维系心中的信念，周文王在岐山祭祀神灵。

《象传》说："拘禁捆绑他令其顺从"，陷于穷困之时的随从之道。

"拘系之，乃从，维之，王用亨于西山"，说的是另外一种情况。本来有自己的追求，有对正义的追求，但被人抓住并囚禁起来，只能被迫顺从，如果这时还嘴硬，可能就没命了，这里面有点儿"留得青山在，不怕没柴烧"的意味。"维之"是说虽然嘴上服了，但心中仍然坚持正确的追求。周文王就是这样的典型，周文王被商纣王关押在牢狱中，马上就服了，并表现出对商纣王的忠诚，这是策略、是智慧。最终的结果是"王用亨于西山"，西山就是岐山，是周民族的发祥地，因此这里的王不可能是商纣王，而是周文王。其实，"王用亨于西山"是对将来的期待、向往和追求，为了实现最终的理想，面对"拘系之"的现实，不得不调整策略。此一时，彼一时，不同时期要有不同的对策，就像司马迁在遭受宫刑之后，仍然忍辱负重地活着，那是因为有更伟大的事业等待着他去完成。

综观《随》卦，可以得知：

一、"随"是有原则的，在"随"的过程中要始终守持正道，才会吉祥。有原则就涉及选择，顺随的时候要慎重选择，鱼与熊掌不可兼得，要顺随正确的一方。

二、客观条件在变，主观要随客观条件的变化而变化，要体察时势的变化，把握好时机，调整自己的行动。

三、为了最终理想的实现，有时被迫随从他人而做违心的事，只是权宜之计，心中要坚守正确的信念。

四、顺随是多义的，包含着主观顺随客观规律，君主顺随民意，下级顺随上级。

《随》卦用规律、用正念约束人性的贪欲，抑制个体的主观臆断、刚愎自用，归根结底是引人向善，理性地决策与践行。

离（卦三十）

光明柔丽，继明附道

☲ 离下离上　离①：利贞，亨②；畜牝牛吉③。

【注释】

①离：卦名，下卦上卦皆离（☲），象征"附丽"。②利贞，亨：此谓事物有所附丽之时，贞卜结果有利，可使亨通。本卦以阴柔为主，故辞意又含"以柔为正"之旨。③牝牛吉：牝牛，母牛。此句专明"附丽"当取柔顺，才能获"吉"，故以"畜牝牛"为喻。

【细读】

《序卦传》："陷必有所丽，故受之以《离》；离者丽也。"《离》卦主要讲柔顺、附丽、光明。由上下两离组合。离中虚，从符号悟出柔顺；离是火，从火可以悟出两个意思：光明，附着；类推到为君为臣之道为：柔丽中道，继明四方。

《离》卦得名之因：

从符号看，由两个离组成，符号特点是中虚，阴居中，附丽于阳，喻柔顺附丽中道。程颐《伊川易传》："离，丽也，明也。取其阴丽于上下之阳，则为附丽之义；取其中虚，则为明义。离为火，火体虚，丽于物而明者也。又为日，亦以虚明之象。"

从卦象看，离卦由两个火组成，火是明，两个明，指日月相继，运行不息。

从卦德看，离的卦德有两个：光明，附着；喻君王既要英明，又要附着于臣民，才能治理好国家，才能打胜仗。纯卦多以卦德得名。

《离》卦：贞卜结果有利，亨通；畜养母牛可以获得吉祥。

《离》卦更多讲"畜牝牛吉"，《坤》卦讲"畜牝马吉"，"牝牛""牝马"都是为臣，"畜"是畜养、积蓄，主语是君王，每一卦都可由君和臣两个角度去解读。程颐《伊川易传》："万物莫不皆有所丽，有形则有丽矣。在人则为所亲附之人，所由之道，所主之事，皆其所丽也。人之所丽。利于贞正，得其正则可以亨通，故曰离利贞亨。畜牝牛吉：牛之性顺，而又牝焉，顺之至也，既附丽于正，必能顺于正道如牝牛，则吉也。畜牝牛，谓养其顺德。人之顺德，由养以成，既丽于正，当养习以成其顺德也。"

柔丽中道

《彖》曰："离"，丽也①；日月丽乎天，百谷草木丽乎土。重明②以丽乎正，乃化成天下；柔③丽乎中正，故"亨"，是以"畜牝牛吉"也。

【注释】

①"离"，丽也：丽，附丽。此与下两句"日月丽乎天，百谷草木丽乎土"，并释卦名"离"之义。

② 重明：指上下卦均为离，犹两明相重。③ 柔：指二、五两爻。

【细读】

《彖传》说："离"，意思是附着；譬如日月附着在天上，百谷草木附着在地上。光明相重又依附于正道，才能教化成就天下；柔顺并依附正道，所以"亨通"，因此"畜养母牛可以获得吉祥"。

离，有附着之意，丽、离音近，因发音相同而通假，故丽也有附着之意。这一卦除了讲"明"，也讲"附着"。"日月丽乎天"，日月要附着于天。古人就是如此感悟的，要有天、有空间，日月才能存在。"百谷草木丽乎土"，百谷草木的生长要附着在土壤上。是讲附丽的天道依据，类推出君王要附着在臣民的基础上。为君者要附着于民心向背、道德修养。每个人都要有所附着，才能茁壮成长。

"重明以丽乎正"才能够化成天下，在这里"明"和"丽乎正"是最重要的两点，英明附着于正确的中道上。程颐《伊川易传》："君臣上下皆有明德，而处中正，可以化天下，成文明之俗也。"

"柔丽乎中正"，这是从符号角度来说的，因为离卦都是"离中虚"，中间是阴爻，阴爻都在中位，"柔丽乎中正"指的便是六二，"故亨"，所以才"畜牝牛吉"，离卦象征牛，而且是阴爻，牝牛吉，柔和一点。

日月交替，照耀四方

《象》曰：明两作①，离；大人以继明照于四方②。

【注释】

① 两作：两，犹言"接连"。作，起也。② 大人以继明照于四方：这是说明"大人"效法《离》卦光明连继之象，绵延不断地用"明德"照临天下。

【细读】

《象传》说：日月交替，高悬空中，是《离》卦卦象；大人因此要像日月一样连续不断地照临四方。

从卦象来看，两个明，可以理解为太阳和月亮，这就是《离》卦的特点。大人从中悟出："以继明照于四方。"太阳、月亮交替高悬空中，照亮四方，君王看到这卦的卦象就想到自己，也要像天上的太阳、月亮一样，日、月相继，照明人间，明察秋毫，让每个角落都能感受到大人的恩德。

《大象》和彖辞、卦辞感悟的角度不一样。卦辞说"畜牝牛吉"，以"牝牛"喻附丽柔顺之道，《大象》则侧重在"继明照于四方"。程颐《伊川易传》："大人，以德言则圣人，以位言则王者。大人观离明相继之象，以世继其明德，照临于四方。大凡以明相继，皆继明也。举其大者，故以世袭继照言之。"

遵循规矩，恭敬行事

初九：履错然①，敬之，无咎。

《象》曰："履错"之"敬"，以辟②"咎"也。

【注释】

①错然：错落有致。②辟：通"避"。

【细读】

初九：像走路左右交替那样遵循规矩，保持恭敬之心，没有咎错。

《象传》说："像走路左右交替那样遵循规矩而保持恭敬之心"，才能避免"咎错"。

"错"是交错，而不是错误。"履"指走路，左右交错着行走，循规蹈矩，按部就班，依据正确的道路做事。初九阳爻，当位，往往象征方法正确。

"敬之"，以敬畏之心对待自己的工作，按照规矩办事，所以我们常说敬业、乐业，以做好工作为快乐，就不会犯错误。

对每个人来说都应这样，按规则办事，左右交错，循规蹈矩，恭敬地对待自己的工作，要有敬畏之心，如果都能做到，意义就格外重大。朱熹《周易本义》："以刚居下而处明体，志欲上进，故有履错然之象。敬之则无咎矣。"

柔附中正，可获元吉

六二：黄离，元吉①。

《象》曰："黄离，元吉"，得中道也。

【注释】

①黄离，元吉：黄，土色黄，土在五行中居中。这是用"黄"色喻六二居中，能以柔顺中正之道附丽于物，故获"元吉"。

【细读】

六二：附着于中正之道，至为吉祥。

《象传》说："附着于中正之道，至为吉祥"，得中正之道。

黄色，土色，五行中居中，喻六二中位，既中且正。离，既有明，又有附着，事事执中，元吉。

《小象》的解释也很好，"黄离元吉"，意思就是"得中道也"，程颐《伊川易传》："所以元吉者，以其得中道也。不云正者，离以中为重。所以成文明，由中也，正在其中矣。"孔子《论语·雍也》中所说的"中庸"，与《周易》的"中"一脉相承，"中"就是标准，怎样才能做得合适。黄河流域的人们至今还保留着口头语"中"，这是一种历史文化的传承。"中"就是合适，无过不及，不偏不倚，严格按规则办事。中国很多观念都有所特指，都有一定的时代性，而"中"却贯穿始终。如果能有事事执中的修养，既是明，又附着于臣民基础之上，将来一定是"元吉"。

夕阳西下，鼓缶而歌

九三：日昃之离，不鼓缶①而歌，则大耋②之嗟，凶。

《象》曰："日昃之离"，何可久也！

【注释】

① 缶：瓦器，可用为节乐。② 大耋：极言年老。

【细读】

九三：太阳西落的夕阳象征人到暮年，不击缶唱歌自乐，年老就会嗟叹，有凶险。

《象传》说："太阳西落的夕阳象征人到暮年"，怎么可以长久呢！

"日昃"，是夕阳西下之时。"离"可以理解为光亮，太阳落山了，光亮暗淡了，时间不长了。九三是下卦的上爻，在三爻之中最上，处人道，用太阳要落山喻人生暮年，这个时候不鼓缶而歌，不自己找乐趣，还四处奔波，到七八十岁就嗟叹去吧，后悔已晚，凶。朱熹《周易本义》："不安常以自乐，则不能自处而凶矣。"

《小象》说，快要落山的太阳还能维持多长时间呢？这是不可违抗的自然规律，什么年龄干什么事儿，要有自知之明。程颐《伊川易传》："盛必有衰，始必有终，常道也……达者则知其常理，乐天而已，遇常皆乐，如鼓缶而歌。不达者则恐恒有将尽之悲，乃大耋之嗟，为其凶也。"生老病死，人之常情，应顺生死之道，唱歌自乐。

珍惜生命

九四：突如其来如，焚如，死如，弃如。

《象》曰："突如其来如"，无所容①也。

【注释】

① 容：附着，容纳。

【细读】

九四：突然出现的光明，像焚烧一样，突然间又消失了，像被抛弃了一样。

《象传》说："突然出现的光明"，无处附着。

九四还是写光，离是光亮，前面的"日昃之离"是快要落山的阳光，此处的光亮是突然间出现的，像着了火一样，一会儿又突然间消失，像被抛弃了一样，这种现象是指霞光。那么是朝霞还是晚霞呢？前面已是日昃之离，此处写晚霞的可能性较大，但不能肯定，也可能是写朝霞，因为它是上卦的第一爻，所以很多解释为朝霞。但朝霞、晚霞都是很短暂的，站在宇宙的高度来看人生，回首过去，人生若白驹过隙，忽然而已，"弹指一挥间"。

社会学家在调查八十岁以上的老人时，问他们一生中最后悔的事是什么？其中最集中的答案是：后悔没为自己活着。这就是一种感悟。年轻时整日忙碌奔波，没时间享受生活，年老时有时间有积累了，身体却不行了。所以要珍惜生命，在不同的阶段要有不同的策略安排，治理国家如此，经营企业如此，规划人生也是如此。

知错能改，善莫大焉

六五：出涕沱若①，戚②嗟若，吉。

《象》曰："六五"之"吉"，离王公也。

【注释】

①出涕沱若：泪流滂沱之状。若，语气助词。②戚：即"慽"，忧伤。

【细读】

六五：泪流滂沱，长吁短叹，吉祥。

《象传》说："六五的吉祥"，是附着于王公的缘故。

鼻涕眼泪，泪流滚滚，长吁短叹，结果却是吉，如何理解？要辩证地看，此时流泪叹息，可能是前面做错了，现在醒悟了，醒悟之后指向未来的是吉祥。君王犯错误是难免的，犯错误并不可怕，怕的是犯了错不改。如果犯了错误能够自我反省、痛改前非，这也是英明的体现，人非圣贤，孰能无过，知错能改，善莫大焉。程颐《伊川易传》："出涕戚嗟，极言其忧惧之深耳，时当然也。居尊位而文明，知忧畏如此，故得吉。若自恃其文明之德，与所丽中正，泰然不惧，则安能保其吉也？"朱熹《周易本义》："以阴居尊，柔丽乎中，然不得其正，而迫于上下之阳，故忧惧如此，然后得吉。"能认识到错误并加以改正，那么未来的日子依然是充满阳光的。

王用出征，战绩辉煌

上九：王用出征①，有嘉折首②，获匪其丑③，无咎。

《象》曰："王用出征"，以正邦也。

【注释】

① 王用出征：此谓上九以阳居《离》之极，"附丽"之道大成，众皆亲附；但有不亲附者，则可征伐讨罪。② 有嘉折首：嘉，嘉美之功。首，指敌方首级。③ 匪其丑：即"非其类"，指不愿附从的"异己"。丑，一般是指首领。

【细读】

上九：君王出师征战，有佳绩，斩敌首，俘获不愿亲附的异己，没有咎错。

《象传》说："君王出师征战"，是为了安定国家。

上九讲用兵，如果君王理解英明、柔顺和附着臣民的重要性，能像日月继明照于四方一样治理国家，能带兵出征也会打胜仗，这是最高境界。既英明、柔顺，又知道附着臣民，不断积累修养，积累到一定程度就可以出征。对君王来说出征是最重大的事情，对这一卦有所理解，胜利的概率就会增加。

《小象》解释得很好，"王用出征"这一句爻辞指的就是如何"正邦"，使国家走上正途，怎样英明，怎样附着于臣民的土壤上。

《离》卦反复讲"离"的意义：以柔顺、附丽、光明喻柔丽中正，继明四方。六爻大致体现修养不断提升的过程和不同阶段的应对措施：初九讲循规蹈矩，有敬畏心；六二讲柔顺附丽中道；九三以夕阳西下喻人之暮年，暮年应及时行乐；九四以霞光喻人生短暂，生命意识的觉醒；六五痛哭流涕，幡然醒悟而获吉祥；上九是对《离》卦感悟、践行的最高境界，已经认识到如何柔顺依附光明，如何柔顺依附臣民，如何柔顺依附正道，如何柔顺依附规律。修养到了最高境界便可以用兵，而且还会有好的结果，"有嘉折首"，战功卓著，能抓住对方首领，并且不会犯什么错误。

遯（卦三十三）

阴长阳消，匿迹避世

☰ 艮下乾上　　遯①：亨，小利贞。

【注释】

① 遯：卦名，艮下（☶）乾上（☰）。陆德明《经典释文》："遯，字又作'遁'，又作'遯'，同隐退也，匿迹避时，奉身退隐之谓也。"

【细读】

《序卦传》："物不可以久居其所，故受之以《遯》；遯者退也。"《遯》卦言小人渐渐得势，君子之道日消，不利君子。在这时，如果不能隐遯避世，就会受到小人的迫害。所以，君子应该见机而作，顺势而为，在小人势力还未鼎盛，阳未全灭之时，潜身隐退以保存实力，遁安身全才是君子正道。

《遯》卦得名之因：

从符号看，二阴四阳，这是消息卦中的消卦，二阴在下，有逐渐向上增长之势，象征小人势力逐渐增强；四阳在上，有逐渐减弱之象，象征君子的力量逐渐削减。此卦主要因符号结构特点而得名。

从卦象看，艮下乾上，艮为山，乾为天。山在天下，山势高峻，将要上逼于天；而天的性质则是高远，远离山的逼迫，所以有隐遯之象。

姜广辉《〈周易〉卦名探原》认为："遁"意谓远避。但此处言遁，非隐遁山林之意。大隐隐于朝，小隐隐于野。此处言"遁"而不言"退"或"去"，在于强调"非以迹遁，而以心遁"，有对面相遁而不露痕迹之意。明代潘士藻《读易述》卷六谓："天体无穷，山高有限，相去势甚辽绝。遥望之天与山势若相接连，何'恶'之有？及到山顶，则山自止于下，天自行于上。天若遁去山，与天邈不可干，岂非'严'乎！"

从卦德看，艮德为止，乾德为健。上健下止，刚健宜进取，但阳盛于外，乾之德已老，进无可进；止宜静守，但在下则静守难以持久，有必长之势。从小人言，得势需止，需控制欲求，不能过分膨胀；从君子言，大势已去，不可能改变趋势，不可能改变规律，就要面对现实。此卦的"健"不是鼓励继续拼搏，与趋势作对，而是果断决策，控制欲求，迅速后撤。

《遯》卦：亨通，贞卜结果对小人有利。（可拓展为"做小事有利"。）

"小利贞"，小，阴也，阴长之时，贞上的结果：此卦对小人有利，对君子不利，君子宜退隐。小，也可理解为小事，需后撤时，只宜做小事，不宜做大事。《易》为君子占，不为小人谋。清代李士鉁《周易注》："艮止则无欲，乾健则能决。非无欲者不能遯，非能决者不果遯。"君子处于乱世，无力改变现实，此时能够顺应时势，以退为进就能得到亨通。在不利因素增长时，果断决策，及时后撤也是一种智慧。

与时偕行，及时遯避

《彖》曰："遯，亨"，"遯"而"亨"也。刚当位而应①，与时行也。"小利贞"，浸②而长也。"遯"之时义大矣哉！

【注释】

①刚当位而应：指九五阳爻居阳位，与六二有应。②浸：渐渐。

【细读】

《彖传》说："遯，亨"，及时"隐遁"，"亨通"。阳刚居中正而应于下，顺应时势而行。"柔小者利于守持正固"，阴爻逐渐增长之时。"隐遁"之时的意义太重大了。

"'遯'而'亨'也"，程颐《伊川易传》释为："遁者阴长阳消，君子遁藏之时也。君子退藏以伸其道，道不屈则为亨，故遁所以有亨也。"阴渐长必当害阳，阳不与之相争。贤者有鉴于此，更应以退为进，暂行权变，及时遯避。此一时，彼一时，不同时期采取不同对策。

"刚当位而应"，从符号言，指九五以阳刚当其位，既中且正，与六二又是一阴一阳相应，象征君子审时度势，顺势而为，及时遯避，方法得当，退隐是"与时行"之举。

"'遯'之时义大矣哉"，在不得不遯避之时及时遯避的意义太重大了！

君子顺时而为，及时敛退，则阴长而不害阳，阳遯而能亨。非能见几于先、有明哲之智，相时而遯、有果决之勇的君子不能为此。

于时言，《遯》卦为夏历八月，中秋，阳气渐退，阴气渐长，黄河流域宜收割，不宜播种。以类推之，打得赢就打，打不赢就跑。古有勾践卧薪尝胆，韩信甘受胯下之辱，刘邦退居巴蜀，三十六计走为上；近有红军两万五千里长征，摆脱敌人围追堵截，重整旗鼓，为日后的胜利奠定了基础；等等。不利因素渐增，有利因素渐减，宜撤不宜攻。不自量力，意气用事，以弱攻强，无异于以卵击石，后果可知。

君子远离小人

《象》曰：天下有山，遯；君子以远小人，不恶①而严②。

【注释】

①恶：厌恶，声色俱厉。②严：矜严、严肃，凛然不可侵犯。

【细读】

《象传》说：天下有山，是《遯》卦卦象；君子因此要远离小人，不能表现出厌恶的神情而能矜严庄重。

《遯》卦主要因符号特点得名，而《大象》一律从上下卦象关系解说卦名含义，解说角度不同，难免与经文本义有一定游离。从"天下有山"的天象当中是很难感悟出"遯"的含义的。好在《大象》最终还能回到"遯"的主题上说："君子以远小人。"孰为小人？天下之山为小人？天遯避山？李鼎祚《周易集解》引崔觐："天喻君子，山比小人。小人浸长，若山之侵天；君子遯避，若天之远山。"《周易》中找不到以山喻小人的旁证。估计《大象》已经认识到《周易》六十四卦得名有符号、卦象、卦德三个角度的感发，已经认识到消卦的符号特点，以下二阴爻为小人，但在解说卦名由来时没有具体卦具体分析。

"不恶而严"，"恶"指厌恶，声色俱厉；"严"指矜严庄重，以礼自持，凛然不可侵犯。面对小人，面色不能表现出厌恶的神情，内心又要有原则，不能与小人同流合污。可以得罪君子，不能得罪小人。君子照章出牌，行为有底线；小人睚眦必报，手段无所不用其极，得罪小人，后患无穷。

战国时期，孟子担任齐国的客卿，奉命到滕国去吊丧，齐王派大夫王骧作为副使与孟子同行。二人早晚都能相见，但在从齐国到滕国往返的路上，孟子都不曾同王骧谈起出使的事情。弟子公孙丑对此很疑惑。孟子说："那个人既然独揽了出使的事情，我还说什么呢？"可见，孟子作为正使对于副使王骧独断专行的做法是不齿的，但并未与他争执，而是选择了"未尝与之言行事"。孟子的做法正体现了《遯》卦小人进长，君子不与之交恶，远避自守之意。

《孟子·离娄下》还记载了孟子与此人的一个例子，也能说明这个道理。齐国有一位大臣为儿子举行丧礼，右师王骧前往吊唁，进门之后，大家有迎上去打招呼的，也有待他坐定后靠近他的座位与他说话的，唯独孟子不与他讲话。王骧非常生气地质问孟子，认为孟子对他非常简慢。孟子回答说："朝廷之礼，不逾越位次相互说话，不越阶而上相互揖让。我按照礼法行事，你却认为我简慢，岂不是不符合礼法吗？"孟子以礼自持，凛然不可侵犯，既避免了因弃绝小人而遭迫害，又以严自守，使小人不能亵慢于己。

遯避落后，有危险

初六：遯尾，厉①，勿用有攸往。

《象》曰："遯尾之厉"，不"往"，何灾也？

【注释】

①厉：危厉，危险。

【细读】

初六：该遯避时落在末尾，结局危险，不宜进取。

《象传》说："该遯避时落在末尾的危险"，不"进取"，会有什么灾难呢？

从符号言，以上爻为首，以初爻为尾；二、三、四爻构成互卦，为巽卦，巽为往，初六伏在巽之下，故称初六为"遯尾"。当小人居于朝、君子避于野时，及时隐遁为上策，如果落在最后，形势就危急了。

"勿用有攸往"，初六又在艮中，宜止宜静，确实不宜进取。也就是说，君子需要韬光养晦、安静自处来保全自己。

东汉时期著名的文学家、书法家蔡邕就给我们提供了反例。汉灵帝于中平六年（189年）去世之后，董卓担任司空，大权独揽，残忍嗜杀，听说蔡邕的才名之后就征召他入朝为官。蔡邕最初虽推病不出，但迫于董卓的淫威，最终被董卓任命为代理祭酒，此后不断受到董卓重用。后来，蔡邕曾因董卓刚愎自用而想避居山东，但最终未能成行。董卓被诛杀之后，蔡邕被收押，最后死在了监狱里。蔡邕身为汉室臣子，对于董卓这样欲颠覆汉室的国家逆贼，"遯尾"，该遯不遯，而在危厉的形势下选择了进取，最后被安上与董卓同为国家逆贼的罪名，"往"而获灾。

如用牛革捆住，莫之胜脱

六二：执之用黄牛之革，莫之胜①说②。

《象》曰："执""用黄牛"，固志也。

【注释】

①胜：能。②说：假借脱，解脱。

【细读】

六二：如用黄牛皮革捆住一样，没有谁能逃脱。

《象传》说："如用黄牛皮革捆住一样"，固守意志。

《经》《传》对"执之用黄牛之革"的感悟角度稍有出入。"莫之胜脱"言客观结果；"固志"言主观意志。李鼎祚《周易集解》引侯果解释此爻时将二者融合："上应贵主，志在辅时，不随物遯，独守中直，坚如革束，执此之志，莫之胜说，殷之父师，当此爻矣。"六二为人臣之位，与九五正应，担负着国家责任，又在互卦巽中，就需要坚守巽顺之德，所以不能解脱远遯。

那么，如何做到"独守中直"呢？我们不妨看看箕子是怎么做的。商纣无道，昏庸暴虐，滥杀忠臣，箕子只得装疯卖傻，但仍旧不忍隐遁，此为"独守中直"身不遁。周武王灭商之后，在陵川找到箕子，向他询问殷商灭亡的原因，箕子不愿评价故国，因此没有回答。周武王又问如何顺应天命治理国家，箕子便将《洪范九畴》传给武王。武王希望箕子能出仕，到周王朝来做官，箕子却坚定自己的信念"商其沦丧，我罔为臣仆"，即使商朝灭亡了，也不会侍奉新的朝廷，做新朝廷的臣仆，拒绝了周武王的征召。最后，箕子因不愿出仕周朝，远避东方，东渡到朝鲜，建立了"箕氏侯国"。箕子心存故国之志，确实不会因时势的改变而改变，此为"独守中直"心不遁。

被捆住，不可做大事

九三：系①遁，有疾厉；畜臣妾吉。

《象》曰："系遁"之"厉"，有疾惫也；"畜臣妾吉"，不可大事也。

【注释】

①系：捆缚；一说心怀系恋。

【细读】

九三：被捆缚而无法远遁，将有疾患，危险；蓄养臣仆侍妾，吉祥。

《象传》说："被捆缚而无法远遁的危险"，深受疾患和困惫之苦；"蓄养臣仆侍妾可获吉祥"，意谓此时不可进取做大事。

九三属下卦，艮德为止，所以称"系遁"，即孔颖达《周易正义》中所说"处遁之世，而意有所系"之意。九三为二阴爻所迫，又不能远遁，所以有疾惫危厉之象。艮为阍寺，巽为长女，可理解为"臣妾"，九三在这种困境之中唯有以刚自守，做蓄养臣妾之类的小事，才能得"吉"。相反，如果此时想要有所作为，做一番大事就不明智了。

西汉孝惠帝去世之后，吕后擅权，打算立吕氏宗族的人为王，并就这件事情询问陈平。陈平虽然知道刘邦"非刘氏而王者，天下共击之"之约，但看到朝中刘氏暗弱，吕氏势力强大，于是假意赞成此事，对吕氏与刘氏朝廷之争置若罔闻，消除了吕后的戒心，使吕后任他为右丞相。等到吕后去世后，陈平作为主要策划人，跟太尉周勃合谋，诛灭吕氏，拥立汉文帝即位，安定了刘氏天下。汉代司马迁在《史记·陈丞相世家》中给了陈平极高的评价："及吕后时，事多故矣，然平竟自脱，定宗庙，以荣名终，称贤相，岂不善始善终哉！"陈平在吕氏势力强大时，怀着兴复刘氏的决心，谨小敛退，等待时机，令吕后放松警惕，为日后诛灭诸吕保存了力量。

完美遯世，道全身安

九四：好^①遯，君子吉，小人否。

《象》曰："君子""好遯"，"小人否"也。

【注释】

① 好：恶的反义词，美好。

【细读】

九四：运用恰当美好的方式遯离，君子可获吉祥，小人不能。

《象传》说："君子能用恰当美好的方式遯离"，"小人做不到"。

九四侧重区别君子、小人的不同结局。《小象》认为君子、小人遯离的方式都有区别。

九四属上卦乾，艮德止，乾德刚健，象征君子能用恰当的方式遯世而去，道全身安，是为"好遯"。小人则汲汲于富贵，贪恋于荣华，不能果断归隐，所以"否"。

孔子在鲁国做司寇时，季桓子因齐献女乐而怠于政事，子路劝孔子离开鲁国，孔子说鲁国将要举行郊祀之礼，如果能按照礼制把祭肉分给自己，那么还可以留在鲁国。可是鲁国祭祀之后，季桓子却没有把祭肉依礼分给孔子。孔子连祭祀时戴的冕都没摘下来就离开鲁国，去往卫国了。不知礼的人可能会认为孔子是因为一块祭肉而离开的，但是知礼的人则会清楚孔子离开是因为没有被以礼相待。孔子倡导克己复礼，认为礼是统治国家的根本。季氏对孔子不以大夫之礼相待，是表明自己不想继续任用孔子的态度。孔子虽然对鲁国多有顾念，但在这种情形下，离开方能自全其节，免于受辱，保全了自己；同时，孔子看到自己的政治理想没有机会在鲁国继续实施下去，选择离开，另寻出路，也不失为明智之举。

嘉美遯离，功成身退

九五：嘉遯，贞吉。

《象》曰："嘉遯，贞吉"，以^①正志也。

【注释】

① 以：因为。

【细读】

九五：用嘉美的方式遯离，贞问结果吉祥。

《象传》说："用嘉美的方式遯离，道德正固吉祥"，因为正固志意。

嘉，即嘉美，美好。九五既中且正，居尊当位，又与六二相应，所以称为"嘉遯"，有功成身退之象，贞卜的结果吉祥。

据司马迁《史记》记载，伊尹辅佐商汤灭掉夏朝，商汤死后，伊尹做了太甲的师保。可是太甲不遵循商汤的治国理念，非常暴虐，治国不讲究仁德。伊尹在屡次规劝无效之后，便将他放逐到桐宫，自己代执国政。三年之后，太甲改过迁善，伊尹便将太甲迎回朝廷，把国家大权交还给他。太甲复位之后，延续商汤的治国策略，励精图治，修习德行，最终使天下诸侯都归附殷商，百姓安居乐业。于是伊尹作了《太甲训》三篇，褒扬太甲。而太甲也终于在伊尹的辅佐下成为明君，被后世尊称为"太宗"。伊尹功成不居，正因为他的心意正固，一切举措都立足于朝廷发展。伊尹还政于太甲，使商朝政局稳定、清明，经济得到进一步发展，对商朝的发展贡献巨大，伊尹死后，被后世尊称为"商元圣"。

远走高飞，无不利

上九：肥①遯，无不利。

《象》曰："肥遯，无不利"，无所疑也。

【注释】

① 肥：读为飞，同音假借。

【细读】

上九：远走高飞遯离利禄功名，没有不利的。

《象传》说："远走高飞遯离利禄功名，没有不利的"，无所犹疑留恋。

王弼《周易注》："最处外极，无应于内，超然绝志，心无疑顾，忧患不能累，矰缴不能及，是以'肥遯无不利'也。"意思是说上九在《遯》卦最外，与九三不应，相对于九四、九五而言，没有牵系、返顾之心，所以能超然物外，舍之则藏，没有任何忧患的负累。

小人得势，则君子危。范蠡功成身退，泛舟江湖，免遭政治厄运。"性本爱丘山"的陶渊明在误落尘网十三年之后，终于选择辞官彭泽令，遵从了"质性自然"的本心，于是"敛裳宵逝"，从此过上了躬耕田园的生活。他在恬悦淳朴的田园生活中描绘闲居的甘苦，抒发寄身自然的快适，吟唱守节固穷的志趣，以平淡闲适的诗风开创了田园诗，南朝钟嵘《诗品》称他为"古今隐逸诗人之宗"。陶渊明的"肥遯"，不仅对他自身，更对中国传统文化、文学有着重大意义。

《遯》卦告诫我们：主观行为要顺随客观条件的变化而变化，时行则行，时止则止，当不利因素渐增，主观又无法改变客观条件的情境下，及时避遯也是一种智慧，暂时的遯避，保存实力，是为了将来客观条件改善时更好地前进。三十六计走为上，就是此卦义理在军事战争中的具体应用。

艮（卦五十二）

兼山静止，抑制邪欲

☶ 艮下艮上　艮：艮①其背，不获其身；行其庭，不见其人。无咎。

【注释】

①艮：卦名，艮下（☶）艮上（☶），意为"止"，停止、抑止。

【细读】

《序卦传》："物不可以终动，止之，故受之以《艮》；艮者止也。"《艮》卦的意思是止，古人释为停止、静止、抑止等义。《艮》卦主要讲像山一样的止、静，当止则止，学会自我控制，抑制邪欲。《艮》卦的"止"并非静止不动，而是静中有动，动中有静，动静相因，所以，我们要做到"时行则行，时止则止"，不失其时。

另《说卦传》指出："成言乎艮……艮，东北之卦也，万物之所成终而所成始也，故曰'成言乎艮'。"根据孔颖达《周易正义》："东北在寅丑之间，丑为前岁之末，寅为后岁之初，则是万物之所成终而所成始也。"即《艮》卦在方位上处于东北，象征立春，旧的一年已经结束，即所谓"成终"，新的一年即将开始，即所谓"成始"。于新旧交替之时，万物已成，新的事物还未萌发，此时万物涵养已久而后可定，得时行时止之妙。

《艮》卦得名之因：

从符号看，一阳在二阴的上面，阳爻自下向上升，到了极点就停止了。止之义由此得来。朱熹《周易本义》指出："一阳止于二阴之上，阳自下升，极上而止也。"

从卦象看，一阳在上可以让人联想到大地隆起的情状，与山的形象一样，山高到极点，难以前进。从视觉上看，山是相对静止的，由此悟出"止"的意思。朱熹《周易本义》说："其象为山，取坤地而隆其上之状，亦止于极而不进之意。"

从卦德看，艮为山，山德止，一座山已经能够"镇止"，如今两山重叠，"止"的意义就更大了。孔颖达《周易正义》指出："'兼山艮'者，两山义重，谓之'兼山'也。直置一山，已能镇止，今两山重叠，止义弥大，故曰'兼山艮'也。"另外，《艮》卦与其他纯卦又有不同，清代李光地《御纂周易折中》引董氏："两雷两风两火两水两泽，皆有相往来之理，惟两山并立，不相往来，此止之象也。"八纯卦皆以八经卦卦名得名，以卦德为义，《艮》卦以八经卦艮得名，以艮德止为义。

《艮》卦：止如其背，使人不见其身；行其庭院，使人不见其人。没有咎错。

虞翻《周易注》根据卦辞推论，认为《艮》卦由《观》卦演变而来，李鼎祚《周易集解》引之曰：《观》五之三也。艮为多节，故称'背'；《观》坤为'身'；《观》五之三，折坤为背，故'艮其背'。坤象不见，故'不获其身'。震为行人，艮为庭，坎为隐伏，故'行其庭，不见其人'。三得正，故'无咎'。"五之三"中的"之"是"去、往"的意思，是动词，《观》卦的九五换到三的位置即变成《艮》卦。

"艮其背，不获其身"，《说卦传》："其于木也，为坚多节。"这是说艮的象征意，艮为山，引申为山上生长的树木坚劲多节，所以艮可以象征"坚多节"之物；引申到人的身体，符合坚劲多节特点的是人的背部；同时，背部是人身体上最富静感的地方，"止"之于"背"，相互为训，所以有"艮其背"的说法，其意至少三层：其一，如背一样静止；其二，将引人产生邪欲的事物置之后背，不见则不乱，即老子所谓"不见可欲，使心不乱也"；其三，将实在控制不了又不便言说的隐私置之后背，不可炫耀。

《观》卦下卦为坤，坤为身，如今《观》卦演变成《艮》卦，下卦由坤变为艮，坤所象征的身体被艮所象征的背所取代，所以说"不获其身"。

"行其庭，不见其人"，六二、九三、六四互卦为坎，九三、六四、六五互卦为震。震为行人，艮为庭，坎为隐伏，故"行其庭，不见其人"。抑制邪欲，有如在庭中狭小空间行走也看不到其人，这就是"不见其人"。

九三得位，所以为行事方法得正，因此"无咎"。

《周易》是通过"近取诸身、远取诸物"的方法来达到"崇德广业"目的的。《艮》卦带给我们的启示是："克己复礼。"克制私欲邪欲，不为，不见，不炫不符合公德之私欲，自觉遵守社会公德，方能身心安泰。

时止则止，时行则行

《彖》曰："艮"，止也。时止则止，时行则行。动静不失其时，其道光明。"艮"其止，止其所也。上下敌应，不相与①也，是以"不获其身，行其庭，不见其人，无咎"也。

【注释】

① 与：交流、交往。

【细读】

《彖传》说："艮"是停止、抑止的意思。（万物的动静，各有其时运）应当停止时就停止，应当前行时就前行。动静必须顺应时运，不可违背时势。应时行止，然后才能光明著见。"艮"的性质是停止，停止在该停止的地方，适得其所。六爻上下都不相应，互相峙敌，不相交往，所以"停止在背部，眼睛看不到，内心不会有私欲；背对对方在庭中行走，看不到对方，私情不会萌发，因此没有咎错"。

"艮，止也。时止则止，时行则行。动静不失其时，其道光明。艮其止，止其所也"，是从卦德解说，侧重在止，人的行止要遵循客观规律，顺时而为，该止则止。

"上下敌应，不相与也"，是从上三爻和下三爻"敌应"的关系角度解说卦辞。

各止其所，思不出位

《象传》曰：兼①山，艮；君子以思不出其位。

【注释】

① 兼：兼有，两个。

【细读】

《象传》说：两山重叠，是《艮》卦卦象；君子此时所思所想不超出自己的本位。

《大象》从卦象角度解释了卦名的由来，由《艮》的卦德类推到人的行为标准，山止，人也当止，止于其位。"思不出其位"，涉及人生哲学的三个基本问题：我是谁？从哪里来？到哪里去？做人做事首先要知道自己是谁，名不正则言不顺，孔子讲"正名"就是要解决这个问题，君君臣臣，父父子子，各自做好自己的本职工作，尽职不越位，帮忙不添乱，天下和谐太平。

止之于初，慎始善终

初六：艮其趾①，无咎，利永贞。

《象》曰："艮其趾"，未失正也。

【注释】

① 趾：脚趾。

【细读】

初六：抑止于脚趾迈出之前，没有咎错，长久贞问有利。

《象传》说："抑止于脚趾迈出之前"，没有违背抑止的正道。

程颐《伊川易传》："六在最下，'趾'之象。趾，动之先也。'艮其趾'，止于动之初也。事止于初，未至失正，故'无咎'也。以柔处下，当止之时也，行则失其正矣，故止乃'无咎'。"初六在《艮》卦最下面，象征人的"脚趾"。脚趾，是人行动时最先有所动作的。所以，"艮其趾"的意思是停止在行动之初。初六以阴爻处阳位，位不当，但是处在《艮》止之卦，在大趋势是止的格局下，初六阴爻性柔，在应当停止的时候，在最初就停下来，没有违背止的正道，也就没有咎错了。

在品位低时，在事业初起时，要顺应事物发展规律、顺应时势，当止则止，抑止私欲，止之于初，慎始方能善终。

不能顺承九三，其心不畅快

六二：艮其腓①，不拯②其随③，其心不快。

《象》曰："不拯其随"，未退听也。

【注释】

①腓：音féi，胫骨后的肉，此处指小腿。②拯：承，举，顺承。③随：此处指大腿。

【细读】

六二：抑止小腿的运动，不能顺承九三的行动，心中不畅快。

《象传》说："不能顺承九三的行动"，不能退止听从抑止的命令。

六二与六五不应，本该阴随阳，但又处《艮》中，不能行动，既不能带动初六，又不能顺承九三，所以说"不拯其随"。

"未退听也"，是指六二在下，九三在上，六二本来需要顺承听从九三之阳，不能顺承退听九三命令。六二、九三、六四互卦为坎，为耳痛，所以"未退听"。坎又为加忧，为心病，所以"其心不快"。

上下不通，动止失据

九三：艮其限①，列②其夤③，厉薰④心。

《象》曰："艮其限"，危"薰心"也。

【注释】

①限：界限，人身体的界限在中部，即腰。②列：通裂，分裂。③夤：音yín，夹脊肉，当中脊之肉。④薰：烧灼。

【细读】

九三：抑止腰部的运动，（使腰不能屈伸，身体上下不能相通，内外不能一致）致使撕裂夹脊肉，危险就像烧灼内心一样。

《象传》说："抑止腰部的运动"，危险就像"烧灼内心"一样。

"艮其限"，从符号说，九三处在四阴之中，象征腰处在腿与身之中；阳动阴静，九三是阳爻，并且又处在互卦震中，震德动，所以说九三刚劲躁动；但同时它又处在两山之间，不得不止之地，被强行抑止，因此构成分裂之象。

九三又在互卦坎中，坎为美脊马，脊在人则为夤，所以说"列其夤"。坎又为加忧、为心病，所以有"厉薰心"之说。震德动，艮德止，抑止腰部的运动，使腰不能屈伸，身体上下不能相通，内外不能一致，致使撕裂夹脊肉，危险就像烧灼内心一样。

在生活中，我们应该以六二、九三为鉴，平居能修养自身的道德，涵养心性，使心志调和，不至于像六二动止失据，更不至于像九三一样有断裂之危。《老子》说："祸莫大于不知足，咎莫大于欲得，故知足之足常足矣。"克制内心的欲望，懂得知足常乐的道理，是这一爻带给我们的启示。

自止其身，安守本分

六四：艮其身，无咎。

《象》曰："艮其身"，止诸躬①也。

【注释】

① 躬：自身。

【细读】

六四：抑止上身，没有咎错。

《象传》说："抑止上身"，能自止其身，安守本分。

腰上为身，六四已入上卦，所以说抑止上身。没有咎错的原因在于六四以阴爻居柔位，当位，能自止其身，安守本分，止而能得其所。

周武王伐纣之前，在孟津观兵，为灭商做军事演习，并试探诸侯的态度和自己的军事号召力。大军抵达孟津之后，有八百诸侯未经约定就赶来加入同盟，支持武王伐纣。但是，武王认为时机尚不成熟，因此以"未知天命"为由下令撤军。两年之后，纣王更加暴虐，杀死比干，囚禁箕子，商王朝的太师、少师携宗庙祭器出逃。此时，伐纣的时机已经成熟，武王挥师伐商，一举灭掉了商王朝。武王在孟津观兵之时并未因白鱼赤乌的祥瑞之兆和诸侯的支持就盲目进兵，而是停下来，暂时按兵不动，等待商纣王众叛亲离，没有百姓亲附之时才举兵，以摧枯拉朽之势灭商。止其所当止，等待更佳时机。

动而能止，言有伦序

六五：艮其辅①，言有序，悔亡。

《象》曰："艮其辅"，以中正也。

【注释】

① 辅：面颊骨。

【细读】

六五：抑止面颊骨，（使其口不能妄语）说话有条理，悔恨就会消亡。

《象传》说："抑止面颊骨"，因为六五能居中守正。

"艮其辅"，艮为黔喙，在人则为面颊骨，面颊骨的核心是嘴，嘴的功能是说话。互卦震，震为动，动而能止；且六五以阴爻居阳位，位虽不正，却有柔中之德，故"言有序""悔亡"。"敏于事而慎于言"（《论语·学而》）、"知者不失人，亦不失言"（《论语·卫灵公》）、"多闻阙疑，慎言其余"（《论语·为政》）……孔子教导我们说话时要做到"言有序"，否则的话，就容易有"悔"。

"以中正也"，从符号说，六五虽在中位，却不当位，不正，《小象》却认为"中正"。此处为特例。可能是从义理说的，能用阴柔之道"艮其辅，言有序"是"中正"之道；更可能是疏忽或笔误。

三国时期的杨修恃才放旷，屡次失言犯了曹操的忌讳而最终被杀。比如：他指出门内加一"活"字是曹操嫌门阔，"一合酥"是"一人一口酥"，等等，这些都让曹操忌恨他的才智。而他参与到曹丕、曹植的储位之争，屡次为曹植参谋，令曹操对他起了杀心。最后，曹操终于借杨修因"鸡肋"这一军令揣摩出自己想要退兵的打算，导致夏侯惇寨内的军士纷纷收拾行装一事，以惑乱军心之罪杀之。杨修之死，正在于他露才扬己，"未见颜色而言""言未及之而言"，犯了"瞽"和"躁"的毛病。

敦实笃厚，吉祥止止

上九，敦①艮，吉。

《象》曰："敦艮"之"吉"，以厚终也。

【注释】

　　①敦：敦厚。

【细读】

上九：以敦实笃厚的品德抑止内心的欲望，可以获得吉祥。

《象传》说："以敦实笃厚的品德抑止内心的欲望获得的吉祥"，是因为上九能敦厚抑止得以善终。

上九是自我抑止的最高境界，能安止敦仁，以敦厚自终，所以能获得吉祥。

《庄子·人间世》言："吉祥止止。"意思是吉祥止于止，吉祥善福止在宁静之心。儒、道都强调"止"，讲究存养的功夫。

汉代杨震有一个非常有名的"四知"典故。杨震因为博学有贤才，被任用为东莱太守，赴任路上途经昌邑。从前他推举过的一个叫王密的人当时是昌邑的县令，王密晚上去看杨震，送给他金十斤。杨震说："作为老朋友，我了解你；你却为何不了解我呢？"王密认为晚上不会有人知道此事。杨震回答："天知，神知，我知，子知。何谓无知？"王密非常惭愧地回去了。杨震能抑止贪欲，敦厚守持公正廉洁，不接受私人的拜谒请托。不仅如此，杨震不为子孙置办产业，认为让后代人说他们是清官的子孙是自己留给子孙最好的遗产。杨震死后，朝廷上下都盛赞他公忠廉敬，朝廷下诏任用他的两个儿子为郎，赠予百万钱。杨震面对金钱，丝毫不为所动，令其美名流传于世，泽及子孙，这应该是对"敦艮"恰当的诠释。

　　《艮》卦以人体为喻，自下而上，形象地表述了抑止邪欲的不断提升过程。强调了慎终于始；如果不能及时控制自己，轻则"其心不快"，重则"列其夤"，要承受撕裂之痛，熏灼内心之苦；一旦能够自我控制，就能"悔亡"，甚至收获吉祥。告诫我们应该怎样做，从不能控制自己的害处和能够控制自己的好处再三申述了"止"的意义。在快节奏的现代生活中，时行则行，时止则止，愿每个人都能很好地控制自己，获得吉祥。

节（卦六十）

泽上有水，适度节制

☵ 兑下坎上　节①：亨；苦②节，不可贞。

【注释】

①节：卦名，兑下（☱）坎上（☵），节制。②苦：过分。

【细读】

《序外传》："物不可以终离，故受之以《节》。"《杂卦传》说："《节》止也。"《节》卦的意思是适度节制，适可而止。节有"安节""甘节"，也有"苦节"，安行节制的"安节"与能以节制为甘、化育他人的"甘节"都能得到亨通、吉祥的结果，但主观以节制为主或客观过分节制使人苦的"苦节"无论是施之于己，还是施之于人，都会带来不利的结果。

《节》卦得名之因：

从符号看，阴阳各三爻，刚柔相济的同时又相互克制，由此可以让人联想到节制。

从卦象看，兑下坎上，兑为泽，坎为水，水无穷而泽有限，泽以容水，水要节制才能不溢出泽造成祸患，所以象征节制。此卦主要得名于卦象。

姜广辉《〈周易〉卦名探原》认为，"节"有二义，一是符节之"节"，所谓"若合符节"是也；泽水或受之以江河，或受之以雨露，水来则合聚为一，有符节契合之象。二是节制之"节"，水之流行奔放，不舍昼夜，使无以节制，则一泻无余。合此二义，故名此卦为"节"。国家汇聚一国之资源，当制定预算规划，量入为出，并合理、公平地分配资源。故《大象》说"君子以制数度，议德行"。

从卦德看，坎阳兑阴，阳上阴下，刚柔分明，阴阳互补，又互相节制；互卦为艮、震，震为动，艮为止，也构成互相牵制之象。另外，兑为秋，坎为冬，春生夏长，需要秋收冬藏来节制，由此也可以向节制的方向感悟。

《节》卦：适度节制，亨通；以节制为苦或过度节制使人苦，贞卜结果不利。

世间万物都相为用，又互相限制，因此适度的节制对人对物才有好处。据《庄子·天下》记载，世间万物都以任力称情为爱，顺其自然，任性逍遥，看来自由度较高，其实最终还是要受自然规律的限制而节制。墨子就过于强调节制勤俭，"腓无胈，胫无毛，沐甚雨，栉疾风"，主张生不歌乐，死不服丧，这是不符合人情常理的，自己这样做是不爱惜自己，让天下人都这样做，则是不爱惜他人。"使人忧，使人悲，其行难为也。恐其不可以为圣人之道，反天下之心。天下不堪。"墨子之道使人忧劳悲苦，违背了天下人的心愿，老百姓不能忍受，实行起来是非常困难的。墨子自己虽然能做到，但对天下人却无可奈何。这大概就是墨子之学最后却没有实施的原因。

水无尽，喻人的物质贪欲、自由的欲望无穷尽；泽有限，喻社会物质总量有限、社会和谐须有约束，水不节制则泛滥，贪欲不节制、过分强调个体的自由而不节制则生祸患。节约生产成本，节制消费欲望，在任何时代都是值得提倡的美德，这与今日所言的环境保护、生态平衡、绿色生活方向一致；制度设置不仅要考虑个体的生理物质需求，还要顾及个体精神的正当需求，而个体要在自觉遵守社会公德的基础上享受自由，这就是今日所言个体自由和社会和谐之间的辩证法。

《节》卦对比论述，告诫我们不同的节制观和制度所得到的结果也不同，主张适度节制。要在人的生理物质需求、精神自由需求与社会的供给总量、社会和谐构建中寻求最大公约数，客观上在制度设置上要满足人的最基本的物质、精神需求，主观上又要引导人自觉节制自己的贪欲。

当位以节，中正以通

《彖》曰："节，亨"，刚柔分而刚得中。"苦节，不可贞"，其道穷也。说[①]以行险，当位以"节"，中正以通。天地"节"而四时成。"节"以制度，不伤财，不害民。

【注释】

① 说：通"悦"，喜悦，愉悦。

【细读】

《彖传》说："适度节制而得亨通"，是因为刚柔判然区分，并且以刚健得中道。"过分节制，贞卜结果不利"，其道使人困穷。用愉悦的心情蹈历险境，居于适当的位置而能"节制"自己的行为，九五既中且正，（行事节制）可得亨通。天地"节制"而四季功成。王者用制度"节制"万民，不浪费民财，不损害民命。

"刚柔分而刚得中"，是从符号说，兑下坎上，坎刚兑柔，判然区分，并且阴阳各三爻，刚柔相济的同时又相互克制，由此可以让人联想到节制。九二、九五居中位，更兼九五当君位，有节制天下之权，所以能带来亨通。

"苦节"，可从主观、客观两个角度理解。主观上以节制为苦，客观上制度设置使人苦都是错误的做法，故贞卜的结果为"不可"。《彖传》解释较为准确，认为"苦节"为

"其道穷也",导致贞卜结果为"不可"。《象传》在此处的解释似以"贞"为贞卜。

"说以行险",是从卦德说节制的方法;"当位以节,中正以通"是从符号结构说节制的方法与结果。

"天地节而四时成",是从天地寻找节制的理论依据。

"节以制度,不伤财,不害民",是推天道明人事的目的。

要适度节制,就如大自然中春生、夏长、秋收、冬藏,四时互相节制,周行不殆。人也是如此,传统儒家强调节之以礼,孔子评价《诗经·周南·关雎》"乐而不淫,哀而不伤",就认为无过无不及的中和状态是美的。就君王来讲,礼即是礼仪制度,役使官吏、百姓不可过度。春秋时期,齐襄公在瓜熟的时节派连称、管至父去驻守葵丘,答应他们一年为期,到第二年瓜熟的时候就派人替换他们。可是一年之后,齐襄公却不同意二人希望派人替换他们的请求。二人不满,于是联合公孙无知策划叛乱,杀死了齐襄公。司马光《资治通鉴》记载唐太宗论"止盗"时曾经说过"刻民以奉君,犹割肉以充腹,腹饱而身弊",强调不应以繁苛的法令来役使百姓,否则结果必然是"君富而国亡"。我们也应当从齐襄公身上吸取教训,对人对己都应适度节制,学习唐太宗适度克制自己的欲望。

制数度,议德行

《象》曰:泽上有水,节;君子以制数度①,议德行。

【注释】

① 数度:尊卑、礼数的等差。分寸尺丈引为五度。

【细读】

《象传》说:大泽上有水,是《节》卦卦象;君子因此要制定法令制度,讨论人的德行(加以任用,使各有等差,皆得其宜)。

从卦象说,兑为泽,坎为水;泽上有水,水无穷而泽有限,水过满则溢,也可理解为泽节制水使之不溢出,所以象征节制。坎为矫輮,改变曲直,所以引申为"制";兑为口舌,所以引申为"议"。因此《象传》有"制数度,议德行"的阐发。

当节而节,明于通塞

初九:不出户庭,无咎。

《象》曰:"不出户庭",知通①塞②也。

【注释】

① 通:通畅。② 塞:阻塞。

【细读】

初九：不走出门庭，没有咎错。

《象传》说："不走出户庭"，知道能通即行，不通则不出。

对于初九和九二，清代俞樾《周易互体征》从象数的角度做出了解释："自三至五互艮，艮为门阙，故初九言'户庭'，九二言'门庭'，皆取艮象也。初在内，故言户，二在外，故言门。初二两爻皆未至《艮》体，故曰不出。然初'不出'可也，二'不出'则凶矣，此位之异也。"初九位低，距门还远，需节制，可以有提升自我才德的小规划，不可好骛远冒进。

孔颖达《周易正义》从君王"制数度"说，初九处于《节》卦之初，是"整离散而立法度"之时，这个时候，应该谨慎周密，不可宣之于外，公之于世，所以要"不出户庭"，这样可以防止法度泄露，百姓用奸伪之情应对。如此，则制度可立，保国家无虞。

《老子》说："不出户知天下，不窥牖见天道。"君子可以通过修养自身，做内观的功夫体察外在世界的运行规律，从而做到天君泰然，塞时自节。

对于我们而言，当节之时则节，不该有所为时就应该退守。孔子就曾感叹"时哉时哉"（《论语·乡党》）、"道不行，乘桴浮于海"（《论语·公冶长》）；庄子生当乱世，面对楚王的征召，"持竿不顾"，不愿像神龟一样"死为留骨而贵"，宁愿"生而曳尾涂中"（《庄子·秋水》）。孔子、庄子都在明于通塞上给我们做出了榜样。

机不可失

九二：不出门庭，凶。

《象》曰："不出门庭，凶"，失时极[①]也。

【注释】

① 极：中。

【细读】

九二：不走出门庭，有凶险。

《象传》说："不走出门庭，有凶险"，失去了适中的时机。

初九不出无咎，九二不出则凶，苏轼《东坡易传》形象地解释为："水之始至，泽当塞而不当通；既至，当通而不当塞。故初九以不出户庭为无咎，言当塞也；九二以不出门庭为凶，言当通也。"此一时彼一时，不同时不同对策。机会来了，没把握住，也是损失，类似今日经济学所言机会成本。九二居中与九五同为阳爻，且互震，正是当行之时，可是又在艮中，艮为止，时机到了却不能有所作为，有违"时中"之义。"时"是客观条件，"中"是主观恰当的应对措施。

春秋时期，宋襄公与楚成王争霸，双方在泓水对阵。楚军开始渡泓水河时，大臣子鱼劝宋襄公说："楚兵多，我军少，应该趁他们渡河时消灭他们。"宋襄公却回答说："我们是仁义之师，怎么能趁人家渡河时攻打呢？"等到楚军过了河，开始在岸边布阵时，子鱼又劝宋襄公进攻。宋襄公却要等楚军列好阵再交锋。结果楚军布好阵击鼓冲锋大败宋军，宋襄公也被射伤了大腿。对敌作战要抓住战机，讲究"因敌变化而取胜"，宋襄公却死守"不禽二毛""不鼓不成列"的规矩，该出击时不出击，结果当然是大败而回。对此，苏轼《论十二首·学士院试〈春秋〉"定天下之邪正"论》就认为，宋襄公看似仁者，其实并不是：为了争霸，宋襄公使国内百姓疲敝，说明他平素并不讲修仁德，却在战时讲究礼仪，纯粹是为了欺世盗名。

不节制，则嗟叹

六三：不节若，则嗟①若②，无咎③。

《象》曰："不节"之"嗟"，又谁咎④也？

【注释】

①嗟：叹息。②若：语气词，无实义。③咎：咎错。④咎：归咎。

【细读】

六三：不节制，就会嗟叹，没有咎错。

《象传》说："对不节制的嗟叹"，又能归咎于谁呢？

九三居兑卦之极，兑为口舌，上卦坎为加忧，所以六三有"嗟若"之象。但能嗟叹自己没能节制，有补过之心，所以之后没有咎错。

再从爻位分析，三为阳位，六三以阴处阳，以柔乘刚，失位，违背了节制之道，故此嗟叹。但是这样的结果是自己不节制导致的，又能归咎于谁呢？

能够节制自己，及时补救，改过从善的人最有名的应当算唐太宗了。宋代司马光《资治通鉴》记载，魏徵经常在朝堂之上与唐太宗争执，致使唐太宗认为自己当众受辱。有一次，唐太宗恼羞成怒甚至想要杀死他。长孙皇后听后换好礼服，下拜劝谏说："妾闻主明臣直，魏徵直，由陛下之明故也，妾敢不贺！"她认为正是因为唐太宗英明，所以才会有魏徵这样敢于直谏的大臣。长孙皇后"朝服进谏"，使唐太宗克制了自己杀贤之心，从此更加重用魏徵，成为一代明主。

如果不加节制又会如何呢？春秋时期，郑国的伯有喜欢喝酒，造了"窟室"，供自己日夜饮酒作乐。来朝见的人因为他在"窟室"喝酒，都只能各自回去。后来，伯有朝见郑简公，再度要强派子晳冒险去楚国，回家之后又去喝酒。子晳就带着驷氏的甲士攻打并且放火烧了他的家。伯有只能逃亡到雍梁，直到酒醒之后才明白事情的始末，无奈之下只能逃到许国。当时的大夫讨论这件事时认为正是因为伯有骄奢淫逸，不加节制，所以才导致祸难。

一国的大夫如此，平民老百姓也应懂得节制。有一个非常有名的故事叫作《赵某误子》，是说吴国有个姓赵的人家里很富有，他的三个儿子不务正业，挥霍家产。有一位老人好心劝告他，让他教儿子学些本事以便将来能独立生活，可是富人不听，继续放纵儿子游手好闲。不久姓赵的人死了，家产被三个儿子挥霍一空。三个儿子有的在街上乞讨，有的偷邻居的东西，有的饿得趴在路边。这样的结局是姓赵的富人不节制儿子游手好闲行为的结果，更是三个儿子不自我节制的恶果。

承上安行，可得亨通

六四：安①节，亨。

《象》曰："安节"之"亨"，承上道也。

【注释】

① 安：发于本愿，从容泰然。

【细读】

六四：安行节制，可得亨通。

《象传》说："安行节制的亨通"，是因为能顺承九五，不失其道。

六四当位，上承九五，六四与初九正应，又在互卦艮中，艮为止，象征着安于九五的节制。

宋代苏洵《辨奸论》："夫面垢不忘洗，衣垢不忘浣，此人之至情也。今也不然，衣臣虏之衣，食犬彘之食，囚首丧面而谈诗书，此岂其情也哉？"这句话批评的是宋代名臣王安石，认为人衣服肮脏，饮食粗劣，仪表邋遢却能对经典侃侃而谈的行为是违背人之常情的。他甚至说"凡事之不近人情者，鲜不为大奸慝"，把王安石比作竖刁、易牙、开方这类奸佞之臣。而王安石是不是像汉代公孙弘一样是假作简朴呢？事实并非如此，比如，王安石的同僚注意到他吃菜时只吃鹿肉丝，就对王安石的夫人谈及此事，认为他爱吃鹿肉丝。于是王安石的夫人让这些人下次吃饭时将别的菜摆在王安石面前，把鹿肉丝拿远，看他会怎样。结果大家发现王安石只是吃靠近他的菜，甚至连桌上摆了鹿肉丝都不知道。观察王安石类似行为可知，他只是把所有精力都贯注于自己内在的思想上，安于自身处境而已，并非苏洵所说的心怀"大奸慝"。

与王安时同时期的另一位名人苏轼所吟唱并践行的"此心安处是吾乡"《定风波·南海归赠王定国侍人寓娘》被士人奉为圭臬。当他被贬到惠州时，他看到的不是凄苦之象，而是"岭南万户皆春色"（《十月二日初到惠州》），甚至要"日啖荔枝三百颗，不辞长作岭南人"（《惠州一绝·食荔枝》）。虽然他因被贬不敢与在官者争买羊肉，但是他却以能买到脊骨烤食为乐："骨间亦有微肉，煮熟热酒漉，随意用酒薄点盐炙，微焦食之，终日摘剔牙綮，如蟹螯逸味。"即便只能吃烤羊骨，他也能品出吃螃蟹的趣味。他在广州，虽不得参与公事，但他仍热心公益，创立公家医院，解决民众的饮水问题。

苏轼虽然被贬，但他兼济天下、进退自如、宠辱不惊的人生态度，却给我们留下了宝贵的精神财富。林语堂《苏东坡传》写道："苏东坡已死，他的名字只是一个记忆，但是他留给我们的，是他那心灵的喜悦，是他那思想的快乐，这才是万古不朽的。"圣人生知安行，从发于本愿，从容践行这方面来讲，苏轼可称得上圣人了！

以节为甘，往有佑助

九五：甘①节，吉。往有尚②。

《象》曰："甘节"之"吉"，居位中也。

【注释】

①甘：美。②往有尚：清代王引之《经义述闻》："往而有助。"尚，佑助。

【细读】

九五：甘美地恭行节制，吉祥。前往必有佑助。

《象传》说："甘美地恭行节制的吉祥"，是因为九五阳刚居阳位，得中得正。

程颐《伊川易传》："九五刚中正居尊位，为节之主。所谓当位以节，中正以通者也。在己则安行，天下则说从。节之甘美者也，其吉可知。"意思是说九五当位为得正，居中位为得中，九五刚中得正，更合《象传》"当位以节，中正以通"的解释，天子恭行节制之道，从容安泰地化育天下百姓，可得重熙累洽之功。

据汉代班固《汉书》记载，汉文帝即位二十三年，宫室、苑囿、车骑、服饰、车架等没有增加。如果有不便于百姓之处，总是废止工程以利百姓。他曾经想造一个露台，招来工匠计算之后，发觉价值百金，就说："上百斤金，是十家普通百姓的产业。我继承了先帝留下来的宫室，时常担心使先帝蒙羞，还建造高台干什么呢？"他身穿黑色粗布的衣服，他所宠爱的慎夫人衣长也不拖地，居住的宫室帷帐没有刺绣纹饰，以此显示其敦厚朴素的作风，为天下人做出表率。他建造霸陵，全部用瓦器，不准用金、银、铜、锡作为装饰品，沿着山势修建，不另外起土建造坟墓。汉文帝恭行节俭，致力以德化民，所以汉文帝当政时期，海内富裕，百姓乐于服从礼仪教化的规定。

过分节制，不足师表

上六：苦节，贞凶；悔亡。

《象》曰："苦节，贞凶"，其道穷①也。

【注释】

① 穷：困穷。

【细读】

上六：过分节制（或：以节为苦），贞卜结果凶险；（若能及时改过）悔恨消亡。

《象传》说："过分节制，贞卜结果凶险"（此处"贞"也无法译作"正"），是因为节制之道已经困穷了。

"贞凶"，过分节制别人，则人所不堪，贞卜的结果是凶。"悔亡"，上六以阴爻居阴位，得位，过分节制自己，那么行为上不会出现极端的过错，所以悔恨消亡。或曰：若及时改正，可"悔亡"。

另备一说，六四"安节"、九五"甘节"都是从主体修养心态言，而不是讲结果。上六"苦节"也当是讲主体修养心态：苦于节，以节为苦，贞卜结果凶险。若及时改过，可"悔亡"。

节亦有度。清朝道光帝在历代皇帝中，以"节俭"闻名，现在看就有些过于节俭了。皇后过生日，招待群臣一人一碗打卤面，吃完还不准再添。道光帝挖空心思节省开支，居然撤掉了驻守新疆军队的军费，大臣只好把驻守其他要塞的军队撤掉一些，把节省下的军费拨给新疆。到了十几年后的鸦片战争时，本土军队居然打不过远道而来的英军，道光帝才认识到过于节俭也会误国。

综观《节》卦，泽上有水，泽节制水，水也要节制，满而不溢，给我们的启示是要"为节得中"，为人处世要知通塞，适时、适度节制。就普通人而言，不加节制会有哀嗟之祸，安行节制则会亨通；对于领导而言，如果能以自身的安行节制影响周围的下属，使下属都能心怀敬慕地恭行节制之道，那么就会达到"甘节"的效果。节有时，有方，也有度。

小过（卦六十二）

阴多过阳，可小事过

䷽艮下震上　小过①：亨。利贞。可小事，不可大事。飞鸟遗②之音，不宜上，宜下，大吉。

【注释】

①小过：卦名，艮下（☶）震上（☳）。小，可理解为小事、稍微。过，可以理解为越过、超过。

②遗：遗留。

【细读】

《序卦传》："有其信者必行之，故受之以《小过》。"小过，即在谦恭、节俭等小事上可稍微过为，不可在超越本职的大事上过为。

《小过》卦得名之因：

从符号看，二阳爻四阴爻，且六二、六五皆为阴爻，阴爻数量超过阳爻。阴小阳大，小超过大，所以称为《小过》。二阳在内，四阴在外，像鸟张开翅膀飞翔一样，飞鸟捕虫不宜向上，宜向下在灌木丛中捕虫，故以飞鸟喻卦意。

姜广辉《〈周易〉卦名探原》认为，《小过》卦中三、四爻为两阳爻，初爻、二爻与五爻、上爻皆为阴爻。桥两边承载的桥桩加多了，但此桥只有两根梁，因此名为"小过"，其过车过人之用小矣。《小过》的卦名取象，乃参照《大过》的卦名取象而来。

《大过》卦辞云："大过，栋桡。"《彖传》谓："栋桡，本末弱也。"苏轼《东坡易传》卷三谓："四阳者，栋也。初、上者，栋之所寄也，弱而见摈，则不任寄矣。此栋之所以桡也。"明代郝敬《周易正解》认为《大过》卦取象桥梁，而非屋梁，其中四阳爻象征桥之四梁，初爻和上爻两阴爻为承载此四梁的两边桥桩，桥桩承载力太弱，致使桥之四梁变形弯曲，此即《彖传》所说"栋桡，本末弱也"。卦名"大过"者，四梁之桥，过车过人之用大矣。《大过》卦巽下兑上，巽为木，兑为泽。《大象》谓："泽灭木，大过。"这是说从《大过》卦上下二体之关系看，亦可解通。

从卦象看，李鼎祚《周易集解》引侯果："山大而雷小，山上有雷，小过于大，故曰《小过》。"李道平《周易集解纂疏》进一步解释道："艮一阳在上，阳为大，故曰'山大'。震重阴在上，阴为小，故曰'雷小'。"可备参考。

从卦德看，下卦艮德为止，上卦震德为动，止而动，用礼制克制自己的行动，可在节约、谦恭等小事方面小过，不可膨胀骄奢。

《小过》卦：亨通。贞卜结果有利。可以做小事，不可以做大事。飞鸟飞过遗留下来的声音，不应该向上飞，应该向下，大为吉祥。

六二、六五皆阴爻居中位，阴小阳大，所以可以做小事；九三、九四失位不中，所以不可以做大事。此卦以小鸟飞翔为喻：只听见鸟的叫声，看不见它的形体。这种情形下如果继续向上飞，那么一定会遭受祸患，如果向下飞则饮食、安居问题皆可以得到解决。

宜下，不宜上

《彖》曰："小过"，"小"者"过"而"亨"也。"过"以①"利贞"，与时行也。柔得中，是以"小事吉"也。刚失位而不中，是以"不可大事"也。有"飞鸟"之象焉，"飞鸟遗之音，不宜上，宜下，大吉"，上逆而下顺也。

【注释】

①以：得以。

【细读】

《彖传》说："小过"，是指"小的"方面"超过"可以得到"亨通"。因为"过"行小事，"利于守持正固"这是因为顺应了时势。六二、六五皆柔爻且得中位，因此"做小事吉祥"。九三不中，九四失位，因此"不可以做大事"。有"飞鸟"的卦象，"鸟飞过遗留下来的声音，不应该向上飞，应该向下，大为吉祥"，是因为向上为逆，向下为顺。

对其中两点做进一步解释：

"与时行也"，强调此卦为宜"小过"之时，故需权宜行事，在小事上可有所过越，指出做事适合时宜的重要性。

"上逆下顺"，可以从鸟捕虫说，越向上飞，离虫越远，违逆捕虫初衷；向下飞才能捕到虫，顺从捕虫愿望。还可以从符号上这样解释：四为阳爻，五为阴爻，皆失位，都在上卦，所以说"上逆"；二为阴爻，三为阳爻，得位，都在下卦，所以说"下顺"。

《彖传》的核心是告诫我们要懂得根据大环境的不同做到权宜行事。适宜做小事，且态度要谨慎谦恭，这样才能有吉祥的结果。

行过乎恭，用过乎俭

《象》曰：山上有雷，小过；君子以①行过乎恭，丧过乎哀，用过乎俭。

【注释】

① 以：因此。

【细读】

《象传》说：山上有雷，是《小过》卦卦象；君子因此要行为稍过谦恭，丧事稍过悲哀，费用稍过节俭。

《晏子春秋》记载了这样一则故事：齐景公的使者在晏子家吃饭时发现晏子家穷，就报告给了齐景公。齐景公于是给了晏子很多钱，可是送了多次晏子都不接受。最后，晏子说自己家受了齐景公很多赏赐，并不穷。如果从君王那里拿来赏赐散发给百姓，是代替君王统治百姓，忠臣不会这样做；拿来君王的赏赐自己私藏，仁义的人不会这样做；积累很多赏赐，死后为别人所有，聪明的人不会这样做。所以外在的物质条件只要能让自己的内心满足就足够了。齐景公于是问当初齐桓公赐给管仲那么多财物人口，管仲为什么不推辞呢？晏子回答道："圣人千虑，必有一失；愚人千虑，必有一得。"认为对于这件事，管仲作为智者有一失，自己作为愚者有一得。晏子再次拜谢齐景公，最终没有接受赏赐。

晏子节俭，着布衣鹿裘上朝，孔子的弟子有若说他穿狐裘三十年。时至今日，人们提到"晏子裘"仍然在称道晏子的节俭，可见古往今来的人对于晏子的做法都是肯定的，认为晏子的做法确实有矫世励俗的作用。

逆势凶险，当止则止

初六：飞鸟以①凶。

《象》曰："飞鸟以凶"，不可如何也。

【注释】

① 以：表结果。

【细读】

初六：鸟逆势上飞，结果凶险。

《象传》说："鸟逆势上飞，结果凶险"，（这是初六自取凶险）无可奈何的。

清代刘沅《周易恒解》："阴柔居艮止而不自止，如鸟不当飞而飞，必罹网矢，是凶由自作。不可如何，叹之也。"这段话解此爻颇为恰切。初六以阴爻居刚位，失位。又与九四相应，九四在震中，震为行，所以两个原因导致初六需要动，可是它却处于下卦艮中，艮为止，不宜动。这种矛盾的状态就像鸟不当飞却向上飞，一定会撞上罗网或遭到弓矢的射击一样，这种祸患是由自身盲目行动导致的。

汉高祖六年（前201年），韩王信叛汉，勾结匈奴进入雁门关，攻下太原。汉高祖刘邦亲率三十二万大军迎击。进入太原郡的初期，汉军作战节节胜利，韩王信逃奔匈奴。汉军乘胜追击，又接连取得胜利。刘邦率大军到达晋阳之后，前去打探军情的人都回报说匈奴只有老弱病残，可以攻击。此时的刘邦因屡次获胜，贪功冒进，打算毕其功于一役，从此解除匈奴对汉朝的威胁，因此不仅不听娄敬的正确分析，反而大骂娄敬并将其拘押。刘邦率军深入大同，在白登山中了匈奴的诱兵之计，被围困七天七夜。深冬气候严寒，汉军很多人被冻伤，饥寒交迫。后来，刘邦采用陈平的计谋，向冒顿单于的阏氏行贿，才得脱险。如果刘邦听到娄敬的分析，及时冷静下来，认识到兵不厌诈，在敌军示弱的时候能保持清醒的头脑，不贪功冒进，也许就不会在白登山犯险，损失惨重了。

谨守本分，可得无咎

六二：过①其祖，遇其妣②。不及其君，遇其臣。无咎。

《象》曰："不及其君"，臣不可过也。

【注释】

①过：越过。②妣：已故的女性祖先，后特指已故的母亲。

【细读】

六二：越过祖父，遇到祖妣。没有赶上君王，遇到了臣子。没有咎错。

《象传》说："没有赶上君王"，是因为臣子不可越过。

"过其祖，遇其妣"，解释历来众说纷纭，刘沅《周易恒解》："阳之在上者父象，尊于父者祖象。四在三上，祖也。五阴而尊，祖妣也。阴过乎阳，曰'小过'。二五相应者也，而皆阴，二越三与四之阳，而与五遇，为过其祖而遇其祖妣……六二柔顺中正，过与不及皆得乎中，此《小过》最善之爻。"这段话是说，九三、九四位于六二之上，故其象如此，而六五是阴爻，在爻位上又尊于九三、九四，所以有祖妣之象。六二越过九三、九四与六五相应，这就是所谓的"过其祖，遇其妣"。

"不及其君"，六二与六五相应，六五从爻位上又可理解为君，但六二又在下卦艮中，艮为止，所以"不及其君"。

"无咎"，六二以阴爻居柔位，有柔顺中正之德，所以"无咎"。

《小象》所言可以这样分析，六二在艮中，止于九三之下；与九五之间隔着九三、九四，有"臣不可过"之象，喻臣不可超过君王。

三国时期刘备于白帝城托孤，丞相诸葛亮临危受命。此后，诸葛亮便怀着"报先帝，忠陛下"的赤诚之心，在平定南方之后，即挥师北伐，想要完成先帝刘备"兴复汉室"的雄心壮志。兢兢业业辅佐后主刘禅，不仅教导后主为政之道，告诫他要"开张圣听"、赏罚严明、亲贤远佞；自己更是率兵六出祁山，"攘除奸凶"，鞠躬尽瘁，死而后已。诸葛亮"不及其君""不过其臣",谨守臣子本分,大概可以作为此爻的注脚。

弗过防之,从或戕之

九三:弗过防之,从或①戕②之,凶。

《象》曰:"从或戕之","凶"如何也!

【注释】

①或:或许,可能。②戕:杀害,残害。

【细读】

九三:不能过为防备敌人,从而可能会遭受残害,凶险。

《象传》说:"从而可能会遭受残害","凶险"多么严重啊!

"弗过防之",防备、防卫为小事,小事可过为。九三刚健,若疏忽防备,则可能遭受残害。

九三、九四、六五互卦兑,兑为毁折,即戕害之义。九三与上六相应,有上行的趋势,如果上行则可能受到九四的戕害,所以凶险。

妄动则危,戒备静守

九四:无咎。弗过,遇之,往厉①,必戒,勿用,永贞。

《象》曰:"弗过遇之",位不当也;"往厉,必戒",终不可长也。

【注释】

①厉:危厉。

【细读】

九四:没有咎错。不能过分刚强,遇到初六,妄动前往应和则危厉,一定要谨慎地戒备,不要施展才用,不断贞问。

《象传》说:"不能过分刚强,遇到初六",是因为九四以阳爻居阴位,不当位。"妄动前往应和则危厉,一定要谨慎戒备",最终不能长久无害。

九四以阳爻居柔位,失位有咎,但因与初六正相应,符合"宜下"的卦辞,所以没有咎错。四为臣位,五为君位,安静守正就好,如果妄动一定会遭受危险,不能常保无虞。

《左传》《史记》里都记载了楚庄王问鼎的典故。春秋时期楚庄王争霸,因陆浑之戎不臣服于楚,于是攻破陆浑之戎,打到洛水时,在周朝的边境阅兵,周王室派大夫王孙满劳师。楚庄王早有觊觎天下之心,问王孙满九鼎的大小轻重。王孙满知道楚庄王有不臣之心,于是回答说:"统治天下,重德不重鼎。"直言周王朝虽然国运已衰,但天命未改，楚国虽然强大，但鼎的轻重是不该问的。楚庄王看到王孙满不卑不亢，知道还不是灭亡周朝的时机，于是撤军。

楚庄王能从王孙满的回答中看到周朝的国祚未衰，及时收敛，退守其正。在此后的十八年里，楚国在楚庄王的领导下始终保持着强大的实力，成为中原诸国争霸的强劲对手，楚庄王本人也被司马迁认定为"春秋五霸"之一。

与此相反，主弱臣强之时，也有一些臣子趁机擅政，倒行逆施，最终身死名辱，董卓就是其中的代表。东汉末年，董卓趁乱入京，逐渐把持朝政，废掉少帝，改立献帝，在朝廷中残害异己，最终被王允设计诛杀三族。他死后，百姓奔走相庆。足可以印证《周易》"往厉必戒""终不可长也"的告诫之语。

阴阳不应，密云不雨

六五：密云不雨，自我西郊。公弋①取彼在穴。

《象》曰："密云不雨"，已上也。

【注释】

① 弋：用带有丝绳的箭射鸟。

【细读】

六五：阴云密布却不下雨，从西边的郊野升腾而起。公侯用带丝绳的箭射取山中洞穴里的鸟。

《象传》说："阴云密布却不下雨"，是因为阴爻已经居于上边的爻位了。

"密云不雨，自我西郊"，古人以为阴阳遇合才能下雨，六五以阴居尊位，下无阳应，六五、六二皆阴，故"密云不雨"，喻"小者过""不可大事"；九三、九四、六五互卦兑，兑为泽，五为天位，水在天上聚集，是为云；六二、九三、九四互卦巽，巽为风；另外，下卦为艮，艮为止，所以才导致"密云不雨"。兑为西，六五在上卦，震在东，"我"指震，所以说"自我西郊"。王弼《周易注》："小过，小者过于大也。六得五位，阴之盛也，故'密云不雨'，至于'西郊'也。夫雨者，阴在于上，而阳薄之而不得通，则烝而为雨，今艮止于下而不交焉，故'不雨'也。"

六五以阴爻居尊位，人臣之极，所以称为"公"。《小过》有飞鸟之象，六二、九三、九四互卦巽，巽为绳，用绳子系箭射鸟，即所谓"弋射"。六二在下卦艮中，艮为山，初六、六二两阴爻象征洞穴。"在穴"，即藏于穴中的鸟，喻隐患；艮为手，综合起来即"公弋取彼在穴"。喻九五王公虽不可向上过为，"不可大事"，但可过行其臣职，除害矫下。

"已上矣"，是从符号说，阴爻已经在上，阴云密布，但下无阳应，故"密云不雨"。

学界还有两种影响比较大的解释：

一种是孔颖达《周易正义》所说："雨者，以喻德之惠化也。除过差之道，在于文德，怀之，使其自服，弋而取之，是尚威武，尚威武即'密云不雨'之义也。"意思是说公侯崇尚武功而不修文德，以德化民。

另一种是清代马其昶《重定周易费氏学》的解说，他将《小过》卦和周文王联系起来，小超过大，臣超过君。西方正是周文王所起之地。在商之季世，文王三分天下有其二以服事殷，能够"执守臣节以终，故泽不被于天下"，由此可见文王之忠。而史书记载了王季伐戎的史实，是文王将这些功绩全部归于王季，可见文王至孝。

这两种解释都能自圆其说，从任何一种解释中我们都能获得有益的启示。

飞得过高，易罹灾眚

上六：弗遇，过之；飞鸟离①之，凶，是谓灾眚②。

《象》曰："弗遇，过之"，已亢③也。

【注释】

①离：通罹，遭受，指飞鸟遭射。②眚：灾异。③亢：高，过度。

【细读】

上六：没有应合阳刚，而是越过阳刚；就像飞鸟向上飞遭遇弋射一样，凶险，这称为灾祸。

《象传》说："没有应合阳刚，而是越过阳刚"，是因为已经处在过高的位置了。

上六本可与九三相应，却因在震中而要上行，因此不与九三遇合而选择越过，就像飞鸟飞得太高目标明显，没有可以隐蔽的地方，一定会遭遇祸患，所以凶险。上六是以飞鸟为喻给人们以警诫：可向下过为，不可向上过为。

《小过》卦反复强调"可小事，不可大事""不宜上，宜下"，应该顺应时势，安守敬畏，柔行小事，不可妄动。初六位低本当安下，却要逆势上飞，凶；六二既中且正，行止得当，无咎；九三没能过为防备，凶；九四不当位，不过越其职则无咎，过越其职则厉；六五位在臣极，虽不能过越臣职过问泽润天下之大事，但可在臣职之内小有过越，除弊兴利；上六膨胀，不能向下遇合，却要向上过越，自寻灾眚。

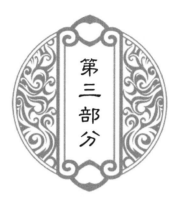

第三部分

修身养性篇

　　修身养性篇就是《易传》提出的九德卦。九德卦具有普适性，君臣都要提高道德修养。九德卦最能体现《周易》的主旨：先做人，再做事。决定未来吉凶的原因很多，有客观原因，也有主观原因，在《周易》看来，个体无法改变客观天道与社会时，只能面对，只能遵循，只能改变自己，所以决定未来吉凶最重要的原因是主观内因。

　　《易传·系辞下》三陈九德卦曰："作《易》者，其有忧患乎？是故《履》，德之基也；《谦》，德之柄也；《复》，德之本也；《恒》，德之固也；《损》，德之修也；《益》，德之裕也；《困》，德之辨也；《井》，德之地也；《巽》，德之制也。《履》，和而至；《谦》，尊而光；《复》，小而辨于物；《恒》，杂而不厌；《损》，先难而后易；《益》，长裕而不设；《困》，穷而通；《井》，居其所而迁；《巽》，称而隐。《履》以和行，《谦》以制礼，《复》以自知，《恒》以一德，《损》以远害，《益》以兴利，《困》以寡怨，《井》以辨义，《巽》以行权。"

　　《履》讲小心谨慎，依礼而行；《谦》讲谦虚谨慎，低调行事；《复》讲依道而行，及时回到正道上；《恒》讲如何才能恒久；《损》讲修养中减法的运用，减缺点，自损者益；《益》讲修养中加法的运用，加优点，自益者益；《困》讲陷入困境的对策；《井》讲修身养人，无私奉献；《巽》讲顺从正道以及顺从与刚健的辩证关系。

履（卦十）

一阴五阳，依礼而行

☱ 兑下乾上　履①：履虎尾，不咥②人，亨。

【注释】

①履：卦名，兑下（☱）乾上（☰），象征小心依礼而行。②咥：音dié，咬、啮、噬。

【细读】

《序卦传》："物畜而后有礼，故受之以《履》。"履，就是按照礼来做，而礼是规范人们行为的准则。杨万里《诚斋易传》："《乾》《坤》，开辟之世乎；《屯》《蒙》，鸿荒之世乎；《需》《养》，结绳之世乎；《讼》《师》，阪泉、涿鹿之世乎；《畜》《履》，书契大法之世乎？"由《小畜》和《履》进入文明之世，其特点为礼乐，故"履者，礼也"。

《履》卦得名之因：

从符号看，《履》卦只有六三是阴爻，和五阳相处，怎么实践？整个卦说的是一阴在五阳之中要小心谨慎，依礼而行。

从卦象看，上天下泽，上乾为天为君，下泽为水为民，根据天象悟出管理社会，分辨上下，以安定民志的道理。尚秉和《周易尚氏学》："上天下泽，尊卑判然。人之行履，莫大于是，故曰《履》。"也可理解为兑为羊，乾为虎，羊"履虎尾"，小心谨慎行事，才能使虎"不咥人"。

从卦德看，下卦为兑，卦德为悦，上卦为乾，卦德为健。既要拼搏，还要使上下高兴。

《履》卦：小心行走在老虎尾巴之后，老虎不咬人，亨通。

《履》形象地体现了兑履践至健乾之后的状态，君臣都要小心谨慎、依礼而行，以和悦态度互相迎合。站在六三的角度解释，怎么做才不招惹老虎来吃你？为臣的要小心谨慎；站在君王的角度解释，老虎怎么做、君王怎么做才不会吃人？为君的要依礼而行。

读了这卦，就知道当年孔子为什么"十有五而志于学，三十而立"（《论语·为政》）了。现在大多将"三十而立"解释为：到了三十岁就应该成家立业。这是不对的。读懂《论语》，"三十而立"是"约我以礼"（《论语·子罕》），立我以礼，用礼来约束自己，使自己在社会上站得住、立得稳。

君礼臣忠

《彖》曰："履"，柔"履"刚也，说①而应乎乾，是以"履虎尾，不咥人，亨"。刚中正，履帝位而不疚②，光明也。

【注释】

①说：通"悦"，这里指下卦的兑为悦。②疚：疚病、害、灾殃。

【细读】

《象传》说："小心依礼而行"，是阴柔"履"阳刚，以和悦应和乾刚，因此"小心行走在老虎尾巴之后，老虎不咬人，亨通"。阳刚居中守正，小心践行帝王之位而没有疵病，光大明亮。

"柔履刚也"，柔是六三。履，是六三行动在五阳之间，为柔履刚。"说而应乎乾"，泽的卦德是悦，这是对六三弱者而言，要发自内心地、心悦诚服地去顺应五阳，特别是上面的乾，乾更多指君王。这样做，才能"履虎尾，不咥人"。你虽然在它身后，它也不会回头咬你。

"刚中正，履帝位而不咎，光明也"，这是站在九五的角度来说的，"刚中正"指九五阳爻既中且正。九二是中而不正，不当位。九五为帝位，在此职位上不内疚，不犯错误才能守持光明。元代胡炳文《周易本义通释》："大抵人之涉世，多是危机，不为所伤，乃见其履。"

这卦涉及君、臣两个角度，且都提出了要求：为臣的小心谨慎；为君的内省不疚，自己反省的时候没有愧疚，不能做错事，无缘无故地把臣子杀掉，滥杀无辜不可为。这就是古人说的君礼臣忠。

辨上下，定民志

《象》曰：上天下泽，履；君子以辩上下，定民志。

【细读】

《象传》说：上是天下是泽，是《履》卦卦象；君子因此要辨别上下，安定百姓心志。

"上天下泽"，天确实在上，泽确实在下，上天下泽，君子根据天象悟出管理社会、分辨上下，以安定民志的道理。这和老虎吃人，和一阴五阳有什么关系？天在上，泽水在下，凸显上下的地位、等级的差别，以此来分辨上下。君在上，臣在下，这就是礼的核心内容，礼就是要按照血缘关系分出上下来，分出等级来。君王子嗣众多，不是每个儿子都能继承王位，只有嫡长子一个人有这个权利。分辨上下是礼的主要功能。认清自己在什么位置上，就安定了，既然是老二，就不要去和老大争，就踏实了，就不会犯上作乱。

《大象》相传为孔子所作，从上天下泽中悟出"辨上下，定民志"和礼有联系。因为礼的功能就是分出不同等级，便于管理。《系辞传》开篇第一句话就是"天尊地卑"，天在上，地在下，可以理解为天尊地卑，所以天地之间安定和谐。胡瑗《周易口义》："此卦上乾为天，为刚，是为君，为父，为夫之道也。下兑为泽，为顺，是为臣，为子，为妇之道也。乾刚在上，是能以尊严临于下也。兑说在下，是能以说顺奉于上也。上下相承，故得君臣父子夫妇皆有其节制，则上下之分定，而尊卑之理别，天下之礼行矣。"

低调朴素，循礼无咎

初九：素①履往，无咎。

《象》曰："素履"之"往"，独②行愿也。

【注释】

①素：朴素。②独：专心。

【细读】

初九：朴素无华小心依礼前往，没有咎错。

《象传》说："朴素无华小心依礼前往"，专心施行循礼心愿。

"素"，古代丝帛没有染色的叫素，保持白色或者有点泛黄的本色。素绢，就是浅黄色的绢，不是纯白，没有经过漂洗，也没经过人工染色。素在这里指本性、本色、朴素，有的引申为始、白、地位卑微的意思。对初九来说，因为位置最低，无权无势，所以没有格外的要求，也不膨胀。这样来保持着本色行事，前往就不会有错误。

"独"顺着"素履"前往，在其他人都崇尚华丽的情况下，自己以质朴的态度前往履践，慎独谨行，依照自己的志愿，而非其他。心甘情愿地在独行中自得其乐，不为纷华迷惑，默守初心。苏轼《东坡易传》："'履'，六爻皆上履下也。所履不同，故所以履之者亦异。初九独无所履，则其所以为履之道者，行其素所愿而已。"

履道坦坦，中不自乱

九二：履道坦坦，幽人①贞吉。

《象》曰："幽人贞吉"，中不自乱也。

【注释】

①幽人：幽静、幽适、幽深、幽囚之人，这里指幽静安适者。

【细读】

九二：小心依礼行走在平坦的大道，幽静安适之人占卜结果吉祥。

《象传》说："幽静安适之人道德正固吉祥"，履行中道不自我扰乱。

九二讲的是一个修养很深的人，他性情幽静、幽深，不轻易表现自己的内心，如同孔子说的"泰而不骄"（《论语·子路》）中的"泰"。古代经学家认为这里有周文王的影子，周文王居羑里演周易，羑里指羑里的监狱。监狱里光线幽暗，当时把关在监狱中的人叫幽人。周文王被关在大牢中七年，天天都琢磨《周易》。其经验显示即便现在处于劣势，如果能够依规则办事，将来的结果也会吉祥。不管怎么样，若走在平坦的康庄大道上，结果就会吉祥。行得正，不做亏心事，就不怕鬼敲门。

"中"指九二已经是中位，是履道坦坦的中道，平坦的康庄大道，如果道路是正确的，即便是幽人贞卜的结果都会是吉祥的。像苏轼所说："谁见幽人独往来，缥缈孤鸿影……拣尽寒枝不肯栖，寂寞沙洲冷。"（《卜算子·黄州定慧院寓居作》）苏轼在被谪贬之时，依旧可以保持道德高尚，履行中道，心中不乱，有信仰、有追求、有方向、有底线，如佛家的"定"、儒家的"君子固穷"。

才德称位，可避虎咬

六三：眇①能视，跛能履，履虎尾咥人，凶；武人②为于大君。

《象》曰："眇能视"，不足以有明也；"跛能履"，不足以与行也；"咥人之凶"，位不当也；"武人为于大君"，志刚也。

【注释】

①眇：许慎《说文解字》："一目小也。"这里引申为眼力不好。②武人：勇武之人。

【细读】

六三：眼力不好能看见，腿脚不好能行走，小心依礼行走在老虎尾巴之后被虎咬，凶险；勇武之人为大人君王效命。

《象传》说："眼力不好能看见"，不足以辨别分明；"腿脚不好能行走"，不足以踏上征程；"被咬的凶险"，位置不适当；"勇武之人为大人君王效命"，心志刚强。

"眇"，眼神不好，不是指瞎子、盲人，而是马马虎虎还能看，不是没有能力，而是能力不强，德不配位，不合要求。由于修炼不到家，老虎可能把你吃掉，所以要提升自己。

"跛"，不是没有腿，而是腿长短不一，马马虎虎还能走。

"武人为于大君"，凶险。因为侍奉君王的人，既要有勇还要有谋，可武人往往有勇无谋，光有勇武，没有谋略，不懂得谨慎，在老虎身后是很危险的一件事。

从爻位看，六三以阴柔居阳位，不当位，导致结局不好。六三处下卦之极，且上承九四，履践乾尾，才德不称位，难以完成履践的行为。从卦象看，六三处下卦兑之上，兑为毁折，处互体离与巽之中。离象征眼睛不好，巽象征腿脚不好，象征不具备相应素质的人居其位，行其事。

这就提示我们五阳一阴的阴处于危险中，有被咥之凶，老虎时刻都有可能回头把你吃掉。卦辞"不咥人，亨"，从正面、从整体说明，要小心谨慎才能"不咥人"。到这爻如果你的才德和职位不匹配，则"咥人"，说明处境危险，凶的概率偏大。这提示我们要小心谨慎，期待"不咥人"的现象出现，只有往好的方向努力，改变现在，才能改变未来。

恐惧谨慎，最终吉祥

九四：履虎尾，愬愬①，终吉。

《象》曰："愬愬终吉"，志行也。

【注释】

① 愬愬：音 suǒ，恐惧的样子。

【细读】

九四：小心依礼行走在老虎尾巴后面，恐惧谨慎，最终吉祥。

《象传》说："恐惧谨慎，最终吉祥"，心志可行。

在老虎尾巴后面，最重要的是小心。愬愬，恐惧谨慎。虽然还小心翼翼、战战兢兢，按道理，九四也不当位，九四有点儿冒进，但没往冒进的方面解释，九四冒进就会没命了。说"愬愬，终吉"，这一爻就没有更多考虑九四不当位，九四以刚居柔，若能恐惧谨慎，终将获得吉祥，奉行循礼志向。

按照《履》卦的整体卦象，九四即虎尾，九四的位置象征已经踩到了虎尾，是非常危险的位置。在这种境况下，必然惊惧紧张，只有小心谨慎，才能安然无事。

从爻位上看，九四阳居阴位，上承九五，近君位，象征臣伴君，所处境地危惧。然而九四以阳居阴，象征有才德之人谦退不居，与六三形成鲜明对比，象征危惧谨慎之貌，所以终能得吉。

刚愎自用，身置危厉

九五：夬①履，贞厉。

《象》曰："夬履，贞厉"，位正当也。

【注释】

① 夬：音 guài，通"决"，决断。

【细读】

九五：刚断果决行事，占卜结果危险。

《象传》说："刚断果决行事，占卜结果危险"，居位正当。

九五是好位置，是吉祥最多的爻位，但也不是全部，也有占卜结果不好的，这就是其中一例。"夬履，贞厉。"贞，问天。厉，是结果。问天的结果：厉，危险。原因：夬履。夬是决断，九五为君王，行为夬履而使自己处于危险之中。九五位置好，但再好的位置，行事刚愎自用、独断专行也会使自己陷入危险之中。君王位置好、权力大，但是如果不谨慎，同样会使国家陷入危难之中。

从卦象上看，九五承乘皆阳，相应九二也是阳爻，象征行为处事过于刚健果断。"刚断果决行事，占卜结果很危险。"《小象》说"位正当也"，应当结果也正当，但是这里告诉大家"贞厉"。九五之位本来既中且正，是正当的，但是在实践过程中，如果行事独断专行、无所忌惮，也会产生危险。孔颖达《周易正义》："'位正当'者，释'夬履贞厉'之义。所以'夬履贞厉'者，以其位正，当处在九五之位，不得不决断其理，不得不有其贞厉，以位居此地故也。"

不断反省，改过则吉

上九：视履考祥①，其旋②元吉。

《象》曰："元吉"在"上"，大有庆③也。

【注释】

①祥：征祥。②旋：转。③大有庆：这里指履道在上九之时，上下皆有"福庆"。

【细读】

上九：回头看一看所走过的路，考察祸福征祥，转身至为吉祥。

《象传》说："至为吉祥"在上位，大有福庆。

不断反省，不断总结，这也是一种谨慎，一种敬畏。《周易》给予这种行为高度评价。因为"其旋元吉"，能转身不断地总结，未来等待你的结果是元吉。

"元吉在上"，至为吉祥，高居上位，说明大有福庆。元，是大的意思；吉，是很好；元吉，是更好。上九处履之极，与六三正应，象征人居高位，完成了一个履践周期，履道大成。经过了履虎尾的危险而终能不见咥，所以要在仔细考察总结成功经验后返回，可获元吉。

《履》卦在《小畜》卦之后，主要告诉我们行走在老虎尾巴后边，怎么做才能让老虎不咬人，此占亨通。《序卦传》说："物畜然后有礼，故受之以《履》。"履礼的关键，如陈梦雷《周易浅述》中说："人心难于有终。元吉在上，是所履至终大善，故福庆亦大也。全卦以履为礼，又取践履为义。大抵危而能亨，乃见所履之善。刚而居柔，乃获所履之吉。观履之吉凶，而处世可悟矣。"

谦（卦十五）

山在地下，谦德为基

☶艮下坤上　谦①：亨，君子有终。

【注释】

①谦：卦名，艮下（☶）坤上（☷），象征"谦虚"。

【细读】

《序卦传》："有大者不可以盈，故受之以《谦》。"《系辞传》认为《履》卦是"德之基"，是道德修养的基础，认为《谦》卦是"德之柄"，是道德修养之柄，柄就是把儿，兵器光有铁头没有把儿不能用，农具没有把儿不能用。所以谦就是柄、就是把儿，是修养的关键。

《谦》卦得名之因：

从卦象看，地山谦，上面是坤，下面是艮。坤象征大地，艮象征山，从大地下面有座高山的关系中进行道德联想，重点从山的角度去感悟：山本来应该高高立在地上，现在主动把自己放在大地之下，位高不自傲、功高不自伐、学高不炫耀。《谦》卦主要由卦象得名。

从卦德看，艮下坤上，艮卦德为止，坤卦德为顺，内止外顺，体现了高山屈而处地之下谦虚之意。

《谦》卦：亨通，君子若能保持谦虚的美德就能得到美好的结果。

《周易》六十四卦，其他六十三卦的占断都有吉有凶，唯独《谦》卦六爻预测结果都偏向吉祥。说明《周易》的作者非常看重谦虚，几乎把谦虚看成充分必要条件。只要谦虚，就有好的结果。谦虚是中国传统文化中非常推崇的道德修养。用庄子的话说就是"虚室生白"（《庄子·人间世》），摒弃心中的个人成见，才能与天地大道融为一体，心斋、坐忘、慎独都是修养身心的方法。荀子讲"虚一而静"（《荀子·解蔽》），空虚了才能安静下来，才能理智地对待，才能不因感情的冲动阻碍我们对正确道理的接受。摒弃自己原来的成见，才能接受新的信息，这就是"满招损，谦受益"（《尚书·大禹谟》）"谦虚使人进步，骄傲使人落后"。

厌恶盈满，喜好谦虚

《彖》曰："谦，亨"。天道下济而光明，地道卑而上行。天道亏盈而益"谦"，地道变盈而流^①"谦"，鬼神害盈而福"谦"，人道恶盈而好"谦"。"谦"尊而光，卑而不可逾：君子之终^②也。

【注释】

①流：孔颖达《周易正义》释为"流布"，即流散盈满以广布于虚处，含"充实"之义。②终：此"终"字兼含两义，一君子始终守谦，二君子终获谦福。

【细读】

《彖传》说："谦虚，亨通"。天道下降济物而光明，地道卑微而向上行。天的规律亏损盈满补益"谦虚"，地的规律变易盈满充满"谦虚"，鬼神的规律危害盈满而施福"谦虚"，人的规律厌恶盈满而喜好"谦虚"。"谦虚"的人居尊位而光明，卑微的人不可逾越：君子能保持至终而得善终。

"天道下济而光明"，是说太阳，阳光越是往下照，越是能显现它的光明。"地道卑而下行"，大地之道越是低洼之处越是往上走。"天道亏盈而益谦"，月亮满的时候就逐渐残缺了，残缺的时候就逐渐地增益了。"地道变盈而流谦"，地上的高山，下雨时泥石流都是往低洼之处流。鬼神也这样，"鬼神害盈而福谦"，损害盈满者，造福谦恭者。人道也是这样，"恶盈而好谦"，厌恶盈满而喜好谦恭。推天道明人事，告诉人们人世间也是恶盈而好谦，在天地间寻找谦虚的理论依据，由相似关系类推，论证人要谦虚的观念。

"谦尊而光，卑而不可逾，君子之终也"，无论尊贵还是谦卑，谦虚都是重要的。尊贵者因为谦虚而形象高大，能接受别人的批评，有度量，海纳百川，老百姓心中有数。卑贱者如果足够谦虚、低调，就是不可逾越、不可侵犯的仁者。这是君子谦虚的吉祥结果。

损有余，补不足

《象》曰：地中有山，谦；君子以裒^①多益寡，称物平施。

【注释】

①裒：音 póu，减少。

【细读】

《象传》说：地中有山，是《谦》卦卦象；君子因此要减少多者增益寡者，权衡各种事物，公平地施与。

"君子以裒多益寡，称物平施"，这和谦虚好像有联系，但是有距离了，谦虚本来是一种修养，但《大象》已经由道德修养说到政治管理，格物的侧重点不是山的属性，而是大地的属性。"衰多益寡"，山本来在地上，把高出的部分铲下来填到低洼之处，这就是损有余补不足，追求的是分配的大概平均，是论证财富分配制度。君子因此称量财物取多补少，平均分配、公平分配以避免两极分化。

君子自牧

初六：谦谦君子，用涉大川，吉。

《象》曰："谦谦君子"，卑以自牧[1]也。

【注释】

① 自牧：王弼《周易注》："牧，养也。"

【细读】

初六：君子谦而又谦，可以涉过大河，吉祥。

《象传》说："君子谦而又谦"，自己管理自己。

"谦谦君子"成语就出自这句爻辞，指恭俭谦逊的美好德行。初六在《谦》卦最下，位置最为谦逊，以阴居阳，谦而又谦。汉代刘向《列女传》："二女承事舜于畎亩之中，不以天子之女故而骄盈怠慢，犹谦谦恭俭，思尽妇道。"

"用涉大川"，"大川"就是大河，在没船没桥的情况下，"涉大川"是非常困难、艰险的事，"用涉大川"就是"利涉大川"。你要是谦虚，遇到"涉大川"这样的难事，都能够解决。

"卑以自牧"，谦恭自牧，自己管理自己。地位卑下也要注意自己的道德修养。《周易》提倡自牧的方式，自己反省自己，哪些地方做错了，及时改正；哪些地方是对的，继续发扬。这就是道德不断提升的过程，由要求自己这样做，到自己主动自觉地去遵守社会规范。这是由他律转化为自律，不是为了某种功利的目的，也不是为了别人，而是自我主观上有不断提升自己道德的内在要求。

有名声依旧谦虚

六二：鸣谦，贞吉。

《象》曰："鸣谦，贞吉"，中心得也。

【细读】

六二：有名声而又谦虚，占卜结果吉祥。

《象传》说："有名声而又谦虚，道德正固吉祥"，中心纯正得名。

"鸣谦"，有名声而又谦虚。六二上承互体震卦，震卦为善鸣。从爻位看，六二处下卦之中，居中且正，上承九三之阳，象征得阴阳相应之象。尚秉和《周易尚氏学》："《玉篇》：鸣，声相命也。震为鸣，二承之，三阳为二友。《损》一人行则得其友，是也。《诗经·小雅》：'嘤其鸣矣，求其友声。'言二得承三，遂其所愿，故得意而鸣也。"可参考。

"鸣谦，贞吉"，《豫》卦则是"鸣豫，贞凶"，贪图享乐，就可能乐极生悲。谦虚首先是一种修养，修养要通过行为表现出来，将谦虚修养落实到行为上，甚至已经造成影响，名声在外，所以贞卜结果吉祥。

谦虚、谦和是发自内心的，源自"中心"，不仅要"中孚"，还要"中谦"。

有报道说，很多服务行业提倡微笑服务，让每个服务员嘴里叼一支筷子，训练服务员微笑的基本功。但这只是形式上的外在训练，真正的训练是发自内心的道德修养。谦虚是发自内心的，非勉强可为。由于谦退之道有得于心中，所以一言一行不必修饰，就自然而然地合乎谦退之道。这是"得于中而形于外"的自然流露。

有功劳还谦虚

九三：劳谦君子，有终，吉。

《象》曰："劳谦君子"，万民服也。

【细读】

九三：有功劳还谦虚的君子，有善终，吉祥。

《象传》说："有功劳还谦虚的君子"，广大百姓都信服。

从符号看，九三是卦中唯一的阳爻，独居五阴之中，又处在下卦之上，象征取得了一定的成绩，但是依旧居谦自牧，能得到众人的信服。

有功劳而又谦虚的君子会有好结果，吉利。所以《系辞传》里引用孔子的话解释本爻："子曰：'劳而不伐，有功而不德，厚之至也。'"有很大的功劳，但是始终以谦和的心态对待臣民，居高位仍旧谦和。

"万民服也"，《小象》是站在君王的角度说的，有功劳仍旧谦虚。"劳"，是劳动还是功劳？我们通过《小象》的解释推测，很可能是指功劳。有功劳而谦虚的君子，广大百姓都信服。谦虚还有一个不断提升的过程，一步比一步高，一步比一步难，有功劳还很谦虚，一般人是做不到的。

谦虚美德发挥到行动上

六四：无不利，㧑①谦。

《象》曰："无不利，㧑谦"，不违则也。

【注释】

① 㧑：音 huī，许慎《说文解字》："㧑，裂也。"清代段玉裁《说文解字注》曰："㧑谦者，溥散其

谦，无所往而不用谦，'裂'义之引申也。"发挥其谦。

【细读】

六四：没有什么不利的，发挥谦虚的美德。

《象传》说："没有什么不利的，发挥谦虚的美德"，不违背法则。

六四以阴居阴位，喻方法得当；上承九五之阳，喻谦恭。李鼎祚《周易集解》引荀爽："四得位处正，家性为谦，故'无不利'。""无不利"，没有什么不利的，是正面的肯定。

"扬"，发挥，发挥谦虚，就是落实到行为上，谦虚一定要有实际的行为，将内心的谦虚修养发挥出来。有学者将"扬"解释为"虚伪"，不对，虚伪是贬义，怎么会"无不利"？

谦虚是有原则有度的，所以孔子说："巧言、令色、足恭，左丘明耻之，丘亦耻之。"（《论语·公冶长》）花言巧语，过分谦恭，左丘明以这种行为为耻辱，孔子也以这种行为为耻辱。谦虚应该是发自内心的，而且是真实的。

谦虚可用于财富分配

六五：不富①以其邻，利用侵伐，无不利。

《象》曰："利用侵伐"，征不服也。

【注释】

① 不富：不富有。

【细读】

六五：不富有，因为财富给了邻人，用来出征讨伐不义之师，没有什么不利。

《象传》说："用来出征讨伐不义之师"，征伐不顺服的人。

从爻位角度看，六五爻处在上卦之中，以阴居阳位，象征人具有谦虚的态度而履君位。同时，上卦为坤，坤为众，民众，六五以阴爻居其中，象征自己与民众一样，因此受到拥戴。谦虚美德用于财富分配，六五不独富，"不富"是结果，"以其邻"是原因。财富分给民众，财富上不富有，但却赢得了"邻"的拥戴支持，即便进行战争也有利。如果用谦恭的态度对待邻居、臣子、子民，就能够换来同心同德、同仇敌忾。

谦虚是美德，美德很重要，但是美德不是万能的，不能解决所有问题。如果你的谦虚被你的对手、敌人当作软弱的表现，那么战争也可作为解决问题的一种手段。

"征不服也"，不独富，藏富于民。用物质财富换来民众对君王政权的支持，你尽管不富，但有了臣民的理解与拥护，你就可以借他们的力量进行征伐。因为这是征伐不服的骄横者。在施行谦道民心大悦之时，如果仍有桀骜不驯者执意为非，那就只有通过征伐加以惩处。这里凸显了谦道的政教作用，谦道可得民心，可"征不服也"。

谦虚可用于政教用兵

上六：鸣谦，利用行师，征邑国。

《象》曰："鸣谦"，志未得也；"可用行师"，征邑国也。

【细读】

上六：有好名声仍旧谦虚，利于出兵，征伐邑国。

《象传》说："有好名声仍旧谦虚"，心志没有实现；"可以出兵"，征伐邑国。

谦虚要落实到行为上，对君王来说，又涉及政教。上六告诉我们即便是处于易变的高位，只要能以谦和的态度对待臣民，真正落实到政教上，得到老百姓的拥戴，就可以"利用行师，征邑国"。由道德修养说到政教，这就是《周易》。

易学是忧患之学，有忧患便有动力，有动力才能生生不息。"志未得"就是忧患，自己的理想抱负没有实现。帛书《易传》中记载，孔子经过一番研究，认为《周易》卦爻辞大致是周文王被关押在羑里时推演的。当时周文王处于劣势，"志未得"，他看到商纣王荒淫残暴，理想抱负是取而代之。从哪里做起呢？放下身段，谦卑待臣民，获得臣民的拥戴，先让自己强大起来，最终周武王推翻了商纣王的统治。

《韩诗外传》载周公语："易有一道，大足以守天下，中足以守其国家，小足以守其身，谦之谓也。"说的就是《谦》卦，不管是对平民百姓还是对君王来说，谦虚都是美德。谦虚，便能亨通，有谦虚、谦和、谦让的美德，未来就会吉祥。

复（卦二十四）

一阳复始，正气回复

☷ 震下坤上　复①：亨。出入无疾②，朋③来无咎。反复其道，七日来复，利有攸往。

【注释】

①复：卦名，震下（☳）坤上（☷），象征"复返"。②疾：疾病。③朋：朋友。

【细读】

《序卦传》："物不可以终尽，剥穷上反下，故受之以《复》"。《复》卦揭示了天地万物变化运动，物极必反的规律。喻示阳气开始上升，正气回复，正道复兴，不可抗拒。《序卦传》："物不可以终尽，剥穷上反下，故受之以《复》。"《复》卦在《剥》卦之后，穷上则返下，初九阳气复返，象征着阳爻被剥蚀到最后一爻上爻时，又返回到初爻重新往上长，进行阴阳交通。《杂卦传》："《复》反也。"

《复》卦得名之因：

从符号看，一阳生在五阴之下，本卦属于消息卦中的息卦。阳爻在最底下，阳气逐渐上升，阴爻逐渐剥尽，阳爻开始回复。本卦主要由符号的特点而得名。

从卦象看，雷在地下，阳气来复。

从卦德看，下卦震为动，上卦坤为顺，动而顺，行动顺应规律则回复正道。

《复》卦：亨通。出入没有疾患，朋友前来没有咎错。复返规律，七日将回复，利于前往。

"出入无疾"，出入没有什么疾病。"朋来无咎"，"朋"解释为货币或朋友均可，朋友前来没有咎错。"反复其道"，反，同"返"，回返到它应该在的位置，初九，阳位。初九来复，从《姤》卦历经七个阶段，阳爻回到阳位上，回到正道上了。"利有攸往"，有攸往，有所往，此时利于行动。

周而复始，天行规律

《彖》曰："复，亨"，刚反①，动而以顺行，是以"出入无疾，朋来无咎"。"反复其道，七日来复"，天行也。"利有攸往"，刚长也。"复"，其见天地之心乎？

【注释】

①刚反：阳返，指最下一阳爻回复上升。

【细读】

《彖传》说："复，亨顺"，阳刚返回，阳动而能顺畅通行，因此"出入没有疾患，朋友前来没有咎错"。"反转回复规律，七日将回复"，是自然运行的法则。"利于前往"，阳刚生长。"回复"（正道），大概体现出天地运动变化的规律了吧？

"刚反"，就是指最下的阳爻回复上升。

"动而以顺行"，雷的卦德是动，地的卦德是顺，行动以顺行，顺天道、顺规律、顺民心。从"刚反"来看，《彖传》确实认识到了消息卦的重要性，并从消息卦的角度解说《复》卦的得名。

"出入无疾，朋来无咎"，按照规律行事就不会出现问题。

"'反复其道，七日来复'，天行也"，春夏秋冬循环不息，天的运行就是周而复始。推天道明人事，从天道类推人事，认识也存在物极必反、周而复始的运动变化周期。

"利有攸往"，因为"刚长"也。前面是"刚反"，初九回到它的正路上了，回到了原本的位置。《坤》卦是六个阴，现在一个阳爻回来了。消息卦不会凭空而来，《周易》本身确实存在阳刚消息的因素。"刚长"指向将来时，阳爻处在不断增长的过程中。在六息卦中，阳爻的发展趋势是由一个阳爻，变为两个阳爻、三个阳爻、四个阳爻、五个阳爻、六个阳爻，不断往上增长。消卦息卦，六消六息，一共十二卦，是《周易》六十四卦最核心的部分，可以象征十二个月，也可以象征十二时辰。

"复，其见天地之心乎"，回复其道，能看见天地之心。天人合一，天人互喻，天地运行规律的重要犹如人之心决定生与死的关键。《易》有生生之德，故天地之心就是天地生物之心。生生不息，循环往复，故为复。

至日闭关，商旅不行

《象》曰：雷在地中，复；先王以至日闭关①，商旅不行，后②不省方③。

【注释】

①至日闭关：至日，冬至。闭关，关闭收税的地方。②后：君王。③省方：省视四方。

【细读】

《象传》说：雷在地中，是《复》卦卦象；先王因此要在冬至日闭关，商人和旅客不出行，君王也不巡省四方。

"雷在地中"，一般理解为冬至的天象。关，就是收税的地方。闭，就是关闭。闭关，就是关闭集贸市场。先王看到这种天象，是冬季最寒冷的时候，这一天就闭关。集贸市场是用于交换的，因为天冷集贸市场关了，人也就少了，商旅也就不行走在道路上了，因为成本太高了，索性停止营业。人们的行为都和时令同步。

"后不省方"，后是君王，君王因为行动不便，也不要四处巡省，劳民伤财。人的行动要顺应天时、顺时而动，引申到复善趋仁。

《经》《传》有差异。一言"利有攸往"，一言"至日闭关"；一言动，一言止。可理解为《传》侧重言当下，《经》侧重言将来。

及时改过

初九：不远复，无祗①悔，元吉。

《象》曰："不远"之"复"，以修身也。

【注释】

① 祗：音 qí，大，多。帛书《周易》作"提"。"祗""提"古时通。

【细读】

初九：没走多远就回复正道，没有大的后悔，至为吉祥。

《象传》说："起步不远就回复正道"，可用来修身。

"不远复"，就是行之不远。犯了错误，及时回来，赶快纠正错误。"不远复"是条件，"无祗悔"是结果。"元吉"，如果能够及时改正错误，勇于改过，不但没有后悔，还会有元吉的结果。此爻凸显的是及时改过的重要意义。

从卦象上看，初九位于《复》卦最下且是唯一的阳爻，是全卦的核心。阳爻从下而生，刚刚出行即返回，不至于悔。如《小象》说："'不远之复'，以修身也。"《系辞传》引述孔子的话说："颜氏之子，其殆庶几乎？有不善未尝不知，知之未尝复行也。《易》曰：'不远复，无祗悔，元吉。'"这是孔子对颜渊的称赞。人的认知与行动不可能完美，但是只要真诚察觉错误就立即回归正途，回到初心，不二过，则为"修身"的良方。

用修美的心态回复正道

六二：休①复，吉。

《象》曰："休复"之"吉"，以下仁也。

【注释】

① 休：美，喜。

【细读】

六二：用修美的心态对待回复正道，吉祥。

《象传》说："用修美的心态对待回复正道"，"吉祥"，能亲仁善邻。

六二在一阳复始之时，以柔居中，既中且正，又与初九相比，所以休复之象很明显。

"下仁"，与初阳比附，象征初爻阳刚、仁善。王弼《周易注》："得位处中，最比于初。上无阳爻以疑其亲，阳为仁行，在初之上而附顺之，下仁之谓也。既处中位，亲仁善邻，复之休也。"

被动回复正道

六三：频复①，厉，无咎。

《象》曰："频复"之"厉"，义"无咎"也。

【注释】

① 频复：频借为颦，颦蹙，皱眉状。一说频繁地复返。

【细读】

六三：频繁回复，危厉，没有咎错。

《象传》说："频繁回复"，"危厉"，其义"没有咎错"。

"频"，古代经学家一般解释为东施效颦的"颦"，皱眉，就是不情愿，不是发自内心的，而是被动地、被迫地皱着眉头回复，会陷入危险，但最终无咎。因为毕竟还是改了，回复到正道了。王弼《周易注》："蹙而求复，未至于迷，故虽危无咎也。"

六三处下卦震卦之终，处震之极，震为动，震之极象征多动。频繁地复返，频繁地改正，还屡犯错误，屡错屡改，屡改屡错，过程有危厉，最终"无咎"。

六三主要强调结果，只要最终改了，就没有咎错。

中行独复

六四：中行①独复。

《象》曰："中行独复"，以从道也。

【注释】

① 中行：依中道而行。

【细读】

六四：中道而行，独自回复。

《象传》说："中道而行，独自回复"，因为遵从正道。

六四与初九正应，初九为《复》卦卦主，代表"复"。五阴爻中唯有六四与初九应，犹群阴中其情之专，如中道而行，独自一人返回。六四当位，阴居阴位，依中道而行，可能会有孤独感。当年屈原追求美政理想就有孤独感，"举世皆浊而我独清，举世皆醉而我独醒"（《楚辞·渔父》）。

《周易》已经意识到真理有时真的掌握在少数人手里，甚至在个别人手里。《周易》给出理论支撑，如果依中道而行事，很可能会有孤独感，但孤独并不意味着自己错了，即便孤独也要顺从正道。

敦厚回复正道

六五：敦①复，无悔。

《象》曰："敦复，无悔"，中以自考②也。

【注释】

① 敦：敦厚。② 自考：犹言"自成"，自我反省考察。

【细读】

六五：敦厚回复，没有悔恨。

《象传》说："敦厚回复，没有悔恨"，居中而能自察。

"敦"，六五以柔居尊位，以中顺之德处于君位，有敦厚笃诚之象。"敦"在中国传统文化中是很高的修养，温柔敦厚，厚道，用忠厚的心情回复，及时反省、更正自己的错误，就不会后悔。朱熹《周易本义》："以中顺居尊，而当复之时，'敦复'之象，'无悔'之道也。"

"中以自考"，指六五以顺居中而自我完备。陈梦雷《周易浅述》："五居中，中即天地之心。考，成也。以中道自成也。二四待初而复，学知利行者也，故曰'下仁'曰'从道'。五与初非比非应而复，困知勉行者也，故曰'自考'。自即人一己百之意。盖五本远于阳，但以居中能顺，因四自返，加厚其功，故能自成也。"

迷惑于回复正道

上六：迷复，凶，有灾眚①。用行师，终有大败。以其国君，凶，至于十年不克征。

《象》曰："迷复"之"凶"，反君道也。

【注释】

① 眚：音 shěng，本来指人的眼疾，这里用眼疾来比喻结果有麻烦、有灾害。

【细读】

上六：迷惑于回复正道，（不知及时回复正道的重要性）凶险，有灾害。用"迷复"之人带兵作战，终将大败。用"迷复"之人做国君，凶险，以致十年不能用兵出征。

《象传》说："迷惑于回复正道的凶险"，悖反为君之道。

"迷复"，就是迷于复，对于及时回复正道不理解，更不知道该怎么做，那就有凶了。"有灾眚"，"眚"本来指人的眼疾，白内障一类的病，用眼疾来表现结果，表示有灾难。犯了错不能及时更正，任用不合适的人率领军队，最终大败。用这样的人做国君，肯定凶险，以致"十年不克征"。"不克征"，不能用兵出征。这从反面、从消极面提示我们，一旦迷于复，将会给国家、给自己带来很大的灾难。预测未来，若占到此爻，说明你现在"迷复"的可能性至少四六开，占百分之六十。但是若注意到了这个问题，改正了现在的错误，就能改变将来的结局。

《复》卦为九德卦之三，《系辞传》："《复》，德之本也……小而辨于物……以自知。"及时更正自己的错误，走正道，勇于改过，这就是道德的根本，有了行为标准，有了谦虚的美德，还要有这种及时更正错误的勇气。这对我们来说是很难的，但是我们要向这个方向努力。一阳复始，喻"复善趋仁"，陈梦雷《周易浅述》说："天地之一阳初动，犹人善念之萌，圣人所最重。"从象数角度看，阳爻从下而生，故命名为"复"，又"复"即"返"，为返本。由此可以窥见，《周易》作者以阳爻为复之"本"。而返本的过程是从初爻自下而上进行，《复》卦位居十二消息卦之首，阳气开始复苏，有君王归来之象。卦中六爻，初九一阳为回复之本，象征回复仁与善，如《象传》所言，是天地生育化赞万物之心。卦辞极力陈述回复之际顺畅利物，表明"复"必致亨。

恒（卦三十二）

雷风恒伴，恒久正道

☰ 巽下震上　恒①：亨，无咎，利贞，利有攸往。

【注释】

①恒：卦名，巽下（☴）震上（☳），象征"长久"。

【细读】

《序卦传》："夫妇之道不可以不久也，故受之以《恒》；恒者久也。"恒，就是永恒，久远。事情有变化的，也有恒久的，这卦就是讲生活中有没有永恒，人的道德修养有没有永恒的追求。这已经涉及信仰，所以《系辞传》说："恒，德之固也。"前边是不断提升，现在修养到一定程度，是非原则都有了比较清晰的判断，怎么做才能有恒久的追求，判断哪些该变，哪些可变，哪些不能变。《周易》的"易"，就暗含着这样的道理。《恒》《损》《益》三卦是持身之道，道德修养到一定程度，该如何保持这种修养。

《恒》卦得名之因：

从符号看，上下卦中对应爻两两相应，且二五两爻得中，可理解为恒久的条件。

从卦象看，震为雷，巽为风，雷和风相伴而生，相互依存，相互影响，是自然界恒久的现象；巽下象征长女在内、在下；震上象征长男在外、在上，符合古代男尊女卑的观念，是夫妇长久之道。夫妻各尽其职，各在其位，男主外，女主内，这样的夫妻关系才能恒久。这是此卦得名的主要原因。

《周易》六十四卦中，象征男上女下的卦占 25%，其中有四卦最有代表性：老父、老母为《否》，长男、长女为《恒》，中男、中女为《既济》，少男、少女为《损》。其中唯独《恒》卦长男在上，长女在下，取恒久义。

从卦德看，巽为顺，震为动，巽而动，刚柔相济，阴阳互应，可得恒久。

《恒》卦：亨通，没有咎错，占卜结果有利，利于前往。

"亨，无咎"，要有恒久的追求，就像夫妻之间，有能够白头偕老的追求，没有咎错。"利贞，利有攸往"，拥有恒久的信仰，恒久的追求，知道什么是对的并且坚持，要做什么事，有利的概率就偏大。人的道德修养也是这样，有了自己的追求，有了方向，才能够维持君子伟岸的道德操守。所以孟子给当时的统治者讲仁政时说："无恒产而有恒心者，惟士为能。"（《孟子·梁惠王上》）没有固定的财产，但是有恒久的道德追求，什么人能做到？只有士、只有读书人有这种精神追求。但这种人占的比例太少了，无恒产就无恒心的人占更大比例，所以要先"制民之产""一夫授田百亩"，百姓有了恒产才会有恒心。先富后教，这是大智慧。

圣人恒久其道而天下化成

《彖》曰："恒"，久也。刚上而柔下①，雷风相与②，巽而动，刚柔皆应，"恒"。"恒：亨，无咎，利贞"，久于其道也。天地之道，恒久而不已也；"利有攸往"，终则有始也。日月得天而能久照，四时变化而能久成，圣人久于其道而天下化成。观其所恒，而天地万物之情可见矣。

【注释】

①刚上而柔下：刚，指上卦震。柔，指下卦巽。这里以上下卦位，说明尊卑次序是恒久不变之事。
②雷风相与：雷，指上卦震。风，指下巽。与，犹言"助"。

【细读】

《彖传》说："恒"，就是久。阳刚在上而阴柔在下，雷风相助，巽顺而动，阳刚阴柔都相应，"恒久"。"恒：亨通，没有咎错，占卜结果有利"，永久保持其道。天地的运行规律，恒久不停止；"利于前往"，周而复始。日月顺天道才能长久照耀，四时变化才能永久生成事物，圣人永久保持其道，天下人才能遵从教化。观察恒久现象，就能明了天地万物性情。

"刚上而柔下"，刚，指上卦震，为阳卦，阳卦多阴，象征男孩。柔，指下卦巽，为阴卦，阴卦多阳，象征长女。刚在上，即男在上；柔在下，即女在下，这符合当时宗法等级社会制度的要求。各在其位，各尽其职，这才是恒久的原因。

"雷风相与"，是从卦德角度来解释的。巽而动，直接用巽卦名作卦德，一般理解为谦逊、低调。这和《坤》卦多少有点儿交叉，都是指谦虚、低调。风雷相助，永恒相伴而处。你想永恒吗？就要谦虚、低调、息怒。夫妻之间针尖对麦芒维持不了多久，一定要有一个人理智地退让、包容，家庭的和谐幸福指数才会提升。夫妻中有一个人学《周易》，家庭幸福指数就能空前提升，两人学更幸福，因为两人都懂得什么是巽，什么是坤，什么是包容，什么是理性的退让。和谐就建立在理性的退让、包容基础之上。总认为自己是对的，就不能和谐。和朋友交往，总是颐指气使，又怎能交得到朋友。

"刚柔皆应"，涉及象数，本卦下卦、上卦相同位置都是一阴一阳的组合，即初六和九四、九二和六五、九三和上六都是阳刚阴柔互补。初六、九四都不当位，却是一阴一阳，这是上下皆应，就是说夫妻、君臣之间有交流、有感应，意见统一。这都是恒久的原因，也是本卦得名的原因之一。

"天地之道，恒久而不已也"，天地之间，这个规律恒久存在不停止。"终则有始"，春夏秋冬季节的结束也是另一个季节的开始，周而复始。

"日月得天而能久照"，太阳、月亮有天这么一个背景，才能够长久地照耀下方。"四时变化而能久成"，这又是辩证法了，是变和不变之间的关系。现象可以变，规律不能变，从天象推到人事。"圣人久于其道而天下化成"，圣人恒久坚持于顺应天道、顺应人道，结果天下化成，百姓的道德修养普遍提升，都能做到自觉地遵守社会公德。

"观其所恒，而天地万物之情可见矣"，恒是自古以来中国人的追求。看他恒久坚持的是什么，一定是正确的方向。"天地万物之情""天地之心"，都是把天地当作人来感悟的。"情"还有一层意思，古人认为发自内心的情感一定是真实的。一般都是情和伪作为一对反义词组合来运用，如情伪虚实。

《曹刿论战》中曹刿问"何以战"？凭什么去打才能打赢，说了好多，最后说"小大之狱，虽不能察，必以情"。小大之狱，虽然不能够明察秋毫，但一定要根据实际情况，实事求是。不能制造冤假错案，冤假错案冤屈的不只是一个人，还涉及一个家族，而且也会影响社会对你的判断，绝非小事（《左传·庄公十年》）。

君子立于不易之道

《象》曰：雷风，恒；君子以立不易方①。

【注释】

①方：观念。孔颖达《周易正义》："君子立身，得其恒久之道，故不改易其方。方，犹'道'也。"

【细读】

《象传》说：雷风相伴，是《恒》卦卦象；君子因此立于恒久不变的观念。

"雷风，恒"，从雷风相伴而生联想到永恒相伴。君子从中悟出只有"不易方"才能恒久，类推出人事中也存在不变的方法和道理。如震为长男在上，巽为长女在下，男上女下，男外女内，男先女后，二者相得益彰，立而不变。比如，在中国传统文化中，至少认为以德治国是不能改变的，孝悌忠信礼义廉耻是不能改变的，君礼臣忠、父慈子孝、兄友弟恭是不能改变的。有些却可以随着时间的变化而改变，比如某些具体政策，世易时移，变法宜矣。治理国家也是同样的道理。

初始勿求深

初六：浚①恒，贞凶，无攸利。

《象》曰："浚恒"之"凶"，始求深也。

【注释】

① 浚：孔颖达《周易正义》："浚，深也。最处卦底，故曰深也。"

【细读】

初六：深求恒久，占卜结果凶险，没有什么好处。

《象传》说："深求恒久的凶险"，刚开始就求深。

"贞凶"告知我们"浚恒"是错误做法。李鼎祚《周易集解》引侯果："浚，深。恒，久也。初本六四，自四居初，始求深厚之位者也。位既非正，求乃涉邪。以此为正，凶之道也。故曰'浚恒，贞凶，无攸利'矣。"

《小象》多把"贞"解释为"正"，但有时候也发现解释为"正"难以自圆其说。比如，此处将"浚恒，贞凶"解说为"浚恒之凶"，认为"贞凶"不是"道德正固防凶"，而是贞卜的结果、问天的结果是凶。所以《小象》说"浚恒"导致凶险的原因是"始求深也"，是阴爻不当位，第一爻刚起步，所以现在还没有固定的操守，现在还是提升学习的阶段，所以就要"浚恒"。但事事都有度，提升道德修养，追求永恒也有度，有一个不断提升、修正的过程。

久持中道

九二：悔亡①。

《象》曰："九二，悔亡"，能久中也。

【注释】

① 悔亡：指九二阳居阴位，本有失正之"悔"，但能长久守中不偏，遂获"悔亡"。王弼《周易注》："虽失其位，恒位于中，可以消悔也。"

【细读】

九二：后悔消亡。

《象传》说："九二后悔消亡"，能长久守持中道。

九二在中位，虽然为阳爻，确不当位，但是爻辞说"悔亡"，我们就只能面对，向着"悔亡"的方向理解。做好事，能够持久追求中道，稍微冒进些，是可以理解的。做坏事，冒进就不行了，具体卦要具体分析。

"悔"之因，尚秉和《周易尚氏学》："二不当位，前临重阳，宜有悔矣。"关于"亡"之因，程颐《伊川易传》："处非其常，本当有'悔'，而九二以中德而应于五，五复居中，以中而应中，其处与动，皆得中也，是能恒久于中也。能恒久于中，则不失正矣，中重于正，中则正矣，正不必中也。九二以刚中之德而应于中，德之胜也，足以'亡'其'悔'矣，人能识重轻之势，则可以言《易》矣。"

《周易》中出现"悔亡"凡十九例，除《革》卦卦辞外，其余皆为爻辞。而这剩余的十八例中，居不当位的例子有十二例，占66.7%，证明不当位可以作为本应有悔的原因之一，而悔吝消失的原因由于卦情各异又不尽相同。

恒久守其德

九三：不恒其德，或承①之羞；贞吝。

《象》曰："不恒其德"，无所容也。

【注释】

① 承：许慎《说文解字》："奉也。"谓奉进，此处犹言施加。

【细读】

九三：不能恒久坚持道德修养，有时会被施加羞辱；贞卜有吝惜。

《象传》说："不能恒久坚持道德修养"，无处容身。

"恒"，就是恒久，不能恒久地坚持道德修养，将来就会承受羞辱。

《论语·子路》记载了这句爻辞。子曰："南人有言曰：'人而无恒，不可以作巫医。'善夫！'不恒其德，或承之羞。'"子曰："不占而已矣。"意思是说，孔子说："南方人有句话说：'人如果做事没有恒心，就不能当巫医。'这句话说得真好啊！'人不能长久地坚守自己的德行，免不了要遭受耻辱。'"孔子说："（这句话是说，没有恒心的人）用不着去占卦了。"

李镜池《周易通义》认为这里是在讲打猎，"德"假借为"得"，即获得。打猎不可能每次都有收获，打不着的时候怎么办？因为都是宗族、部落，同一宗族都住在一起，打不着的就吃打着的，打着的把动物烹制后供大家分享。若每次打猎都有收获，打回来给别的人家吃，也没有什么可吝惜的。但是你若"不恒其德"，不能恒久地坚持道德修养，结果就会给自己带来羞辱。李鼎祚《周易集解》引荀爽："与上相应，欲往承之，为阴所乘，故'或承之羞'也。"

相比较而言，孔子的解释可能更接近本义。陈梦雷《周易浅述》："盖巽为不果，又为躁卦，故有'不恒其德，或承之羞'之象。"

恒居不当之位，徒劳无益

九四：田无禽①。

《象》曰：久非其位，安得"禽"也？

【注释】

① 田无禽：这是用田野上没有禽鸟比喻九四阳刚失正，恒居不当之位，徒劳无益。

【细读】

九四：田野上没有禽鸟。

《象传》说：长久居非其位，哪能获得"禽鸟"？

"田无禽"，可以理解为田野上没有禽鸟，也可以理解为打猎没收获猎物。前一种解释可能更接近经义，田野上没有禽鸟，打猎没有收获就是正常的了。打猎田无禽，没打着禽鸟，打着兔子也行，这里讲的是没有什么收获，不好。因为一卦六爻，上两爻是吉，三、四爻是多险多凶，是有规律的，不好的卦到第四爻就会往好的方向转化，反正都是向相反的方向转化。九四不当位，恒久不在其位，怎么可能捉到禽鸟，方法不对，位置也不合适。胡瑗《周易口义》："夫常久之道，必本于中正。今九四以阳居阴，是不正也。位不及中，是不中也。不中不正，不常之人也。以不常之人而居大臣之位，是无德忝位者也。至于为治则教化不能行，至于抚民则膏泽不能下，是犹田猎而'无禽'可获也。"

恒其德，妇人吉

六五：恒其德[①]，贞；妇人吉，夫子凶。

《象》曰："妇人"贞"吉"，从一而终[②]也；"夫子"制义，从"妇""凶"也。

【注释】

①恒其德：此处特指"柔德"，九五能恒于"妇道"。②从一而终：从一犹言从夫，这里反映古代礼制对妇女的制约。《礼记·郊特牲》："壹与之齐，终身不改，故夫死不嫁。"

【细读】

六五：恒久保持柔美品德，占卜；妇人吉祥，男人凶险。

《象传》说："妇人道德正固吉祥"，终身顺从一个丈夫；"男人"制定事宜，顺从"夫人凶险"。

恒久地保持自己的美德，对不同的人结果不一样，这就是问天的结果：女人就吉祥，夫子、君王、先生就凶险。六五处上卦之中，下与九二正应，以柔履刚，因此对阴而言吉祥。在《周易》中，阴爻可象征女性，阳爻可象征男性，所以六五对女性言吉祥。但六五为上震中爻，阴居阳位，对阳、对男而言，刚位柔居，男从女之象，有失刚主之分，非正位当时，因此凶险。

《小象》解释"妇人贞吉"，妇人只要听话就行。因为当时的女子没有接受教育的机会，没有独立的精神地位、身份地位，女子所要恪守的就是三从四德。因为听话，所以能够从一而终。但是夫子不管是在家还是在国，都是制定政策的人，政策要随时而变、随着客观条件的变化而变化。如果只是单纯追求恒久，制定一项政策就不再改变，或者反过来，顺从妇人的见解，则凶。恒久还要具体问题具体分析，根据不同的情况灵活处理。

振动不安于恒道

上六：振①恒，凶。

《象》曰："振恒"在上，大无功也。

【注释】

① 振：陆德明《经典释文》引马融："动也。"这里指上六居恒震之终，性动不能持恒。

【细读】

上六：振动不安于恒久之道，凶险。

《象传》说：上六在上"振动不安于恒久之道"，大而无功。

上六从卦象看，上卦为震，上六处震之终，恒之极，恒极必反，其震动的特点已经开始显现。"振"，是震动，摇摆不定，对恒久之道理解不深，执行不到位；还可以是翻云覆雨，三天打鱼两天晒网，心血来潮之时有道德追求，过些时候就忘了，所以若不能恒久坚持，那么就会有凶险。来知德《周易集注》："上六阴柔，本不能固守其恒者也，且居恒之极，处震之终，恒极则反常，震终则过动，故有振恒之象。占者之凶可知矣。"

《恒》卦讲持身之道，讲什么该做，什么不该做。有学者说中国人没信仰，其实《周易》里所说的对天的崇拜就是信仰，努力培养人们这种信仰，借助彼岸的神的力量，来启发人的善性，追求永恒之道。

损（卦四十一）

损下益上，自损者益

䷨ 兑下艮上　损①：有孚，元吉，无咎，可贞，利有攸往。曷之用？二簋②可用享③。

【注释】

①损：卦名，兑下（☱）艮上（☶），象征"减损、减省"。②簋：音guǐ，许慎《说文解字》："黍稷方器也。"古代盛黍稷稻粱的器具。③享：祭祀鬼神。

【细读】

《序卦传》："缓必有所失，故受之以《损》。"孔子很看重《损》卦和《益》卦，其解释好像不是特别准确。刘向《说苑·敬慎》引孔子语说："自损者益，自益者损。"对《损》卦的理解是对的，对《益》卦的理解是错的。损，就是减损，益就是加法。道德修养过程中，减缺点，加优点。减去自身的缺点，你的形象会更加高大。《周易》那个时代就提出了这么高的修养要求。

《损》卦得名之因：

从符号看，三阴三阳，从爻际关系看，初九和六四、九二和六五、六三和上九一阴一阳一一对应。

从卦变看，古代有学者认为这卦是从地天泰演变而来的，损《泰》卦的下爻益其上爻而成。山上面的阳爻原来在下面，损下益上，把下面爻拿到上面去了。

从卦象看，泽在下，山在上，山下有泽水。山的绝对高度没有变化，但是如果泽水下降，山的相对高度就有所变化，这叫损下益上。下是指自己，上指别人，由此引出损己利人。此卦主要由卦象得名。

从卦德看，下兑为悦，上艮为止，卦德为悦而止，减损自己利益，增益别人愉悦。

《损》卦：有诚信，至为吉祥，没有咎错，占卜结果有利，利于前往。减损之道用什么来体现？可用两簋之物祭祀鬼神。

"有孚"，《周易》中对诚信非常重视，除专门有《中孚》卦论证诚信之外，古经中有二十六次提到"有孚"。在用减法修养的过程中，减去缺点。"孚"，是发自内心的，不是口头的。要实事求是，确实有缺点就减，若没缺点就没什么可减的。

"可贞"，把"贞"讲成"道德正固"讲不通，"道德正固"还用说可不可吗？"贞"本义为占卜，"可贞"就是占卜结果有利。

"利有攸往，曷之用？二簋可用享"，簋是外方内圆的竹篮子，是祭祀时装菜蔬用的。二簋菜蔬作祭品相对于太牢来说很微薄，但物质的祭品和精神的虔诚相比，虔诚更重要。比喻当减之时要权衡利弊，可减去相对次要的，留住主要的。

损益盈虚，与时偕行

《彖》曰："损"，损下益上，其道上行①。"损"而②"有孚，元吉，无咎，可贞，利有攸往。曷之用？二簋可用享"。"二簋"应有时，"损"刚益柔有时，"损"益盈虚，与时偕行。

【注释】

①上行：向上奉献。②而：连词，能。

【细读】

《彖传》说：减损，减损下增益上，其道是往上而行。"减损"时"有诚信，至为吉祥，没有咎错，可以道德正固，利于前往。减损之道用什么来体现？可用两簋之物祭祀鬼神"。用"两簋"之物做祭品应合其时，"减损"阳刚增益阴柔要适时，"减损"增益盈满亏虚，与其时同行。

"损"，是损下益上，其道反而能不断上行。李鼎祚《周易集解》引蜀才："此本《泰》卦。案：坤之上六，下处乾三。乾之九三，上升坤六。损下益上者也。阳德上行，故曰'其道上行'矣。"

"损"要有诚信，才会"元吉"，少犯错误。"二簋应有时"，就是用二簋来作祭品。当时年初、年末有两个大规模的祭祀，尤其是君王主持的祭祀，物质基础雄厚，就一定要用全猪、全牛、全羊。平时的小规模祭祀、季节性祭祀叫时祭，没有那么多肉，用蔬菜是可以的，主要是内心虔诚。

"损刚益柔有时"，上面的阳爻是从底下减去，增益上面。什么时候损，什么时候加，有客观条件的约束，所以要适应客观之时的变化。

"损益盈虚，与时偕行"，人们在修养过程中减什么，加什么，要与时变化，与时偕行。就像穿衣服，天冷了加一件，天热了减一件，我们的决策和行为要与季节的变化、客观条件的变化同步。

抑止愤怒，堵塞邪欲

《象》曰：山下有泽，损；君子以惩忿窒欲①。

【注释】

① 惩忿窒欲：惩，止。窒，音 zhì，堵塞。意思是君子抑止愤怒，堵塞邪欲。

【细读】

《象传》说：山下有泽，是《损》卦卦象；君子因此要抑止愤怒、堵塞邪欲。

从卦象看，泽在山下，泽卑山高，泽水以减损自己润山。李鼎祚《周易集解》引虞翻："君子，《泰》乾。乾阳刚武为'忿'，坤阴吝啬为'欲'。损乾之初成兑说，故'惩忿'。初上据坤，艮为山，故'窒欲也'。"忿和欲，就是佛家说的贪嗔，贪婪嗔怒。生气不能解决问题，心平气和，理性对待，才能化解矛盾。减去自己的欲望，烦恼和痛苦大多都源自强烈的欲望，而大多数人的欲望都超过了其实现欲望、满足欲望的能力。你想快乐吗？"惩忿窒欲"；你想提升道德吗？"惩忿窒欲"。

斟酌减损阳刚之气

初九：已①事遄②往，无咎，酌损之。

《象》曰："已事遄往"，尚③合志也。

【注释】

① 已：竟，完成。② 遄：音 chuán，快速。③ 尚：通上。

【细读】

初九：做完了事情就要迅速前往，没有咎错，斟酌减损阳刚之气。

《象传》说："做完了事情就要迅速前往"，初九上与九四心志合一。

过去的就都让它过去，从零开始。既不要躺在成功的功劳簿上，也不要被失败的情绪所困扰。"已事"，就是已经做过的事。"遄往"，快速地过去，不论是成功还是失败。面对新的一天，不要让过去的功劳或者过错成为负担。更重要的是新的一天，由于是刚刚起步，即使犯错误，级别低也不会犯太大错误，可酌情减去。孔颖达《周易正义》："竟事速往，乃得无咎。"

不需减损增益

九二：利贞，征凶，弗损益之①。

《象》曰："九二，利贞"，中以为志也。

【注释】

① 弗损益之：不需减损增益。

【细读】

九二：占卜结果有利，出征有凶，不需减损增益。

《象传》说："九二道德正固有利"，以中道作为志向。

损益皆为求中，九二居中，不需减损增益。宋代项安世《周易玩辞》："若九二、六五，则既中矣；二非有余，五非不足，一有增损，则反失其中矣。"

"利贞"，为什么还"征凶"？这在《周易》中很常见，就是两头给你把握度。安于现状就会吉祥，用兵出征就有凶险。九二是中位，现在修养基本上合适，没有什么该减的，也没有什么该加的，更不要用兵出征，没有绝对的把握不要用兵，不打无把握之仗。

追求者多，选择很痛苦

六三：三人①行，则损一人②；一人行，则得其友。

《象》曰："一人行"，"三"则疑③也。

【注释】

① 三人：指六三、六四、六五三阴，泛指多人。② 一人：前指上九，后指六三。③ 疑：疑惑。

【细读】

六三：三人（阴）同往求一人（上九），则有损上九一人；一人（六三）独往求上九，则会得到朋友。

《象传》说："一人（六三）独往求上九则会得到朋友"，"三人"同往求上九则会有疑惑。

从六三爻往上看，连续三个阴爻，损一人指上九，三个女孩儿共同追求一个男孩儿，这个男孩儿选择是痛苦的，没人追求痛苦，追求的人太多了选择起来也痛苦。

"一人行则得其友"，六三独自和上九交流才能得到朋友，因为六三和上九是应的位置，而且一阴一阳，虽然不当位，但有交感，成功概率更高。人世间的事情不全是人多好办事，具体事件要具体分析，有些事可能一个人好，找男友，找明君，结伴搭伙去找不是什么好事，该用减法，减少竞争者。

减损疾患

六四：损其疾①，使遄有喜，无咎。

《象》曰："损其疾"，亦可"喜"也。

【注释】

① 疾：疾患，指六四思恋初九的相思之疾。

【细读】

六四：减损疾患，使自己迅速有可喜的事，没有咎错。

《象传》说："减损疾患"，也是"可喜"的事。

从卦象看，李鼎祚《周易集解》引虞翻："四得位，远应初，二疾上五，已得承之，谓二之五,三上复坎为疾。阳在五称喜。"六四阴柔，正应初九阳刚，接纳阳刚，减损疾病，让自己迅速有喜，喜是好结果。六四可以理解为女人减去疾病，让自己迅速地怀孕，因为对女子来说能早生男孩儿是喜事。由此可类推，减去缺点，使自己尽早有可喜的收获。

自损者得天佑

六五：或益①之十朋②之龟，弗克违，元吉。

《象》曰："六五""元吉"，自上佑也。

【注释】

①益：增益，送给。②十朋：朋，古代货币单位，十朋指价值昂贵。

【细读】

六五：有人送来价值十朋的灵龟，无法谢辞，至为吉祥。

《象传》说："六五至为吉祥"，是上天佑助。

六五以柔居刚，柔中居尊，处山之中，不断减去缺点，就会有意想不到的增益收获，就会有人送给十朋之龟，十朋之龟是昂贵的大龟，通灵通天。"弗克违"，你还不能够违背人家的好意。"自上佑也"，要不断减去缺点，上天会保佑。来知德《周易集注》："六五当损之时，柔顺虚中以应九二，盖有下贤之实心，受天下之益者也，故有此象。占者得此，元吉可知。然必有是德，方有是应也。"上天保佑的原因是六五自身以柔顺居中，德能动天。

得贤臣，不思自家利益

上九：弗损益之，无咎，贞吉，利有攸往，得臣无家①。

《象》曰："弗损益之"，大得志也。

【注释】

①无家：孔颖达《周易正义》："光宅天下，无适一家也。""无适一家"犹今言"不限一家"。

【细读】

上九：不用减损增益，没有咎错，占卜结果吉祥，利于前往，得到贤臣而不会考虑自家的利益。

《象传》说："不用减损增益"，大得心志。

上九不断减损自身缺点，到最后已经修养到很高的境界，已经没有什么可以减、可以加的了。上九本来不当位，但不断减损缺点，减到最后修养完美了，这时做什么事成功概率都会很高，而且"得臣无家"。这是站在君王的角度来说的，君王不断减去自己的缺点，才能得遇贤臣。君臣之间是双向选择，君选臣，臣也选君。"无家"，得到贤臣的拥护，得到更多的朋友，不会考虑自家的利益。

《象传》说"大得志"，这归根结底是对君王提出的要求，当然对我们每个人也是适用的。运用减法，自损者确实得益，勇于改过，及时纠正自己的缺点是美德。

《系辞传》："《损》，德之修也。"《损》卦本义是讲用减法进行道德修养。那么如何用于兵法？《三十六计》中的"借刀杀人"就出自《损》卦。《三十六计》中说："敌已明，友未定，引友杀敌。"以《损》卦推演，敌人的情况已经明确，朋友还没确定，我们可以利用朋友的力量杀敌，不用自己出力。这就是从《损》卦中得出的智慧。

春秋时期，郑桓公要攻打虢国，他先派人去侦察虢国有哪些有本领的文臣武将，然后开了个名单，宣布打下虢国之后将给这些人封官加爵，把虢国的土地送给他们，并且煞有介事地在城外设置祭坛，把这些文臣武将的名字埋在下面，对天盟誓。虢国国君听到这个消息怒不可遏，以为这些臣子背叛了他，就把名单上的贤臣良将全部杀了。从郑桓公的角度说，就是借虢国国君之手消灭了虢国的主要力量，减损了对手的实力。

《损》卦原本说的是减少缺点，增益优点。兵法上引申为减损局部利益，换取全局的胜利。田忌赛马也可以说是这招的运用。

益（卦四十二）

损上益下，风雷互益

䷩震下巽上　益①：利有攸往，利涉大川。

【注释】

①益：卦名，震下（☳）巽上（☴），象征"增益"。

【细读】

《序卦传》："损而不已必益，故受之以《益》。"《益》卦讲的是不断损上益下，增益其德。《益》卦紧承《损》卦，从卦象看，山泽《损》与风雷《益》遵循"非覆即变"之中"覆"的关系，把《损》卦的符号颠倒过来，就变成了《益》卦。在损益的变化中，两卦都遵循损阳爻益阴爻原则。李光地《御纂周易折中》引熊良辅："《损》《益》二卦，皆以损阳益阴为义。"

《益》卦得名之因：

从符号看，古代经学家认为和消息卦有关。《周易》中有二十多卦和《泰》卦、《否》卦有关，本卦由《否》卦演变而来。《益》卦下卦震由坤益而成，上卦巽由乾损而成，上损下益故为《益》卦。《彖传》说"损上益下"，损上乾益下坤。初九本来在上卦乾的，朱熹《周易本义》："为卦损上卦初画之阳，益下卦初画之阴，自上卦而下于下卦之下，故为《益》。"

从卦象看，风与雷互相影响，互相助益，风越烈则雷越迅疾，雷越迅疾则风越加狂怒，有"益"的含义。所以《益》卦得名主要和卦象有关。

从卦德看，下卦震德为动，上卦巽德为入为巽，动以入，动以巽，可理解为增益的方法。

《周易》有规则，但无定规，故读解《周易》一定要顺着它的变化而变化，才能理解它。风雷益，是加法，加什么？孔子说"自益者损"，自我膨胀的人，反而会遭受损失。其实《益》卦讲的不是自我膨胀，而是"自益者益"，不断增加自己的优点，会更加高大。减是减缺点，加是加优点，损、益都是修养道德的正确方法。

《益》卦：有利于前往，利于涉过大河。

"利有攸往，利涉大川"，都是有条件的，按照卦辞所说的操作，成功的概率更高。

经常出现"利涉大川"，喻能解决险难之事。巽可以象征木，初九、六二两爻构成半坎，坎象征水，所以"利涉大川"。

增益之道，与时偕行

《彖》曰："益"，损上"益"下，民说无疆；自上下下[①]，其道大光。"利有攸往"，中正[②]有庆；"利涉大川"，木[③]道乃行。"益"动而巽[④]，日进无疆；天施地生，其"益"无方。凡"益"之道，与时偕行。

【注释】

①下下：前下为动词，后下为方位词。②中正：指九五，有刚中居正能益下之象。③木：指上巽为木。④益动而巽：震德为动；巽德为巽，巽顺。

【细读】

《彖传》说："增益"，减损上"增益"下，民众欣悦没有限量；从上施利于下，这种道义大放光芒。"有利于前往"，中正有喜庆；"利于涉过大河"，木舟之道畅行。"增益"时动而巽顺，日日增进没有边界；上天施惠、大地化生，"增益"于万方。凡是"增益"之道，与时偕行。

"损上益下，民悦无疆"，本从符号说，初九原本在上卦，损上乾卦之阳增益下卦之阴，类推到君王德政，损君王之利增益百姓，藏富于民，老百姓欣悦无限量，国家的和谐指数就高。

"自上下下，其道大光"，君王如果主动屈尊置身于民众之下，客观效果是其道大光。"利有攸往"，因为"中正有庆"。一般来说，"中正"都指九五，九五是卦主，帝王之位，九五之尊。

"'利涉大川'，木道乃行"，巽可以象征木。"益动而巽"，《益》卦讲动而巽，震的卦德是动，巽的卦德是入，此卦将巽作为《巽》卦卦德，巽是巽顺，行动的时候要巽顺，既要行动又要低调。"日进无疆"，日日增进无极限。"天施地生，其益无方"，推天道明人事，看看天道，一下雨，地就生物，不断增益，如果树木不砍伐，则会越长越多。

《益》卦主要是讲增益什么。"凡益之道，与时偕行"，时是客观条件，四时有序交替是客观规律，农耕要顺时，春种秋收；修养要顺时损益，经济管理、政治管理也要顺时损益，凡事皆要顺时损益，顺随客观条件的变化而变化。

见善则迁，有过则改

《象》曰：风雷，益；君子以见善则迁[①]，有过则改。

【注释】

　　① 迁：就，犹言向往。

【细读】

　　《象传》说：风雷相互增益，是《益》卦卦象；君子因此要见善则迁，有过则改。

　　"见善则迁"，见到善人善德就要想着向他学习，孔子说"见贤思齐"（《论语·里仁》）。改是减法，减的效果是增加。李鼎祚《周易集解》引虞翻："'君子'谓乾也。上之三，离为见。乾为'善'，坤为'过'。坤三进之乾四，故'见善则迁'。乾上之坤初，改坤之过。体复象，'复以自知'，故'有过则改'也。"

做大事的有利时机

　　初九：利用为大作①，元吉，无咎。

　　《象》曰："元吉，无咎"，下不厚事也。

【注释】

　　① 大作：孔颖达《周易正义》："兴作大事也。"

【细读】

　　初九：利于大有作为，至为吉祥，没有咎错。

　　《象传》说："至为吉祥，没有咎错"，地位低下不能胜任大事。

　　初九象征刚刚起步，一般做不了什么大事，很少有这样的表述。初九是下卦震卦中的唯一阳爻，代表长男，代表雷。"大作"意味着农耕时代耕播稼穑之事，这是农业文明时期最重要的活动。《说卦传》曰："其于稼也，为复生。"暗含初九是干大事的有利时机。初九上应六四，为处下获益之象，以阳刚之德受益于上，不用向上缴纳太多的赋税，有"损上益下"之象，下大受益之时是上大受损之时。所以初九居益之始，不可以无功受益。李光地《周易折中》："必大为益人之事，然后可以自受其益；非然，则受大益者，乃所以为大损矣。"

　　《小象》言"下不厚事也"与经义不符。

积善之家，必有余庆

　　六二：或①益之十朋之龟，弗克违，永贞吉。王用享于帝②，吉。

　　《象》曰："或益之"，自外来也。

【注释】

　　① 或：有人。② 帝：天帝。

【细读】

六二：有人送来价值十朋的灵龟，没办法违背，经常占卜结果吉祥。君王献祭于天帝，吉祥。

《象传》说："有人送来宝龟"，是从外部而来的。

六二既中且正，当益之时，处下卦震之中，虚中居下，上承阳爻，象征有所作为，不断增加自己的优点。有人送你十朋之龟，就是意外的惊喜。"积善成德，而神明自得"（《荀子·劝学》）、"积善之家，必有余庆"（《易传·文言》）就是这个道理。不断提升自己，结果就有意想不到的惊喜。

我们最大的困惑就是决策，《周易》就是让天帮助决策。拿不定主意时，问一卦，就能得到帮助。"王用享于帝"，君王可在这时祭祀天帝，这也加法增益。天帝，指上帝，向上天祈祷，求上天佑助。"皇天无亲，惟德是辅"（《尚书·蔡仲之命》），上天只辅佐有德的，所以祭祀为政教服务。在祭祀上天、祈求上天保佑自己的时候，首先自己要增益道德，故结果吉祥。

增益优点，没有咎错

六三：益之用凶事，无咎。有孚中行，告①公用圭②。

《象》曰："益""用凶事"，固有之也③。

【注释】

① 告：晋见，致意。② 圭：音 guī，玉器名，古代天子、诸侯祭祀、朝聘时，卿大夫等执此以表示"信"。李鼎祚《周易集解》引《九家易》解释为："天子以尺二寸玄圭事天，以九寸事地也。上公执桓圭九寸，诸侯执信圭七寸，诸伯执躬圭七寸，诸子执谷璧五寸，诸男执蒲璧五寸。五等诸侯，各执之以朝见天子也。"③ 固有之也：王弼《周易注》："用施凶事，乃得固有之也。"

【细读】

六三：增益优点用于凶事，没有咎错。心存诚信，依中道行事，手持圭板告于王公。

《象传》说："增益优点用于凶事"，保固所获之益。

六三以阴柔居下卦震之极，多凶之地，但处增益之时，处为公之位，六三应上九。苏轼《东坡易传》："故六三致觳以自贬，然后能'固'而'有之'。彼以我为得其益而不以自厚也，则信我而来矣……上九之益六三，以信信而已，非有以予之；而六三亦享其信而无所取也，则上九乐益之矣。"

当不断增益自己优点的时候，哪怕是处理凶险之事，也会少犯错误。有诚信，告公用圭，这都是比较美好的结果，因为是依中道行事。圭，上朝时用的圭板，一般人没有资格使用。说明你的地位不断提升，有朝一日会成为位列朝廷使用圭板的重臣。圭板是官位级别的象征，同时也有实用价值，可以将向君王提意见的要点写在圭板上；用圭板挡住脸，表示对君王的尊重。这都是比较美好的预测。如果能够懂得不断增加自己的优点，讲诚信，依中道而行，将来会不断高升。

依中行，公听从

六四：中行，告公从，利用为依迁国[①]。

《象》曰："告公从"，以益志[②]也。

【注释】

　　①迁国：迁移国都。②以益志：程颐《伊川易传》："告之以益天下之志也。"

【细读】

　　六四：坚持依中道行事，劝告王公，王公会听从你的意见，对治家迁国都有利。

　　《象传》说："劝告王公，王公会听从你的意见"，是增益心志。

　　六四当位，与初正应。初爻有"利用"，四爻也有"利用"，且"利用"皆为大事。初九是"大作"，六四是"迁国"，引申为重大之事。孔颖达《周易正义》："用此道以依人而迁国者，人无不纳，故曰'利用为依迁国'也。迁国，国之大事，明以中行，虽有大事，而无不利，如'周之东迁，晋郑焉依'之义也。"

　　"利用为依迁国"的"依"，有学者理解为假借字"殷"，帛书《周易》为"家"，我们遵帛书。如果能坚持中行，并能不断增长提升自己的修养，对治家迁国都是有益的。齐家、治国、平天下，家是基础，家虽小但五脏俱全，齐家跟治国、平天下所用的方法一样。迁国，国家的迁移是大事。对于这么大、这么难办的事，如果你坚持中行，坚持增益的标准，就会顺利。

有诚信施惠天下，不用占问就知吉

九五：有孚惠心[①]，勿问元吉；有孚惠我德[②]。

《象》曰："有孚惠心"，勿问之矣；"惠我德"，大得志也。

【注释】

　　①惠心：施惠天下之心。②惠我德：我，指九五；犹言天下人感惠我的恩德。

【细读】

　　九五：有诚信施惠天下之心，不用占问就至为吉祥；人们将以诚信感惠我的恩德。

　　《象传》说："有诚信施惠天下之心"，不用占问；"感惠我的恩德"，大得心志。

　　九五以阳刚中正之德，居尊位，且下应六二，如怀有诚信施惠于民，不用占问就知至为吉祥。天下人将诚心回报所受恩德。诚信，实事求是，表里如一，前后一致，始终如一，这才叫"有孚"。"惠心"，施惠于民之心。对君王来说要有这两条，有诚信说话算数，有施惠于民的爱心，占问的结果肯定吉祥。此爻辞可证明《周易》的占卜性质，"贞"就是问天，若能"有孚惠心"，不用问天，结果肯定"元吉"。《小象》此处所言"勿问之矣"应该也是此意。

"有孚惠我德"，君王以诚信对待百姓，百姓也会以诚信感恩于君王之德。君王对百姓讲诚信，百姓也会对君王讲诚信，以诚相待是双向的，这就是古人所憧憬的和谐社会。

增益有恒

上九：莫益之，或击之；立心①勿恒，凶。

《象》曰："莫益之"，偏辞②也；"或击之"，自外来也。

【注释】

① 立心：居心。② 偏辞：片面之词。

【细读】

上九：不增益其德，有人来攻击；立志不恒久，凶险。

《象传》说："不增益其德"，是偏斜无应之词；"有人来攻击"，从外而来。

从《益》卦卦义的整体看，上九爻是《益》卦中所树立的反面典型，违背了《益》卦损上益下的卦义。其断辞"凶"，与初九"元吉"、六二"吉"、九五"元吉"形成鲜明的对比。

上九处益之极，按照"损上益下"的发展趋势，不可能有人来增益上九。上九阳居阴位，有阳刚亢盛、贪心求增、损人利己之象，有人来攻击，不持之以恒，凶险。

若不懂得不断提升自己优点的道理，那就可能会有人攻击你。"立心勿恒"，如果没有恒久的追求，就会有凶险。这从消极面告诉我们，增益要不断地坚持。活到老学到老，否则结果凶险。这就是"益，德之裕也"，道德修养到了相当宽裕的境界，不满足原来的水平，更上一层楼。

汉代刘向《说苑·敬慎》载，孔子言《损》《益》两卦时说："自损者益，自益者缺。"其中对《益》卦的解释不合经义。《益》卦本言自益求德，自益者益，而不是"自益者缺"。初九言能自益其德，位卑也能做大事；六二言自益其德会得天佑；六三言自益其德可救凶平险；六四言自益其德可为迁国之大事；九五言"有孚惠心，勿问元吉"；上九从反面言自益其德的重要性，不能恒久坚持自益其德则凶。

自损是减去缺点，自益是增益优点，加减方法不同，目的一致，殊途同归，都是修养提升自己的道德智慧。

困（卦四十七）

水逝泽困，困而自济

☵坎下兑上　困①：亨，贞大人吉，无咎。有言不信。

【注释】

　　①困：卦名，坎下（☵）兑上（☱），象征"困穷"。

【细读】

　　《序卦传》："升而不已必困，故受之以《困》。"《困》《井》《巽》三卦都涉及涉世之方，涉及社会道德实践。《困》卦主要讲身处困境时怎么办。《系辞传》："困，德之辨也……穷而通……困以寡怨。"从《困》卦所阐述的道德观出发，认为困厄的处境最能辨别人的德行操守。人处穷困则能思变，从而变通。困厄的处境可以令人少发怨悔，更多地激发自身的潜能。

　　《困》卦得名之因：

　　从符号看，下卦九二被初六、六三两个阴爻围困，上卦九五与承之的九四被六三和上六两个阴爻围困，象征阳刚被困。苏轼《东坡易传》："九二为初六、六三之所揜，九四、九五为六三、上六之所揜，故'困'。"

　　从卦象看，泽水困，水是动态的，泽是静态的，如果泽下的水不断流去，上面的泽水亦会流失陷入困境。《困》卦主要得名于卦象。

　　姜广辉《〈周易〉卦名探原》认为，坎为水，兑为泽。《大象》谓："泽无水，困；君子以致命遂志。"泽本潴水之地，今泽漏涸无水，田亩荒芜，居室空乏，一派穷困破败之象，故名之曰"困"。君子出困之道，不求侥幸，凡可努力脱困之事，皆极力而为。有志之士，虽历经困苦，而必求遂其志，此即所谓"致命遂志"。

　　从卦德看，水的卦德是险，兑的卦德是悦，组合在一起是"险以悦"，可理解为面对困境的方法。

　　《困》卦：亨通，占卜结果大人吉祥，没有咎错。此时所言别人不相信。

　　"贞大人吉，无咎"，《周易》有的时候不说大人吉，贞问结果并不是谁都吉。吉凶和客观条件有关，与主观因素关系更大。贞卜的结果是大人在陷入困境时，才会有吉祥的结果。言外之意为，小人会凶。能否战胜困境的因素很多，但主要在于主观修养、道德智慧。

"有言不信"，"有言"，许慎《说文解字》："直言曰言，论难曰语。"本来是自言为言，但《周易》中说的"言"大都指别人对自己的负面评价。此处两种解释都说得通。说自言，自己说话没人信；说他人的负面评价，有人说自己不讲诚信，或有批评之言，说明自己还没有得到大家的信任。这些都是困境。

困而不失正道

《彖》曰："困"，刚揜①也。险以说，"困"而不失其所"亨"。其唯君子乎！"贞大人吉"，以刚中也；"有言不信"，尚口乃穷也。

【注释】

①揜：音 yǎn，同"掩"。

【细读】

《彖传》说："困穷"，阳刚被掩蔽。面临险难而心中愉悦，"困穷"时也不失"亨通"的前景，大概只有君子了！"占卜结果大人吉利"，因为阳刚居中；"此时所言别人不信"，崇尚言辞反致穷困。

"刚揜也"，按照宗法等级社会的要求，应该是阳卦在上，阴卦在下，这里阳刚反而被阴柔遮掩，这是陷入困境的原因。

"困而不失其所亨"，虽然陷入困境，但不失其能够度过困境而亨通的前景。"其唯君子乎"，其表示大概，大概只有君子能做到了。大人和君子是不同的称谓，其实指的都是道德高尚有智慧的人。

"以刚中也"，这里没说中正，而是说刚中，中正指九五，而刚中则指九二、九五两爻，也就是用阳刚之气来摆脱困境。

舍弃生命来实现志向

《象》曰：泽无水，困；君子以致命①遂志②。

【注释】

①致命：使丧命，舍弃生命。②遂志：实现志愿。

【细读】

《象传》说：泽上没有水，是《困》卦卦象；君子因此要舍弃生命来实现志愿。

王弼《周易注》："泽无水，则水在泽下，水在泽下，困之象也。处困而屈其志者，小人也。'君子固穷'，道可忘乎？"泽无水，即泽陷入困境。天象是这个意思，人面对天象，能悟出"君子以致命遂志"。在生命与理想抱负之间发生冲突，两者不可兼得的情况下，以志向为重，让人震撼！这才是中华文明的核心价值观念，追求真理，追求正义。如司马迁写《史记》，目的是"究天人之际，通古今之变，成一家之言"。志士仁人，宁愿牺牲，也要完成自己的使命。

困在幽谷无人识

初六：臀困于株①木，入于幽谷，三岁不觌②。

《象》曰："入于幽谷"，幽不明也。

【注释】

①株：树干。②觌：音 dí，见，看见。

【细读】

初六：臀部困在株木下，进入幽谷，三年不露面。

《象传》说："进入幽谷"，是处幽暗不明。

从爻位看，初六处在困卦的最下边，是最困顿时期。

从卦象看，三、四、五爻互卦为巽，巽象征木。巽木下有离火，上有兑金，金克木。又初六处坎下，坎象征冬季，冬季草木皆枯。所以以株木为喻，株木为干枯的树木，没有枝叶庇护，喻示初六处在没有枝叶庇护的环境中。

"臀困于株木"，取人坐姿，因为过去是席地而坐，臀部坐地，臀部也可以是最下边，喻困顿的程度之深，不被重用，闲置在家。初六不当位，又是最底下一爻，陷入困境，臀部困于株木，用株木暗示在野，意味着身在野，没当官。

"入于幽谷，三岁不觌"，困在幽谷，还多年没被人发现，意味着闲置在野，所以后世用"幽谷兰芝"比喻有才华不得重用的人才，和这卦有关。

困中有庆

九二：困于酒食，朱绂①方来，利用享祀，征凶，无咎。

《象》曰："困于酒食"，中有庆也。

【注释】

①朱绂：音 fú，古代祭祀的饰带。

【细读】

九二：被美酒和食物所困，红色的祭服刚被送来，可利用它来祭祀，出征凶险，没有咎错。

《象传》说："被美酒和食物所困"，保持中道有福庆。

"困于酒食，朱绂方来"，不同等级的人，有不同的困境，困于酒食，比前面初六要好。酒食，是供有地位的人享用的，因为酒在当时是奢侈品，只有贵族才有资格享用。但是在酒食上陷入困境时，朱绂还来了，喻陷入困境，现有好转。

"利用享祀，征凶"，九二处中位，喻方法得当，这时候用享祀有利，陷入困境时借助上天、借助祖先神灵凝聚人心。"享祀"，祭祀时祭品祭完之后要当场消化掉。君王主持的叫飨礼，诸侯级别主持的叫燕礼，实际上都是祭祀之后紧接着开招待会，享用祭品，化解矛盾，凝聚人心。这也是政治的组成部分，在推杯换盏中增强凝聚力，消除隔阂，一笑泯恩仇，逐渐使自己从困境中走出来。但是《周易》还提示你，可以一点点转化，但是还不能用兵，因为你还没有这个实力。你如果用兵就凶，不用兵就不会犯错误。

《小象》解释为："保持中道就会有吉庆。"强调了保持中道的重要性。李鼎祚《周易集解》引翟玄："阳从上来，居得中位，富有二阴，故'中有庆也'。"

内外兼困

六三：困于石，据于蒺藜，入于其宫，不见其妻，凶。

《象》曰："据于蒺藜"，乘刚也；"入于其宫，不见其妻"，不祥也。

【细读】

六三：受困于坚石，依据带刺的蒺藜，入于自家宫空之内，见不到至亲的妻子，凶险。

《象传》说："凭据蒺藜"，乘凌刚位；"入于自家宫空之内，见不到至亲的妻子"，不吉祥。

困的产生各有各的原因。"困于石"，六三往下看，是半艮，艮是山，山上有石，困于石，石头坚固，不当困而困。也就是说，这个困是德才不称位而导致的。

"据于蒺藜"，蒺藜带刺且脆，水分大，实际上是不可据，据于不可据，前面是困于不当困，却现在据于蒺藜。蒺藜在《周易》中更多指小人，你要往上爬，抓葛藤是可以的，长得粗，纤维很长，能够帮助你往上攀爬。但抓着蒺藜，满手都是刺，不敢用力，而且因为很脆，一拉就断了，这会使你陷入困境。个人的才德不到位，依赖的人又都是些小人，就只能陷入更深的困境。

"入于其宫"，回到家。从外面回家，按道理来说在家应该能得到心灵的安慰，但是让你遗憾的是"不见其妻，凶"。在外面由于自己的才德能力低而困于石，由于依据的人都是蒺藜、是小人，使自己陷入困境；回到家，家人不理解、不支持，内外失据，在外面困，在家里也困，困境就更深了。

改变困境的做法是，不困于石，提高自己；不据蒺藜，要分辨和什么样的人交朋友。孔子说"无友不如己者"（《论语·学而》），不要和不如自己的人交朋友。

困处于金车中

九四：来徐徐，困于金车，吝，有终。

《象》曰："来徐徐"，志在下也；虽不当位，有与也。

【细读】

九四：缓缓前来，困处于金车中，有吝惜，有善终。

《象传》说："缓缓前来"，志向在下面；虽然不当位，但有相呼应的。

《周易》中不好的卦，到了第四爻，到了上卦，就会慢慢向好的方向转化。《困》卦也是，到九四时"来徐徐"，已经逐渐有所转化了。

"困于金车"，已经象征非常高的层次了，但依然是困境。九四虽处在上卦，但在上卦之下，与初六相应，初六与九四之间相隔坎卦，被九二所阻，有如端着金碗要饭，地位很高，能力不高。九四不当位冒进，所以结果"吝"，好在最后能慢慢转化，最终有好的结果。九四和初六，虽然不当位，毕竟还是应的关系，还有朋友，有同心同德的人，有支持者。空谷足音，在空荡荡的山谷中，没有人，偶尔听到脚步声，你都会燃起希望。

困处于高位上

九五：劓刖①，困于赤绂，乃徐②有说③，利用祭祀。

《象》曰："劓刖"，志未得也；"乃徐有说"，以中直也；"利用祭祀"，受福也。

【注释】

①劓刖：音 yì yuè，是古代割鼻、断足的酷刑。②徐：逐渐。③说：通"脱"。

【细读】

九五：有可能受割鼻断足的刑罚，为红色官服所困，于是渐渐脱离困境，利于举行祭祀。

《象传》说："割鼻断足"，心志未有所得；"于是渐渐脱离困境"，因为刚中正直；"利于举行祭祀"，是承受了神灵福佑。

劓，是鼻子被割去；刖，是脚被剁去。李鼎祚《周易集解》引虞翻："割鼻曰劓，断足曰刖。四动时震为足，艮为鼻。离为兵，兑为刑。故'劓刖'也。"

"困于赤绂"，说明九五是级别非常高的官吏了，不敢直接说君王，也是非常高的三公九卿的地位了，同样陷入困境，有被割去鼻子、剁去脚的凶险。因为九五毕竟既中且正，只要坚持正道，就会慢慢脱离困境。

"利用祭祀"，也是让自己摆脱困境的方法，让上天帮助自己，提高自己的修养，提高自己的道德，利用上天、利用祖先凝聚人心。

困处在高山上

上六：困于葛藟①，于臲卼②；曰动悔有悔，征吉。

《象》曰："困于葛藟"，未当也；"动悔有悔"，"吉"行也。

【注释】

①葛藟：藤类植物。②臲卼：音 niè wù，本形容动摇不安之状，这里指高山。

【细读】

上六：为葛藟所困，又被困在高山；说动辄后悔又悔悟，出征吉祥。

《象传》说："为葛藟所困"，地位未曾稳当；"动辄后悔有悔悟"，"吉祥"之行。

"困于葛藟"和"据于蒺藜"性质不一样。葛藟，毕竟还是可以依靠的，如果抓住葛藟攀援，是可以摆脱困境的。

臲卼，就是高山，你的位置很高，象征级别很高。人在高处，身边有葛藟，有贤才。这里是说你如果"动悔有悔"，不仅能从困境当中摆脱出来，而且用兵都吉祥。

"动悔有悔"，一行动就后悔，后悔之后还后悔，不断后悔，不断反省，不断脱离困境，不断进步，谨慎敬业。《周易》告诉我们一行动就后悔，说明这是敬业，想把事情做到极致。

《困》卦告诉我们，任何人、任何阶层都会有困境，困境是人生最重要的经历，可以考验人、历练人，提升人的智慧。一旦陷入困境，关键在于主观如何应对，要充分发挥自己的主观能动性，提升能力。同样的困境，以不同的方法去对待就会有不同的结果。知识改变命运，拼搏改变困境。

井（卦四十八）

木上有水，修身养人

☶ 巽下坎上　井①：改邑不改井，无丧无得，往来井井。汔②至，亦未繘③井，羸④其瓶，凶。

【注释】

①井：卦名，巽下（☴）坎上（☵），象征"水井"。楚竹书《周易》作"汬"。②汔：音 qì，接近。③繘：音 jú，通"矞"，这里的意思是穿。④羸：音 léi，帛书《周易》作"纍"，毁缺。

【细读】

《序卦传》："困乎上者必反下，故受之以《井》。"《系辞传》："井，德之地也……居其所而迁……井以辨义。"《系辞传》认为《井》卦是为人的道德提升而设，井是道德修养之所，要求人们守持自己的立场而后施益于人，井德可以用来分辨道义。从一口井感悟到经邦治国的义理上来。孔颖达《周易正义》："'井'者，物象之名也。古者穿地取水，以瓶引汲，谓之为井。此卦明君子修德养民，有常不变，终始无改，养物不穷，莫过乎井，故以修德之卦取譬名之'井'焉。"

《井》卦得名之因：

从卦象看，巽下坎上，巽为木，坎为水，木上有水，如井水被汲上养人。井养人而不穷，这是《井》卦得名原因。具体有以下几种说法：

其一，水和木的组合，让人们联想到了井。巽为风、为木，早晨树叶上有露水，受这个天象的启发，想到水是可以从地下打上来的，井之源起。

其二，《周易》产生于河南地区，河南属于黄土高原，黄土层厚，因打水易使水质混浊，就在井底铺一层圆木。打水时，圆木下面的泥土就不会被搅动，水质不会受到太大影响。

其三，桔槔是井上汲水的工具，木质的，因水深，用杠杆的力量把水从井底取上来。

从卦德看，井卦下卦为巽，巽为顺，我们顺应水性，把水引上来。

《井》卦：城邑可以改迁而水井不可以，没有丧也没有得，人们来来往往从井中取水。取水瓶将要提到井口，尚未提出井口，毁坏了取水的瓶子，凶险。

"改邑不改井"，改，就是变。城邑村庄可以移动，而水井不可以迁徙。村邑、城邑，可以搬走，但不是所有地方都能打出好井。别的东西都能搬，井是搬不走的。推天道明人事，人事中确实有的可以变，但有的是不能变的。现象可以变，规律不能变，以井喻示道德修养不能变。井，在哲学和伦理道德上给我们以启迪。

"无丧无得"，水井没有得也没有失。好井都是地下水，从上面看水面，既不会因为少打一桶水而减少，也不会因为多打一桶水而增多。由此类推人的修养，能不能修养到没有什么可减少的，也没有什么可增加的，无损无益，向着一个比较理想的人格方向靠拢。

"往来井井"，不管是离开的，还是往这里来的，都要饮用这口井的井水。井水无私奉献，无私地提供给每个人。这是井水给我们的正面启发。

"汔至，亦未繘井，羸其瓶，凶"，井底下粗，井眼稍小，打水时桶在里面晃，到了井口时，稍不小心就会撞上。胳膊要有劲儿，让水瓶离开井口。"汔至"，水瓶刚要到井口，还没有离开井口，这时稍有不慎撞上了井口，凶险，功败垂成。这提示我们，越是到最后，越要小心谨慎，稍有疏忽瓶子就碎了。这里是用打水比喻道德修养、国家治理。

井水养人不穷尽

《彖》曰：巽乎水而上水[1]，"井"；"井"养[2]而不穷也。"改邑不改井"，乃以刚中也；"汔至亦未繘井"，未有功也；"羸其瓶"，是以凶也。

【注释】

① 巽乎水而上水：巽，顺，指下卦巽。水，指上卦坎水。上水，使水上。② 养：施养于人。

【细读】

《彖传》说：顺着水线挖掘而把水提上来，"便是水井"；"井水"养人而不穷尽。"城邑可以改迁而水井不可改迁"，因为阳刚得中；"取水瓶将要提到井口，尚未提出井口"，没有尽到井的功用；"毁坏了取水的瓶子"，因此凶险。

"巽乎水而上水"，这是从卦德角度解释《井》卦得名的原因。下面是水，顺着水线挖掘，就可以把水提上来。

"井养而不穷也"，就是"无丧无得，往来井井"，水井无私地供养所有人而不会穷尽。这里是用井水说明人的道德修养。予人玫瑰，手留余香，造福别人，给别人带来快乐，就是最大的快乐。从佛家说，这是布施。

"乃以刚中也"，九五是阳爻，九二还是阳爻，中位都是阳爻，所以在造福他人的时候，拼命尽己力，稍微冒进点儿，都可以理解。

"汔至亦未繘井",就是将要把水提出井口但还没出来时,水瓶不小心碰在了井沿上,"羸其瓶",所以凶,凶是指最后的结果。这提示我们在做事的过程中要小心谨慎。

《象传》有两个角度:一个是从水井的角度说,井水无私奉献;另一个是从用井水者的角度说,提取井水要小心谨慎。

慰劳老百姓,劝告相互扶持

《象》曰:木上有水,井;君子以劳①民劝相②。

【注释】

①劳:慰劳。②相:辅佐,扶助。

【细读】

《象传》说:木上有水,是《井》卦卦象;君子因此要慰劳老百姓,劝告大家相互扶持。

"木上有水",巽是木,人们受树木叶梢上有水的天象启发打了井。君子要像这口井一样无私奉献。

"劳民劝相","劳"是慰劳,像井水慰劳所有人一样,君王也要慰劳老百姓。"劳民""劝相"都是动宾结构,"劝相"是劝大家互相扶持。过去搀扶盲人指方向的人叫相,所以后来辅佐君王也叫相。慰劳老百姓,劝说大家互相帮忙,无私奉献。

井中有泥

初六:井泥不食①,旧井无禽。

《象》曰:"井泥不食",下也;"旧井无禽",时舍也。

【注释】

①井泥不食:王弼《周易注》:"最在井底,上又无应,沉滞滓秽,故曰'井泥不食'也。"

【细读】

初六:井底全是泥,没法吃,废弃的旧井周围没有禽鸟。

《象传》说:"井底全是泥,没法吃",在下位;"废弃的井周围没有禽鸟",因时间迁移而被舍弃。

"井泥不食",井底泥太多了,很长时间没有淘了,是废井,即处于初六的位置,不能为人所用。从爻位看,初六处在《井》卦最下。若修掘水井之后,井水需要一段时间才能蓄满。初六便是井中无水的状态。又初六以阴居阳,处不当位,所以并无井养的能力。因此"旧井无禽",禽鸟都不来。因为禽鸟是来喝水的,禽鸟能喝多少水?一口水就够了,但这里没有水。我们想为他人服务,就要提高自己的修养,从基础做起,先让自己有水，然后再考虑水质改善的问题。

井中有水

九二：井谷射①鲋，瓮②敝漏。

《象》曰："井谷射鲋"，无与也。

【注释】

① 射：音 yì，假借为"厌"，满足的意思。② 瓮：古代汲水的罐子。

【细读】

九二：在井的低洼处水能淹过小鱼，取水的罐子破漏。

《象传》说："在井的低洼处水能淹过小鱼"，没有应与。

从九二爻位看，九二以阳居阴，处不当位，又与上无应，表示九二仍不能见用。所以言"井谷射鲋，瓮敝漏"，"谷"就是谷底，井的低洼之处。"谷"既不是溪谷，也不是井中穴窍，"谷"本身即含有深坑穴之义。许慎《说文解字》："谷，泉出通川为谷。"段玉裁《说文解字注》："谷取坑坎之意，坑坎，深意也。"《庄子·天运》："在谷满谷，在坑满坑。"所以"井谷"既代表水井内部，也暗指了此时水井只是坑穴，并没有多少水，居然可以"射鲋"，"鲋"即水中的小鱼。这很怪，一旦有水就有鱼，但鱼长不大。自古以来，就没有用箭射井中小鱼的，因为成本太高，箭比小鱼价格高多了。"射"，假借为厌，满足。如《左传·隐公元年》："何厌之有？""射鲋"，就是淘井之后，水稍微有一点积累，能够淹过小鱼，小鱼就能繁衍，水量也逐渐增加了。但是还有条件没有得到满足，打水的罐子如果是旧的，漏了，怎么打水？这是客观条件也不具备。

井水混浊

九三：井渫①不食，为我心恻②；可用汲，王明，并受其福。

《象》曰："井渫不食"，行"恻"③也；求④"王明"，"受福"也。

【注释】

① 渫：音 xiè，此处指淘井。许慎《说文解字》："渫，除去也。从水，枼声。"② 恻：凄恻。③ 行恻：王弼《周易注》："行感于诚，故曰'恻'也。"④ 求：寻求，希望。

【细读】

九三：淘井后井水混浊不能吃，我心凄恻；可以汲取井水，君王圣明，共受福泽。

《象传》说："淘井后井水浑浊不能吃"，行为凄恻；盼望"君王圣明"，"君臣共受福泽"。

井的水量有了，但还是没有办法吃，因为太混浊。喻为君王担心的事：我心里想为人民服务，但能力还不够，只能积蓄提升。"井渫"，尚秉和《周易尚氏学》："三应在上。上居坎水上，故曰井渫。""不食"，水量解决了，水质还不行。

"可用汲"，沉淀后水质改变了，可以用了。

"王明"，从井水说到君王圣明，用井水的清澈透明象征君王的智慧聪明。从卦象角度看，九五代表君王，但是五与三并不应，两者之间只有六四，无阻隔。又互体离卦代表"明"，三处其下，五处其上，象征君王如果贤明，则九三可以见用。陈梦雷《周易浅述》："五为王位，三四五互为离，王明之象。五非其应，故有待于王之明也。"

"并受其福"，用井水说君王，打着上天的旗号，用占卜的形式，告诫君王若想使政权长久存在，一代一代传下去，就要像这口井一样不断改善提高水量水质，让老百姓享受；不断提升自己，君王的智慧也让老百姓享受。只有"并受其福"，政权才可以一代代传下去。《周易》的智慧体现在：一方面知道君王最关心的事是政权稳固，一代代传下去；另一方面又告诉君王如何做才能令政权稳定，一代代传下去。不断分析条件与结果的逻辑关系，并且把重心放在应具备的条件上。

修缮井壁

六四：井甃①，无咎。

《象》曰："井甃，无咎"，修井也。

【注释】

①甃：音 zhòu，修井。

【细读】

六四：用石头修井，没有咎错。

《象传》说："用石头修井，没有咎错"，可修井。

六四得位，已处在上卦坎之中，上承九五。在此位置要为蓄水做准备工作。井水的问题基本解决了，该修到水面以上的井壁了。过去有老先生认为用砖砌井壁，《周易》时代有砖吗？而且砖也禁不住水泡。一般都是用石头砌井壁，喻不断提高自己。表象是在说井，归根结底是在说人，注意不断提升自己，不要犯错误。来知德《周易集注》："六四阴柔得正，近九五之君，盖修治其井，以潴蓄九五之'寒泉'者也，故有'井甃'之象。占者能修治臣下之职，则可以因君而成井养之功，斯'无咎'矣。"

寒泉可食

九五：井冽①，寒泉食。

《象》曰："寒泉"之"食"，中正也。

【注释】

① 冽：音 liè，许慎《说文解字》："水清也。"

【细读】

九五：井水清澈，寒泉可以食用。

《象传》说："寒泉可以食用"，居中且正。

"冽"，井水清澈可见底，可看到里面的鱼苗游动。"寒泉"，水质和我们现在的标准一样，既要清澈，又要温度低一点，这样口感就好。"井冽，寒泉"是对井水水质最好的评价。尚秉和《周易尚氏学》："冽，甘也。坎为寒，为泉，泉既甘冽，故可食。"

"中正"，指九五以阳刚中正居尊位。九五处在坎卦之中，居《井》卦尊位，又亲比上六，代表水质极好，所以位处九五象征见水汲饮用。从爻位看九五中正，刚直高洁，含有井养之德，拥有井养之功。

收井口，不要覆盖

上六：井收①勿幕②，有孚元吉。

《象》曰："元吉"在"上"，大成也。

【注释】

① 收：成也。孔颖达《周易正义》："凡物可收成者，则谓之收，如五谷之有收也。" ② 幕：李鼎祚《周易集解》引虞翻："盖也。"

【细读】

上六：收井口不要覆盖，有诚信至为吉祥。

《象传》说："至为吉祥"在"上面"，井功大成。

从爻位看上六位处最上，应当是井口位置。又处坎上，表明是在井水之上。在井水可以汲用之后，应当收拢井口，让井口小一点，高于地面，还要加盖，但并不盖上，这样井水才能随时供养于人。所以爻辞意在说明，人应当不存私利，奉献于人，如此才能获得大吉。有了这样的无私奉献精神，且说到做到、表里如一、言行一致，大吉。

《周易》的象数规则多，六爻象征意多，一卦一个角度，很多卦是按照等级来说的。《井》卦六爻基本是按照井修缮的过程来写的：从一口废井开始，不断淘井，再修井壁，再修井口这样一个过程，来象征人的道德修养不断提升。陈梦雷《周易浅述》："初柔象泉源，三二刚象泉，四柔井之中，五刚泉之上出，上柔井口，有全井之象。"《井》卦用井的不断修缮，讲道德的不断提升。告诉我们在道德实践治理过程中，怎样从道德修养做起，如何才能无私奉献，才能"劳民劝相"。

巽（卦五十七）

随风而行，谦逊顺从

☴巽下巽上　巽①：小亨，利有攸往，利见大人。

【注释】

①巽：音 xùn，卦名，上下卦皆为巽（☴），象征"巽顺"。

【细读】

《序卦传》："旅而无所容，故受之以《巽》；巽者入也。"巽，象征风，其义为顺、为入。《彖传》："柔皆顺乎刚。"《杂卦传》："《巽》，伏也。"可见《易传》把"巽"看作顺伏、入，伏、入则顺，不伏、不入则不顺。《巽》卦与道德修养有关，《系辞传》："巽，德之制也……称而隐……巽以行权。"

《巽》卦得名之因：

从符号看，三阴三阳，其中一阴在二阳之下，巽顺二阳，二阴各顺承临近之阳。从阴爻角度说，阴爻伏、入阳爻之下，象征巽顺。《巽》卦的卦画是一阴入二阳，明代智旭《周易禅解》认为"阴有能，而顺乎阳以致用"，把"入"和"顺"有机地统一。

从卦象看，上下皆巽，自己和自己重叠，巽是风，象征顺从。巽可象征风，也可象征木，我们没有权利决定，只能去理解，看《周易》中把它当作风还是木。

从卦德看，巽为顺、为入，顺而入，谦逊，是《巽》卦得名的主要原因。按照《说卦传》，巽分别为"鸡""股""木""风""长女"……"鸡顺时而鸣""股顺体而立""木顺性而长""风顺向而吹""长女顺父母而生"……这是不同角度的感悟，"鸡""股""木""风""长女"都要顺巽之时、巽之体、巽之性，成就《巽》谦逊之德。

《巽》卦：小有亨通，利于前往，利益显现于大人。

"小亨"，就是小有亨通，要有心理准备，别期望太高。"利有攸往"，要想做什么，成功概率偏高。

"利见大人"，《周易》的利见大人，就是大人占到这卦有利。大人与小人的区别在于地位与修养，"利见大人"就是不利见小人，如果个人地位低、修养差，占到此卦也是不利的。在同样的客观条件下，《周易》强调主观内因的作用，吉凶最后由人的修养和能力决定。

学《周易》比较难，读懂《周易》就已经很难了，结合实际问题做具体解释就更难了。运用《周易》的最高境界是"善易者不占"（《论语·子路》），把《周易》的精神、《周易》的道德观念落实到实践中。

柔顺乎刚

《彖》曰：重巽以申命。刚巽乎中正而志行。柔皆顺乎刚，是以"小亨，利有攸往，利见大人"。

【细读】

《彖传》说：重复巽顺以申布命令给百姓。阳刚居中且正而心志得以施行。阴柔都顺着阳刚，因此"小有亨通，利于前往，利益显现于大人"。

"申命"，就是把命令反复申布给百姓，命令要像风一样吹遍祖国大地，让百姓知道君王的要求。"重巽以申命"，就是风连着风，命令要反复传达，让百姓都知道，以便遵循。《韩非子》说君王治理国家最重要的是法、术、势。法，是要公布于众的，传达到每个角落，老百姓才能依法行事。术，是君王驾驭臣民的方法。势，权力决定权势，有了权力自然有人崇拜。这就为中央集权制提供了理论依据。

"刚巽乎中正而志行"，九五中正，柔皆巽乎刚，阴爻顺乎阳刚，臣在下，君在上，这种组合符合宗法等级社会的要求。

"小亨"，本来是说阴爻为小，阳为大；臣为小，君为大；小顺大，臣顺君；从小者言，小者亨。"利有攸往，利见大人"，君王能够像风一样申命，是从大者言。"小亨"又可拓展理解为亨通的程度。

申布命令，便民行事

《象》曰：随风，巽；君子以申命行事。

【细读】

《象传》说：风随着风，是《巽》卦卦象；君子因此要反复申布命令，以便让大家按照命令来行事。

《巽》卦本卦由两个巽卦重叠，巽为风、为入，所以像风随着风，顺则能入，无所不顺，无所不入。《彖传》和《大象》重复提到"申命"。"申命"，有如言三令五申，命令一出，传布天下，行动比风还疾速。如初六顺承九二、六四顺承九五，都是阴顺阳、柔顺刚。刚爻为君子，阳刚象征君子之风。宋代郭雍《郭氏传家易说》："君子之德，风也；有风之德，而下无不从，然后具重巽之义。"孔颖达《周易正义》则突出"上下皆巽，命乃得行"，再次说明"巽"不是单向的顺从，而是阴阳、大小、上下、君臣彼此的成全。

进退犹疑

初六：进退，利武人①之贞。

《象》曰："进退"，志疑也；"利武人之贞"，志治也。

【注释】

① 武人：阳刚勇武之人。

【细读】

初六：是进是退，利于勇武之人占卜。

《象传》说："是进是退"，心志疑虑；"利于勇武之人占卜"，心志修立。

"进退"，是进还是退，举棋不定，这是好还是不好？往好里解释是三思而行，往不好里解释就是优柔寡断。初六，不当位，以阴居阳位，还很弱，所以说"利武人之贞"。如果是有点阳刚之气的人，占到这卦吉利。反言之，阴柔之人，级别低，能力不强，占到这卦这爻就麻烦了，拿不定主意，优柔寡断。朱熹《周易本义》："初以阴居下，为巽之主，卑巽之过，故为'进退'不果之象。若以'武人之贞'处之，则有以济其所不及，而得所宜矣。"卑顺过度则意志懦弱、进退犹疑，不能有所为，所以勉励其树立武人一样坚强的意志。

谦逊低调

九二：巽在床下，用史巫纷若①，吉，无咎。

《象》曰："纷若"之"吉"，得中也。

【注释】

① 纷若：众多。

【细读】

九二：顺在床下，用众多史官巫官出谋划策，吉祥，没有咎错。

《象传》说："用众多史官巫官出谋划策获得的吉祥"，得中位。

巽，从符号言，一阴二阳，似床，阴爻似床腿；从卦象言，巽为木，可象征床，巽，低调谦逊的程度就像趴到床底下一样。王弼《周易注》："在巽之中，既在下位，而复以阳居阴，卑巽之甚，故曰'巽在床下也'。""巽在床下"，就是谦逊低调，和自己的能力有关。

"用史巫纷若"，"纷若"意为众多。自己能力弱拿不定主意没关系，只要真正做到谦顺低调，善用众多史官、巫官出谋划策。当时的史官不仅仅修历史，也和巫官一样，掌握占卜未来的卜祝。占卜未来，向天求教。表面上说的是用史官、巫官，其实是向天请教。相当于"原永贞"，自始至终拿不定主意时，就占问天，让天来帮助做决策。

"吉"，指向未来的结果吉祥，至少不会犯错误。

不情愿巽顺，有吝难

九三：频①巽，吝。

《象》曰："频巽"之"吝"，志穷也。

【注释】

① 频：借为"颦"，不情愿。

【细读】

九三：不情愿巽顺，有吝惜。

《象传》说："不情愿巽顺有吝惜"，是因为心志困穷。

"频"，愁眉苦脸。如东施效颦的"颦"，不太情愿巽顺。九三，阳爻居阳位，但处当巽顺之时，不得不"频巽"；且三、四位为人位，上不上，下不下，是下卦的上，又是上卦的下，所以多险多凶；其上为六四之阴所乘，有委屈而顺从之象，故有"吝"。孔颖达《周易正义》："'频巽，吝'者，频者，频蹙忧戚之容也，九三体刚居正，为四所乘，是志意穷屈，不得申遂也。既处巽时，只得受其屈辱也，频蹙而巽，鄙吝之道，故曰'频巽，吝'也。"

田猎收获颇丰

六四：悔亡，田获三品①。

《象》曰："田获三品"，有功也。

【注释】

① 三品：古代主要有以下几种意思：其一，指三种野兽，但到底是什么野兽又有分歧：有的认为是狼、豕、雉；有的认为是鸡、羊、雉；有的认为是羊、牛、豕。其二，指"上杀""中杀""下杀"。古代天子诸侯打猎，猎取的野兽分三等：射中心脏的是"上杀"，晒干后作为祭品；射中腿的是"中杀"，可供宾客享用；射中腹的是"下杀"，供自己食用，以此表示尊神敬宾。融合上述两种观点，代指收获颇丰。

【细读】

六四：后悔消亡，打猎能够获得三种动物。

《象传》说："打猎能够获得三种动物"，获得功勋。

"悔亡"，宋代张载在《横渠易说》中认为六四具有以阴居阴位，具有柔顺之德，因此虽或乘刚，悔终可亡。

"三品"，这里指收获颇丰。对此诸家解释不一样，说收获多种动物是可以的，但大家一般都解释成三种品质品相的动物，将最好的用于祭祀，中档的招待宾客，最差的留给自己。这三品可以根据肉质的鲜美程度来评定，也可以根据打猎时损坏的程度来评定。总之，打猎的收获颇丰，情况得以好转。苏轼《东坡易传》："六四，有其权而无其位者，与初六均也，盖亦居可疑之地矣。而有九五以为之主，坦然以正待之，故'悔亡'。九五不求，而六四自求用，故其用也力。譬之于田：田者尽力以获禽，而利归于君。'一为乾豆，二为宾客，三为充者之庖。'君子不劳而'获三品'，其与史巫之功亦远矣。"

无初有终

九五：贞吉，悔亡，无不利；无初有终；先庚①三日，后庚三日，吉。

《象》曰："九五"之"吉"，位正中也。

【注释】

　①庚：是指古代天干中的第六干。古代以干支记日，干即天干，共计有十个：甲、乙、丙、丁、戊、己、庚、辛、壬、癸。庚在十天干中过五处六，象征变更。

【细读】

九五：贞卜结果吉祥，悔恨消亡，没有什么不利；初始不顺但最终顺畅；在庚日前三天考察，后三天复核，吉祥。

《象传》说："九五的吉祥"，居位端正守中。

九五正得中正之道，不偏于刚，亦不偏于柔，吉而悔亡。九五在《乾》卦为飞龙在天之象，在《巽》卦则以志于巽，以刚阳得位，其命令能通行天下，所以"志行"。尚秉和《周易尚氏学》："九五得位，下孚于阴，故贞吉悔亡。"

"无初有终"，其过程不太好，但最后的结果还不错，最怕的是有始无终。都是这么周而复始，由不好到好。春夏秋冬也一样，都是循环往复的。

"先庚三日，后庚三日"，"庚"是天干中的第七干，从甲、乙、丙、丁、戊、己到庚，是第七日，古人认为十天干过中则变，到了庚就需要变化了，需要怎么做？"先庚三日"，变更之前进行调查，巽顺天道、巽顺民心。先调查问题发生的原因，然后制定相应的政策。"后庚三日"，政策制定、执行了以后，还要密切跟踪，时刻微调变更，这样成功的概率更高。

巽顺有度

上九：巽在床下，丧其资斧①，贞凶。

《象》曰："巽在床下"，上穷也；"丧其资斧"，正乎"凶"也。

【注释】

　①资斧：钱财、资金、财富。

【细读】

上九：巽顺在床下，丧失了钱财，占卜结果凶险。

《象传》说："巽顺在床下"，上九穷极于顺从；"丧失了钱财"，以刚正防"凶险"。

"巽在床下"，这是说已经在上面了，还那么谦虚，是说太弱了，巽顺也要有度。

"丧其资斧"，资斧义在《周易》中共出现三次：《旅》卦六二爻："旅即次，怀其资，得童仆（之）贞。"九四爻："旅于处，得其资斧，我心不快。"很多学者将"丧其资斧"翻译成"丢失了锋利的斧子。"其实"资"和"资斧"意思是一样的，"斧"不是锋利的斧头，是资金，是财富。出土文物可以证明，殷商时期确实有小资斧，确实是把货币做成斧的形状。另外，有刀，还有布，所以说"丧其资斧"，是丧失了资金。

"贞凶"，太低调了，硬不起来，又有物质的损失，所以占卜结果凶险。

《巽》卦从卦象言，是从风连着风中悟出命令的传达，要传达到全国，每个角落都要传达到，让大家遵守；从卦德言，巽为巽顺，要巽顺。但巽顺有度，既不能优柔寡断，也不能刚愎自用。在权力施行过程中需要注意巽顺规律，巽顺民意。《巽》卦讲的是谦逊，反复申布命令，有态度谦虚的倾向。《巽》卦对治理国家，特别是对九五之尊意义重大，提示要与时偕行，不断变化，不断变更。

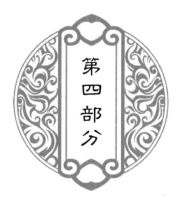

养贤用贤篇

　　《周易》发生在宗法集权的社会制度中，在没有法制约束权力的情况下，《周易》建议君王超越血缘关系，在更大的范围内选拔真正有德有才的贤者。得贤才者得天下，谁有贤才谁就有未来，这是人类的共识。选拔贤能的方式与标准也成为人类一直在探寻的永恒课题。

　　《泰》《否》讲用人标准决定社会风气的形成，君王要亲贤臣，远小人；《比》《同人》《颐》讲团结和养贤；《贲》讲贤才德与行的辩证关系，言行为德之枢机，外在言行不仅是德的体现，同时也有助于德的提升，文质彬彬方为君子；《萃》是萃聚贤才的结果，只有萃聚贤才才能萃聚财富，才能使国家民族昌盛富强。

比（卦八）

水地交融，团结亲比

☷☵坤下坎上　比①：吉。原筮②，元永贞，无咎。不宁方来，后夫凶。

【注释】

①比：卦名，坤下（☷）坎上（☵），象征"亲比"。②原筮：占卜筮问。

【细读】

《序卦传》："众必有所比，故受之以《比》。"《比》卦主要讲亲比团结的策略以及亲比团结的重要性。"比"字形像两人紧密站立，引申为亲、辅。在《比》卦中，上比下，下比上；上下相比，下自相比；上团结下，下亲附上。水地比，这个时候就不能用交感解说卦象了，而是用水渗到地里来喻亲比团结，水渗到地里，庄稼才会茁壮成长。受自然天象的启发，君王治理国家也要亲比团结，只有亲比团结国势才会逐渐强大。

《比》卦得名之因：

从符号看，五阴一阳，阳少阴多，五阴亲比一阳，一阳团结五阴。五比一，团结的主要决策者是九五。九五位在至尊，又是五比一，唯一的一个阳爻，是得名之因。

从卦象看，下坤上坎，地上有水，水渗透到地里，交融到一起，亲密无间，以喻亲比。程颐《伊川易传》："比，亲辅也。人之类必相亲辅，然后能安，故既有众则必有所比，比所以次师也。为卦上坎下坤，以二体言之，水在地上，物之相切比无间，莫如水之在地上，故为比也。"卦象也是得名的原因。

从卦德看，坤为顺，坎为陷，与《比》卦得名关系不大，可向应对策略方向感悟。

《比》卦卦辞上来就说占断结果"吉"，卦辞一般都是先说具象的卦爻象，再说抽象的占断结果。这就是《周易》表述不严谨的地方，但并不影响我们的理解，因为卦爻象与占断辞存在因果关系，卦爻象描述当下的因，占断辞预测将来的果。此卦辞先写果，再写原因。

《比》卦：吉祥。占卜筮问，自始至终要问天，没有咎错。不安宁时才来，后来的人有凶险。

"原筮"，占卜筮问。历代对"原"字的解释分歧很大，帛书《周易》"原"为"备"。影响较大者有三说，有二说都将"原"解释为原田，或说用龟甲占卜，龟甲龟裂若原田，李鼎祚《周易集解》引干宝："原，卜也。《周礼》三卜，一曰'原兆'。"或说在原野卜筮。还有些学者将其解释为原察、考察。干宝说似近经义。

"元永贞"，"元"是开始，"永"是永远，自始至终要问天，自己没有更高的智慧，拿不定主意时，让天作为你的军师，就不会犯错误。

"不宁方来，后夫凶"，在团结上，要早下手。充分注意到团结的重要性，怎么做才能团结，不安宁时才想到团结的重要性就晚了。"后夫凶"，在团结这件事上，对它的认识和行动晚了会使自己陷入凶险。团结亲比，宜早不宜迟。

下顺从上

《彖》曰："比，吉"也；"比"，辅也，下顺从①也；"原筮，元永贞，无咎"，以刚中也；"不宁方来"，上下应②也；"后夫凶"，其道穷也。

【注释】

①下顺从：指下群阴顺从九五。②上下应：上下五阴与九五有应。

【细读】

《彖传》说："亲比，吉祥"；"亲比"，亲辅，下顺从于上；"占卜筮问，自始至终贞卜，没有咎错"，阳刚居中；"不安宁时才来"，上下相应；"后来的人有凶险"，其道穷尽。

"比，吉也"，是说团结亲比的重要性，团结亲比会给人带来吉祥。家和万事兴，君臣同心国家兴。

"比，辅也，下顺从也"，是从为臣的角度说的，六二要顺从九五，在这里还指所有的阴爻都要辅助、顺从九五。所谓应，是指一四、二五、三六爻之间的阴阳感应关系，但到五比一的时候比较特殊，五阴与一阳间都可以理解为应。但是这个应不是平等的应，而是下要辅助、顺从、亲比上，上要团结下。

"'原筮，元永贞，无咎'，以刚中也"，是从君王的角度说的，"刚中"指九五，君王要刚中而行，要认识到团结臣民、团结邻邦的重要性。

"'不宁方来'，上下应也"，是从诸侯的角度说的，不安宁时才来，才想到邻邦的重要性，才想到找他帮忙，对团结的重要性认识就晚了。

"上下应也"，是从符号的角度说的，是积极因素，应该放在前面一句，因"刚中"，且"上下应也"，所以"无咎"。

"不宁方来"，是错误做法，应该和"后夫凶"连在一起解释，不安宁了才来，行动落后，结果凶险。《象传》的解释可能侧重在"来"，虽然行动晚了，毕竟还是来了，所以"来"，就是因为"上下应也"。

建万国，亲诸侯

《象》曰：地上有水，比；先王以建万国，亲诸侯。

【细读】

《象传》说：地上有水，是《比》卦卦象；先王因此要建立万国，亲比诸侯。

《屯》卦所说"利建侯"，与此卦的"建万国"都涉及"舍"和"得"的辩证关系，"建万国"，把土地一块块分出去，用物质的舍，换来"亲诸侯"的得。

以诚团结人

初六：有孚比之①，无咎；有孚盈缶，终来有它吉。

《象》曰："比"之"初六"，"有它吉"也。

【注释】

① 比之：初六比九五。

【细读】

初六：有诚信亲比他人，没有咎错；有诚信如瓦器装满水，最终有意料之外的吉祥好事来临。

《象传》说："比卦的初六"，"有意料之外的吉祥"。

"有孚比之"，"孚"即诚信，团结他人要讲诚信，不能光嘴上说，要团结一切可以团结的力量，要体现在行动上，才"无咎"。《比》卦为一阳爻五阴爻，阳爻居九五之阳位，初六位不正，但因有诚信，故"无咎"。同时初六欲与九五相亲比，九五亦以信相约，为上下相亲比之象，故而初六会由"无咎"发展到吉祥。

"有孚盈缶"，一句爻辞出现两个"孚"，强调诚信的重要性。"盈缶"是形象化的表述，缶是瓦器，就像瓦器装满水要溢出的样子，喻诚信充满内心，没有半点虚情假意。

"终来有它吉"，"它吉"，不是原本意想到的，而是意料之外的吉祥。只要诚心诚意、发自内心地团结他人，只管去做，不问结果，结果反而会有让你意想不到的惊喜。

从内部团结始

六二：比之自内①，贞吉。

《象》曰："比之自内"，不自失也。

【注释】

① 比之自内：内，内部。这里指六二上应九五。

【细读】

六二：从内部亲比始，占卜结果吉祥。

《象传》说："从内部亲比始"，不自失正道。

"比之自内"，六二居下卦之中位，下卦又称为内卦，下卦喻内，指内心，也可指家中，家族内部。六二居内卦之中位。阴爻居阴位，既中且正，且上与九五相应，从六二爻自身及与外部之关系来看，都可喻方法正确，故有吉祥的结果。

"不自失也"，可理解为自己发自内心地想团结他人。孟子所说"老吾老以及人之老，幼吾幼以及人之幼"（《孟子·梁惠王上》）类此，按照血缘关系的亲疏，推己及人，首先团结家人，其次再一点点扩展。《周易》文化比较容易让人接受，就在于它符合现实人情，理论和现实相结合，可行性更高。墨子说"兼相爱，交相利"（《墨子·兼爱》），佛家说大慈悲，基督教说博爱，都带有一定的理想色彩，想法是好的，但践行较难。

亲比道德低下的人

六三：比之匪①人。

《象》曰："比之匪人"，不亦伤乎？

【注释】

① 匪：通"非"，这里指小人。

【细读】

六三：亲比道德低下的人。

《象传》说："亲比道德低下的人"，不也可悲吗？

"匪人"，道德低下的人、小人。《周易》中多是君子、大人与匪人、小人反义对举，但语境不同意思也不同，匪人、小人在不同卦中意思是不一样的，有的是地位低下的平民百姓，有的是道德低下的小人，有时又两者兼指。古人认为财富缺失的人，往往道德也低下。经济基础决定上层建筑，物质决定精神，虽非必然，但应是大概率事件。《周易》就是在大概率中寻找规律。

选拔、任用人才，能不能用小人？团结时能不能团结小人？不同情况要不同对待。对小人虽不能委以重任，但该团结的还是要团结，而面对道德低下的小人则要保持距离，"近朱者赤，近墨者黑"。面对冲突，面对小人，跟他争辩到底还是退让？秀才遇到兵有理说不清，说不清时怎么办？小人得罪不起，宁得罪君子不能得罪小人，小人报复手段阴狠，不按常理出牌。《周易》对此都有涉及。

此爻何意？先把六三所言"匪人"定性定位。六三，不当位，可喻才德不称位，方法不正确。六三与上六不应，上下又都是阴爻，故《象传》认为"比之匪人"是错误的做法，"匪人"当指道德低下的人。这可能是经本义。

但要注意，六三并没有做出准确占断，这给后人的解释增加了难度，但也提供了更大的解释空间，此爻也可理解为不能重用小人，不能得罪小人，但要团结一切可以团结的力量，对小人也要教化团结，但要把握好原则，还要注意不能被小人同化。

"比之匪人"，到底是对还是错？要具体问题具体分析。

向外亲比团结

六四：外比之①，贞吉。

《象》曰："外比"于贤，以从上也。

【注释】

① 外比之：指六四居外卦上承九五。

【细读】

六四：向外亲比团结，占卜结果吉祥。

《象传》说："向外比于"贤人，顺从上面。

六四位居上卦之下，位正，乘阴承阳，比邻九五之君，故而有吉。胡煦《周易函书约注》："本卦独九五为贤，二以正应比于内，是亲而不自失者。四以相近比于外，是疏而能从贤者。故皆贞吉。"

上卦也叫外卦，故言"外比之"。六二"比之自内"，理解为发自内心的想法和愿望、比自家族内部都可以。"外比之"，则可理解为内心的团结愿望要通过行为体现，从家族内部向外扩展，团结更多的人。

《小象》说"以从上也"，上指九五，为臣的要顺从亲比君王。

站在君王的角度可解释为，宗族内部要团结，对外部也要团结，即家族外更大范围的团结。

把团结亲比落实到行动上

九五：显①比；王用三驱②，失前禽。邑人不诫，吉。

《象》曰："显比"之"吉"，位正中也；舍逆取顺，"失前禽"也；"邑人不诫"，上使中也。

【注释】

① 显：显现。② 三驱：田猎时三方驱围。

【细读】

九五：要把团结亲比显现出来；君王用三面驱围的方式打猎，失去了最前面的禽兽。邑人不用告诫提防，吉祥。

《象传》说："团结亲比显现出来吉祥"，说明九五居位端正适中；舍弃悖逆，取其顺从，"失去前面的禽兽"；"邑人不用告诫提防"，自上行使中道。

"显比"，君王内心团结的愿望要显现出来，通过行为实践显现。

"王用三驱，失前禽"，用当时打猎的方式喻团结亲比的方式，无意间告诉我们当时打猎的真实情景，所以《周易》具有史料价值。《周易》一是用历史作为论据，推导现实的应对措施；二是记载了当时的事实，在我们今天看来也已是三千年前的历史了。"王用三驱"，成语"网开一面"就是源自此爻辞。不是四面合围，斩尽杀绝，打歼灭战，而是打驱逐战，结果是跑得快的就跑掉了。跑得快的都是牙口好的，繁殖能力强的，剩下的是老弱病残，小的还放生。在当时资源极其丰富的情况下，还时刻考虑为子孙后代留下资源。唐代白居易《鸟》诗："劝君莫打三春鸟，子在巢中待母归。"因为春天是动物繁殖期，小鸟在窝中嗷嗷待哺，打死的就不只是一只鸟，而是害死了一窝鸟。中国传统文化中蕴含着环保意识、生态意识、绿色生活意识。

采用"三驱"的方式打猎还有一个用意，因为要用猎物做祭品，祭品的品相要好，猎物的头不能被打碎，故"王用三驱"，从后面射杀。

"失前禽"，跑在前面的动物跑掉了，喻团结亲比取其自愿，你愿意和我团结，我团结你，你不愿意我不勉强。

"邑人不诫，吉"，邑人不用告诫提防，要发自内心团结到这个程度。吉，是说团结的重要性，一旦团结亲比，就不会相互提防，不会相互侵害，不会发生战争。

亲比他人不抢在前面，凶险

上六：比之无首①，凶。

《象》曰："比之无首"，无所终也。

【注释】

① 无首：不领先。

【细读】

上六：亲比他人不抢在前面，凶险。

《象传》说："亲比他人不抢在前面"，最终没有好结局。

"首"，是时间上没有提前考虑到团结的重要性，团结亲比他人落在最后，未来结果凶险。鼓励人们要提前认识到团结的重要性，团结一切可以团结的力量。

　　《比》卦反复强调团结亲比的重要性，当下是否团结亲比与未来的吉凶祸福直接关联，团结亲比，互利共赢，明君需要贤臣辅佐帮助，贤臣需要明君赏识重用，人与人之间不用戒备提防，国与国之间不会发生战争。反之，孤家寡人，孤立无援，难有善终。这里还论及亲比要建立在诚信的基础上："有孚比之""有孚盈缶"，说到做到；还论及团结亲比的顺序与方式，先内后外，舍逆取顺。最后再次强调，在团结亲比上，要有先见之明，行动越早越好。

泰（卦十一）

阴上阳下，小往大来

☷ 乾下坤上　泰①：小往大来，吉，亨。

【注释】

①泰：卦名，乾下（☰）坤上（☷），象征"通泰"。

【细读】

《序卦传》曰："履而泰，然后安，故受之以《泰》；泰者通也。"《泰》卦主要讲交感和用人。《杂卦传》："《否》《泰》反其类也。"

《泰》卦得名之因：

从符号看，属消息卦中的息卦，阳爻处上升期。三阴在三阳之上，阴上阳下，有交感。尚秉和《周易尚氏学》："阳性上升，阴性下降。乃阴在上，阳在下，故其气相接相交而为《泰》。"

从卦象看，坤为地，地向下；乾为天，天向上，产生交感，通泰之象。类推到人事，阳在下，下为内，为重用；阴在上，上为外，为疏远，亲贤臣，远小人，故通泰。这是《泰》卦得名的主要原因。

从卦德看，坤为顺，乾为健，顺而健，这是通泰的条件。

《泰》卦：小人被疏远，君子被重用，吉祥，亨通。

上下交感，天下通泰；小人被疏远，君子被重用，所以对君子来说，就吉祥亨通，对国家、民族都是吉祥亨通。

谁见过地在天之上的象？德国哲学家黑格尔说《周易》是"就人类心灵所创造的图形和形象来找出人之所以为人的道理，这是一种崇高的事业"。经卦中的天地都是客观真实存在的，但是一旦把它们重叠在一起，就有人为构组的痕迹。下天上地的组合可能是虚假的，但天向上地向下的属性是真实的，所以就产生了交感，有交感就有前途。

天地交，万物通

《彖》曰："泰，小往大来，吉，亨"，则是天地①交而万物通也，上下交而其志同也。内阳而外阴，内健而外顺②，内君子而外小人：君子道长，小人道消也。

【注释】

①天地：天指下乾，地指上坤。②内阳而外阴，内健而外顺：内指内卦；外指外卦；健，阳，君子，指三阳爻；顺，阴，小人，指三阴爻。

【细读】

《象传》说："通泰，小人被疏远，君子被重用，吉祥，亨通"，这是天和地交感万物畅通，君王和臣民交感的结果是心志相同。内阳刚而外阴柔，内刚健而外柔顺，重用君子而疏远小人：君子之道增长，小人之道消亡。

从卦象说，天向上，地向下，天地交。"天地交"是条件，交才会带来"万物通"。这是论据，推天道明人事，推出"上下交"，君王与臣民交感，交感才可能同心同德。"其志同"，志向相同。

"内阳外阴，内健外顺"，在内重用君子，在外疏远小人，这种用人方式使君子之道得到刺激增长，小人之道逐渐消亡，这是国家民族的幸运。

依天道，治天下

《象》曰：天地交，泰；后以财①成天地之道，辅相②天地之宜，以左右③民。

【注释】

①财：通"裁"，裁节。②辅相：辅助。③左右：保佑，治理。

【细读】

《象传》说：天地有交感，是《泰》卦卦象；君王因此要裁节成就天地交感之道，辅助天地化生之宜，来治理百姓。

君王从天地交的天象中感悟出天地能够正常发展的道路、规律，应该模仿天地。天地都是通过交感，促使万事万物正常发展的。所以君王要"辅相天地之宜"，辅相是模仿、效法，宜就是义，合适，天地用上下交感，"以左右民"，治理老百姓。

我们读到这里也会有感悟，《周易》学没学好，一个简单的标准就是能不能以"天地之宜"经营家庭，与家人交感，共享和谐快乐。所以应该调整一下策略，注重交感，多和家人交流，双休日多拿出一点时间和家人共享天伦之乐，在交流中拉近距离，增进感情，共创和谐。

拔起茅草，根系牵连

初九：拔茅茹①，以其汇②；征吉。

《象》曰："拔茅"，"征吉"，志在外也。

【注释】

① 茅茹：茅，茅草。茹，根脉相连之状。② 汇：类。

【细读】

初九：拔起茅草根系牵连，因为其类相同；出征吉祥。

《象传》说："拔起茅草，出征吉祥"，心志在外面。

初九用拔茅草作喻体，一拔茅草，根连着根能牵出很远。之前说个人要想发展，就要得到君王的认同；这里说国家民族要想发展，有君子管理国家，国家才会强盛。

"征吉"，可适当像茅草根一样向外扩张。王弼《周易注》："茅之为物，拔其根而相牵引也。茹，相牵引之貌也。三阳同志，俱志在外。初为类首，已举则从，若茅茹也。上顺而应，不为违距，进皆得志，故'以其类，征吉'也。"

初九告诉我们处泰之时，坤顺从于乾，乾阳刚上行而没有阻力。初九阳刚之爻居于阳刚之位，处乾体之下，前进就必然带动九二、九三两爻阳刚同类。

广纳贤才

九二：包荒①，用冯②河，不遐遗；朋亡③，得尚于中行。

《象》曰："包荒"，"得尚于中行"，以光大也。

【注释】

① 包荒：包，笼括。荒，大川。② 冯：音 píng，涉越。③ 朋亡：朋，朋党。亡，无。

【细读】

九二：有笼括大川的胸怀，可以涉越大河，不管多远不遗漏有能力的人；朋党消亡，能够按照中道行事。

《象传》说："有笼括大川的胸怀"，"能够按照中道行事"，是光明正大的举措。

在宗法等级社会，实行嫡长子继承制，重用的是自己家人。但《周易》告诉我们，作为君王，应该有包揽宇宙的胸怀，无论如何荒远，你要发现、启用人才。暴虎冯河，暴虎就是徒手能打老虎；冯河就是没有桥没有船能游过黄河，喻能力超强的人。孔子把"暴虎冯河"（《论语·述而》）作为贬义词，以为是一介勇夫，但在《周易》里是褒义词，指人才。

"朋亡，得尚于中行"，此处"朋"是贬义。独立说"朋"，可以是朋友，也可以是狐朋狗友。根据下文，说"朋亡"就能按照中道行事，就知道"朋"指小集团。后来欧阳修写有《朋党论》，朋党也分好与坏。此处之"朋"只考虑几个人的利益，家族的利益。要把小集团的利益消除，不结党营私，真正为整个国家、民族的长远大计谋划，这才是"中行"。

无平不陂，无往不复

九三：无平不陂①，无往不复，艰贞无咎，勿恤其孚，于食②有福。

《象》曰："无往不复"，天地际③也。

【注释】

① 陂：音 bǐ，水旁或山旁倾陂之处。② 食：这里指俸禄。③ 际：《广韵》："边也，畔也。"

【细读】

九三：没有平地不变作山坡的，没有去了不回来的，贞卜结果是艰苦奋斗没有咎错，不要担心不能取信于人，有俸禄有福庆。

《象传》说："没有去了不回来的"，九三处在天和地将复的边际。

"无平不陂，无往不复"，这八个字比较精辟，是《周易》在天象当中感受到的物极必反的规律。

"无平不陂"，是共时性解释还是历时性解释？是没有绝对的平地不带一点儿山坡的，还是没有平地不变成山坡的？这要看上下文的关系。往后看，"无往不复"，没有去了不回来的，那就是历时性的变化，所以要解释成没有平地不变作山坡的。通过地貌特征进行推断，古人就知道沧海桑田千年变化。在河北承德的棒槌山，山顶上的棒槌就是由一块块鹅卵石构成的，通过这个地貌特点就可以推断千万年前的棒槌山山顶曾经是海底。

九三居下卦之极，是天地将复之际。乾在下，九三便要复归于上；坤在上，此时将复归于下，所以说九三是天地际也。由最初安平到了九三将走向险陂，而最初往者必将有再次循环往复之命运，也就是"物极必反"，事物不能一直处于同一种状态。对于问卦者来说，这一卦便有警告之意：好事也会变成坏事。

"无平不陂，无往不复"，这样的认识是成立的，都在变化之中，既要任用人才，也要知道社会是在变化的，所以要居安思危，防患于未然。既要认识到变化，又要掌握变化的规律，按照规律来预测未来，所以要保持"艰贞无咎"，继续保持艰苦奋斗的拼搏精神，提高自己的智慧和能力。不管客观条件怎么样，主观道德修养和智慧提升不能变，这样至少不会犯原则性的错误。

"勿恤其孚，于食有福"，不要担心不能取信于人，不要担心别人不了解自己的诚信和修养，只要坚定信念，不断提高自己的能力、修养和诚信，就会"于食有福"。社会迟早会走上正途，重用有才德的人。不管社会怎么变化，提高自己的修养都是最重要的，如果大家都有这样的修养，整个社会自然就具备了正能量。

舍财富，得民心

六四：翩翩①，不富以其邻，不戒以②孚。

《象》曰："翩翩，不富"，皆失实也；"不戒以孚"，中心愿也。

【注释】

① 翩翩：许慎《说文解字》："翩，疾飞也。"《诗经·小雅·巷伯》："缉缉翩翩。"《毛传》谓"往来貌"。此处指相从下降之状。② 以：而。

【细读】

六四：连翩下降，君王不富是因为分给其邻，人们不用戒备，都以诚相待。

《象传》说："连翩下降，君王不富"，都失去股实；"人们不用戒备，都以诚相待"，内心都有愿望。

对六四爻辞的解释分歧很大，标点也不一样。"翩翩"，是鸟飞翔的动作，振动翅膀叫翩，不振动翅膀叫翔，翩翩就是翅膀没振动，逐渐向下滑翔。这里是用鸟的形象说不富，《小象》说"翩翩，不富"，很多书把"翩翩，不富"连在一起解释，是不对的。《小象》引文引的是爻辞的局部，并常以局部代全部，但不能把局部当全部。《小象》言"皆失实也"，显然是把天象鸟之"翩翩"与人事"不富以其邻"分为二事言。

六四为阴爻，阳爻为实为富，而阴爻为虚为不富，所以《小象》说六四是"失实"，也就是"不富"。"以其邻"可指临近阴爻，皆不富；也可指三阴下应之三阳。考虑此卦重点讲因交感而通泰，"其邻"当指三阳，"翩翩"指三阴向下应三阳，"不戒以孚"是阴阳交感的结果。

朱震《汉上易传》："阳实为富，阴虚为贫，以用也。邻五欲上也。阳必求阴，阴必求阳，阴阳之情也。三阳在下，上与三阴相应，故阴得其主而安于上，君子在内小人安于外之象。三阳相率而往，三阴失实，各复其所，故翩然下之。"供参考。

《小畜》卦九五讲"富以其邻"，是从阳爻角度说的，九五率群阳与六四"上下应之"，可喻富裕时财富的分配，如何藏富于民、让利于民，蛋糕到底怎么切才能促进良性循环，才能让老百姓感恩戴德，拥护君王，故《小象》说"不独富也"。

六四言"不富以其邻"，君王不富，因为已经把财富都分给臣民了，"富以其邻"是说财富怎么分配，"不富以其邻"是说这一结果是怎么形成的。这就是"舍"和"得"的辩证关系，只有物质利益的舍，才会换来精神上的得。《谦》卦六五所言"不富以其邻，利用侵伐，无不利"，与此意相同。这样解释上下才有逻辑关联，"不富以其邻"是舍，是条件，"不戒以孚"是得，是结果。如果君王有这样一种修养，财富都能分给臣民，财富分配制度换来的是人们之间的以诚相待，而不必互相警戒提防。这表明社会和谐程度与物质文明、精神文明建设有联系，与财富、社会修养也有联系。

帝乙嫁女儿，求福祉吉祥

六五：帝乙归妹①，以祉②元吉。

《象》曰："以祉元吉"，中以行愿也。

【注释】

①帝乙归妹：帝乙，一般认为是商纣王的父亲。归，女子出嫁。妹，古称女子，少女。②祉：福。

【细读】

六五：帝乙嫁出女儿，来获得福祉至为吉祥。

《象传》说"来获得福祉至为吉祥"，用中道实行心愿。

"帝乙归妹"是用历史作爻象，帝乙究竟是谁？说法不一，一般都认为是商代的帝王，有人想考证得更确切一点，说是商纣王的父亲。称妹，是站在哥哥商纣王的角度说的。到了帝乙归妹，婚姻就成为政治工具了，用妹妹作为政治的工具，附远厚别，使远方诸侯归附自己，使异姓的诸侯和自己的关系亲厚。

六五要把女儿下嫁给九二，六五是帝女之象，九二是诸侯之象，是用男女婚姻组合象征君臣关系。为臣的能力很强时，要疑人不用，用人不疑。《坤》卦讲为臣的要顺从，要有胸怀，"先迷后得主"，要跟随在君王之后辅佐他，和这里并不矛盾，只是角度不一样。《坤》卦是站在为臣的角度说的，这里是站在君王的角度说的。如果大家都能自律的话，为臣的用心辅佐君王，君王信任臣子，君臣的关系就会像唐太宗李世民和魏徵的关系。所以《小象》说用婚姻关系来求得吉祥，像夫妻一样和谐，"中以行愿也"，六五居中，不偏不倚，这样才能实现愿望。

泰极生否

上六：城复①于隍②，勿用师，自邑告命，贞吝。

《象》曰："城复于隍"，其命③乱也。

【注释】

①复：通"覆"。②隍：李鼎祚《周易集解》引虞翻："城下沟，无水称'隍'。"③命：命令。

【细读】

上六：城墙上的砖在护城河里，不要用军队，来自邑人发布命令，贞卜结果有吝惜。

《象传》说："城墙上的砖在护城河里"，命令混乱。

《否》卦最后一爻是否极泰来，《泰》卦最后一爻是泰极生否。

"城"是城墙，护城河干了的时候叫"隍"，城墙上的砖都落到护城河里了，居非其所，君臣位置颠倒了，阴爻高高在上，用"城复于隍"来表达各自居非其所，君子没在君子应该在的位置，小人没在小人应该在的位置，不是水在护城河里，而是城墙砖在护城河里，喻下级指挥上级，颠倒了。在这种情况下就不能用军队，因为"自邑告命"。"城复于隍"是天象，"自邑告命"是人事，表达的意思是一样的。邑是下级单位，告本来是上级对下级的诰命，《尚书》中告都是君王对臣民发布的告示，加个言字旁就是诰体。为君的要受为臣的制约，国家就乱了，所以"贞吝"。从上六位置来看，上六处于《泰》卦终结处，泰极则生否，从九三中就已经可以看出从泰变否的预兆，到这里形势更加严峻了。"城复于隍"用来形容开始衰败的趋势，长期努力而盖起的城墙，现在已经发展到了极点，开始走向崩塌。

　　《泰》卦有两个主题：地天泰，天地交感，有交感才能同心同德，讲交感的重要性；阴爻在上，阳爻在下，喻疏远小人，重用君子，讲重用什么人的问题。同时又告诉我们地貌是"无平不陂，无往不复"，天地处于变化之中，政治、经济、人生也都处于变化之中，而变化是有规律的，按照规律是可以预测未来的。未来可能向哪个方向发展？应如何防患于未然？《泰》卦都给人以启迪。

否（卦十二）

天地不交，万物不通

☷坤下乾上　否①：否之匪人，不利君子贞，大往小来②。

【注释】

　①否：音 pǐ，卦名，坤下（☷）乾上（☰），象征"否塞不通"。②大往小来：即阳往阴来。

【细读】

　《序卦传》："泰者通也，物不可以终通，故受之以《否》。"《否》卦主要讲小人被重用、对君子不利，君子被疏远时要俭德守正，小心谨慎，最终会否极泰来。

　《否》卦得名之因：

　从符号看，属息卦，三阴三阳，阴长阳消，小人道长，君子道消。

　从卦象看，地在下，天在上，地势向下，天势向上，没有交感，否塞不通。内卦为坤、为地、为阴、为臣，为小人之象，外卦为乾、为天、为阳、为君，为君子之象，乾天居上而气不通于下，坤地居下而气不蒸发腾跃于上，上下不交，小人道长，邪道遂兴所以成否。《否》卦因象而得名。

　从卦德看，坤为顺，乾为健，内至柔而外至刚，可理解为否塞不通时的应对措施。

　《否》卦：卦象不符合人道的需求，君子占卜结果不利，君子被疏远，小人被重用。

　"否之匪人"，卦象不符合人道的需求，因为"不利君子贞"，君子占到这卦对君子不利。"贞"，问天，结果对君子不利，后面解释了原因："大往小来"，阳爻为大，阴爻为小，阳为君子，阴为小人；上卦为往，下卦为来，喻君子被疏远，小人被重用。重用小人的时代对君子不利，总是忠言直谏很可能会被疏远、被谪贬、被流放。

上下不交，天下无邦

　《彖》曰："否之匪人，不利君子贞，大往小来"，则是天地不交①而万物不通也，上下不交而天下无邦②也。内阴而外阳③，内柔而外刚，内小人而外君子。小人道长，君子道消也。

【注释】

　①天地不交：天在上，地在下，互不交合。②无邦：李鼎祚《周易集解》引崔觐："君臣乖阻，取

乱之道，故言'无邦'。"③内阴而外阳，内柔而外刚，内小人而外君子：阴、柔、小人指内卦坤，阳、刚、君子指外卦乾。

【细读】

《彖传》说："《否》卦卦象不符合人道的需求，贞卜，结果不利，君子被疏远，小人被重用"，那么天地不交感的结果是万物不亨通，君王和臣民不交感的结果是天下无邦国。内为阴而外为阳，内柔顺而外阳刚，内为小人而外为君子。小人之道增长，君子之道消亡。

这里从天地不交论据推到人事，推天道明人事，由天地变成上下，上下要是不交感，"天下无邦"。这说到了君王最关心的事，君王最关心的是他的天下，他的政权，《彖传》告诉君王，如果上下没有交感，最后的结果就是亡国，国将不国。

从符号来说，在内是阴爻，阴爻喻阴柔小人；在外是阳爻，阳爻喻阳刚君子。在内重用的是阴爻，重用小人；在外疏远的是阳爻，疏远君子。这样的用人标准，会引发社会风气的恶化，小人得道，负能量不断增长。因为用人标准就是指挥棒，君王用什么人，人们就去做什么人；君王喜欢被赞美，大家就争着溜须拍马，人们行为的背后是利益驱动原则，君子之道就逐渐消亡。

正因如此，《否》卦不好。《周易》中有个原则：物极必反。冬天来了，春天就不远了；夏天来了，秋天就不远了。一般来说，到第四爻时就会向相反的方向转化，最后一爻是物极必反，《否》卦最后一爻就是否极泰来。

以俭德辟难，不可求富贵

《象》曰：天地不交，否；君子以俭德①辟②难，不可荣以禄。

【注释】

①俭德：以节俭为美德。②辟：通"避"。

【细读】

《象传》说：天地不交，是《否》卦卦象；君子因此要以节俭之德避开危难，不可追求荣华谋取禄位。

君子处在重用小人的社会环境背景下要节俭，因为不用你就没有俸禄，就要压缩开支。苏东坡被谪贬黄州，最惨时一家老小吃饭都成了问题，他就把有限的钱分成三百六十份，挂在房梁上，一天只取其中一串，不管够不够就这么多。君子在不得重用时，也不改变自己的原则，不去溜须拍马；而是通过节俭、压缩开支来应对这不得重用的灾难。

"不可荣以禄"，在重用小人的时代，不能追求荣誉和俸禄，因为被重用的都是小人，那么你一旦被重用，你也是小人了。君子不与小人同流合污。所以在陶渊明、苏轼身上都能看到其刚正不阿、伟岸高洁的人格，宁可穷也不为五斗米折腰，让人敬佩。

处顺之始，守静不动

初六：拔茅茹，以其汇①，贞吉，亨。

《象》曰："拔茅"，"贞吉"，志在君也。

【注释】

①汇：类，同类汇聚。

【细读】

初六：拔起茅草根系相连，因为其类相同，贞卜结果吉祥，亨通。

《象传》说："拔起茅草，道德正固结果吉祥"，心志在君王。

卦辞中前边说象，后边是占断辞。干过农活儿的人都知道，拔茅草时会发现根连着根，根须很长。"以其汇"，连带着很多，喻三阴在下同质相连。王弼《周易注》："居《否》之时，动则入邪，三阴同道，皆不可进。故'拔茅茹'以类，贞而不谄，则吉，亨。"孔颖达《周易正义》："'拔茅茹'者，以居《否》之初，处顺之始，未可以动，动则入邪，不敢前进。三阴皆然，犹若拔茅牵连其根相茹也。"

初六本与九四应，但由于否之时上下隔绝不通，初六失去了与九四应的意义，所以只能连接其同类六二、六三两爻共同静守不动，才能获得"吉，亨"。因此，《否》不可像《泰》卦那样"征吉"，征是动，在《泰》卦初爻动方得吉，而在《否》卦则必须守静不动，"吉，亨"。

《象传》"志在君"，是说拔茅草，根须扩展，考虑的不是自己，而是要往外考虑，考虑如何忠于自己的君王。别人说是阿谀奉承、溜须拍马，但对他来说，则是对君王的忠诚。从不同角度解释同样的行为，就会有不同的表达意义。

被包容并顺承君王

六二：包承①，小人吉，大人否亨。

《象》曰："大人否亨"，不乱群②也。

【注释】

①包承：包，包容。承，顺承。②群：指群小，大人不可与小人同群。

【细读】

六二：被包容并顺承君王，小人吉祥，大人不亨通。

《象传》说："大人不亨通"，不乱与小人同群。

六二和九五正应，六二以阴居阴位，并处中位，既中且正，坤为布，故为包，与九五相应，故为承。喻小人能力不高、修养不高、地位不高，反而容易往上走。重用小人的时代，小人容易向上发展。

"大人否亨"，李鼎祚《周易集解》引虞翻："否，不也。"若是大人或真正有原则有追求的人占到此爻"否亨"，该怎么办？那要看你要的是什么，如果要的是俸禄，就得溜须拍马；如果要的是人格，就要刚正不阿。这卦最终还是提示做人要刚正不阿。所以《象传》解释得很好："'大人否亨'，不乱群也。"人以群分，大人不与小人同流合污，这就是"不乱群"。

被包容为羞耻

六三：包羞①。

《象》曰："包羞"，位不当也。

【注释】

①包羞：包，此处指被包容。羞，羞辱。

【细读】

六三：被包容为羞耻。

《象传》说："被包容为羞耻"，位置不得当。

六三这样解释比前两爻境界高了点，已经意识到自己有缺失了。六三以阴居阳位，不当位，不中不正，故为羞。《象传》说"'包羞'，位不当也"。六三能力不强，被安排在很高的位置，自己还有羞耻心，这已经和前面有所不同，有进步了。

行为结果相匹配

九四：有命①无咎，畴离祉②。

《象》曰："有命无咎"，志行也。

【注释】

①命：这里指扭转否运的天命。②畴离祉：畴，音chóu，通"俦"，类，指下卦三阴爻。离，依附。祉，福祉。

【细读】

九四：有天命佑护，没有咎错，三阴爻相依附有福祉。

《象传》说："有天命佑护，没有咎错"，心志在施行。

乾为君，《否》互卦为巽，巽为命，故有命；坤为众，为民，故为畴；六三、九四为半象离，为附丽，为光明；乾为君，为玉，故为祉。

命，一般指天命，凡不是由内在能力决定的，而是由外在力量决定的，古人都称之为命。古人说的"命"有神学色彩，也有合理的成分，如其中还蕴含着不以人的意志为转移的客观规律。孔子说"人生有命，富贵在天"，因为他努力了一辈子，奔波了一辈子，也没富贵起来，就把责任归为天。因为孔子生不逢时，生活在战国时代，那时被重用的是武将，他却是文弱书生，而且还反对战争，不合时宜。

此爻言"有命"，意谓否塞不通的命运开始向好的方向转化了。

"畴离祉"，李鼎祚《周易集解》引《九家易》："畴者，类也。谓四应初据三，与二同功，故阴类皆离祉也。"

休止否塞，鸟巢筑在桑树上

九五：休①否，大人吉；其②亡其亡，系于苞桑③。

《象》曰："大人"之"吉"，位正当也。

【注释】

① 休：休止。② 其：大概。③ 苞桑：丛生的桑树。

【细读】

九五：否塞不通的状况休止了，大人吉祥；大概要灭亡吧，大概要灭亡吧，鸟要把巢筑在丛生的桑树上。

《象传》说："大人的吉祥"，位置正当。

"休否"，从九四就告诉我们开始有变化了，你要做好人、做君子，现在生不逢时，但要有信心，早晚会有机会。九五，否塞不通的状况休止了，改变了，大人吉祥了，命运改变了。

"其亡其亡"，"其"表示大概，大概要灭亡吧，大概要灭亡吧。"系于苞桑"，站在鸟的角度去说话，鸟要把巢筑在桑树上。苞桑，就是一丛一丛的桑树。长城以北的桑树，更多的是自然生长，真正男耕女织的地方，桑树都是便于采桑叶的，在一米多高的地方就剪头，可以站在地上采桑叶。所以苞桑指的是桑树，是木本，在上面筑鸟巢很结实。因为担心自己的巢落下来，所以就把巢搭建在更结实的桑树上。

这里是说做事要有前瞻性，人无远虑，必有近忧。君子知道，社会从长远发展来看，还是要政权稳定，要恢复正道。错误的事情不会长久，早晚会被改变，要有这种信念。所以大人坚持走自己的道路，就像鸟把自己的巢筑在桑树上一样。对于君王来说很重要，对君子来说也很重要。九五更多的指君王。政权要稳定，就要像鸟巢不被吹掉一样。那么应该用什么样的人？只会溜须拍马的小人有用吗？最终还得用大人，所以这时"大人吉"。

否极泰来

上九：倾否^①，先否后喜。

《象》曰："否"终则"倾"，何可长也？

【注释】

①倾否：倾覆否闭的局面。

【细读】

上九：倾覆否塞的局面，先否塞后欢喜。

《象传》说："否塞"终极则"倾覆"，怎么能长久呢？

"倾否"，否极泰来。先否后喜，过程可能否塞不通，但结果让你喜出望外。孔颖达《周易正义》："处否之极，否道已终，此上九能倾毁其否，故曰'倾否'也。'先否后喜'者，否道未倾之时，是'先否'之道；否道已倾之后，其事得通，故曰'后有喜'也。"

我们是关心过程，还是最终的结果？说生不逢时，给你信念，只要坚持正道，迟早会发生变化。读到这卦，我们坚信，正确的事情迟早会出现，错误的事情早晚会消失，社会只要运作起来，迟早会回复到正道上来，否极泰来。

《否》卦处于天地不交、世情闭塞之时，从全卦看，"小人道长，君子道消"，于君子不利，所以卦辞说"不利君子贞"，但六爻的具体情况却不尽如此。上卦三爻皆阳，君子在上，否已过中，形势好转，"休否""倾否"已成为势所必然。《周易》是为大人谋、为君子谋，当处于"小人道长"之时，君子应修"俭德"，守正不动，"不乱群"，当小人势力消退时，也不可掉以轻心，心存畏惧，积极谨慎行事，最终自会"先否后喜"。

同人（卦十三）

天火同上，同心同德

☲ 离下乾上　同人①：同人于野，亨，利涉大川，利君子贞。

【注释】

① 同人：卦名，离下（☲）乾上（☰），象征"和同于人"。

【细读】

《序卦传》："物不可以终否，故受之以《同人》。""同人"的意思是和同于人，团结一切可以团结的力量。所谓泰极生否，否极泰来，周而复始，生生不息。由《否》卦到《大有》卦便是一个否极泰来的过程，而位于其间的《同人》卦便是由"否"到"大有"的条件。

《同人》卦得名之因：

从符号看，一阴五阳，以一阴团结五阳得名。朱熹《周易本义》："一阴丽于二阳之间，故其德为丽、为文明；其象为火、为日、为电。同人，与人同也。以离遇乾，火上同于天，六二得位得中，而上应九五，又卦唯一阴而五阳同与之，故为同人。"

从卦象看，离下乾上，火向上，天也向上，同心同德，同人建立在同心同德基础之上，卦象也是得名之因。孔颖达《周易正义》："天体在上，火又炎上，取其性同，故云'天与火，同人'。"

从卦德看，离为明，乾为健，明而健是卦德，可理解为同人的方法。

阴阳交感很重要，但不是唯一的规则，此卦就没用阴阳交感原则，而是由天与火向上性质相同感悟出"同人"。同一天象具有多种属性，可以感悟出多种抽象义理，我们无法决定，更不能改变《周易》的感悟，只能面对，只能理解，只能随着卦的情境内容变化而变化，每一卦都要考虑象的组合和卦名的关系，卦名就是卦的主题，理解了卦名的含义，读解爻辞就有了方向。

《同人》卦：在郊外和同于人，亨通，利于涉过大河，君子占卜有利。

"野"，古代城外为郊，郊外为野。郊相当于我们现在说的近郊区，野相当于远郊区，在《周易》中则是指在更大的范围内团结一切可以团结的力量。冷兵器时代确实是人多好办事。

"利涉大川"，"大川"就是大河，"涉大川"在当时没船没桥的情况下，是非常难办到的事。如果能读懂这卦，做到"同人"，"涉大川"这样艰险的事就能顺利过去。

"利涉大川"在《周易》中出现多次，我们把它归纳一下，大概有这样几种情况：一个是卦象中有水有木，木行水上就能渡过；另一个就是卦德，从卦德角度来说，比如，这里有天、火，关键在天，刚健有力，也能渡过险难。《同人》卦中没有水，就把火的下面两爻理解成半坎卦。初九、六二合在一起构成坎，坎是水。六二、九三、九四又可以是互卦巽，巽象征木，木在水上，"利涉大川"。

"利君子贞"，暗含的另外一个意思是"不利小人贞"。在同样的背景下，由于个人的智慧能力不同，得到的结果也不同。

同人之道包含着同人的方法与意义，具有普适性，可用于外交，处理国家之间的关系，也与养贤用贤有关，君臣同心同德，才能成大业。

文明以健，中正而应

《彖》曰："同人"，柔①得位得中，而应乎乾②，曰"同人"。同人，曰："同人于野，亨，利涉大川"，乾行也。文明③以健，中正而应，君子正也。唯君子为能通天下之志。

【注释】

①柔：指六二。②乾：指九五，也可并指五阳。③文明：下离为火，其德文明。

【细读】

《彖传》说："和同于人"，柔顺得位得中，而与乾相应，所以能够"和同于人"。和同于人，说"和同人在郊外，亨通，利于涉过大河"，刚健之行。文明又刚健，中且正而相应，是君子之正。只有君子才能会通天下百姓的心志。

天火同人，符号特点五比一，五阳一阴，是其得名原因。"柔得位得中"，指六二以阴爻居阴位，且处下卦中位。"应乎乾"，乾由三阳构成，纯阳，所以乾可以借代为阳爻。六二和上下的阳爻都是感应关系。在天和火两象之间没有注意到交感规则，在符号之间又强调了交感，主要是六二和九五一阴一阳，还有和其他的阳爻之间的关系，可以从符号的角度来理解，也可以从上下两个天象天和火的关系来理解。"而应乎乾"，六二和上下五阳之间都可以理解为应的关系，也就是同心同德。

"同人于野，亨，利涉大川"，突出"乾行也"，乾就是天、就是健，拼搏、行动，就能够"利涉大川"。

"文明以健"，是从卦德的角度来解释的，火是文明，天是刚健，同人既要英明，又要刚健。"中正而应"，六二既中且正，和上下都是应的关系。

"君子正也"，是把"贞"解释为正。解释为正的用意我们是可以理解的，《周易》时代理性的觉醒，已经使人们认识到占卜的局限性，千方百计想改变《周易》古经，将其提升为哲学书，这一用意是好的，但是从解释学的角度看是有局限性的，因为这样做会脱离作者原本的意思。

"利君子贞"，就是君子占到这卦对君子有利。《周易》本来是算卦书，但在算卦过程中，又包含着政治讽谏的目的，在政治讽谏中还包含着哲学义理。

"唯君子为能通天下之志"，不是所有人都有这样的胸怀、气魄和能力的，通天下之志就是团结一切可以团结的力量。

分辨物性，类析群体

《象》曰：天与火，同人；君子以类族辨物①。

【注释】

　　① 类族辨物：类，动词，类析。族，群族。辨物，分辨物性。

【细读】

《象传》说：天与火互相亲和，是《同人》卦卦象；君子因此要分辨物性，类析群体。

《象传》对天与火的感悟点与古经有别，不是天火同上，同心同德，而是天上的火能明察秋毫，君王也要像天上的火一样明察人的智慧能力。"类族辨物"，按照逻辑关系说，应该是先"辨物"，再"类族"，辨物就是明察，然后根据能力、智慧、修养，给予合适的安排，让其才德和职位相匹配，这叫"类族"。唐太宗由杯子感悟出道理："用人如器。"器有大小精粗，大器大用，小器小用，这就叫"类族辨物"。

先辨物，后类族，这与同人有什么关系？这与"同人与野"，团结一切可以团结的力量好像有距离，但我们还是要向"同人"的方向去联系。"类族辨物"是条件，团结人也不是没有原则，也要实事求是，对不同的人采用不同的方式。

同人于门

初九：同人于门，无咎。

《象》曰：出"门""同人"，又谁"咎"也！

【细读】

初九：和同人于亲近的人，没有咎错。

《象传》说："刚出门就能和同于人"，又和谁有"咎错"呢！

初九为同人之始，而"门"为出室外之始。从距离上来说，先团结最近的人，从团结家庭成员、宗族成员开始。离卦六二、九三为半艮，艮是山，也象征门；联系六二"同人于宗"来看，初九当为门里，喻家人，先团结家人，家和万事兴，故"无咎"。团结人也有先后远近的顺序。

同人于宗

六二：同人于宗①，吝。

《象》曰："同人于宗"，"吝"道也。

【注释】

① 宗：宗族，这里指六二和六五相应。

【细读】

六二：和同于宗族，有吝惜。

《象传》说："和同于宗族"，导致"吝惜"之道。

很多人对这一爻很不理解，"同人于门"不犯错误，这个可以理解。"同人于宗"却"吝"，是不好，是遗憾，吝惜。范围扩大了，怎么反而不好了？"宗"比"门"的外延更大。初九因为地位低，又可以理解为事业的起步，范围小点儿是可以理解的，不同级别的人，不同阶段的事，标准不一样。六二同人于宗，比门大，还"吝"？因为六二是卦主，卦辞告诉我们"同人于野"，卦主和一般人不一样，掌权的人和没有权力的人不一样。孔颖达《周易正义》："系应在五，而和同于人在于宗族，不能弘阔，是鄙吝之道。"

《周易》从两头提示我们，起步范围小点可以，但到一定阶段，心胸狭隘，眼光短浅，只注意到家族的利益，那就"吝"了。要站在更高的标准上来要求，提示我们需要"同人于宗"，但是只满足于"同人于宗"还不够，不是说"同人于宗"就不好，而是要有更大的胸怀。不同社会地位的人"同人"的格局不同，掌权人若只关注宗族的和同就有些狭隘了。

伏兵草莽，备而不用

九三：伏戎于莽①，升其高陵，三岁不兴②。

《象》曰："伏戎于莽"，敌刚也；"三岁不兴"，安③行也？

【注释】

① 伏戎于莽：伏，潜伏，埋伏。戎，兵戎。莽，密生的草，草莽。② 兴：兴兵。③ 安：怎么。

【细读】

九三：潜伏兵马在草莽，登上高山，多年不发兵。

《象传》说："潜伏兵马在草莽"，敌人刚强；"多年不发兵"，怎可行动？

"戎"是兵马；"莽"是草莽，原野之上；"高陵"是高山，占据最有利的军事要地。"三岁"，指多年；"不兴"，指不发兵。这是团结的策略，关系近的，阴柔之道就可以，同门同宗用不着兵戎相见，也就是说不同对象用不同的团结方法。在诸侯国之间，大家更多地考虑本族本国的利益，在这样一种矛盾关系中，军事武备也是促进团结的方法之一，有军事武备威慑就够了。可以不发兵，不实际运用，但要拥有。

孔颖达《周易正义》："'伏戎于莽'者，九三处卦之极，不能包弘上下，通夫大同，欲下据六二，上与九五相争也。但九五刚健，九三力不能敌，故伏潜兵戎于草莽之中，升其高陵。"

可乘其城，义而不攻

九四：乘其墉①，弗克攻②，吉。

《象》曰："乘其墉"，义"弗克"也；其"吉"，则困而反则也。

【注释】

① 墉：音 yōng，城墙。② 弗克攻：不去攻击。

【细读】

九四：能登上敌方的城墙，不去攻打，吉祥。

《象传》说："能登上敌方的城墙"，于义"不攻打"；"吉祥"，是由于困穷而返回到原则。

"墉"是城墙，具备登上城墙的军事实力，但要"弗克攻"，不去攻击，"吉"。这里还是说军事力量的重要性。在冷兵器时代，城墙的战略意义非常重要，"乘其墉"，表明具备攻下城池的军事实力。

《象传》解释"乘其墉"，义"弗克"也，是按照打仗的礼仪，我有这个能力，但我不打，军事实力是促进团结的原因之一。

先号咷，而后笑

九五：同人，先号咷①，而后笑，大师克相遇。

《象》曰："同人"之"先②"，以中直也；"大师相遇"，言相"克"也。

【注释】

① 号咷：音 háo táo，叠音连绵词，形容大声痛哭。② 先：是"先号咷"的省略。

【细读】

九五：和同于人，先大声痛哭，而后欢笑，大部队相遇，克敌制胜。

《象传》说："和同于人先大声痛哭"，是因为中正；"大部队相遇"，是说"克敌制胜"。

本卦有两个卦主，九五是君王之位，六二因为只有一个阴爻，标准不一样，一个是本卦得名的原因，另一个是权力上的卦主，两个标准决定有的卦可能有两个卦主。九五是讲有了和同于人的愿望，过程可能很困苦，大声痛哭，但是结果是好的，有了欢笑。大部队相遇了，克敌制胜。面对不同的对象要采取不同的策略。

同人于郊

上九：同人于郊，无悔。

《象》曰："同人于郊"，志未得也。

【细读】

上九：在郊区和同于人，没有后悔。

《象传》说："在郊区和同于人"，心志没有实现。

前面说"同人于野"，这里说"同人于郊"，郊和野并提的时候有区别，单提的时候区别不大，都是强调在更大的范围内团结一切可以团结的力量，就不后悔。

《同人》卦讲团结人的方法，每一爻都有一个侧重点，从和同的主体而言，不同地位的人团结的对象不同，首先团结谁，应该团结谁，作为君王来说，胸怀要更大一点。只在宗族中搞好团结那是不够的。从和同的对象来说，对不同的人要采用不同的方法，对君王来说，类族辨物还包含着对人的智慧、修养、能力的准确理解，给他人一个合适的安排。也就是说团结的时候要根据对方的情况，不是同等距离，一定要具体人具体分析，而且涉及不同的人、不同的阶段、不同的地位、不同的团结方法，阴柔是一种方法，武备威慑也是重要的方法，刚柔相融，与时偕行。

《同人》卦也讲团结人的意义，只要坚持团结一切可以团结的力量，过程可能有坎坷，有磨难，甚至有号啕，非常痛苦，但是只要坚持下去，最后结果是"笑"。对君王来说，用兵是最大的事，你要同人，"大师克相遇"，都能够笑到最后。这是用结果来说明团结人的重要性。

贲（卦二十二）

光映青山，无文不行

☲ 离下艮上　贲①：亨②。小利有攸往。

【注释】

①贲：音 bì，卦名，离下（☲）艮上（☶），象征"文饰"。②亨：程颐《伊川易传》："物有饰而后能亨，故曰无本不立，无文不行，有实而加饰，则可以亨矣。"

【细读】

《序卦传》："物不可以苟合而已，故受以之《贲》。"《贲》卦主要是讲文饰、美化、装饰，亦即人的修养和外在言行之间的关系：内在的道德修养决定外在的言行举止；反过来看，通过一个人的外在举止也可以看出其修养水平。"无本不立，无文不行"（《礼记·礼器》），"言之无文，行而不远"（《左传·襄公二十年》）。

《贲》卦得名之因：

从符号看，六二文饰九三；下为阴卦，上为阳卦，故曰"柔来而文刚"；上九文饰六五，故曰"刚上而文柔"，刚柔上下交错，有文饰之象。

从卦象看，下卦离，离为火，上卦艮，艮是山，山下有火，此卦火要往明亮的方向去理解，山上的自然景色已经很美了，再加上光亮的映照会更美，火映青山山更美。通过山与火的关系能感悟到人的修养与言行的关系，进而可以联想类推，比如美学思想上内容与形式的关系。《贲》卦主要得名于卦象。

从卦德看，离为丽、为明，艮为止，止而丽、明为《贲》卦卦德。

《贲》卦：亨通。小利于有所前往。

"亨，小利有攸往"，"亨"是说事物加以必要文饰，可致亨通。"小利"是说内容决定形式，形式反作用于内容，作为形式的文饰可以起到一定作用，但不是决定性作用，不能期望太高。

贲，就是文饰、美化。中国古人非常重视这一点，在古人眼里，我们生活的世界就是一个"文"的世界。南朝刘勰《文心雕龙·原道》："夫玄黄色杂，方圆体分；日月叠璧，以垂丽天之象；山川焕绮，以铺理地之形……傍及万品，动植皆文。"不管是天上的日月星辰，还是地上的山川万物，其本身便自有文采，美化宇宙。古人受自然之文的启发，人自身也应该彰显出"文"的特点，其中最重要的创举便是"制礼作乐"，人的行为也因此处处显示出"文"的特质，即自觉遵守各种人伦规范和道德标准。

文明以止，化成天下

《彖》曰："贲，亨"，柔来而文刚，故"亨"；分刚上而文柔，故"小利有攸往"。刚柔交错，天文①也。文明以止，人文②也。观乎天文，以察时变；观乎人文，以化成天下。

【注释】

①天文：天的文采，指日月星辰、阴阳变化等。②人文：人的文采，指人的言行举止、礼仪规范等。

【细读】

《彖传》说："文饰可致亨通"，就像阴柔文饰阳刚，因此"亨通"；又分出阳刚来文饰阴柔，因此有所前往会有小利。阳刚和阴柔相互交错，这是天的文采。文章明丽而止于礼义，这是人的文采。观察天的文采，可以知晓四时变化的规律；观察人的文采，可以教化天下，以成就和谐。

"柔来而文刚"，从符号说，六二文饰九三；从上下两卦的性质来说，离是阴卦为柔，艮是阳卦为刚。这和人的修养也有关系，和我们常说的"外圆内方"比较接近，形式上要彬彬有礼，要柔和，心中要有原则。

"分刚上而文柔"，从符号说，上九文饰六五；以上下卦性质说，艮为阳卦，离为阴卦。

"刚柔交错"，现传注本无此四字，据唐代郭京《周易举正》"'天文'上脱'刚柔交错'一句"补。指自然的文采有刚有柔，以此来推论到人也要有文采。

"文明以止"，是从卦德的角度来解释的，火的卦德是文明，山的卦德是止。落实到人的行为上，既要文明，也要有节制。

"观乎天文，以察时变"，观察天的文采，能明察季节的变化，"履霜，坚冰至"，"一叶落而知岁之将暮"（《淮南子·说山训》），都是通过观天文来察时变，这是推天道，推天道的目的是明人事。

"观乎人文，以化成天下"，看到人的言行举止，就知道人的修养程度，缺什么补什么，最后的目的是化成天下。根据人的行为举止来教化，成就天下的和谐。

庶政辞令可华美，刑法语言要简明

《象》曰：山下有火，贲；君子以明庶政，无敢折狱①。

【注释】

① 无敢折狱：无，通"毋"，不。折狱，处理讼狱，审理案件。

【细读】

《象传》说：山下面有火光的映衬，是《贲》卦卦象；君子因此要用文饰的语言处理一般的政务，但是不能以此来处理诉讼案件。

文饰的使用要有具体的用途，君子用文饰的语言来处理一般的政务是可以的，比如，在起草文件时注重文采的华美、文气的充沛，讲话时注重声调的抑扬顿挫。但不能使用华美的词语来进行案件审理，尤其是在结案时语言更不能过于文饰，语言一定要严密而规范，宣读案件审理结果时语言更要简练明了。这是因为以文饰来处理一般的政务可以修成文明之治，以化成天下；而处理案件则讲求情实，若注重文饰，则会忽略情实，造成不公。也就是说，辞令的华美要考虑到具体的用途。《大象》讲得比前面更具体了，文饰的使用也是要讲场合的，有些地方可以用，有些地方最好不用。

举止符合身份

初九：贲其趾，舍车而徒。

《象》曰："舍车而徒"，义弗乘也。

【细读】

初九：文饰自身的脚趾，舍弃坐车而徒步行走。

《象传》说："舍弃坐车而徒步行走"，是因为根据道义不能乘车。

"贲其趾"，是说装饰和修养要从脚趾说起，即走路的样子也要有修养。"舍车而徒"，舍弃车子而要徒步行走。

"义弗乘也"，根据道义来说不应该乘车，因为初九处在初爻，位置最低，还没达到乘车的级别。这就提示人们，当处于卑位之时，不要贪求华饰，越礼而行，而应当努力提升自身的道德修养。饰其所当饰，弃其所不当饰。不论一个人处于何种级别，行为举止都要与其身份和地位相符合。

提高修养

六二：贲其须。

《象》曰："贲其须"，与上兴也。

【细读】

六二：文饰自身的胡须。

《象传》说："文饰自身的胡须"，与九三共同兴起，互相文饰。

"贲其须"，胡须也要美饰。艮为须，故以胡须喻修养不断提升。《周易》时代的审美标准是：男人追求一种阳刚美，女子追求一种阴柔美。男子以胡须浓密修长为美，在此基础上还要略加修饰。从初九的"贲其趾"到九二的"贲其须"，是说自我修养的不断提升，从空间的上升象征自我约束能力的不断提升。

从这一爻我们可以读出，人的道德修养是永无止境的，我们不能满足于目前的水平，而应当努力提升自身的道德，精益求精。子贡曾问老师孔子："贫而无谄，富而无骄。何如？"孔子回答说："可也。未若贫而乐，富而好礼者也。"子贡曰：《诗》云'如切如磋，如琢如磨'，其斯之谓与？"(《论语·学而》)显然，孔子所说的"贫而乐，富而好礼"的境界要比"贫而无谄，富而无骄"高，后世也常用"如切如磋，如琢如磨"来比喻人要像雕琢玉石那样改正自身的缺点，不断提升自身的道德水准。

修养完美，没人欺侮

九三：贲如，濡①如，永贞吉。

《象》曰："永贞"之"吉"，终莫之陵②也。

【注释】

①濡：润泽。②陵：同"凌"，侵犯，欺侮。

【细读】

九三：文饰自己，并与上下互相润泽，经常贞卜结果吉祥。

《象传》说："永远守持正固获得的吉祥"，这样做就永远不会受到他人凌辱。

修养自己就是对自己的行为有所节制，要知道哪些可以做，哪些不可以做。"濡如"在《周易》中就是讲阴阳交感，"濡"可能来自六二、九三、六四构成互卦坎卦，坎是水，水有润泽的含义。修养到这个程度，就能达到"永贞吉"的境界。程颐《伊川易传》："三处文明之极，与二四二阴，间处相贲，贲之盛者也，故云贲如。如，辞助也。贲饰之盛，光彩润泽，故云濡如。光彩之盛，则有润泽……三与四相贲，又下比于二，二柔文一刚，上下交贲，为贲之盛也。"

随着个人修养水平的提升，不论是在处理身心矛盾方面，还是在处理与他人甚至是与自然万物的关系方面，都会得当，使得身心和谐，与他人和睦相处，与动植物为朋友，和谐共赢。

朴素为美

六四：贲如，皤①如，白马翰②如。匪寇，婚媾。

《象》曰："六四"当位，疑也③；"匪寇婚媾"，终无尤也。

【注释】

①皤：音 pó，白色。②翰：白，纯洁无杂。③疑也：六四当位，与初九又是全卦唯一相应的两爻，故成婚媾之象。但因九三势强，阻于其中，故曰"疑"。

【细读】

六四：文饰得朴实无华，洁白无瑕，白马也纯洁无杂。不是抢劫的盗匪，而是为了结婚求偶。

《象传》说：六四虽然当位，但心中仍然有疑虑。"不是抢劫的盗匪，而是为了结婚求偶"，最终没有怨悔。

"贲如，皤如"，"贲如"是讲装饰，"皤如"是说本色。中国的美学观点和西方有很大不同，中国自古主张本色美、朴素美，讲求对称、大方、简约。"白马翰如"也是这个意思，在自然本色的基础上略加修饰就可以了。"匪寇婚媾"是说目的，装饰的目的不是做强盗，而是婚媾，用男女的婚媾来说君臣的和谐，表达对阴阳交感的追求。

前面几爻主要讲文饰的重要作用，自此以下的几爻则主要讲朴实为美。其中隐含的是文饰与朴实的辩证关系，告诉我们不能一味去追求文饰，尤其是人为的修饰，凡事有度。孔子讲"文质彬彬，然后君子"（《论语·雍也》），文就是文饰，质就是质朴，二者应该协调，不能过分注重其中一方面而不顾另一方面，说的就是这个道理。老子讲"大音希声，大象无形"（《道德经·四十一章》），联系到美学思想上，这是在讲最伟大的作品要达到自然朴素而没有任何人为痕迹的本真境界，意在推崇自然美而非人为的美。

礼薄意厚，求贤自辅

六五：贲于丘园①，束帛戋戋②。吝，终吉。

《象》曰："六五"之"吉"，有喜③也。

【注释】

①丘园：山丘上的园圃。喻朴素自然，指上九。②戋戋：物少、细微貌。刘沅《周易恒解》："五艮体得中，文明以止。柔中而密比于上九之贤，'贲于丘园'之中以求贤士。其'束帛戋戋'然，虽似于'吝'，然礼薄意厚，不过乎文，终有吉也。"③有喜：刘沅《周易恒解》："喜，庆也。阴阳需而成贲，六五与二为应，两阴不能贲，与上九近而贲之，是能求贤自辅，以成贲之治者，故曰'有喜也'。"

【细读】

六五：装饰山丘上的园圃，持一束细丝帛去求贤士。虽然过程有些吝惜，但最终的结果是吉祥。

《象传》说:"六五的吉祥",必有喜庆。

六五居《贲》卦尊位,朴素无华,亲附于上九,故有贲饰于丘园之象,犹如拿微薄之物礼聘贤士。过程虽然有些吝惜,但最终结果吉祥。程颐《伊川易传》:"六五以阴柔之质,密比于上九刚阳之贤,阴比于阳,复无所系应,从之者也,受贲于上九也。自古设险守国,故城垒多依丘坂,丘谓在外而近且高者。园圃之地,最近城邑,亦在外而近者。丘园谓在外而近者,指上九也。六五虽居君位,而阴柔之才,不足自守,与上之刚阳相比而志从焉,获贲于外比之贤,贲于丘园也。"

求贤纳士对君王来说是一件相当重要的事,贤士可以为君王出谋划策,安邦定国,君王对贤士的态度甚至会影响到整个国家的前途。东汉末年,群雄割据,曹操起初的势力并不如袁绍,但由于曹操礼贤下士,知人善任,宽以待人,袁绍却忠奸不辨,猜忌多疑,刻薄寡恩,袁绍门下的多名贤士投奔曹操。曹操不但战胜了袁绍,而且依靠门下的众多贤士,其势力发展得越来越强大。归根结底,是曹操意识到了人才的重要性。

本色无咎

上九:白^①贲,无咎。

《象》曰:"白贲,无咎",上得志也。

【注释】

① 白:素也。上九居《贲》卦之极,反归于朴素。

【细读】

上九:朴素的文饰,没有咎错。

《象传》说:"朴素的文饰,没有咎错",上九得文饰之道的意志。

"白贲"和上文的"贲如,濡如""贲如,皤如"意思一样,都是本色,都不鼓励和提倡奢侈。这种美学观念和追求符合我们现在所提倡的绿色经济、生态保护等观念。

通过《贲》卦,我们知道内容决定形式,形式也反作用于内容这一辩证关系。唐代韩愈和贾岛"推敲"的故事,说明了炼字炼意的重要性。古人一般都认为"敲"字比"推"字好,朱光潜在《咬文嚼字》一文中提出了不同的观点,说韩愈没有资格决定是用"推"还是"敲",因为形式也决定内容,这一般被认为是西方的观点,其实这种观点在《周易》中就已经有了。用"推"或"敲"所表达的意境是不一样的:如果是"鸟宿池边树,僧敲夜下门","敲"字破坏了"鸟宿池边树"所表现出来的整体的宁静,"敲"还表明门不是贾岛随手带上的,而是被里面的人拴上的。结合贾岛生性散淡的特点,用"推"更能显示出贾岛的个性。朱光潜的说法是有道理的。

　　统观整个《贲》卦，除了以化成天下，还应看到对于贲的深层含义，贲为饰，但贲质素，所以"绘事后素"（《论语·八佾》），应当理解《贲》卦饰外扬质的深刻内涵，不应因外部文饰的华美而迷失本质。文明亦然，不应因表面的文化现象而忽略了背后深刻的文化内涵。故"文明以止"，但应止得其所，把握好度。

颐（卦二十七）

观口悟道，自求口实

☶ 震下艮上　颐①：贞吉；观颐，自求口实②。

【注释】

① 颐：卦名，震下（☳）艮上（☶），颐：下巴，此处象征"颐养"。② 口实：口腹所需食物。

【细读】

《序卦传》曰："物畜然后可养，故受之以《颐》；颐者养也。"该卦排在《大畜》卦之后，说明颐养首先是以物质的积累和提供为前提的。《颐》卦主要讲颐养之道。颐在这里指嘴，从这张嘴，悟出修身养性、经邦治国的道理。

《颐》卦得名之因：

从符号看，中间四个阴爻，上下两个阳爻，古人居然联想到这就是人的嘴，以上下二阳爻为上下唇吻之象，内四阴爻为虚而求食之象，颐张而不合，有求食之状，所以起名《颐》。这是《颐》卦得名的主要原因。

从卦象看，下震上艮，震动于下，艮止于上，外实中虚，上止下动，像人的颐颔在咀嚼食物的情状，君子养贤以及万民，使百姓无饮食之忧。

从卦德看，震为动，艮为止，动而止，为《颐》卦卦德，可理解为颐养的方法。

《颐》卦：占卜结果吉祥；考察颐养之道，自求口中食物。

"颐"，即颐养，包括自养、求养、养人。"观颐"，可理解为考察、考究颐养之道。"实"，即食。"自求口实"，即自养，依靠自己求得口中之食。类推到不管为君为臣，都不要依赖别人，一旦依赖别人，就会没有主动性和自主权，就会很被动。

李鼎祚《周易集解》引崔觐："'《大畜》刚健，辉光日新'，可以'观其所养'，故言'物畜然后可养'。"《颐》卦主要讲颐养之道。从养生角度看，病从口入；从养德角度看，祸从口出，都和嘴有关系。养生和养德都是从自养开始的，这对于君王来说是不够的，治理天下还要由自养类推到养人，还要养贤、养万民。《周易》就是这样类推的，还可以继续类推拓展。

养正则吉

《彖》曰："颐，贞吉"，养正①则"吉"也。"观颐"②，观其所养也；"自求口实"，观其自养也。天地养万物，圣人养贤以及万民："颐"之时大矣哉！

【注释】

①养正：自求口实，必得体宜，是谓养正。②观颐：观察其颐所养的食物（喻内容或对象）。

【细读】

《彖传》说："颐养，道德正固吉祥"，用正道养才会"吉祥"。"考察颐养之道"，观察其颐所养的食物；"自求口中食物"，观察自我养育的方法。天地养育万物，圣人养育贤臣和万民："颐养"之时的意义太重大了。

"养正则吉"，在《周易》看来，依靠自己求得口中之食是颐养正道，吉祥。程颐《伊川易传》："圣人设卦，推养之义，大至于天地养育万物，圣人养贤以及万民，与人养生、养德、养人，皆颐养之道也。动息节宣，以养性也；饮食衣服，以养形也；威仪行义，以养德也；推己及物，以养人也。"

"'观颐'，观其所养也。"用什么食物养生，类推用什么养德。李鼎祚《周易集解》引宋衷："君子'割不正不食'，况非其食乎？是故'所养'必得贤明，'自求口实'必得体宜，是谓'养正'也。"养什么？是养生、养德、养贤、养万民，还是养极端精致的利己主义者，养溜须拍马的小人？看他养什么，就知道这人修养如何。

"自求口实"，说的是"观其自养"的方式。

一个看他所养的内容与对象，是贤明君子还是昏昧小人；另一个看他是自养还是求养。从两个不同的角度看，最终都落实到养的主题上。

"天地养万物"，在天地自然中寻找依据，古人认为天地提供了空间，提供了雨水，提供了土地，所以才有万物的茂盛，亨通发展。有了天地养万物，再类推出"圣人养贤以及万民"。古人从一张嘴就推出圣人要效仿天地养万物，养贤才能养万民。

"颐之时大矣哉！"颐养这卦所说的意义太重大了！得贤才者得天下，得民心者得天下！

慎言节食

《象》曰：山下有雷，颐；君子以慎言语，节饮食。

【细读】

《象传》说：山下有雷，是《颐》卦卦象；君子因此要谨慎言语，节制饮食。

《象传》不管二阳四阴之间的关系，只看两个象之间的关系。

"山下有雷，颐"，说的是山下有雷，好在最终还能落到这张嘴上来说理。

"君子以慎言语，节饮食"，言语反映了人的道德修养，谨慎，不说错话，非礼勿言。"节饮食"，八分饱，七分饱，长寿的多是"节饮食"，大腹便便的人很少有长寿的。

"慎言语，节饮食"，涉及养德和养生，这和"山下有雷"怎么联系？雷的卦德是动，山的卦德是止，对着镜子看看吃东西时哪里动，哪里不动。下边动，上边不动，雷动山不动，这张嘴也是有动有不动。联系到人的道德修养，也是有所为有所不为，可做的做，不可做的不做；可说的说，不可说的不说。

李鼎祚《周易集解》引荀爽："雷为号令，今在山下闭藏，故'慎言语'。雷动于上，以阳食阴，艮以止之，故'节饮食'也。言出乎身，加乎民，故慎言语所以养人也。饮食不节，残贼群生，故节饮食以养物。"可备一说。

观我朵颐，不足贵也

初九：舍尔①灵龟②，观我朵③颐，凶。

《象》曰："观我朵颐"，亦不足贵也。

【注释】

①尔：指初九。②灵龟：这里喻指阳刚美质。③朵：郑玄《周易注》："动也"。李鼎祚《周易集解》："颐垂下动之貌。"

【细读】

初九：舍弃自己灵龟般美质，观看我大快朵颐，凶险。

《象传》说："观看我大快朵颐"，求养不值得尊重。

"尔"指初九，站在六四的角度说初九，是因为初九和六四之间是应和关系。"观我朵颐"中的"我"指六四，六四说初九，你本来是灵龟，以阳爻居阳位。"灵龟"在当时指通灵的大龟，非常珍贵，象征着准确的预测能力或者智慧、美德，且能咽息不食，喻不求养于外。程颐《伊川易传》："龟能咽息不食，灵龟喻其明智，而可以不求养于外也。"

"观我朵颐"，"朵"，动。"朵颐"，鼓腮嚼食。就是舍弃了自己咽息不食的美质，却羡慕我的大快朵颐，凶险。说明这样的选择是错误的。朱熹《周易本义》："初九阳刚在下，足以不食；乃上应六四之阴，而动于欲，凶之道也。"

求人给养，征伐多凶

六二：颠①颐，拂②经③，于丘颐，征凶。

《象》曰："六二""征凶"，行失类④也。

【注释】

①颠：颠倒。②拂：违背。③经：常道。④行失类：指六二若上行，所遇均阴，同性非"类"，

故有"凶"。尚秉和《周易尚氏学》："阴阳相遇方为类，今六二不遇阳，故曰'失类'。"

【细读】

六二：颠倒嘴本来自求口实的功能，违背常道，向高丘尊者索求给养，出征凶险。

《象传》说："六二出征凶险"，前行将失去同类。

颐是自求口实，但是六二违背了常道。六二居下卦之中，阴爻阴位，本柔顺中正，可本卦却不从此说，而是说六二乘刚，乘凌初九，却向下求养于初九，有失颐之正道，故为"颠颐"之象；六二居下卦之中，下卦为震，震为动，象征颠沛，所以称为"颠颐"；上卦为艮，艮为山，故有"丘颐"之象；六二、六五不应，求养无果，故"征凶"；六二既不能自养，而且又与初九构成半坎，坎为水，为凶险，所以六二向下、向上求养都不会有好结果。

这卦告诉我们节制的重要性。在修养过程中，自己还没有十分把握的时候，不要轻易有什么大的举动。"征凶"，在自己还没有修养好的时候，用兵结果会凶险。

违背常道，十年勿用

六三：拂颐①，贞凶。十年勿用，无攸利。

《象》曰："十年勿用"，道大悖也。

【注释】

① 拂颐：违背颐养之道。

【细读】

六三：违背颐养之道，占卜结果凶险。十年之久不要用，没有什么好处。

《象传》说："十年之久不要用"，和颐养之道大相违逆。

"拂颐"，违背这张嘴本来自养、节食的美质，大快朵颐伤身，贞卜的结果凶险。六三为阴爻居阳位，不中不正，象征求得供养的方法、手段不正当。六三与上九本应正应，求得上九的育养是合情合理的正当要求，但是，有位居至尊的六五与上九成比承，又有阴爻六四阻塞于其间，所以陈梦雷《周易浅述》说六三："自处不中不正，居动之极，是媚上以贪求而无厌者，拂颐之贞矣，其占必凶"。"十年勿用"，没有十年修养的准备，是不能轻易出手的，没有什么利可言。

以上养下，可获吉祥

六四：颠颐，吉；虎视眈眈①，其欲逐逐②，无咎。

《象》曰："颠颐"之"吉"，上施光也。

【注释】

① 眈眈：专一注视之状。② 逐逐：连绵不绝貌。

【细读】

六四：颠倒颐养，吉祥；像老虎一样眈眈注视，欲望接连不断，没有咎错。

《象传》说："颠倒颐养可获吉祥"，自上而下能施行光明。

从爻象上看，六四在上卦，阴爻得正位，与下卦初九阴阳相应。阳为实，阴为虚，以阳养阴是正，今六四以阴养初九之阳，不正，所以是"颠颐"。但六四在上，初九在下，以上养下又是常理，六四不违常理，所以虽为"颠颐"，仍致吉祥。

到了六四，修养有了一定的基础，可以适当地考虑行动了。此一时彼一时，到了六四往往是有变化的。"虎视眈眈，其欲逐逐，无咎"，六四是可以大快朵颐的。初九说"观我朵颐，凶"，六四是吉。因为老虎一旦发现猎物，眼神就高度集中，注意力全部集中在猎物上。"其欲逐逐"，有强烈的冲动，要像老虎一样，一旦发现目标，就目不斜视，集中精力打歼灭战，这样就不会犯错误，修养到一定程度是可以有所作为的。程颐《伊川易传》："颠倒求养，而所以吉祥者，盖得刚阳之应以济其事，致己居上之德施，光明被于天下，吉孰大焉！"

安居吉，出征凶

六五：拂经；居贞吉，不可涉大川。

《象》曰："居贞"之"吉"，顺以从上①也。

【注释】

① 顺以从上：指六五以阴顺从上九刚贤。

【细读】

六五：违背颐养常道，占卜结果安于现状吉祥，不可涉过大河。

《象传》说："安于现状守持正固可获吉祥"，因为六五顺从上九。

"居贞，吉"和"不可涉大川"，违背常道，哪怕是六五，贞卜的结果"居"就吉祥，发兵"涉大川"就凶险。"涉大川"，就是动，就是扩张，"居"就是维持现状，等待时机。

从爻象上看，六五是阴爻居至尊之位，失正无应，阴柔无实，唯承上九阳刚之质以济己之阴，犹如不能养人，反赖上者养己以兼养天下，有违君王"养贤以及万民"常理，故曰"拂经"。但其毕竟是尊者，位居至尊之位，而且按照阴从阳，阳乘阴，相比相亲的正理，柔顺从上，顺理成章，所以，只要六五能坚持居尊的正道，亦可获得吉祥。陈梦雷《周易浅述》："（六）二动体，贪求于人以自养，则失正而凶；（六）五止体，虽不能养人，而能用人以养人，则正矣，故吉。"

天下赖以获养，利涉大川

上九：由颐①；厉，吉，利涉大川。

《象》曰："由颐厉吉"，大有庆也。

【注释】

① 由颐：由之以颐，此处指天下赖以获养。

【细读】

上九：依赖它颐养天下；有危险，最终吉祥，利于涉过大河。

《象传》说："依赖它颐养天下，有危险，最终吉祥"，大有福庆。

"由颐"，已经获得了一定的颐养，即便遇到危险，最后的结果也会吉祥。上九是阳爻，象征充实、富有，但是已经失去正位，处在无位无权的地位。居尊位的是阴爻六五。而六五无力自养，又无力养人，为此其屈尊而从上，由上九供养，这是"由颐"之象。上九富压至尊，形势危迫而能获致吉祥，是因为上九身处危难，而能谨慎自持。

"厉"和"吉"经常同时出现，有这种可能：最初算卦的时候是有危险，再算的时候是吉祥，都记录上了，慢慢积淀形成，不同时间结果不一样。我们要圆此说，但不能说有可能危险，有可能吉祥，因为后面跟着"利涉大川"。通卦来看，养生养德到最后，应该是向好的方向发展了，"吉"是最终结果，"厉"可以理解为过程。

《颐》卦主要论述养生，从养生之道着眼，讲述养生的正确方法，类推出养的主题。《颐》卦主张"自求口实"，自养，养人，反对求养，故下卦三爻求养皆凶，上卦三爻自养，养人皆吉。其根本思想是让人们坚守正道，在下者独立自主、自力更生；在上者不但养己，还要养德、养贤。颐和，就是通过养生养德构建身心的和谐和社会的和谐，通过养而达到和谐。从嘴的养生，养德，再到养贤，这卦就和养贤有了关联。

萃（卦四十五）

泽地萃聚，尊祖顺天

☷ 坤下兑上　萃①：亨，王假有庙②；利见大人，亨，利贞；用大牲③吉，利有攸往。

【注释】

①萃：卦名，坤下（☷）兑上（☱），象征"汇聚"。②庙：祭祀祖先的地方。③大牲：许慎《说文解字》："牛，大牲也。"指祭祀所用的重大"牺牲"品。

【细读】

《序卦传》："物相遇而后聚，故受之以《萃》；萃者聚也。"萃，就是聚的意思，萃聚。

《萃》卦得名之因：

从符号看，刚中而应，九五既中且正，并与六二应，故能萃聚。

从卦象看，下卦为坤，上卦为兑，坤为地，兑为泽，泽地萃，水凝聚在一起才称为泽，萃的主要意思是聚，这卦主要得名于卦象。

从卦德看，坤为顺，兑为悦，顺而悦为卦德，是萃聚的条件。

《萃》卦：亨通，君王感召神灵保有神庙；利益显现于大人，亨通，占卜结果有利；用大牲吉祥，利于有所前往。

"王假有庙"，"假"的解释见"为君之道"《丰》卦。"利见大人"，大人要是算到这卦对大人是有利的，王就是大人。到庙里祭祖先，并且让祖先的神灵附体，其作用就是凝聚人心，像泽水一样凝聚到一起。在《周易》时代祭祀也要为政治服务。

"用大牲吉"，此一时彼一时，在物质匮乏、季节性祭祀时强调诚信的重要性。站在君王的角度，站在大的祭祀角度来说，什么能表现诚信？如果物质基础雄厚，又有这样的能力，就尽量用大牲——全猪、全牛、全羊。祭祀祖先尽量用丰盛的祭品表达诚意，政治效果就是凝聚人心。

刚中而应，凝聚人心

《彖》曰："萃"，聚也；顺以说①，刚中②而应，故聚也；"王假有庙"，致③

孝享④也；"利见大人，亨"，聚以正也；"用大牲吉，利有攸往"，顺天命也；观其所聚，而天地万物之情可见⑤矣。

【注释】

① 顺以说：顺，指下坤。说，通"悦"，指上兑。② 刚中：指九五阳刚居中。③ 致：表达。④ 享：奉献至诚之心。⑤ 见：通"现"。

【细读】

《彖传》说："萃"是聚集；柔顺而喜悦，阳刚居中而与六二感应，所以聚集。"君王感召神灵保有神庙"，以孝敬治天下；"利益显现于大人，亨通"，遵循正道汇聚："用大牲吉祥，利于前往"，顺应天命；观察其汇聚方法与内容，天地万物的性情规律就可以显现出来。

"萃，聚也"，水汇集到一起成为泽，这卦的卦名主要是聚的意思。

"顺以说"，从泽地卦德角度来解释，地的卦德是顺，泽的卦德是悦，顺天道，顺民心，使大家和悦，就能萃聚，治理国家能达到萃聚很不容易。

"刚中而应，故聚也"，刚中指九五，和下面六二是应和的关系，一阴一阳，九五和六二要有感应才能聚，既要顺而悦，又要有感应、有交感、有交流，才能聚。

"王假有庙"，是方法，本来是"孝享"，当时是以孝治天下，孝是爱心的表现。人之初，性本善。善的表现在行为上就是爱，爱父母就是孝，爱工作就是敬业，爱君王就是忠诚。以孝治天下，是启发大家的爱心。孝敬自己的父母、爱祖先，才能爱人、爱工作、爱君王。

《彖传》把"利见大人亨"解释为"聚以正也"，是把"贞"解释为"正"，我们认为"贞"就是问天。

"用大牲吉，利有攸往"，顺天命也，古代有春、秋两个大的祭祀，君王主持祭祀一定要用大牲，以表达虔诚。

"观其所聚"，聚的是人才，还是个人的财富？"天地万物之情可见矣"，《周易》中的"情"和我们今天所说的意思有所区别，古代的"情"往往和"伪"作为反义词组合，情伪虚实，伪是假，情就是真。《左传·庄公十年》记载了齐鲁长勺之战，曹刿在论证"何以战"时说"小大之狱，虽不能察，必以情"。其中"情"就是指真实的情况。所以天地万物的真情就可以显现出来了。看所聚，就知道未来发展的方向。

修治戎器，防患未然

《象》曰：泽上于地，萃；君子以除①戎器②，戒不虞③。

【注释】

①除：修治。李鼎祚《周易集解》引虞翻："除，修。"②戒器：兵器。③不虞：不测。

【细读】

《象传》说：泽水高于地面，是《萃》卦卦象；君子因此修治兵器，戒备不测。

这里重点强调水聚在一起，才能成为泽。低于地是聚，泽水要高于地面，水聚多了，就泛滥了，用水的泛滥比喻社会的动乱，所以感悟出的道理是"君子以除戒器，戒不虞"。告诉我们要居安思危，防患于未然。"除"，是修治，不是清除。"戒器"，是兵器，用来警戒不虞。"不虞"，就是不测，防范动乱的出现。

《经》与《大象》感悟的是两个方向：一个是水凝聚在一起才成为泽，另一个是泽水高于地面泛滥就是祸患。对同样一个天象从正反两个方面去感悟，同样是泽和地的关系，感悟出的方向、意义不一样。"泽地萃"，可以理解为泽水在地面上汇聚，《周易》古经卦爻辞侧重在聚，如何凝聚、团结，这是养贤用贤的基础。泽水可以理解为人才，可以理解为钱财，都是如何聚。《象传》还是解说经义，侧重"萃，聚也；刚中而应，故聚也"。都是围绕着聚来说的。但是《大象》已经在经义的基础上有所引申，说泽水在地面之上，突出泽上于地，那就要泛滥了。

后来的《三十六计》居然根据这句《大象》引出第六计"声东击西"，说："乱治乱萃，不虞，坤下兑上之象，利其不自主而取之。"根据泽地萃天象导致泽水泛滥，人们从《大象》中受到启发，从乱象中感受到若让敌人陷入混乱，敌人就不能自主了，乘机攻取他打败他。所以"声东击西"这一计来自《萃》卦，机动灵活地似打似离，真假虚实结合让敌人无法做出正确判断，然后乘机歼灭敌人。

坚守诚信

初六：有孚不终，乃①乱乃萃；若号②，一握为笑：勿恤，往无咎。

《象》曰："乃乱乃萃"，其志乱也。

【注释】

①乃：语气词。②号：呼号。

【细读】

初六：有诚信而没有坚持到底，于是乱象萃聚；发自内心地呼号，一握手见欢笑：不要忧虑，前往没有什么咎错。

《象传》说："于是乱象萃聚"，初六心志有所迷乱。

善始者众，善终者鲜，大家都愿意有诚信，但是能坚持下来的不多。如果坚持不下来就会"乃乱乃萃"。"若号"，发自内心地呼号，提示不能坚持到底的危害性。"一握为笑"，一握手，一笑泯恩仇。"勿恤，往无咎"，如果能够及时改正错误就不要担心了，前往"无咎"。提示我们要坚持诚信，不能三天打鱼两天晒网，而且有了错误要及时改正。能坚持诚信，及时改正错误，有了这两个条件，就大胆往前走吧。

虔诚敬畏更重要

六二：引①吉，无咎；孚乃利用禴②。

《象》曰："引吉，无咎"，中未变也。

【注释】

① 引：牵引。② 禴：音 yuè，古代四时祭祀之一，殷称"春祭"为"禴"，属祭品较微薄的时祭。

【细读】

六二：引导汇聚吉祥，没有咎错；若有诚信即便是用季节性祭祀的微薄祭品也会有利。

《象传》说："引导汇聚吉祥，没有咎错"，六二居中心志没有改变。

六二以阴处二阴之间，上应九五，为九五所牵引，和九五正应。朱熹《周易本义》："二应五而杂于二阴之间，必牵引为萃，乃吉而无咎。"

"引"是引导，六二被九五的正道引导，可获吉祥，不会犯错误，如果你的个人能力不能够判断，你要选择真正有智慧、有能力的人，跟随他、受他引导，就不会犯错误，就会吉祥。

"孚乃利用禴"，再次强调诚信的重要性，六二级别低，可以没有大牲，没有全牛全羊全猪，但不能缺乏诚信。禴是季节性的祭祀，物质的祭品和精神的诚信，两者相比较而言诚信更重要。

失位无应，求聚不得

六三：萃如①嗟如，无攸利。往无咎②，小吝③。

《象》曰："往无咎"，上巽也。

【注释】

① 萃如：形容求"聚"不得之状。这里指六三处下卦之终，失位无应，求聚心切却不得其类，故徒自"嗟叹"而"无攸利"。② 往无咎：这里指六三虽无上应，却与四比，往而相聚则获"无咎"。③ 小吝：三、四均失位，两者非属阴阳正应，所以又有"小吝"。

【细读】

六三：汇聚时嗟叹，没有什么好处。前往没有咎错，有小吝惜。

《象传》说："前往没有咎错"，向上顺从。

六三阴爻居阳位，有失位之嫌；处于下卦极位，与上六无应，处境较困难，无所利也。但六三比邻九四，偕同初六、六二，聚于九四之下，再同聚九五。尽管道路曲折，但前途是光明的，没有祸害。六三比近九四、九五，互卦为巽，顺从阳刚之意。

"嗟"是长吁短叹，说明能力、修养都有局限性，因为六三阴爻居阳位，才德不称位，主观愿望很好，但是能力有限，做事可能没什么利可言。

"无攸利"，不要期待太高，但是"嗟"说明已经认识到能力有限。"无攸利"是现在时，"往无咎，小吝"是将来时。如果意识到自己能力有限，做法有失误的地方，改正后前往不会犯错误。毕竟是六三，毕竟是不当位，毕竟是在多险多凶的位置上，心里要有数，"小吝"说明还是有些小麻烦。

下乘三阴，大吉无咎

九四：大吉①，无咎。

《象》曰："大吉，无咎"，位不当也。

【注释】

①大吉：此言九四当"聚"之时，下乘三阴，至获所据，所以大吉。

【细读】

九四：大为吉祥，没有咎错。

《象传》说："大为吉祥，没有咎错"，位置不得当。

九四上比九五，下聚众阴，有聚之实。但以阳爻居阴位，又失其位尊。真正凝聚天下之人，当是九五之尊，即君王。此时，九四已具"聚"之德，但身处危位，处"伴君如伴虎"之境。倘以己德率众阴，聚于九五，既得九五之信任，又可保其身名，上得君王信任，下得民众爱戴，为真正贤德之举。"无咎"，有善补过之义，若九四通晓此中道理，当会大吉祥。

此处《经》《传》有差别。《经》说"大吉，无咎"，当是方法正确。《小象》却说："'大吉无咎'，位不当也。"位不当是方法不当，方法不当结果怎么会大吉？如何调和《经》《传》的矛盾？李鼎祚《周易集解》引虞翻："以阳居阴，故'位不当'。动而得正，承五应初，故'大吉'而'无咎'矣。"位当否，只是条件之一，不是充分必要条件。九四虽位不当，但"乘五应初"，上承九五，下应初六；还可以说，阳爻在阴位也是位不当，在萃聚之时，能力远远超过这个级别的需求，超过是可以的，但不能低于这个需求。

高居尊位，萃聚有方

九五：萃有位①，无咎，匪孚；元永贞，悔亡。

《象》曰："萃有位"，志未光也。

【注释】

① 萃有位：指九五高居尊位。

【细读】

九五：汇聚时高居尊位，（方法得当）没有咎错，没有取信于民；自始至终占卜，悔恨消亡。

《象传》说："汇聚时高居尊位"，心志没有广大。

九五刚中得位，故"无咎"。虽与六二有应，却有九四阻隔，故有"匪孚"。君王居中正之位，九五之尊，有汇聚天下民心之力。但不同于九四，君王此时还应自修其德，感化那些未臣服的人。既聚民心又聚贤人，就会没有咎害。

"萃有位"，指九五帝王之位，既中且正，用"有位"说明方法得当，方法正确才不会犯错误。"匪孚"，还不能取信于民，应该"元永贞"，自始至终有疑惑就问天，该怎么做，天帮你做决策，后悔就会消亡。王弼《周易注》："处聚之时，最得盛位，故曰'萃有位'也。四专而据，己德不行，自守而已，故曰'无咎匪孚'。夫修仁守正，久必悔消，故曰'元永贞，悔亡'。"

及时反省，最终无咎

上六：赍咨涕洟①，无咎。

《象》曰："赍咨涕洟"，未安上也。

【注释】

① 赍咨涕洟：赍，音jī，赍咨，叠韵连绵词，悲叹声。涕洟，音tì yí，痛哭流涕。

【细读】

上六：悲伤叹息，痛哭流涕，没有咎错。

《象传》说："悲伤叹息，痛哭流涕"，没有安居上位。

上六比九五，阴乘阳刚；与六三不应。然而，上六以阴爻居阴位，有得位之贤。上六处于聚之极，聚极必散，上六在九五达到聚之盛后，并未继续行"聚"，而是心忧其散，不敢于此安居。悲伤叹息，痛哭流涕，说明上六认识到错了，后悔了，表明前面做错了，现在认识到了，"无咎"意味着将来不会再犯错误。

　　《萃》卦处于《姤》卦之后，《升》卦之前。具体来讲，《姤》卦讲"柔遇刚"，即"天地相遇，品物咸章"，主要指"遇合"。《萃》卦紧承其后，讲万物相遇之后的萃聚之道。《序卦传》："物相遇而后聚，故受之《萃》；萃者聚也。"而《升》卦与《萃》卦互为覆卦，讲事物汇聚后的上升趋势。"姤—萃—升"，实际就是"遇—聚—上"的过程，符合事物由散到聚、由弱到强的发展过程，萃聚在这一过程中起承前启后的关键作用。萃聚的关键在于方法正确和内容有利，有利于国家、民族发展，还要把握好度。

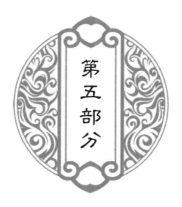

创业初期篇

第五部分到第八部分是历时性的分类，此一时波一时，不同阶段不同对策。

万事开头难！周文王"拘羑里而演《周易》"，周文王身在牢狱之中，却做着"取而代之"的大梦。最重要的是，周文王并没有停留在对大梦的幢憬设计上，而是更多思考具备哪些条件才可能实现大梦。当下的条件决定未来的吉凶，凡事皆有因果，空谈误国，实干兴邦，先让自己强大起来！从理论看，将来可能会是正义战胜强权；从当下看，多是强权决定正义，成王败寇，枪杆子里面出政权，实力决定权力。人们永远生活在现实的当下，而不是理论的未来，无数的当下就构成了历史的全部。难能可贵的是，《周易》能将当下的现实与理想未来二者有机结合，认识到实力加正义最终决定权力的归属。

《屯》以草之初生喻创业之难，先扎根再冒芽，先安内再攘外；《需》讲等待时机，在自己不够强大、无法改变别人、无法改变客观社会的时候，等待也是一种智慧；《旅》讲漂旅异乡的创业，本土创业已很难，漂旅异乡创业就更难；《未济》《无妄》讲创业拼搏过程中不要做错事；《解》《大壮》讲形势好转后的对策。

屯（卦三）

草木初生，创业艰难

☳震下坎上　屯①：元亨，利贞；勿用有攸往，利建侯②。

【注释】

① 屯：音 zhūn，卦名，震下（☳）坎上（☵），象形字，一横象征大地，横上出头是草芽，下面是草根。许慎《说文解字》："屯，难也，象草木之初生，屯然而难。从屮贯一。一，地也，尾曲。"② 建侯：封建诸侯。

【细读】

《序卦传》："盈天地间者唯万物，故受之以《屯》；屯者盈也，屯者物之始生也。"《屯》卦以小草初生的艰难，喻创业之初的步履维艰。处屯难之时，不得因初创之艰难而退缩，那应该如何做呢？模仿小草，先扎根，后发芽，"勿用有攸往，利建侯"，先安内，再攘外。

《屯》卦得名之因：

从符号看，四阴二阳，初九阳爻位于两阴爻之下，九五阳爻位于两阴爻之中，动之难可见，唯有守机待时。幸六二、九五中正相应，最终可行元亨利贞之势。

从卦象看，震下坎上，坎为水，震为雷。水于雷上，雷动而水未下，干打雷没下雨，水为积雨云，此为早春之物象，雨尚未落下滋润，以草之初生喻事业初创之难。此卦主要得名于卦象。

从卦德看，坎德为险陷，震德为动，震动而遇坎险，难矣。

《屯》卦：至为亨通，贞卜结果有利；不可有所前往扩张，建国封侯有利。

当时黄河流域为农耕文化，小草发芽于地上，屯下"尾曲"是草根，草先扎根后发芽，根深才能叶茂，扎根发芽阶段必难，故以小草初生的艰难，喻创业之初的步履维艰。

古者帝王创业成功后论功行赏，司马迁《史记·周本纪》："武王追思先圣王，乃褒封神农之后于焦，黄帝之后于祝，帝尧之后于蓟，帝舜之后于陈，大禹之后于杞。"也有于王业初创之时，预先规划而封建诸侯，勉以事功，功成而后获封。孔颖达《周易正义》："'勿用有攸往，利建侯'者，以其屯难之世，世道初创，其物未宁，故宜'利建侯'以宁之。"汉高祖刘邦初创之时，乃以郦食其为广野君，所到之处攻城略地，把攻下和降服的地方分封给大家，韩信、彭越、英布、张耳等都被封为诸侯，使诸将拼命效力讨伐项羽，这都是"利建侯"的智慧。

《屯》卦蕴含着深刻的政治意蕴：创业艰难，需先扎根安内，提升自己，为君者在创业过程中需伺机以待、广资辅助，切勿急躁冒进，能够当行则行，当止则止。

封建诸侯，不求安宁

《彖》曰："屯"，刚柔始交而难生；动乎险中，大"亨""贞"。雷雨之动满盈，天造草昧；宜建侯而不宁。

【细读】

《彖传》说："屯难"，刚柔始交困难重重；动乎坎险之中，"贞卜"结果大为"亨通"。雷动雨下，充满大自然，天地自然从草创艰难中开端；创业初期适宜封建诸侯而不要贪图安宁。

"屯，刚柔始交而难生"，刚柔指阴阳，阴阳交感推动事物发展，阴阳始交之难，草木初生之难，喻创业之难。孔颖达《周易正义》："以刚柔二气始欲相交，未相通感，情意未得，故'难'生也。"从内外卦象阴阳说也通，坎为阴卦，震为阳卦，阴阳始交而难生。

"动乎险中，大亨贞"，是从卦德言，在险中行动，很难，若能顺应规律，先扎根再发芽，先安内再攘外，也能"大亨"。

"雷雨之动满盈，天造草昧"，是从卦象说。震为雷，坎又为雨，所以打雷下雨使天地满盈，天地草创。

"宜建侯而不宁"，推天道明人事，此时适宜"建侯而不宁"。自然界的开始是艰难的，君王治理天下的开始也是不易的，封建诸侯，收买人心，把利益捆绑在一起，激发兄弟与功臣的积极性；要励精图治，不要贪图安宁。《周易》这种推理方法可能不严谨，但不影响其中蕴藏的智慧思想的表达。

治国如治丝，纵横须筹谋

《象》曰：云雷，屯；君子以经纶[①]。

【注释】

①经纶：经，织从丝也。纶，青丝绶也。经是纵线，纶是横线，以治丝喻治国。

【细读】

《象传》说：云在雷上，是《屯》卦卦象；君子因此要奋发治理天下。

刘表、郑玄云"以纶为沦字"。陆德明《经典释文》、王弼《周易注》作"经论"。

李光地《御纂周易折中》引李舜臣："坎在震上为《屯》，以云方上升，高而未散也；坎在震下为《解》，以雨泽既沛，无所不被也。故雷雨作者，乃所以散屯；而云雷方兴，则屯难之始也。"朱熹《周易本义》："屯难之世，君子有为之时也。"

卦辞之"利建侯"讲究治国的谋略，《大象》讲求有条理地治理国家，殊途同归，也可为创业初期提供策略。

守志不进，先安内

初九：磐桓①，利居贞，利建侯。

《象》曰：虽"磐桓"，志行正也；以贵下贱，大得民也。

【注释】

① 磐桓：磐，磐石，大石。桓，大柱。

【细读】

初九：如磐石桓木般坚守不动，贞卜结果居守有利，建国封侯有利。

《象传》说：虽"如磐石桓木般坚守不动"，志意行为正确；以一阳爻置身于众阴之下，大得民心。

"磐桓"解释不一，一种解释为徘徊，三思而后行、犹豫不决，起步没有经验、没实力，一定要谨慎。另一种解释认为盘桓指磐石、大石；桓，墙，取安宁之意。来知德《周易集注》："磐，大石也，鸿渐于磐之磐也。中爻艮，石之象也。桓，大柱也，《檀弓》所谓桓楹也。震，阳木，桓之象也。张横渠以磐桓犹言柱石，是也。自马融以磐旋释磐桓，后来儒者皆如马融之释，其实非也。八卦正位震在初，乃爻之极善者。国家屯难，得此刚正之才，乃倚之以为柱石者也，故曰磐桓。唐之郭子仪是也。震为大涂，柱石在于大涂之上，震本欲动而艮止不动，有柱石欲动不动之象，所以居贞而又利建侯，非难进之貌也。"创业初期应当先创立基础，先安内。两种解释有不同侧重，皆说得通。

春秋卜商《子夏易传》："居所用正，正则民安归下，则众所服。"程颐《伊川易传》："方屯之初，不磐桓而遽进，则犯难矣，故宜居正而固其志。凡人处屯难，则鲜能守正。苟无贞固之守，则将失义，安能济时之屯乎？"

从卦画看，一阳在下以承载群阴，上承九五，有磐石桓木之安然建立之象。

从卦德看，震体好动，且阳居初爻，有妄动之危，动则屯不宁，故特以磐桓等坚贞之物劝之。

从爻位看，济屯难，需才、位兼备，初九以刚明之才而处下位，是有才无位，故宜守志不宜进。君王的心要放在百姓之下，大得人心，做事应当低调。海纳百川，有容乃大。此虽初爻，但也是从君王的角度立论。

过程艰难，前途光明

六二：屯如，邅如①。乘马班如，匪寇婚媾；女子贞不字②，十年乃字。

《象》曰："六二"之"难"，乘刚也；"十年乃字"，反常也。

【注释】

①邅如：邅，音 zhān，难行不进之貌。如，语气词。②字：解释一，许嫁，婚姻；解释二，妊娠，生育。

【细读】

六二：（远看）像草芽一样的小黑点（就开始紧张），队伍缓慢前进，（近看）人们纷纷乘马前来，不是匪寇而是行婚媾之事的队伍；贞卜结果为女子此时不能得子，十年之后方可得子。

《象传》说："六二的艰难"，下乘初阳之刚；"十年之后方可得子"，回返常道。

"屯如，邅如"，《周易》时代婚姻实行族外婚，不允许族内通婚。"屯如"，远远看见像草芽一样的小黑点就开始紧张；"邅如"，看到远处的黑点慢慢向自己这边蠕动，就更紧张，害怕遭到抢婚。金景芳、吕绍刚《周易全解》："《易》中凡重言如字者，皆取两端不定之义。"

"乘马班如"，"班"为马多，蠕动的黑点再走近些，发现原来是很多人乘马而来，就更害怕了。"匪寇婚媾"，那队人马到了近处才发现，没带兵器，带的是求婚的礼物，不是强盗，而是来求婚的。震为马，为孕；坎为寇，六二、九五应，故"匪寇婚媾"。《左传·昭公元年》："武王邑姜方震太叔。"晋朝杜预《春秋经传集解》注："怀胎为震。"

这是用历时的、动态的象比喻有惊无险，过程虽然很艰难，但结果还是不错的。

从爻位说，六二虽具中正之才德，却迫于初阳之刚，仍未走出屯时之难。而《周易》重二五中正之应，故虽此时二五不得合志，却尚具可合之道也，下"女子贞不字，十年乃字"正有此伺机而待终合之意。

"女子贞不字，十年乃字"，是这一爻的占断。"字"上面是屋子，下面是孩子，在屋下哺乳孩子。许慎《说文解字》："字，乳也。"《周易》时代不能科学解释生男孩儿的原因，把生男生女的责任全归到女人身上。婚姻的主要目的是传宗接代，女人婚姻初期最关心的是能否生男孩儿，所以要占卜问天，预测未来。六二为阴爻，女人在男人之上，为臣的在君王之上，不好。"十年乃字"，回返常道，有毅力，坚持努力，女子坚持十年，大概率是可以生男孩儿的。

有学者把此句解释为："女子守持正固不急于出嫁，久待十年才缔结良缘。"这于情理不通。《周易》时代鼓励早婚、早育、多育，若"贞"为道德正固，及时结婚才是爱国的表现，才是当时女子的追求，为何要等到十年之后？女子一旦过了宜于婚嫁的年龄，综合评价分值是逐年下降的，越拖越难以嫁出去。《诗经》有《摽有梅》，汉乐府有《地驱乐歌》（"老女不嫁，踏地呼天"），理解《周易》需要回到《周易》的时代，不能用现在的观念解释《周易》。且婚嫁是相对容易掌控的，女子稍微调整一下标准就可及时结婚。再者，"道德正固"与婚嫁生子并无关联。"贞"为贞问，因为能否生育男孩儿个人很难掌控，需要贞问天意，贞问的结果是：坚持十年会生儿子。这里以婚姻初期求子喻创业初期求成，过程艰难，前途光明。

君子知几

六三：即鹿①无虞②，惟入于林中；君子几③，不如舍，往吝。

《象》曰："即鹿无虞"，以从禽也；君子"舍"之"往吝"，穷也。

【注释】

①即鹿：即，靠近，接近。即鹿，指去打猎。②虞：看管山林的官吏。③几：事之微，事情发展的萌芽阶段。几微，可洞察到事情结果吉凶的征兆。

【细读】

六三：在没有向导的情况下去山林中打猎，只能是徒入林海空手归；君子应见几行事，不如舍弃这次打猎。

《象传》说："在没有向导的情况下去山林中打猎"，这是追踪禽兽；君子见此而舍弃追逐，继续下去，一意前往必有憾惜，将致穷困。

六三用打猎做喻体讲治理国家，指条件还不足以帮助创业者实现理想，就要先寻找虞官，寻找志同道合的贤臣。

从爻位说，六三以阴居阳位，上下皆阴，无所助，且向上无应，为"无虞"之象。

从卦象说，六三、六四、九五三爻构成艮卦，六三爻为艮卦之初，有止于山足下之象，故妄行取困。

"几"是《周易》中最高的智慧之一。君子能根据征兆预测未来吉凶，当行则行，当止则止。君王创业于此时当尊天道而止，舍小以待大。

形势渐好，求而往吉

六四：乘马班如，求婚媾；往吉，无不利。

《象》曰："求"而"往"，明也。

【细读】

六四：人们纷纷乘马前来，应初九之求婚媾；前往吉祥，是没有不利的。

《象传》：(六四应初九之)"求而往"，实乃明智之举。

求婚媾的两种途径：一为比，二为应。六四上比于九五，下应于初九，不专有所适。而九五与六二相正应，求婚于六二，不感于六四，故六四之明智在于舍九五取初九，应初九之求而往，尽显六四之臣才顺德，吉无不利。从初九往求的角度而言，以人事论之，陈梦雷《周易浅述》："初为卦主，有可君之德。如汤之于伊尹、昭烈之于孔明。皆以君下臣，以求济屯。"创业之初，屯难之时，君王更应当如此。

从卦象说，六四处下震之上，震为马，故有乘马之象。坎坤亦皆为马，马多，为"班如"。

创业再难，也要广积资财

九五：屯其膏①。小贞吉；大贞凶。

《象》曰："屯其膏"，施未光也。

【注释】

① 膏：资财，可引申为实力。

【细读】

九五：屯难之时，需广积资财。贞卜小事结果吉祥，贞卜大事结果凶险。

《象传》说："屯难之时，需广积资财"，九五所施恩泽尚未光大。

本爻中"屯"有聚集储存之意，取意积蓄，草创艰难之时，把各方面关系理顺之后，不可以妄行，而要守时待机，注意物质财富的积累，广资辅助乃其道。

初爻坚守如"磐桓"，二爻坚持"十年乃字"，三爻见几有舍，四爻屈尊求贤，五爻虽然具有阳刚中正之尊，却也仍处于震动坎险之难中，君王的力量尚不足。但鉴于其九五之尊，此时做一些小事安内维稳是可得吉的，而大事诸如扩展出兵则凶，因为还在创业初期，没有攘外扩张的实力。

周文王时，周为小邦，虽逐渐壮大，但较之殷商仍显力量薄弱，《尚书·大诰》曰："小邦周也。"若此时伐商必遭大凶之祸，而诸如开辟疆土、收容各方武士、西向平戎发展等相对小的事情是可行的，其为周武王伐纣奠基，对周王朝的创立有非常重要的意义。

《屯》难之极，泣血涟如

上六：乘马班如，泣血涟如①。

《象》曰："泣血泗涟"，何可长也？

【注释】

① 涟如：泪流不止貌。

【细读】

上六：人们纷纷乘马前来（无所进，无所应，无所退），泣血泪涟也。

《象传》说："泣血泪涟"，怎么会长久呢？

从爻位看，上六乃险难之极，屯难之最：上无所进，下无所应，虽比于五，然五亦处险中，故才弱势极，穷厄至甚，泣血涟如也。

程颐《伊川易传》："六以阴柔居屯之终，在险之极，而无应援，居则不安，动无所之，'乘马'欲往，复'班如'不进，穷厄之甚，至于'泣血涟如'，《屯》之极也。若阳刚而有助，则屯既极可济矣。"

从卦象看，坎为险，有血象，艮亦为手，掩泪流血，"泣血涟如"之象。

从卦德看，震为行，艮为止，故马行且止。

创业初期之"难"贯穿《屯》卦，而屯难之时"待"的智慧也在卦爻辞中体现得淋漓尽致：卦辞之"勿用有攸往"；初爻之"磐桓"；二爻之"不字"；三爻之"不如舍"；五爻之"大贞凶"；六爻之"泣血涟"，无不是劝谏君王于屯难之时有所待，勿冒进。"待"非"空待"：卦辞"利建侯"，建国封侯以固自身；初爻"利居贞"，稳如桓木，固如磐石，居正固志以德服天下，德服则民归，民归则天下可得；二爻"十年乃字"，时间之久，劝谏待之耐心。

司马迁《史记·周本纪》记载周武王立观兵于盟津："是时，诸侯不期而会盟津者八百诸侯。诸侯皆曰：'纣可伐矣。'武王曰：'女未知天命，未可也。'乃还师归。居二年，闻纣昏乱，暴虐滋甚，杀王子比干，囚箕子。太师疵、少师强抱其乐器而奔周。于是武王遍告诸侯曰：'殷有重罪，不可以不毕伐。'"武王之胜，在于审时度势，耐心以待；三爻"君子几，不如舍"，"舍得"乃君子之大智慧。无虞而逐，时机未到，舍小而待大；四爻"求婚媾而往吉"，以君下臣，求济屯也，若汤之于伊尹、昭烈之于孔明，可君之德，王业创立必行之道；五爻"小贞吉，大贞凶"，行小事为初创成功蓄势；六爻"泣血涟如"，屯难之极，更需静观以待。

需（卦五）

水在天上，需待时机

☰乾下坎上　需①：有孚，光②亨，贞吉，利涉大川。

【注释】

　①需：卦名，乾下（☰）坎上（☵），象征"需待"。②光：大。

【细读】

　《序卦传》："物稚不可不养也，故受之以《需》；需者饮食之道也。"《需》卦主要讲等待时机的问题，"时机"是客观条件，"等待"可由主观掌控，包含着主观能力的提升与客观时机的等待。等待也是一种智慧，创业初期，在自己力量并不强大的情况下，尤其要懂得等待的智慧。

　《需》卦得名之因：

　从卦象看，《需》卦乾下坎上，坎为水，乾为天。水在天上，尚未成雨以润泽大地，必待阴阳相交，熏蒸而后成，需待也。本卦主要由卦象得名，对于天上的水来说，它需要等待时机才能转化为雨水降落下来。

　从卦德看，坎为险陷，乾为行，行而险，运行不止，乾行遇坎险，伺机需待以成事。

　《需》卦：有诚信，大为亨通，贞卜结果吉祥，利于涉过大河。

　"孚"为"诚信"，卦辞着重强调"诚信"的重要性。何谓"诚信"？言行如一、表里如一、始终如一，谓之"诚信"。"有孚"，强调的是提升自身的能力与修养。

　"光"是"大"的意思，"光亨"即"大亨"。此句正是"大亨"之"亨"并非"祭祀"的鲜明证据。六十四卦中"亨"字出现的频率很高，可大规模性质的祭祀一年只有年初和年尾两次。算一卦便祭祀一次说不通，但占卜却是经常性的，因此将"亨"理解为"祭祀"恐怕有些问题。可以说"大祭"，但没有说"光祭"的，"大亨"却可以说成"光亨"，贞卜的结果是可获吉祥。

　"利涉大川"，这卦有"水"，有"刚健"，又有"等待"的智慧，就能够渡过大河。"大川"即大河，以此比喻难以做到的艰险之事。这都是有条件的，我们要将"等待"的智慧落实到行为实践中。

前有险难，刚健而不陷于险

《彖》曰："需"，须^①也，险在前也。刚健而不陷，其义不困穷矣。"需，有孚，光亨，贞吉"，位乎天位，以正中也；"利涉大川"，往有功也。

【注释】

① 须：等待。

【细读】

《彖传》说："需"，等待，因为前方出现险难。刚健而不陷入困境，从道理上讲不会到穷困的地步。"需待，有诚信，大为亨通，道德正固吉祥"，九五处于天位，当位且守中；"利于涉过大河"，前往有所功绩。

"'需'，须也"，是解释卦名含义，"需"即"等待"。接下来解释为何要"需"？因为前面有坎陷，有水。虽然刚健有力，但也要考虑做出合适的行动使自己不陷入困穷，因此要"等待"时机。

既需要客观时机，也要等待自己能力的提升。"'需，有孚，光亨，贞吉'，位乎天位，以正中也"是说"九五"，"九五"是本卦最重要的一爻，"九五"既中且正。

"'利涉大川'，往有功也"，是说要有"等待"的智慧，时机一到，即便是"大川"也能渡过。此处预测你前往做什么事，才能有实际的功绩。

饮食宴乐待时机

《象》曰：云上于天，需；君子以饮食宴乐。

【细读】

《象传》说：云气上集于天，是《需》卦卦象；君子因此饮食举宴作乐也需等待时机。

《大象》说："云上于天，需。"《大象》不说"水天需"，凡是天上的"水"都理解为"云"，"积雨云"尚未转化为"雨"，还需要等待时机。从这种天象最终感悟出什么义理？"君子以饮食宴乐"，"饮食宴乐"可以理解为在等待中积蓄力量的策略，也可象征成功，成功不可能一蹴而就，特别是创业初期，既需要提升自己的能力与修养，又需要等待时机。

"饮食宴乐"对君王来说，是什么时期出现的情景？君王事业成功之时。此处能否用"饮食宴乐"象征"成功"？能。在成功之前，应当将更多的心思放在如何才能获取成功上。因此要将"饮食宴乐"与"等待"相联系，将"饮食宴乐"当作结果，懂得等待的智慧，才能拥有"饮食宴乐"的结果。

理解《需》卦，要处处放在"等待"上思考，如此才能与主题方向保持一致。

需待于郊，持恒有利

初九：需于郊①，利用恒②，无咎。

《象》曰："需于郊"，不犯难行也；"利用恒，无咎"，未失常也。

【注释】

①郊：郊外。《尔雅·释地》："邑外谓之郊。"②恒：恒心。

【细读】

初九：在郊外等待，保持恒心有利，没有咎错。

《象传》说："在郊外等待"，是不冒险前行；"利于保持恒心，没有咎错"，是没有失去常理。

城外为郊，"需于郊"意为"在城外等待"。这是等待的不同空间，也象征不同背景。此时"利用恒"，实际上是"用恒利"。"恒"即"恒心"，要有耐心，等待是一个漫长的过程，尤其是对于初爻来说。初爻既可以象征事业的初期，刚刚起步，也可以象征"能力"尚处于初级阶段，此时就需要有"耐心"。

《小象》说"需于郊，不犯难行也"，没有能力克服险难，那就"等待"，等待时机。

需待于沙滩，略受言语中伤

九二：需于沙①，小有言，终吉。

《象》曰："需于沙"，衍②在中也；虽"小有言"，以"终吉"也。

【注释】

①沙：沙滩。②衍：宽衍，宽绰。孔颖达《周易正义》："衍，谓宽衍。去难虽漫，犹未逼于难，而宽衍在其中也。"

【细读】

九二：在沙滩等待，略有言语中伤，最终结果吉祥。

《象传》说："在沙滩等待"，九二阳刚居中宽衍不躁；即使"略受言语中伤"，"最后还是可获吉祥"。

"需于沙"，可理解为"在城外布置军队"，等待时机。过去人们择水而居，城外都有水。所以初爻"需于郊"，九二就"需于沙"，"沙"离河水更近了。

"小有言"，"自言"为"言"，"回答别人"为"语"，读成四声。《周易》里面的"小有言"，一般都是别人对自己的评价，而且往往都是负面的。

"需于沙"，可能受到别人的冷嘲热讽，但面对嘲讽不要理睬，因为我们关注的是最终的结果。九二阳刚居中，有静待不躁之象，占断的结果是"终吉"。

《小象》的解释也很好："虽小有言，以终吉也。"虽然一件事在实施过程中受到了负面评价，但不要太在意，我们关注的是最终结果。

需待于泥，致强寇至

九三：需于泥①，致寇②至。

《象》曰："需于泥"，灾在外也；自我"致寇"，敬慎不败也。

【注释】

①泥：泥滩，喻濒临险境。②寇：敌寇，喻危害。

【细读】

九三：在泥沼中等待，招致强寇到来。

《象传》说："在泥沼中等待"，灾祸尚在外面；自我"招致强寇"，敬谨审慎才能避免失败。

《周易》各卦三、四位为人位，多险多凶。九二"需于沙"尚可，因为在沙滩等待，进可攻，退可守，甚至可以撤。但九三"需于泥"，若在烂泥之中等待，一旦机会来了，冲也冲不上去；若敌人的力量过于强大，也不能及时撤退。这里以"需于泥"喻陷入麻烦，若使自己陷入麻烦，就会招致更大的麻烦，最终"致寇至"，即由于自己的原因招致强寇到来。

这是相对论，敌人的力量可能没什么变化，但当自身陷入麻烦，力量减少，那敌人实力就会相对增加。所以《小象》解释说"自我致寇"，由于自身陷入麻烦，导致敌人趁机向我们发动攻击。最后强调的是"敬慎不败也"。这对君王来说很重要，同时对每个人来说也很重要。敬业、敬畏、谨慎，不要使自己陷入烂泥之中。我们可将"需于泥"理解为"内部矛盾"，将"寇"理解为"外部敌人"。要攘外，更要安内。

离"水"越近，离危险就越近，就越要小心谨慎。战争的发生，有些是因为敌人过于强大而侵略我们；有些是敌人力量未变，但我们陷入了麻烦，敌人因此乘虚而入，九三即这种情况。

需待于沟洫，自穴逃脱

六四：需于血①，出自穴②。

《象》曰："需于血"，顺以听也。

【注释】

①血：血泊；或借为洫，沟洫。②穴：陷穴，喻险之深。

【细读】

六四：在沟洫中等待，从陷穴中逃出。

《象传》说："在沟洫中等待"，顺从听命于时势。

六四为坎之初，坎为水，"水"可象征"血"。若"坎"为"血"，则是短兵相接，战争发生，要在"血泊"中等待。等待什么？身处危险之中，还要等待时机从陷穴中逃出。

尚秉和《周易尚氏学》认为"血"为"洫"之省字，意为"沟洫"。意思是已经到达水边，甚至水中。

"血泊""沟洫"两种说法都能讲得通，无论是"需于血"还是"需于洫"都比"需于泥"更为麻烦。处于此种不利状况时需要考虑什么？如何保存实力以"出自穴"。六四所处情状非常糟糕，但因为阴柔得正，于危难之时冷静等待，最终还是能够脱困。朱熹《周易本义》云："血者，杀伤之地。穴者，险陷之所。四交坎体，入乎险矣，故为需于血之象。然柔得其正，需而不进，故又为出自穴之象。占者如是，则虽在伤地而终得出也。"可供参考。

需待于酒食，可获吉祥

九五：需于酒食①，贞吉。

《象》曰："酒食，贞吉"，以中正也。

【注释】

　①酒食：丰美的食物。

【细读】

九五：在享用酒醴食肴中等待，贞卜结果吉祥。

《象传》说："在享用酒醴食肴中等待，守持正固吉祥"，是因为九五既中且正。

九五"既中且正"，大多数情况都不错。"需于酒食"即《大象》所言"饮食宴乐"的出处。此处之"酒食"可理解为"积蓄力量"，既养"身"又养"神"。还可再加以引申，《诗经·小雅·鹿鸣》云"呦呦鹿鸣，食野之苹。我有嘉宾，鼓瑟吹笙"，君王"饮食宴乐"并非一人享乐，而是与群臣共享。"酒食"是面向群臣的，以此积蓄力量，因此"饮食宴乐"在当时也是一种政治手段。也可把"饮食宴乐"理解为结果。九五刚健中正以居尊位，能尽"需"之道，故贞卜的最终结果为吉祥。李光地《御纂周易折中》："盖继《屯》《蒙》之后，既治且教，而所谓休养生息。使之乐乐而利利，渐仁摩义，使之世变而风移者，其在于《需》乎？"此说可供参考。

有不速之客，恭敬待之

上六：入于穴，有不速①之客三人②来；敬之，终吉。

《象》曰："不速之客""来"，"敬之，终吉"；虽不当位，未大失也。

【注释】

①速：邀请。②三人：指下卦三阳爻。

【细读】

上六：进入陷穴，有不召而至的三位客人来访；恭敬对待，最终结果吉祥。

《象传》说："不召而至的三位客人来访"，"恭敬对待，最终结果吉祥"；上六虽然不当位，但没有太大的过失。

"入于穴"，进入洞穴中等待时机，安全系数增加了。

"不速之客"，"速"为"邀请"，不召而至的三位客人来访。等待的结果是，力量强大了，自然会有人归顺。

"敬之终吉"，面对"不速之客"，若"恭敬"对待，则最终的结果会很吉祥。

所以《小象》说"虽不当位，未大失也"，有"不速之客三人来"，若恭敬对待，便没有大的损失。《周易》要放在当时的历史背景中去理解，取其"神理"。朱熹《周易本义》认为上六"下应九三，九三与下二阳需极并进，为'不速客三人'之象。"可供参考。

《需》卦讲的是"等待"的智慧。《三十六计》第十六计《欲擒故纵》，即出自《需》卦。原书云"逼则反兵，走则减势。紧随勿迫，累其气力，消其斗志，散而后擒，兵不血刃。需，有孚，光亨"。

"逼则反兵，走则减势"，这是作战中的一般规律。不要将敌人逼得太紧，否则敌人很可能拼命反扑，太过紧逼可能会激发敌人的斗志。譬如当年项羽下令全军破釜沉舟，每人携带三日口粮，以示决一死战的决心。用这种方式告诉士兵"只能往前冲"，往前冲还可能活下来，往后退便是死路一条。

"走则减势"，就是"欲擒故纵"，若即若离。跟着敌人，关注敌人，但千万不要逼迫敌人。"紧随勿迫，累其气力，消其斗志，散而后擒"，不断消耗敌人的体力，逐渐瓦解敌人的斗志，待敌人士气沮丧、溃不成军时，再一鼓作气将其捕捉，最终"兵不血刃"。"有孚，光亨"，要有诚信地等待时机，再行攻打。

《需》卦用需待之地的向外拓展喻自己的力量在需待中不断强大。在需待中既要不断提升自己的能力与修养，还要等待客观时机，机会只留给做好准备的人；还要小心谨慎，和谐内部各种关系，不能"需于泥，致寇至"。

无妄（卦二十五）

雷行天动，不得妄为

☳震下乾上　无妄①：元亨，利贞；其匪正有眚②，不利有攸往。

【注释】

①无妄：卦名，震下（☳）乾上（☰），象征"妄为遭天谴之威慑"。②眚：音shěng，眼疾，指由内因引起的祸患。

【细读】

《序卦传》："复则不妄矣，故受之以《无妄》。"《无妄》卦告诫君王或创业者在创业初期当以修德养贤为主，且勿冒进妄行。

《无妄》卦得名之因：

从符号看，六二、九五正应，象征德才兼备，方法得当，故"无妄"。

从卦象看，震下乾上，乾为天，震为雷。天具明察秋毫、劝善惩恶之道德意志，古语言"天谴"就是这个意思。张载《横渠易说》："雷行，天动也。天动不妄，故曰'无妄'。天动不妄，则物亦无妄。"宋末耿南仲《周易新讲义》："雷之动息以时，故物以时应而不能违，然则先王又乌能违时而求物之裕，若揠苗者哉！"

从卦德看，乾为健，表示天体运行，春夏秋冬四季更替运行不止，任何力量都无法改变其规律性，刚强而健全，震为动，以乾健包震动，震动以尊天道。

《无妄》卦：（若无妄）至为亨通，贞卜结果有利；如若不行天道，则必有灾眚，不利于前进。

"无妄"，也可读作"勿妄"，就是不要做错事。我们常说的无妄之灾，即出自本卦。《周易》时代，人们相信做错事是会遭天谴的，这种信仰在现代科学看来，可能是荒唐的，但不可否认其对人们的言行具有良性的约束作用。

"元亨，利贞"，从正面来说，不做错事，就可获吉祥。

"其匪正有眚"，从反面来说，如果行为不符合正道，就会有眚。眚与灾的区别在于，灾自外来，水灾、旱灾等，都不是个人自身原因造成的，是客观的；而眚是由自身的错误行为所导致的，是主观的。自身言行不正，那自然"不利有攸往"。

卦辞借天的权威引人向善，在外在各种力量的威慑下，首先要寻求自身原因，改变不了客观，但可以改变自己，只有提高自己的才能与修养，才能改变未来的结果。

动而健，刚中而应

《彖》曰："无妄"，刚自外来而为主于内，动而健，刚中而应；大"亨"以正，天之命也。"其匪正有眚，不利有攸往"，"无妄"之往，何之矣？天命不佑，行矣哉！

【细读】

《彖传》说："不得妄为"，初九阳刚从外部来而成为内部的主宰，震动而刚健，九五阳刚居中位有应和六二；"大为亨通"又守持正固，顺应天道。"如若不行天道，则必有灾眚，不利于前进"，在"无妄"这样威慑的大背景之下，做事应当朝着哪个方向呢？若妄为，则得不到天命的佑助，你能妄行到哪里呢！

《彖传》从符号、卦德角度解释了卦辞。

"刚自外来而为主于内"，是从符号说，初九外来为主于内，表面上说符号，实际上是用符号说修养：做人内心要有阳刚、有原则，可以外圆，但一定要内刚。

"动而健"，是从卦德说，天行健，行动刚健；雷为动，威势震动而又禀性健强。孔颖达《周易正义》："以震之刚自外而来，为主于内；震动而乾健，故能使物无妄也。"

"刚中而应"，从爻位说，六二爻与九五爻正应，刚正居中而又应合于下，依中道行事，和臣民之间要有交感、交流、感应，同心同德，故"无妄"。

"大亨以正，天之命也"，此时大为亨通，万物守持正固，这是"天"的规律所致。"贞"解释为正，从义理来说是正确的，但不符合"贞"原本之意。如若凭借正道，不干错事，就会大顺，此乃天之命也。这是无妄的结果。

"无妄之往，何之矣？天命不佑，行矣哉"是解释卦辞"其匪正有眚，不利有攸往"，在"无妄"这样威慑的大背景之下，做事应当朝着哪个方向呢？此时行事需格外小心谨慎。若妄为，则得不到天命的佑助，你又能妄行到哪里呢！王弼《周易注》："居不可以妄之时，而欲以不正有所往，将欲何之？天命之所不佑，竟矣哉！"

行正道，不干错事，就会大顺，此乃天之命也。古人所言天命有宗教神学色彩，同时也指规律，天地万物按照规律运行，四时交替，日出日落，都有其规律所在。天命如此，人亦当如此，依规律行事，不要做违背规律的虚妄之事。

盛德顺时，养育万物

《象》曰：天下雷行，物与无妄；先王以茂对时育万物。

【细读】

《象传》说：天打雷，天下万物都需顺应规律变化，是《无妄》卦卦象；先王因此以盛德顺应天时变化，养育万物。

《大象》《象传》的解释不同，源于其对天和雷的感悟角度不同，但殊途同归，无论是天打雷劈威慑不做错事，还是顺应规律不做错事，都重在强调注意个人自身的德行，不要妄行。

"茂"，本指打雷下雨，草木茂盛，此处用"茂"来比人的德行。天地君亲师，天地是自然真理的化身，天雷震慑，自然依规律而发展；先王、君主、圣人、老师为人事真理的化身，故法先王也。观天象，"先王以茂对时育万物"，从中悟出要顺应天时、规律，不断增加智慧及道德修养来面对、顺应时节的变化。道德提升后顺天应民，不妄行。

无妄往吉

初九：无妄，往吉。

《象》曰："无妄"之"往"，得志也。

【细读】

初九：不妄为，前往可获吉祥。

《象传》说："不妄为而前往"，得志之行也。

从爻位说，初九以阳居阳位，当位得正。居"无妄"之初，处阴柔之下，有谦恭不妄之象，故"往吉"。按规律办事，前途吉祥，即能实现理想。王弼《周易注》："体刚处下，以贵下贱，行不犯妄，故往得其志。"

有耕方有获

六二：不耕获，不菑畬^①，则利有攸往。

《象》曰："不耕获"，未富也。

【注释】

① 菑畬：菑，音 zī，刚开垦的新地。畬，音 yú，养了三年的熟地。郑玄《周易注》："田一岁曰菑，二岁曰新田，三岁曰畬。"

【细读】

六二：不耕则不获，不菑则不畬地，利于前往。

《象传》说："不耕则不获"，未得到财富。

"不耕获，不菑畬"，历代有两种截然不同的解释：

第一种，不耕而获，不菑而畬。就是说不用耕种就会有收获，不用开垦就会有熟田。于理不通，没有开垦怎会有熟田？新开垦的地，土地贫瘠，不适合长庄稼，所以古人开了荒之后要搁置养田，让它生野草，再将野草翻入地就是绿肥，三年之后再播种。那时候没有化肥，只能靠土地本身腐殖质的积累增强地力，养了三年之后再种庄稼，收成会比较好。这种不劳而获的解释显然于情理不通，这就是妄行。

第二种，不耕则不获，不菑则不畬。种瓜得瓜，种豆得豆，这才是符合规律的，只要认识到这样的规律，才会"利有攸往"，做事情才会有利。显然第二种解释更为贴切。《大有》初九"无交害"，即无交无害，是与此相同的表述方式。懂得有劳才有收获的规律，"则利有攸往"。

《小象》是从反面说的，不耕田而有收获，这是办不到的，因此也就未能得到财富。

从卦象角度来看，下卦震有禾稼之象，二、三、四互艮为手，有获之象。

以人事论之，古今之贪大利者，莫不致险，甚至被抄家灭族，"其匪正有眚也"。

瓜田李下，无妄之灾

六三：无妄之灾，或系之牛，行人之得，邑人之灾。

《象》曰："行人""得""牛"，"邑人""灾"也。

【细读】

六三：无妄行而有灾，如有人系牛于外，行人顺手牵牛，邑中之人遭无妄之灾。

《象传》说："行人得牛"，而"邑中之人受灾"。

《周易》不说绝对的真理，而是讲求具体问题具体分析，此一时彼一时，针对不同的现象会有不同的表述。传统文化中一方面说相由心生，另一方面又说人不可貌相，海水不可斗量。同样是相貌丑陋，从相由心生的角度而言，那可能也预示了此人内心险恶，但也有相貌丑陋而内心善良的，庄子散文中就塑造了很多内心与外在不和谐的形象。佝偻丈人承蜩，严重的九十度驼背，其相丑陋，但是黏蝉技能了得，皆因其心智聪慧，能够发现并顺应规律，熟能生巧。《无妄》卦从大概率而言，主观无妄是吉祥的，但生活不全尽如人意，有时主观不做错事，也会遭受灾害，这就是我们常说的"无妄之灾"，六三讲的就是这种情况。

《杂卦传》："无妄，灾也。"无妄之灾分两类：一为奢望之灾，由主观之妄行所致；二为意外之灾，本爻之灾，非个人主观所致，因此更当小心谨慎，有所提防与准备。

"或系之牛，行人之得，邑人之灾"，瓜田李下，若遇此灾，主观所能做的只有自我道德的提升，或避开不必要的嫌疑。

从卦象说，下卦震为动，有长男之象；二、三、四互艮为手；二、三坤半象，坤为牛，为邑之象，故有长男顺手牵牛之象；三、四坎半象，坎为险，故致灾。

无妄无咎

九四：可贞，无咎。

《象》曰："可贞，无咎"，固有之也。

【细读】

九四：贞卜结果所占之事可行，没有咎错。

《象传》说："能够道德正固，没有咎错"，固守正道就有好的结果。

高亨《周易古经今注》："筮遇此卦，所占之事可行且无咎，故曰'可贞，无咎'。"从爻位说，九四居君位之下，虽不当位，但知无妄之理，故"可贞，无咎"。

"可贞"即"利贞"，《谦》上六"利用行师"，《小象》云"可用行师"（"用行师征邑国"为爻辞，《小象》仅一"可"字。上爻已至极，行师本不利，如《蒙》卦上九"不利为寇，利御寇"。然《谦》之上爻持谦以行谦道，故《小象》言"可"行也。朱熹《周易本义》亦云："谦极有闻，人之所与，故可用行师"）。九四处上卦之初，本为"多惧"之位（《系辞传》"四多惧"），又阳爻处柔位，能得正守雌。如此，自然有利于占问，而无邪妄之灾。

无妄之疾，勿药有喜

九五：无妄之疾，勿药有喜①。

《象》曰："无妄"之"药"，不可试也。

【注释】

①勿药有喜：药，动词，治疗。无须治疗，不用吃药，就会痊愈，结果是好的。

【细读】

九五：无妄行而得病，不用治疗而可自愈。

《象传》说："治疗无妄行而得病的药"，不可胡乱试用。

本爻意谓主观上顺应规律发展，不食变味不洁之饭，不做违法之事，不贪色过度，不服事过劳，却还是得病了。即便如此，《周易》告诉你这种疾病不严重，不用治疗，无须吃药，病会自行痊愈。马振彪《周易学说》引张英："天下有不期然之福，亦有不期然之祸，君子知此二者，故一切听之自然。"

无妄之行，步步为营

上九：无妄行，有眚，无攸利。

《象》曰："无妄"之"行"，穷之灾也。

【细读】

上九：无妄而前行，将有灾眚，没有利处。

《象传》说："无妄而前行"，时位穷极所致灾也。

关于这句爻辞，句读不太统一：一种是"无妄行，有眚，无攸利"；另一种是"无妄，行有眚，无攸利"。参照帛书《周易》中有关"无妄之行"的表述，此处应当是第一种"无妄行，有眚，无攸利"。

"无妄行"和无妄之灾、无妄之疾一样，指的都是主观没有错误的行为，而结果却不太好。《周易》多数情况下更多地强调主观的重要性，但在这一卦中却提示我们：客观因素有时候也会起重要的作用，生不逢时，即使没有妄行，也可能会因为外界客观条件而造成"有眚"的结果。如果占到这一卦就要格外小心谨慎，稳扎稳打，步步为营，做事情不仅要从内因出发量力而行，还要审时度势，时刻注意客观条件的变化，这是这一卦给我们的积极启示。

从爻位说，上九以阳刚处卦之最上，就有招致灾祸之患。孔颖达《周易正义》："处不可妄之极，唯宜静保其身。若动行，必有灾眚，无所利也。位处穷极，动则致灾。故《象》云：'无妄之行，穷之灾也。'"

《无妄》卦全卦都在强调"其行正"的重要性。

卦辞首言"元亨，利贞"，是有条件的，需行正，不妄行，才会"利有攸往"；初九"无妄往吉"，知晓无妄之理为行，行必吉，相反若妄行，不可得吉；六二"不耕获，不菑畬，则利有攸往"，不耕则不期有所获，不菑则不期畬，此君子之所为，无妄求，故利前往，其行正，若不耕而获，不菑则畬，妄求之表现，将不利有攸往；六三"无妄之灾"，无妄亦有灾，何况妄乎？更显行正的重要性，此时应当提升自身素养，减少无妄之灾发生的可能性；九四以阳居阴位，以刚乘柔，履于谦顺，故可吉，人事亦当效此；九五"无妄之疾"，还是强调行正，如此勿药可喜；上九"无妄行"，而得灾，同于前说。爻辞正面言说，我们可以反面思考，以此更深刻地理解《周易》对人的警示劝谏意义。

反复论说无妄行的两类结果，无妄行则利是大概率事件，无妄行亦有遭灾的可能是小概率事件。我们无法改变客观结果，但可以改变主观行为，在大概率中探寻规律并遵循规律，尽量避免因主观妄行导致的灾难；理性面对无妄之灾，尽量规避瓜田李下之嫌。

大壮（卦三十四）

四阳二阴，大者渐壮

☳ 乾下震上　大壮①：利贞。

【注释】

① 大壮：卦名，乾下（☰）震上（☳），象征"大者逐渐强大"。

【细读】

《序卦传》："物不可以终遯，故受之以《大壮》。"《大壮》卦主要讲天地之间万物之情，逐渐走向强盛也必须按规律办事。

《大壮》卦得名之因：

从符号看，天雷无妄，雷天大壮。都是雷和天的组合，但上下卦位置互换，其表现出的意义有所不同。《大壮》卦卦画下四阳上二阴，属于消息卦中的息卦。下面四阳，阳为大，意味着大者逐渐强壮，从下至上是阳爻不断生长的过程，四阳二阴的比例，接下来就是五阳一阴，再接下来就是六阳。大壮，既是对现在时四阳二阴的描述，又是前瞻性的预测，这是一个大者渐壮且充满希望的大背景。本卦得名于符号。

从卦象看，乾下震上，乾为天，震为雷，雷在天上打，响声势必相对大，越高其共鸣越大，故其声越大，大壮之象。

从卦德看，乾为刚健，震为动，故刚健以动，可理解为《大壮》之因。

《大壮》卦：贞卜结果有利。

项羽起兵，得大壮之势，却放逐义帝而杀之自立，此壮之不正也，终为刘邦逼至乌江自刎，大壮之伤而止也。《大壮》卦蕴含着深刻的政治意蕴：壮而养德，非礼弗履。为君者处在有利于创业的环境中，更要注意行事方式，居安思危，勿蛮干激进，如此最终可得利也。

正大则壮

《彖》曰："大壮"，"大"者"壮"也；刚以动，故"壮"。"大壮利贞"，"大"者正也。正大而天地之情可见矣！

【细读】

《彖传》说："大壮"，"大者"逐渐"强壮"起来；刚建行动，所以"大壮"。"大壮利于道德正固"，"强大者"守正。保持正直"强大"，天地的情理便可明白了。

《彖传》从符号和卦德角度说《大壮》卦得名之因：

"大壮，大者壮也"，从符号说，四阳二阴，将来时更加强壮。

"刚以动，故壮"，从卦德说，下卦乾卦三阳，卦德刚健，上卦震雷的卦德是动，刚健行动，故壮。

"大壮利贞"，此处把"贞"解释为"正"，"大者正也，正大而天地之情可见矣"，"正大"即符合规则，按规律办事，"正"是条件，"大"是结果。

"天地之情"在《周易》中多次出现，此"情"为其真实情况，意思是天地的自然规律可以通过此表现出来，行得正，并按规律办事，就可以逐渐强大起来。通过这一卦，可以看出天地之间，万物之情，逐渐走向强盛都必须按规律办事。推天道明人事，也唯有如此才能逐渐走向繁荣富强。

非礼不为

《象》曰：雷在天上，大壮；君子以非礼弗履①。

【注释】

① 非礼弗履：不符合礼制的事情不做。

【细读】

《象传》说：雷在天上，是《大壮》卦卦象；君子因此要非礼勿行。

历代对"君子以非礼弗履"有两种不同的解释：

第一种，雷在天上，不合尊卑之序，君子当引以为戒。李鼎祚《周易集解》引陆绩："天尊雷卑，君子见卑乘尊，终必消除，故象以为戒，非礼不履。"

第二种，雷在天上，其势甚壮至极，极则必衰，因此君子体此象，当戒骄逸。孔颖达《周易正义》："震雷为威动，乾天主刚健，雷在天上，是'刚以动'，所以为'大壮'。盛极之时，好生骄溢，故于'大壮'诫以非礼勿履也。"

以上两种解释殊途同归，都是要求依礼做事，依规律做事。和《经》《象》言说角度有别，卦辞是从大者逐渐强壮的发展趋势言，是从积极角度言；《大象》是从消极角度言，大壮之时勿骄逸。殊途同归，可互补。

脚趾强壮，征凶

初九：壮于趾①，征凶；有孚。

《象》曰："壮于趾"，其孚穷也。

【注释】

① 趾：足，脚指头。

【细读】

初九，脚趾强壮（有前进之象），出征凶险；当以诚信处之。

《象传》说："脚趾强壮"，其诚信不足。

"壮于趾，征凶"，从卦象说，震为足，初九为初爻，有趾之象。乾为健，震为动，所以说"壮于趾"，以趾言动。但是初九以刚居初爻，自以为壮，实际未壮，用兵未必能胜，冒进则凶。用兵征伐需要多方面条件的合力：力量的积累、内部的团结、用兵的策略等。

"有孚"，强调道德修养，要实事求是，要有自知之明。《周易》强调诚信，创业起步，还需继续积蓄自己的力量，养其壮，使自己逐渐发展并强大起来。

执中而吉

九二：贞吉。

《象》曰："九二，贞吉"，以中也。

【细读】

九二：占卜结果吉祥。

《象传》说："九二道德正固吉祥"，是因为在中位。

在整个阳爻居主导并不断上升的情况之下，以阳之刚健居二有中履谦德之貌，又能够按中道行事，所以贞卜的结果吉祥。

王弼《周易注》："居得中位，以阳居阴，履谦不亢，是以'贞吉'。"孔颖达《周易正义》："以其居中履谦，行不违礼，故得正而吉也。"

君子虽强不用

九三：小人用壮，君子用罔①；贞厉，羝羊触藩，羸其角。

《象》曰："小人用壮"，君子罔也。

【注释】

① 罔：罗网，束缚。

【细读】

九三：小人以壮而进，君子虽强不用；贞卜结果危险，公羊抵触藩蒿，羊角被缠住（进退两难）。

《象传》说："小人以壮而进"，君子虽强不用。

"小人用壮，君子用罔"，君子小人对比，壮和罔是反义词。小人指修养不高的人，小人以为得势，用壮而超越了自身能力及修养；君子谨小慎微，内敛谦德，不冒进妄为，虽强不贸然出手。

"贞厉"，针对小人而言，小人妄为用壮，贞卜的结果自然不好。

"羝羊触藩，羸其角"，针对小人用壮之喻。"羝羊"，即公羊，公羊相对母羊来说更为冲动。"藩"，即篱笆。公羊以为篱笆很好通过，却没想到一头扎进篱笆里，公羊角被缠住，挣脱不了，陷入麻烦。大壮之时，不同修养的人，用的策略不同，结果不一样。这里侧重说的是小人的结果。

从卦象说，三、四、五爻互卦兑，有羊之象；震为竹木，有藩篱象。九三欲应上，却被九四阻隔。阳刚欲进，有角象。为九四所困，有羸象。

从爻位说，九三以阳居阳位而得正，但下乘三阳爻，且未得其中，故有过刚之嫌。小人用壮则贞厉也。

创业打仗，不打则已，打则必赢，这需要等待成熟的时机，只有当自身更加强壮时才出手。即便背景好，如若自身能力不足，无绝对把握，也会使自己陷入危险处境之中，需慎之又慎。

挣脱藩篱

九四：贞吉，悔亡；藩决不羸，壮于大舆①之輹②。

《象》曰："藩决不羸"，尚往也。

【注释】

①舆：车厢，车中装载东西的部分，后泛指车。②輹：车容轴的部位，也称伏兔。

【细读】

九四：贞卜结果吉祥，后悔消亡；从篱笆中挣脱开，羝羊之角不再被缠，大车伏兔健壮，可行之象也。

《象传》说："从篱笆中挣脱开，羝羊之角不再被缠"，可以前行。

高亨《周易古经今注》："九四二字下当有'羝羊触藩，羸其角'七字，误窜入上爻。认为羝羊触藩而系其角，乃见机预防之象，能见机预防，则吉且悔亡。故曰羝羊触藩，羸其角，贞吉悔亡。"

"藩决不羸"，承接九三羝羊触藩而言。九四上行，从篱笆中挣脱开，羊角不再被缠，情况有所好转。

"壮于大舆之輹"，"輹"是车容轴的部位，是车的要害之处，健壮结实之象，容轴的部位固定好了，车才能稳。筮遇此爻，可以适当地考虑行动，前景会不错。

从卦象看，六五、上六为半坤，坤为大车之象。震为动，故可尚往，利行也。

从爻位看，九四虽以阳处阴位，不当位，而处大壮之大背景中，稍过亦可，贞卜的结果是吉祥的，后悔消亡。

陈梦雷《周易浅述》："辀，车之中干也。辀壮则车强。四变坤，下乘三阳，有大舆壮辀之象。以阳居阴，疑于不正。所处非中，似乎有悔。然当壮之时，为壮之主。以刚居柔，行不违谦。不极其刚，不失其壮。故凡事得正则吉，悔可亡也。所以然者，前临二阴如藩之决，无阻隔之势。后乘三阳，如辀之壮，有大行之具也。'贞吉悔亡'与《咸》九四同。但在《咸》为不得其正，故有憧憧往来之戒。在壮又为不极其刚，所以有藩决不羸之喜也。又《大畜》九二在三阳之中，为六五正应所畜，故有脱辀之象。壮则九四在三阳之上，六五阴势方衰，故有壮辀之象也。"

丧羊亦无悔

六五：丧羊于易①，无悔。

《象》曰："丧羊于易"，位不当也。

【注释】

①易：借为埸，音yì，指田界，田边。

【细读】

六五：丧羊于田边，无悔。

《象传》说："丧羊于田边"，不当位也。

王国维先生在《殷卜辞中所见先公先王考》中把"丧羊于易"与殷商的先祖王亥放牧牛羊、损失牛羊的事或者被有易部落杀害的事联系在一起。当前证据还是不太充分。

羊丢了为什么不后悔呢？一种解释是，得益于君子的修养：得之安然，失之泰然。既然羊已经丢了，再后悔只会加重损失。另一种解释是，这种损失不是因为主观错误导致的，所以不后悔。

本爻之所以以羊作比，是因为从整体看《大壮》卦，把两爻看作一爻就是一个大的兑卦，兑卦有羊之象，兑上两阴爻有羊角之象。

从爻位看，六五以阴柔之德处君位，失其壮以顺，故丧羊亦无悔也。

艰苦拼搏，可获吉祥

上六：羝羊触藩，不能退，不能遂，无攸利；艰则吉。

《象》曰："不能退，不能遂"，不详也；"艰则吉"，咎不长也。

【细读】

上六：羝羊抵触藩篱，不能退，不能进，没有什么得利；艰苦拼搏最终可获吉祥。

《象传》说："不能退，不能进"，不周详也；"艰苦拼搏最终可获吉祥"，咎错不久长。

公羊蛮干，以为整个大背景好，撞进篱笆里，不能退不能进，进退维谷，此时做什么事情，都无利可言。陈梦雷《周易浅述》："全卦有羊象。壮终动极，有触藩不能退之象。质柔非壮，有不能遂之象。犹幸不刚，不敢妄进，有艰难自守之象。一变为大有，有终得吉之象。盖以柔居刚，不能刚而强为刚则无利。若能量己详审，犹可得吉也。"

"艰则吉"，在无利可言的情况下，只有通过艰苦时期的拼搏，从篱笆里解脱出来，指向未来仍旧是吉祥的。"艰"谓处艰知艰，能正确对待艰难处境；能够以柔之德，知成功之不易，创业之艰难，壮极知返，持守雌柔，则能变不利为吉利。如范雎为秦昭王相，大壮之极而受困，听蔡泽之谋，推荐蔡泽为相，全身而退，保持了功名，是知艰难壮极能退而得吉者也。

《周易》大多说的是：前途是光明的，道路是曲折的。它既指出当下的麻烦，又指出克服麻烦之后未来的吉祥之路。

《大壮》卦，整体环境好，但也要事事执中，不能膨胀，不能蛮干激进。初九大壮之始，征必凶也，须以诚信待之；九二得中，壮且执中，吉祥之象；九三以刚居下卦之上，刚健激进，羝羊触藩之象；九四已过乾健之位，故刚亦无咎；六五以柔克下四之刚，羝羊丧失之象，无悔；上六位不当而艰，知艰守以得吉祥。

项安世《周易玩辞》："壮有大小二义，以正者为大，而正字亦有大小二义。有以事理得中为正者，有以阴阳当位为正者，刚以柔济之，柔以刚济之，使不失其正，此事理之正也；以刚处刚，以柔处柔，各当其位，此爻位之正也。《大壮》之时义，其所谓'利贞'者，利守事理之正，不以爻位言也。是故九二、九四、六五三爻，不当位而皆利；初九、九三、上六三爻，当位而皆不利。又于九二、九四爻辞明言'贞吉'，于初九、九三爻辞明言'征凶''贞厉'，圣人犹恐其未明也。又以《小象》释之，于九二则曰'九二，贞吉以中也'，明正吉以中而不以位也；于六五则曰'位不当也'，亦明无悔在中，不在位也。……《易》之时义屡迁如此。"

解（卦四十）

打雷下雨，舒险解难

☷ 坎下震上　解①：利西南；无所往，其来复吉；有攸往，夙②吉。

【注释】

① 解：卦名，坎下（☵）震上（☳），象征"舒解险难"。② 夙：早。

【细读】

《序卦传》："物不可以终难，故受之以《解》；解者缓也。"《解》卦主要讲创业初期，雨水把种子外壳打开，种子发生膨胀，象征着希望。在创业初期的几卦之中，《解》卦已经有了一定基础、一定发展，已经度过最艰难的时期。

《解》卦得名之因：

从卦象看，坎下震上，震为雷，坎为雨，雷震在上，坎水在下，意味着"打雷下雨"，下雨之后会发生什么现象？《周易》产生的时代是农耕文化，站在农夫角度看，万物得其滋润而种子萌芽解放，种子外壳就打开了，内壳就解放了，种子生长，呈生长繁盛状，故出险解难也。卦名主要来自卦象。

从卦德看，震为动，坎为险，动乎险上，出险之象。李士鉁《周易注》："雷之威，无所不摧；水之德，无所不涤。雷震在上，坎雨在下。破天地烦郁之气，而洗浊垢，下至百果草木，皆因之以甲坼，解之象也。"

《解》卦：利于西南众庶之地；无所前往，返回安居可获吉祥；有所前往，趁早行动可获吉祥。

"利西南"，"西南"象征"阴柔"，"东北"象征"阳刚"，周邑与殷都的地理位置相对而言，周邑在西南，且周邑的西南尚未开发，殷都在东北。创业初期不能以卵击石。没能力向东北方向发展，只能向西南方向发展。在周文王时代，西南尚未开化，想要扩张相对容易。另外，从卦象看，西南方向是坤方，坤为大地，"坤"德为"厚德载物"，所以能够扩张。

如果"无所往"，没有一个方向选择，"其来复吉"，那就赶快回来，恢复现状，保存实力，等待时机，结果吉祥。

"有攸往，夙吉"，一旦发现方向，有目标了，有所往了，"夙"意为早点做，结果就吉祥。

卦辞说了三件事："利西南""无所往""有攸往"。在《解》卦之中，面对不同情况，要有不同的对策，具体问题具体分析。

草木幼苗破壳而出

《彖》曰："解"，险以动，动而免乎险，"解"。"解，利西南"，往得众也；"其来复吉"，乃得中也；"有攸往，夙吉"，往有功也。天地解而雷雨作，雷雨作而百果草木皆甲坼①。"解"之时大矣哉！

【注释】

① 甲坼：坼，音 chè，幼苗破壳而出。

【细读】

《彖传》说："舒解险难"，置身危险而行动，行动就使自己免于陷入危险，这就是舒解险难。"舒解险难，利于西南众庶之地"，前往可获众人支持；"返回安居可获吉祥"，这样可以合宜适中；"有所前往，趁早行动可获吉祥"，说明前往可获功绩。天地舒解雷雨兴起，雷雨兴起则百果草木的幼苗都破壳而出。"舒解"之时的功效是多么宏大啊！

"'解'，险以动"，是从卦德角度说的，雷的卦德为动，水的卦德为险。"动而免乎险"，意为行动要使自己免于陷入危险。"'解，利西南'，往得众也"，"坤"德为"厚德载物"，能够得到众人的拥戴。"'其来复吉'，乃得中也"，这代表合适的做法。"'有攸往，夙吉'，往有功也"，一旦有了方向，早决策、早行动，抢到先机，前往会有实际的功绩。

"天地解"，古人认为下雨主要是因为"天"出现了裂缝。"天地"为偏义副词，侧重于"天"，天有缝，于是打雷下雨。所以中国古代神话中，有女娲炼五色石以补苍天的故事。"天地解而雷雨作"，天地出现裂缝，打雷下雨。

"雷雨作而百果草木皆甲坼"，重点在于"甲坼"，百果草木的种子发生膨胀，坚硬的外壳被涨开，种子解放了，种子发芽了，种子开创了新天地，种子将茁壮成长！种子的力量非常巨大。如何才能将动物头骨分解开？只要将野草的种子放在头骨的缝隙之中，再喷上水，种子膨胀的力量就足以将头骨打开。坚硬的外壳被打开便是种子"解放"了，种子发芽、解放和人重获新生后的解放有着密切的相似关系。

最后说"解之时大矣哉"，"解放"之时，《解》卦所讲的道理太重要了！

《彖传》系统地解释了卦名的由来和这卦的主要意义。

赦免过失，宽恕罪过

《象》曰：雷雨作，解；君子以赦过宥①罪。

【注释】

① 宥：宽宥。

【细读】

《象传》说：雷雨兴起，是《解》卦卦象；君子因此要赦免过失而宽恕罪过。

君子从卦象中悟出什么道理？宽赦有过错的人，宥免罪犯，这就是实行"仁政"。罪犯从牢狱中获得"解放"，就如同种子"甲坼"发芽一样。历史上君王继位或者有重大事件发生之时，都会"大赦"天下，给罪人重新做人的机会。

"雷雨"用以比作"皇恩恩泽"，连罪犯都能赦免，普通百姓更应当承受浩荡皇恩。君王也应当考虑给老百姓以新的希望。

君王在创业初期，要像"雷雨"一样，对老百姓施以恩泽，德泽天下。君王要给老百姓新的希望，让老百姓生活富庶，活得有尊严。

以柔处下

初六：无咎。

《象》曰：刚柔之际，义"无咎"也。

【细读】

初六：没有咎错。

《象传》说：处于刚柔交接的位置，理当"没有咎错"。

初六不当位，阴爻处阳位，但在此卦确实是合适的做法。意思是：刚刚起步之时，须用阴柔之道，因尚无力量打开硬壳。用阴柔之道，就不会犯严重错误。《周易》每一卦的初爻一般来说即便犯错也不会太严重，但功绩也不会太大，只因为初爻为"刚刚起步"之时。

"刚柔之际"，"刚"指九四，"柔"指初六，"际"即相应。初六与九四相应，刚柔得宜，因此"无咎"。"无咎"指主观上不犯错误，因此初爻当以阴柔为主。朱熹《周易本义》："难既解矣，以柔在下，上有正应，何咎之有？"

田猎时捕获三只狐狸

九二：田获三狐，得黄矢，贞吉。

《象》曰："九二""贞吉"，得中道也。

【细读】

九二：田猎时捕获三只狐狸，并获得黄色的箭矢，贞卜结果吉祥。

《象传》说："九二守持正固吉祥"，有得于居中不偏之道。

"田"为"打猎"，"田获三狐"，指打猎之时收获三只狐狸。"三"还泛指多数，狐狸也是借代，意谓"收获颇丰"。最重要是"得黄矢"，《坤》卦六五爻提到"黄裳"，上衣下裳，"裳"是"裙"。"裳"是为臣的位置。"黄"为土色，在五行中居中，黄色为居中之色。"黄矢"代表九二，九二在中位，象征"中道"，"黄矢"指意外的惊喜。

创业时期形势好转，打雷下雨，机会来了，但是仍旧应依循"中道"操作，如此才能有收获。有的学者"格物"更深，认为狐狸疑心重，因此应考虑如何做才能免去老百姓对政权的猜疑。这种看法有些过度解释，我们只需知道打雷下雨之后，如何操作才能有更丰厚的收获即可。

才德不称位，导致强寇至

六三：负且乘，致寇至，贞吝。

《象》曰："负且乘"，亦可丑也；自我"致"戎，又谁咎也？

【细读】

六三：背负重物并且乘坐大车，招致盗寇前来夺取，贞卜结果是遗憾的。

《象传》说："背负重物并且乘坐大车"，乃是丑恶的行为；自己"招来"匪寇，又能怪谁？

《需》卦九三说"需于泥"，指自己若陷入麻烦，会招致更大的麻烦，此处六三也是一样的道理。"负且乘"，"负"指"背负"，扛麻袋，这是"小人之事"。"乘"指乘高车，高车是"君子之器"。"负且乘"，六三阴爻处阳位，才德不称位。《周易》经常提及才德和职位的匹配关系。本来是"背麻袋"的素质，却去"乘高车"，会有什么结果发生？"致寇至"，导致敌人的来到。那么这是"外因"还是"内因"造成的？答案是内因。"贞吝"，贞卜的结果是遗憾的。

"负且乘"，从象数角度看，"坎"可以象征"车"，六三不当位，又在九二之上，阴爻在阳爻之上，这是"乘"。"阴爻"乘凌在"阳爻"之上，就相当于"小人"乘凌在"君子"之上，这是十分不利的，僭越级别就会使自己陷入困境。

《系辞传》讲"子曰'作《易》者其知盗乎'"？创作《周易》的人大概知晓盗寇的事吧？《周易》中讲"负且乘，致寇至"，说的就是这一爻吧！"负也者，小人之事"，背负重物是"小人"做的事。"乘也者，君子之器也"，当时"乘高车"乃社会地位之象征，"高车"是君子乘坐的"器"。小人而乘君子之器，才德不称位。盗寇看到这种情况，即"思夺之"。

孔子的感悟更深，用相同的道理类推，说"上慢下暴，盗思伐之矣"。"上慢"指"君王傲慢无礼"，"下暴"指"臣民凶暴、残暴"。如果出现这种情况，就是修养不够，盗寇就想讨伐这样的国家。孔子最后总结说"慢藏诲盗，冶容诲淫"，"慢藏诲盗"，疏忽于财物的收藏就会引人为盗；"冶容诲淫"，这是用女人的行为说道理，指女子装饰妖艳，容易招致奸淫的事。

强盗也好，淫荡行为的发生也好，都是有原因的。"负且乘，致寇至"，因为"负且乘"就导致强盗攻击你，"负且乘"是"内因"。《周易》在分析结果时，更多地分析这一结果产生的原因。结果产生的原因有"内因"，也有"外因"，《周易》更多侧重"内因"。改变不了别人，但我们可以掌控自己的才德修养，改变自己。

可适当考虑行动

九四：解而①拇，朋至斯孚。

《象》曰："解而拇"，未当位也。

【注释】

① 而：汝。

【细读】

九四：疏解你的大脚拇趾，朋友就能前来以诚信之心相应。

《象传》说："疏解你的大脚拇趾"，说明不在恰当的位置上。

提到"解"就想到"雷水解"，打雷下雨，种子发芽，此时可以"解"。"解而拇"，"拇"指"大脚拇趾"，实际借代"脚"，意思是说，条件成熟之时可以适当考虑行动。"朋至斯孚"，《周易》中的"朋"可以指"朋友"，也可指"货币"。指"朋友"时，"同性"为"朋"，"异性"为"友"；指"货币"时，"朋"到底代表多少货币，历代的解释不同，郑玄《毛诗传笺》说"五贝为朋"，有的书则解释"两串为朋"。总之，"朋"可以指"货币"。

此时条件成熟，可以适当考虑行动。行动是有结果的，不管"朋"指"朋友"还是"货币"，最终都能有所收获。若将"朋"看作"朋友"，则指初六，初六和九四虽然都不当位，但有阴阳感应。

"孚"，指诚信。因此，若根据诚信来说，"朋"解释为"朋友"或者"货币"都能说得通。朋友之间要以诚相待，货币也须以诚信为基础。前面几爻都是积累实力、等待时机，到九四时，可以适当考虑行动。

君子能疏解险难

六五：君子维①有解，吉；有孚于小人。

《象》曰："君子""有解"，小人退也。

【注释】

① 维：语气助词。

【细读】

六五：君子能够疏解险难，吉祥；对小人也要讲诚信。

《象传》说："君子能够疏解险难"，小人必将退缩。

"六五"是帝王之位，在解卦之时，"九五"可以理解为"既中且正"，"六五"该如何解释呢？如果预测结果吉祥，要往好的方面解说。"六五"指虽处君位，却谦逊、低调、阴柔，这就是"君子维有解"。"君子"如同"种子"一般获得新生，充满希望，结果吉祥。后面说"有孚于小人"，意为对"小人"也要讲诚信。

《周易》中的"小人"一般指"地位低的人"，但古人通常将"地位"与"修养"联系起来。譬如，《论语》中经常将"君子"与"小人"对举，一方面说"君子喻于义"，另一方面说"小人喻于利"；一方面说"君子坦荡荡"，另一方面说"小人长戚戚"；一方面说"君子泰而不骄"，另一方面说"小人骄而不泰"。"经济地位"与"个人修养"有没有关系呢？有，但也不能太绝对。有一点要格外注意，无论《周易》还是《论语》，其中所讲的"小人"绝对不是"小孩儿"，有学者把小人讲成小孩儿，是不正确的。

当我们管理国家、经营企业时，面对"小人"，该怎么做？我们可以将《周易》中所有有关"小人"的论述都摘出来，会发现：站在不同的角度，会有不同的论述方式。比如，"用什么人"的问题，绝对不可以用"小人"。但是面对"小人"时，要和他搞好关系，对他要有"孚"，要有"诚信"。因为我们还要关注"小人"内心的"向背"问题，要搞清楚"小人"对我们的政权到底是拥护还是反对。既不能重用，又不能得罪，还要团结，这要具体问题具体分析。

《小象》解释说"'君子有解'，小人退也"，这是侧重对第一句的解释。"君子维有解"，意为只有君子才能从"壳"中解放出来。君子会"解放"，但是小人会"退隐"。一个人能不能获得新生，能不能前途灿烂、一片光明，和他本人的才德有直接关系。

《周易》是借助占卜的形式，借助上天的权威，激发人的主观能动性。《周易》时时刻刻分析的都是"内因"，分析的是"主观的道德修养"。大多数人认为"人生有命，富贵在天"，后来孔子才明白，我们能否得到"上天"的保佑，取决于我们是否有"德"，而"德"由自己掌握。所以，孔子晚年读《周易》，最后的感悟是"君子德行焉求福……仁义焉求吉"（《帛书易传·要》），"德行"与"仁义"都由自己掌控。

藏器于身，解除悖乱

上六：公用射隼①于高墉②之上，获之，无不利。

《象》曰："公用射隼"，以解悖也。

【注释】

① 隼：恶鸟。孔颖达《周易正义》："贪残之鸟。" ② 墉：城也。

【细读】

上六：王公在高墙之上射击鹰隼，一举射获，无所不利。

《象传》说："王公在高墙之上射击鹰隼"，以此解除悖乱。

"隼"指短尾巴鹰，"墉"即城墙。"公用射隼于高墉之上"，意为"在高墙之上射获短尾巴鹰"。此句何意？"隼"象征"敌对势力"，用弓箭射"隼"，表明天地解放"雷雨"，"雷雨"解放种子，君王解放小人、解放囚犯。面对不同对象，应当采用不同方法。对小人都要有"孚"，对犯罪之人都"赦过宥罪"，但是对于敌对势力，武力也是一种解放的方法、手段。要具体问题具体分析，既要有德，还要有实力。在冷兵器时代，面对强大的敌人，在高墉之上是很难将其射中、捕获的，在这样的条件之下都能将敌人射下来，这说明你具有军事实力。

既有德又有实力，对我们来说就"无不利"。"无不利"与"吉"有何区别？"无不利"即为没有不利的。按照客观条件，在高墙之上射鹰，鹰的速度快、个头小，不容易被射中。客观条件具有种种不利，但是因为主观能力提升，从而能够战胜不利的客观条件，最终"无不利"。这就与单纯的"吉"有所区别，单纯的"吉"是指主、客观都具备有利条件。

《解》卦通过打雷下雨使草木种子破壳发芽类推到人事，如何像雷雨一样排患解难，使人们像种子一样破壳发芽，茁壮成长。

六爻象征六个等级和解难的六个阶段。初六才柔位卑，处解难初期，难成大事，无咎就好；九二居中位，方法得当，解难有政绩；六三不当位，才德不称位，导致强寇至，强调解难要才德称位；九四之后，条件成熟，可解难，九四、九五讲对朋友、小人要以诚相待；上六讲对待敌人，武力也是解难的必备之器。

总之，解难也要具体问题具体分析，解难要注意时机，位卑不可妄动；要注意自身主观条件，既要有德，也要有实力，还要分析所解难的客观因素，所解难的性质不同，解难的方法也不同，与朋友、小人间的人民内部矛盾要以诚相待，而敌人来了则有猎枪。

旅（卦五十六）

火在山上蔓延，人在异乡漂旅

☲ 艮下离上　旅①：小亨，旅贞吉。

【注释】

① 旅：卦名，艮下（☶）离上（☲），火蔓延于山上，象征"漂泊旅居"。

【细读】

《序卦传》："穷大者必失其居，故受之以《旅》。"《旅》卦旨在告诉旅居漂泊他乡之人，没有人脉，没有基础，无论是物质还是精神条件都没有，应当怎么做才能获得吉祥。此时不能有太高的期望值，也不能总埋怨社会的不公，要面对现实，这样贞卜的结果才会吉祥。

《旅》卦得名之因：

从符号看，卦画三阳三阴，乃阴阳平衡之卦。初六、六二上承九三、九四，柔下刚上，刚趋上，柔趋下，刚柔不济，故旅道之初，有诸多艰难，唯有柔顺谦德方可行事。虽不济，但非穷途，幸阴柔阳刚相伴，且六五以柔德居中贵位，下有九四相承助，上有上九相比附，虽处旅道，却可成终以誉命之势。六爻的配合，显现出卦爻背后蕴含的深刻政治意蕴：得道多助，失道寡助，为君者在创业羁旅过程中需以谦降柔和之德固守自身，重视贤才，最终实现旅道小亨之势，终以誉命。

从卦象看，火山旅。山火《贲》卦中的火，侧重点在其明亮，火的光亮映照山上的自然草木，使之更加绚丽。火山《旅》卦的火，可以理解为真正的火，山上着火，不止烧一棵树。山上一着火，就蔓延开来，取火在山上蔓延之象为漂泊旅居，也可理解为以火在山上不久留喻漂泊旅居。

李士鿘《周易注》："艮之止似馆舍，火之动似人行，逆旅有定，过客无常。"旅居在外之意。

《旅》卦：小有亨通，漂泊旅居贞卜结果吉祥。

柔中顺刚，知止并明智

《彖》曰："旅，小亨"，柔得中乎外而顺乎刚，止而丽乎明，是以"小亨，旅贞吉"也。"旅"之时义大矣哉！

【细读】

《彖传》说："漂泊旅居，小有亨通"，六五以阴柔得中位又顺应上九阳刚，恬静安止而又附丽于光明，因此"小有亨通，漂泊旅居贞卜结果吉祥"。"漂泊旅居"的意义是多么宏大啊！

《彖传》从卦德来释"小亨"的原因。

"柔得中乎外"，指六五，六五在上卦离火之中位，《离》卦又是外卦，在外即是漂泊。"而顺乎刚"，指阴爻顺应上面的阳爻，这是从符号说，漂在异土他乡，不能阳刚处事，而要阴柔、低调、认命、面对现实，顺乎本地人、顺乎政策、顺乎异土他乡的规则。

"止而丽乎明"，是从卦德说，山的卦德是止，火的卦德既有丽还有明。《周易》中的火可以感悟出两个重要的属性，一个是丽，另一个是明。漂泊在异土他乡，就应当附着英明，保持头脑清醒，有修养、有度量，不能感情用事，小不忍则乱大谋。

宋代俞琰《周易集说》引蒋悌生："二五皆以柔顺得'吉'，三上皆以阳刚致'凶'。"《旅》卦得"小亨"最重在于以柔顺之德处旅之道，而旅道于外，相助者少焉，且无安定之居，故虽亨犹小。

旅之时难，旅之意深，其亨虽小，时义大矣。对君王之创业具有很深的政治意蕴，告诫君王及创业的企业家，在旅难之时，自身既要英明、谦逊、小心，还要附着于臣民的基础之上，政权事业方能长久，这就是《旅》卦的大义所在。

明慎刑罚，不滞留案件

《象》曰：山上有火，旅；君子以明，慎用刑而不留狱。

【细读】

《象传》说：山上有火，是《旅》卦卦象；君子因此要明智断案，谨慎刑罚，不滞留诉讼案件。

火一着就会蔓延，不会久留。李鼎祚《周易集解》引侯果："火在山上，势非长久，旅之象也。"以此由火之明感悟出君子应当明决，由山之止感悟出审慎刑罚，由火势蔓延不久留感悟出不稽留讼狱。这和《经》所言旅居漂泊异土他乡关系不大。《经》《传》相差五百年，对同一天象的感悟有很大的出入。

来知德《周易集注》："明其刑，以罪之轻重言；慎其刑，以罪之出入言。'不留'

者，既决断于明慎之后，当罪者即罪之，当宥者即宥之，不留滞淹禁也，非留于狱中也。因综丰雷火，故亦言'用刑'。'明'者，火之象。'慎'者，止之象。'不留'者，旅之象。""明慎用刑"来自山上火的英明，谨慎用刑，不能严刑拷打等。"不留狱"，山上的火不只在某处停留，所以你也不要在某处长时间逗留，要迅速结案，这对君王治理国家而言是有好处的。

卑贱猥琐，自取灾祸

初六：旅琐琐①，斯其所取灾。

《象》曰："旅琐琐"，志穷灾也。

【注释】

① 琐琐：细屑猥鄙貌。

【细读】

初六：漂泊旅居之人卑贱猥琐之貌，是为失离其所居而自取之灾。

《象传》说："漂泊旅居之人卑贱猥琐之貌"，是旅人之志穷所致灾患使然。

"旅琐琐"是远离家乡，没有人脉，没有经济基础的结果，又是预测未来的条件，"斯其所取灾"是结果。初六可从时间喻初来异乡，可从社会地位喻地位低，猥琐不堪，无论是能力、智慧，还是修养都不够出众，主观的准备不足；灾难一般都指的是外来的，面对灾难，不要埋怨社会，也不要归咎于不公平的政策，重点在自身努力不够。所以漂泊旅居异乡要想有好的结果，客观条件是一方面，主观能力与修养的提升则是主要方面。

孔颖达《周易正义》："'旅琐琐，斯其所取灾'者，琐琐者，细小卑贱之貌也。初六当旅之时，最处下极，是寄旅不得所安，而为斯卑贱之役。"

从爻位说，初六位于内卦之初，艮山之最底，行事之艰难与旅人之自卑可想而知。

有房有钱，还能有童仆

六二：旅即次①，怀其资②，得童仆（之）贞。

《象》曰："得童仆贞"，终无尤也。

【注释】

① 次：住所。② 资：钱财。

【细读】

六二：漂泊旅居有了房舍、资财，贞卜结果得到童仆。

《象传》说："贞卜结果得到童仆"，最终不会有过失或怨恨。

六二既中且正，谦恭得体，情况有所好转，在异乡有了住处，有了一定的积蓄。

"得童仆，贞"，"贞"即"贞卜"。有学者认为"贞"字后面掉了占断吉凶的字，还有学者以此为据证明"贞"为"正"。

当前地下出土了三个版本的《周易》：战国的楚竹书、长沙马王堆出土的帛书、阜阳汉简，为我们校勘文本提供了原始文献。楚简本卦本爻写的是"得童仆之贞"，意思是占到这一卦预示将来会有好的发展：不但有房子有钱，还可以得童仆，而得童仆意味着有了慢慢由漂泊异土他乡转换为主人的可能。所以《小象》言"'得童仆贞'，终无尤也"。"得童仆贞"即"得童仆之贞"，故预测"终无尤也"。此爻《小象》似以"贞"为"贞问"。

关于"得童仆之贞"这种表述，我们也可以在《周易》本身找到内证。《巽》卦初六就有"利武人之贞"的相同表述。

刘沅《周易恒解》："艮为门，为庐舍，二在艮止之中，故象即次。互巽为近利市三倍，象怀资。艮少男，故为童。初承二，其仆也。柔而能止，故象贞六二柔得其中，止得其正，有宿止之地，有资用之饶，有忠顺之童仆，三者皆得，旅道备矣。"

房屋被烧，丧其童仆

九三：旅焚其次，丧其童仆，贞厉。

《象》曰："旅焚其次"，亦以伤矣；以旅与下，其义"丧"也。

【细读】

九三：漂泊旅居房屋被烧掉，失去童仆，占卜结果危险。

《象传》说："旅居他乡房屋被烧掉"，这是可以伤悲的；旅居却以强硬之道对待下人，理应"失去"童仆。

房毁仆失，贞卜的结果危险。《周易》时代的房屋多是木制结构，而当时使用的柴火、烛火都是明火，稍有不慎就会点着房屋，这对漂泊在异土他乡辛苦赚得产业的旅人而言，是灭顶之灾。

从爻位说，九三居下卦之上，其位本刚，以阳爻居阳位，有冒进之象，对于旅人而言，不是正确的做法。俞琰《周易集说》引蒋悌生："凡卦爻阳刚皆胜阴柔，惟《旅》卦不然。"《旅》卦一开始就告诉我们"柔得中乎外而顺乎刚"，强调低调，要求阴柔，整体看这一卦就会发现，凡是阴柔之爻，占断结果都不错，阳刚之爻占断结果就不好。暗示漂泊在异土他乡，要面对现实，更多地使用阴柔的方法，无论是态度、方法还是目的，都要保持低调。该阳刚进取还是阴柔谦恭，要具体问题具体分析，要看事与时，此一时彼一时，不同时期采用不同做法。

从卦象说，尚秉和《周易尚氏学》："艮为火，故焚其次。巽为陨落，故丧其童仆。"

小有成就，但内心不快

九四：旅于处，得其资斧①，我心不快。

《象》曰："旅于处"，未得位也；"得其资斧"，"心"未快也。

【注释】

① 资斧：一般翻译为锋利的斧子；另释为货币财富，指称量货币。

【细读】

九四：漂泊旅居有了地方居住，得到一些财富，我心不快乐。

《象传》说："漂泊旅居有了地方居住"，爻不当位；"得到一些财富"，"心"尚未畅快。

陆德明《经典释文》："'资斧'，《子夏传》及众家并作'齐斧'……应劭云'齐，利也'。"以"资斧"为锋利的斧子，与《经》义不合，锋利的斧子为易得平常物，与旅人何关？

1959年，在湖南宁乡出土了商代的铜铙中有224只小青铜斧，上面刻着铭文"货余一斧，舍余一斧"。据学者考证，"斧"指的是货币。2003年，《中国钱币》第二期说宝鸡出土青铜斧锛凿，也指出青铜斧为早期的称量货币。当时除了斧，刀也可指货币。许慎《说文解字》："资，货也。"

"旅于处，得其资斧"，指的都是物质条件好转，但精神上不愉快，因为漂泊他乡，如果没有人脉，就很难进入上流社会。

从爻位说，本爻与九三相较而言，九三以阳居下卦之上刚位，失旅居正道，故占断为"厉"；九四以阳居柔，幸位上卦之下，其位较三谦顺，故得处，非延续九三之厉。

名禄两收

六五：射雉①，一矢亡；终以誉命。

《象》曰："终以誉命"，上逮也。

【注释】

① 雉：野鸡。

【细读】

六五：射野鸡，一支箭亡失；（幸以柔顺之德处中位）最终名禄两收。

《象传》说："最终名禄双收"，是因为能以柔顺之道顺承尊上的缘故。

《周易》时代，雉被视作预示吉祥的动物，多被用在礼仪方面。晋朝崔豹《古今注·舆服》中有"雉尾扇，起于殷世"的记载。

"射雉，一矢亡"，主要有两种解释：一是一箭就把野鸡射死了，如果有一箭射雉的能力，那最终结果必然是好的；二是射野鸡的箭后面带有丝线，射出箭后能顺着丝线把鸡找到，"一矢亡"指的是射箭过猛，箭飞出去脱掉了，因此损失了一支箭。"射雉"是理想，"一矢亡"是过程，有点损失，但所幸最终结果是好的。上面两种解释都能说得通，第二种略胜一筹。

六五无论是过程坎坷有损失，还是能力很强，其结果都是好的。创业在异土他乡，可能两种情况都会遇到，但无论上述哪种解释，想要改变旅途的窘况，首先都得提升自身能力。

从卦象说，离为雉，有雉之象。三变坎为弓，离上爻有矢之象，故又有射雉之象。而离至上爻为终，不见矢与雉，故"射雉，一矢亡"。

"誉"，美誉，谓名。"命"，爵命，谓禄。"终以誉命"，即终将会得美誉之名与爵命之禄。

从爻位说，六五以柔居君位，于六爻中最善。无论是对本土还是漂在异土他乡的人都可从中以窥旅之时大义：低调做人，高调做事，旅居在外谦柔恭顺为上道。

先笑后号咷

上九：鸟焚其巢，旅人先笑后号咷；丧牛于易[1]，凶。

《象》曰：以旅在上，其义焚也；"丧牛于易"，终莫之闻也。

【注释】

[1] 易：为场，田边。

【细读】

上九：高枝上鸟巢被焚烧，行旅之人先笑后号啕；田畔失牛，凶险。

《象传》说：作为行旅之人却高居上位，其理必致焚巢之灾；"田畔失牛"，羁旅灾患终将无人闻之。

从爻位说，上九以阳爻居阴位，阳刚冒进，结果"鸟焚其巢"，此处以"鸟焚其巢"喻"旅焚其次"。程颐《伊川易传》："'鸟'，飞腾处高者也。上九刚不中而处最高，又《离》体，其亢可知，故取鸟象。在旅之时，谦降柔和，乃可自保，而过刚自高，失其所宜安矣。'巢'，鸟所安止。'焚其巢'，失其所安，无所止也。在离上为焚象。"

上九以"鸟焚其巢"喻"旅焚其次"，具有深刻的政治意义，告诫君王及创业者在创业途中切勿刚愎自用，否则终将会遭受焚次之灾，君王只有以谦谨柔和之德固守自身，善待将士百姓，则终将誉命。汉成帝诏云："王者处民上，如鸟之处巢也。不顾及百姓，百姓畔而去之，若鸟之自焚也。先虽快意说笑，其后必号咷而无及也。"正如范仲淹《易义》所云："旅人之志，卑则自辱，高则见疾，能执其中，可谓知矣。是故初琐琐而四不快者，以其二体之下，卑以自辱也。三焚次而上焚巢者，以其据二体之上，高而见嫉者也。二怀资而五誉命，柔而不失其中者也。君子旅之时也，道其然乎。"

《象传》云："旅之时义大矣哉！"从哲学角度讲，《旅》卦充分表现了《周易》"厚德载物"的基本精神，在爻辞中体现出了十分强烈的对比。六二与六五皆以柔顺得吉，九三与上九皆以阳刚致凶。旅之大义主柔不主刚，皆因旅时之特殊境况。

初六以阴居艮止之底，失其所自取灾，显琐琐卑贱之态；六二秉承谦逊宽厚之德，得旅途正道，是为小亨之始，"贞吉"也；九三以阳刚之躯居下卦之上，有冒进之嫌，下无所助，上见疑于主，焚次、丧仆，"贞厉"也；九四以阳居上卦之初，虽较三有所进，但仍因刚劲而不顺，心不快之象也；六五以阴柔之德，入主君位，为全卦最善，柔顺也；上九又以刚居高极之地，焚鸟巢丧牛而号咷。

未济（卦六十四）

火在水上，小狐未济

䷿ 坎下离上　未济①：亨。小狐汔济，濡②其尾，无攸利。

【注释】

①未济：卦名，坎下（☵）离上（☲）。济，渡水。未济，就是还没渡过水，指处在解决问题的过程中。②濡：沾湿，润泽。

【细读】

《序卦传》：“物不可以穷也，故受之以《未济》终焉。”“未济”，指处于问题的解决过程中。《未济》卦之所以放在六十四卦之末，为的是用一种开放式的结构提示君王及创业者，不能因为某个问题解决了就可以一劳永逸。从历时性言，一个问题解决了，新环境下新问题又即将产生；从共时性言，君王日理万机，其中一个问题解决了，还有更多的问题等待解决。因此，要“天行，健；君子以自强不息”。创业初期，不能贪图安逸，要励精图治，努力拼搏。

《未济》卦得名之因：

从符号看，一、三、五全是阴爻，二、四、六全是阳爻，全都不当位，方法不对，也是未济的原因之一。

从卦象看，坎下离上，离为火，坎为水，火势向上，水势向下，而此卦火上水下，不相交感，可见事不能成。此卦主要因卦象得名。

从卦德看，离为明，坎为险。明上而险下，虽事未成，但可见光明之前途，这需经过艰苦努力。险为近期“无攸利”，明为未来之结果。

《未济》卦：亨通。小狐狸将要渡过河，浸湿了尾巴（有下沉的危险），（不顺）无所得利。

《未济》卦的符号由阴爻为起始爻，阴阳相间，三阴三阳，阴阳平衡。虽六爻皆不当位，但从乘承比应的关系来看，本卦阴阳相比而亲近，阴阳相应而有共济之象，阳爻乘阴爻，阴爻承阳爻而顺，可以看出，虽《未济》之时，水火不相为用，六爻皆不当位，但并不似《否》卦之天地不交而塞，是有其亨通之势的。《未济》作为新阶段的开始，是需要重新积蓄力量的，因此“亨”。

这显示出卦爻辞背后蕴含的深刻意涵：新起点，守机待时，随机应变，继续前进。君王在创业过程中需进行阶段性总结，"穷则变，变则通，通则久"，在原有基础上守正待机，准确把握事物发展规律，最终实现新过程的亨通之势。

小狐尚在河中

《彖》曰："未济，亨"，柔得中也。"小狐汔济"，未出中也；"濡其尾，无攸利"，不续终也。虽不当位，刚柔应也。

【细读】

《彖传》说："还没渡过水，亨通"，六五爻以柔顺之德处上卦中位。"小狐狸将要渡过河"，尚未由河中游出；"浸湿了尾巴（有下沉的危险），（不顺）无所得利"，不能持续拼搏到终点。虽然六爻都不当位，但阳刚阴柔却能相应。

"柔得中也"，象征君王在未济之时能遵循中道，秉持谦恭的态度，以德泽被人民而使亨通。

"虽不当位，刚柔应也"，本卦中所有爻都不当位，但从阴阳之间的关系讲，刚柔应也能促使成功。

《周易》本为卜筮之书，君王是其服务对象，对君王的劝谏往往要委婉，男女君臣之喻就是这样，《周易》卦爻也正是如此，它通过立象尽意的表现方式，以小狐狸过河作比，对君王的行政创业行为予以指导。

"狐"在先秦时代是男性、身份、权势、地位的象征，用狐之事来劝谏君王的行政创业行为是常见的。所谓的"小狐"之"小"，在一定意义上表明此时的力量不足。小狐狸，与老狐狸相比，老狐狸戒慎知惧，唯恐陷入，涉水就更不忘举尾，故可以济，而小狐狸则不然。因此本卦用小狐狸渡河冒进之事劝谏君王稳健前行，勿轻举妄动，持敬畏之心，现阶段只有完善、强大自身，并且等待时机，才能前进，方可渡济。

从卦象说，坎为狐，居下卦，有小狐狸之象；坎又为水，为穴，象狐往来于水间者。

分辨物性，各得其所

《象》曰：火在水上，未济；君子以慎辨①物居方。

【注释】

① 辨：分辨，考辨。

【细读】

《象传》说：火在水上，是《未济》卦卦象；君子因此要谨慎地分辨物性，给它一个合适的位置。

《象传》从火与水的自然属性说，火有上延之势，水具下润之态，火在上，水在下，两者无交感，交感是推动事物发展的内在动力，现在互不影响，事物静止，故"未济"。火在水上无交感，这是一个错误的组合，君子通过错误的组合从反面感悟出正确的做法"慎辨物居方"。

火在下，水在上，火才能把水烧开，水才能把火灭掉。无论是火烧干了水，还是水灭了火，有交感，就能推动事物的变化和发展。就人事而言，在人力资源的分配上也要人尽其用，考察其修养和能力，安排一个合适的位置。

狐尾被浸湿

初六：濡其尾，吝①。

《象》曰："濡其尾"，亦不知极②也。

【注释】

① 吝：憾惜。② 极：李鼎祚《周易集解》："极，中也。"

【细读】

初六：小狐狸渡河被水沾湿尾巴，有所憾惜。

《象传》说："小狐狸渡河被水沾湿尾巴"，初六不知谨慎持中。

王弼《周易注》："处《未济》之初，最居险下，不可以济者也；而欲之其应，进则溺身。"小狐狸尾巴较大，小狐狸渡河，一定翘其尾，尾巴湿了就不能渡河。初六，以阴柔之才居下坎之最底，才弱位卑，且位不当，如若不量其才而冒进，则必濡尾而不能济，乃吝之事，其中蕴含《乾卦·初九》"潜龙勿用"之理，对君王及创业者的创业启示是：壮大自身，伺机而动。

拖曳车轮，自止不进

九二：曳①其轮，贞吉。

《象》曰："九二""贞吉"，中以行正也。

【注释】

① 曳：（向后）拖曳之意。

【细读】

九二：（向后）拖曳车轮，贞卜结果吉祥。

《象传》说："九二道德正固吉祥"，因为持守中道端正不偏。

程颐《伊川易传》："在他卦，九居二为居柔得中，无过刚之义也。于《未济》，圣人深取卦象以为戒，明事上恭颐之道。未济者，君道艰难之时也。五以柔处君位，而二乃刚阳之才，而居相应之地，当用者也。刚有陵柔之义，水有胜火之象。方艰难之时，所赖者才臣耳。尤当尽恭顺之道，故戒'曳其轮'，则得正而'吉'也。倒'曳其轮'，杀其势，缓其进，戒用刚之过也。"

"曳其轮"，（向后）拖曳车轮，这是主动放慢速度，在形势背景不太好的情况下，主动放慢速度也是一种明智的行为。

从爻位说，九二以阳刚之才德居下卦中位，居柔得中，且与六五相应，有自止之象。

从卦象说，坎有轮之象，曳其轮是自止，指九二不冒进，伺机以待，终将渡济，贞卜得吉。

未济征凶

六三：未济，征凶，利涉大川。

《象》曰："未济，征凶"，位不当也。

【细读】

六三：未济之时，向外征伐是凶险的，利于涉过大河。

《象传》："未济之时，向外征伐是凶险的"，是因为六三位不当。

从爻位说，六三不当位，以阴处在坎险之极，以不正之身，力不能自济，前进必然"征凶"。来知德《周易集注》："'征'者，行也。初'濡其尾'，行而未济也。二'曳其轮'，不行也。坎至于三，则坎之极，水益深矣，故必赖木以渡之，方可济也。若不赖木而直行，则'濡其尾'而'凶'矣。""利涉大川"，有学者认为本爻前半句说"征凶"，后面却说"利涉大川"，这是矛盾的，因此在"利涉大川"前面加了个"不"字。认为是在誊写的过程中丢了个字。但从现存帛书《周易》与竹书《周易》中考证，应当是没有"不"字，就是"利涉大川"。程颐《伊川易传》："《未济》有可济之道，险终有出险之理，上有刚阳之应，若能涉险而往从之，则济矣，故'利涉大川'也。"

从爻位说，六三小狐狸正处河中，此时用兵扩张必然凶险，但此时游过大河却是有利的，"涉大川"自救和向外征伐是两件事，它们之间并不矛盾。

"利涉大川"是《周易》中多次出现的表述：

《需》（乾下坎上）卦卦辞：有孚，光亨，贞吉，利涉大川。

《同人》（离下乾上）卦卦辞：同人于野，亨，利涉大川，利君子贞。

《蛊》（巽下艮上）卦卦辞：元亨，利涉大川。

《大畜》（乾下艮上）卦卦辞：利贞。不家食，吉。利涉大川。

《颐》（震下艮上）卦九二：由颐，厉吉，利涉大川。

《涣》（坎下巽上）卦卦辞：亨。王假有庙，利涉大川，利贞。

《益》（震下巽上）卦卦辞：利有攸往，利涉大川。

《中孚》（兑下巽上）卦卦辞：豚鱼吉。利涉大川，利贞。

探寻"利涉大川"的规律可以看出：

从卦象说，《周易》卦辞中有"利涉大川"的卦所表天象，抑或天火，抑或风雷：《需》卦是水天之象；《同人》卦有天火之象；《蛊》卦是山风之象；《大畜》卦有山天之象；《涣》卦是风水之象；《益》卦是风雷之象。其所临现象无论预兆还是结果都非阳光明媚之天，其间自然面临诸多困难。因此，"涉大川"便蕴含着往济大难，于艰险中泽被苍生的重大意义。

来知德《周易集注》："凡《易》言'涉大川'，其象不一。取乾者，以乾德，乾，天下至健。德行恒易以知险也。《需》《同人》《大畜》是也。取水木者，以卦体。刳木为舟，以涉水也。《涣》《蛊》《未济》《谦》。或取中爻，或取卦变是也。取中虚者，以卦象，中虚象舟也。《益》《中孚》《颐》是也。"

马其昶《重定周易费氏学》："舟楫之利，最是天地大用。凡言涉川，其象皆取诸乾、坤、坎、巽四卦，其义则所谓致远以利天下者是已……非为涉险之喻，惟不利涉大川，乃取象险尔，皆在坎体，所谓水能载舟，水能覆舟，坎险故也。"

从爻位看，六三以阴柔之才居坎险之巅，艰险至极，其位不利于征伐，征伐必凶；而幸其以阴柔谦恭之才处之，德才兼备，具于险难中往济大难，德泽苍生的能力，因此，"利涉大川"，以救苍生于坎险之难。

成功三要素：志、才、位

九四：贞吉，悔亡。震①用伐鬼方②，三年有赏于大国。

《象》曰："贞吉，悔亡"，志行也。

【注释】

①震：有两种解释：一，震作状语，威震、奋动之意；二，震指人名，但到底是何人，已无从考证。有说是周君或周臣某人。②鬼方：一说指北方之国，另一说指南方之国。

【细读】

九四：问卜结果吉祥，悔恨消亡。以雷霆之势讨伐鬼方，经过三年征战（功成）而封赏成为大国。

《象传》说："道德正固吉祥，悔恨消亡"，（因其具有刚正之资）志向得以践行。

从爻位说，九四已过坎险，（小狐狸）从水中游出来后，可以适当考虑出手扩张。而应当向哪个国家扩张呢？"伐鬼方"。大部分学者认为是向北方讨伐中原地区共同的敌人鬼方，就是后来的匈奴。来知德《周易集注》："鬼方者，北方国也。夏曰昆吾，商曰鬼方，周曰猃狁，汉曰匈奴，魏曰鲜卑……坎居北，故曰鬼方，坎为隐伏，鬼之象也。"

杨万里《诚斋易传》里对这一句爻辞的分析很深刻："临难而坐观，履险而不欲济，无志者也。有志矣，患无才；有才矣，患无位。有志而无才者，欲济而不能济；有才而无位者，能济而不得济。备斯三者，其惟未济之九四乎。怀刚正之资，其志立矣；奋震动之危，其才果矣；居近君之地，其位亲且重矣。是惟无动，动而用之，以伐远夷，则有大功，受大赏必矣，宜其志之得行，吉而悔亡矣。"

九四以失位却可得"贞吉，悔亡"之占，一是其处坎险之外，怀刚正之资，兼奋震之才以利济；二是六三以阴柔之才，德泽苍生，九四在六三"利涉大川"之后，故四虽失位有悔，悔终亡焉，是为无动，除非它不动，动而用之，已伐远夷则有大功。这对我们确实有启发：做什么事情都要具备多种条件，既要有理想抱负，也要有实现理想抱负的能力，同时还要有一定的社会地位。

心怀诚信，可得吉祥

六五：贞吉，无悔。君子之光，有孚；吉。

《象》曰："君子之光"，其晖"吉"也。

【细读】

六五：贞卜结果吉祥，无所悔恨。君子的光辉，心怀诚信；吉祥。

《象》："君子的光辉"，他的光辉可获"吉祥"。

从爻位说，六五之位大概率是好的，居中位，又低调谦恭。

从卦象说，上卦离，象火，火代表光，爻位处君位，故有君子之光象。王弼《周易注》："以柔顺文明之质，居于尊位，付与于能，而不自役，使武以文，御刚以柔，斯诚君子之光也。"

"有孚"说的是君子不仅要有能力，还要有修养、有诚信。许慎《说文解字》："孚，卵孚也。从爪，从子。一曰信也。"鸟孵卵，到了一定期限就会将小鸟孵化出来，是讲信用的，不失信，所以孚称为信。《大学》有八德：格物，致知，诚意，正心，修身，齐家，治国，平天下。诚意就是诚信。

《周易》是非常重视诚信的，"孚"字在《周易》中共出现四十一处，只有《姤》卦九二爻辞"羸豕孚蹢躅"的"孚"不作诚信讲，其余均为诚信，而与之相连的占断辞基本都是吉的、有利的，最起码是无咎：

《需》卦卦辞：有孚，光亨，贞吉，利涉大川。

《比》卦初六爻：有孚比之，无咎。有孚盈缶，终来有它，吉。

《小畜》卦六四爻：有孚，血去惕出，无咎。

还有《坎》卦卦辞，《损》卦卦辞，《革》卦卦辞、九四爻，《泰》卦九三爻，《大有》卦六五爻，《随》卦九四、九五爻，《家人》卦上九爻，《睽》卦九四爻，《解》卦六五爻，《益》卦九五爻，《萃》卦六二爻，《升》卦九二爻，《丰》卦六二爻，《兑》卦九二爻，《中孚》卦九五爻，《未济》卦上九爻等。

如若"孚"不能施行到底，始终如一，其结果则会厉，凶：

《讼》卦卦辞：有孚，窒。惕，中吉，终凶。

《萃》卦初六"有孚不终，乃乱乃萃"。

《兑》卦九五"孚于剥，有厉"。

六五接六三之"利涉大川"，九四之"震伐鬼方"得赏之后，自然"贞吉，无悔"。处君位显德明。

诚信有度

上九：有孚于饮酒，无咎；濡其首，有孚失是。

《象》曰："饮酒"濡"首"，亦不知节也。

【细读】

上九：饮酒也需讲求诚信，没有咎错；过量饮酒则如小狐狸渡河被河水沾湿头部，诚信失度。

《象传》说："饮酒过量如小狐狸渡河被河水沾湿头部"，也是不知节制。

《周易》时代，宴飨饮酒是政治生活的重要组成部分，《尚书》中集中体现了饮酒之德行。《尚书·酒诰》："'祀兹酒。'惟天降命肇我民，惟元祀。天降威，我民用大乱丧德，亦罔非酒惟行。越小大邦用丧，亦罔非酒惟辜。"酒多用于祭祀敬神、养老奉宾之时，不可滥饮，要讲酒德。人可以饮酒但不可嗜饮，要把握好自己的度，当需要饮酒的时候可以饮酒，只要不过量即可，这就是"孚"。

要想度过创业困难时期，就要讲诚信，言行如一，标准如一，要知道节制。商纣王沉湎于酒色，以致失天下，就是不知节制造成的后果。如小狐狸，头都被打湿了，就没有力量游上岸了。小狐狸渡水、喝酒都是作喻体。从中可以感悟，诚信也有度，失度必遭殃。创业初期应该实事求是，量力而为，量入为出，可以有小规划，稳扎稳打，说了就要做，言必信行必果；做不到的不说，不能好高骛远，说大话，做春梦。其精神实质类似今日所言：空谈误国，实干兴邦。

卦至六五，已成克济之功，上九之时祭祀敬神，养老奉宾，饮酒宴乐是可以的，因此"无咎"。此言"无咎"，并非"吉"，是因为饮酒是有条件的：饮用之时，需要掌控饮酒之度。一旦嗜饮，便会有小狐狸过河濡其首之危。君王及创业者在创业过程中，必须时刻注意"度"的把握。创业一个阶段成功后的休养生息是必需的，但也不能彻底地无为而治，君王应当在对全局整体掌控的基础上，以无为的方式达到有为的目的。

从哲学角度讲，《未济》卦贯彻了《周易》"穷则变，变则通，通则久"的基本精神，在爻辞中体现了从不济到未济到既济的过程：初六自《既济》上六而来，穷图之时，才弱而位卑，只能守时待机；九二具刚济之才，乃刚健之大臣，曳其轮而备以为用；六三才弱但亲附上下二阳，利涉大川以为用；九四上近君位，乃刚明之近臣，奋伐远夷以为用；六五用前之所备，文明之至，光辉发悦，成克济之功；如若说，前五爻是汤、武、高帝之创业，那么上九则为周文武逸乐饮酒之时，但不可逸乐过度，否则又会留下危险的契机。这是一个完整的创业过程，可以看出从未济到济的创业准备：时是第一位，守正待时，止行得时，这符合《周易》"与时偕行"的基本精神。创业过程的准备尚需考虑人才储备、创业实践、创业者的德才兼备、创业成果的保持，等等。

马振彪《周易学说》引吴慎："《易》之为义，不易也，交易也，变易也。乾坤之纯，不易者也。《既济》《未济》，交易变易者也。以是始终，《易》之大义。"

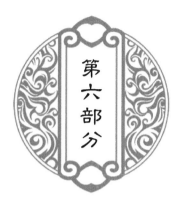

第六部分

艰苦时期篇

顺利时易过，艰苦时难熬；顺利时都是一样的，艰苦时是各有各的艰苦；顺利时给人留下的记忆是短暂的，艰苦时给人的刺激是刻骨持久的；顺利时看不出人的智商高低，艰苦时最考验人的智慧。大多数人生之艰苦远多于顺利。

六卦全是在讲艰苦时期的对策，只是角度不同。《蛊》《涣》都是站在君王的角度说的，《蛊》讲君王面对父、母遗留的蛊乱时的对策；《涣》讲君王面对人心涣散时的对策；《剥》讲五阴一阳，小人得势，剥蚀君子之时的对策；《坎》讲遭遇重重危险时的对策；《明夷》讲光明殒伤、社会黑暗时期的对策；《蹇》讲创业拓展艰难时的对策。

蛊（卦十八）

山下有风，拯弊济乱

☶ 巽下艮上　蛊①：元亨，利涉大川；先甲三日，后甲三日。

【注释】

①蛊：卦名，巽下（☴）艮上（☶），象征"拯弊治乱"。

【细读】

《序卦传》："以喜随人者必有事，故受之以《蛊》；蛊者事也。"《蛊》卦讨论的是乱象丛生怎么办？

《蛊》卦得名之因：

从卦象看，巽下艮上，巽为风，艮为山，山下有风，风在山谷之内乱窜，引发乱象。卦名来自卦象。巽为风、为长女，艮为山、为少男。《大象》谓："山下有风，蛊。"《左传·昭公元年》载医和解《周易》说："女惑男，风落山，谓之蛊。"

从卦德看，山的卦德为止，风的卦德为顺，顺而止，治乱应当和顺地抑止。

《蛊》卦：至为亨通，利于涉过大河；在甲日前三天进行考察分析，制定相关政策，在甲日后三天不断跟踪微调。

"蛊"，从字形看，上虫，下皿，杯子里有水，时间长了生小虫。"蛊"，器皿里、肚子里的虫造成乱象，有"动乱"的意思。用自然乱象比喻政治中之乱象，面对乱象要治理。"蛊"，还有治蛊、治乱、治理的意思。早期文献中有些字有完全相反的两个意思，比如，消息卦的"息"，可能是休息之"息"，止；也可能为"利息"之"息"，生。

面对乱象，该如何做？卦辞说"元亨，利涉大川；先甲三日，后甲三日"。这是臣子给君王的讽谏，首先让君王有信心、高兴，再加以引导。"利涉大川"，"大川"为大河，"涉大川"为"渡过大河"。没船之时，"涉大川"为困难之事，若有《蛊》卦的智慧，则"利"。《周易》卦爻辞中经常出现"涉大川"的比喻，出现时一般有两种情况：大部分情况为卦象中有"水"和"木"，"木"漂在"水"上。最初的船就是受到卦象的启发，刳木为舟，把木头掏空就是独木舟；也有一部分情况，无"水"无"木"，那就与卦的整体比较合，崇尚刚健拼搏之精神。

此处为山风蛊，巽既可象征风，也可象征木，木在水上漂行。"山风"不是水，若将九二、九三看作一爻，那么初六、九二、九三、六四可以构成互卦坎。坎为水，木在水上漂，这就是"利涉大川"。《周易》卦爻辞是根据象数规则写出来的，有些规则可以看出，有些则不容易看出。

"先甲三日，后甲三日"，《周易》中类似的表达还有一些，如《巽》卦九五"先庚三日，后庚三日"。古代经学家一般将之解释为"事物之发展周期"，有开始就有结束，有结束就有开始，就像在一治一乱中行进，像春夏秋冬循环往复一样。这种解释只是客观陈述一种循环的规律。比如"先甲三日"，假如发生动乱，动乱发生之后治理了、平息了，不久之后又发生了，终则有始。

根据上下文的关系，根据墨子的"三表法"，《墨子·非命上》："何谓三表？子墨子言曰：有本之者，有原之者，有用之者。于何本之？上本之于古者圣王之事。于何原之？下原察百姓耳目之实。于何用之？废（发）以为刑政，观其中国家百姓人民之利。此所谓言有三表也。"能给我们一些启发。这里面是否在讲"如何治乱"？甲、乙、丙、丁，甲是第一天，是问题的发生，是治乱的开始。那么如何治理呢？"先甲三日"是在着手治理乱象之前，考察、分析乱象产生的原因。有的放矢、对症下药，根据原因制定相应政策；"后甲三日"是在政策的执行过程中不断跟踪微调，合适的继续，不合适的进行调整。

在古书中类似的表述有很多，既可表示乱象治理之后又产生乱象的规律，同时也在启发你、引导你掌握治乱的方法。研究《周易》只要大方向正确，解释是有一定空间的。

终则有始

《彖》曰："蛊"，刚上而柔下，巽而止"蛊"。"蛊，元亨"，而天下治也；"利涉大川"，往有事也；"先甲三日，后甲三日"，终则有始，天行也。

【细读】

《彖传》说："拯弊治乱"，阳刚居上而阴柔处下，和顺之时就能抑止"弊乱"。"拯弊治乱"至为亨通，并能使天下大治；"利于涉过大河"，是说努力前往可以大有作为；"在甲日前三天考察、分析、制定政策，在甲日后三天不断跟踪微调"，说明事物在终结之后又有新的发展，这是大自然的运行法则。

"刚上柔下"，是从符号说，三爻构成一卦，艮为山，为刚上柔下。巽为风，亦为刚上柔下。所以从卦象符号上看，可以理解为"刚上柔下"。从上下两卦的性质分析，阳卦多阴，阴卦多阳，艮为阳，巽为阴，也可理解为"刚上柔下"。

"刚上柔下"与"蛊"有何关系？按当时宗法等级制度来说，"刚"为"君"、为"夫"、为"男"，"阴"为"臣"、为"妻"、为"女"，"刚上柔下"符合当时社会制度的要求。这不是乱象产生之原因，而是如何治乱。这就是"正名"，名不正则言不顺。首先应该从哪里开始？君上臣下，各得其所。为臣的辅佐君王，先把等级分清，大家各自遵守自己那个级别的权力与责任，各尽其职，这也是治乱。刚才还说山风蛊，用山下之风吹乱了草木来比喻乱象。由此可见，面对同一天象，从不同的角度感悟，能感悟出完全不同的意义来。"山下风"为"乱"产生之原因，"刚上柔下"则为如何治乱。"巽而止蛊"也是这样，是从卦德角度来看的。《易传》经常用卦名作卦德。"巽"作卦德是什么意思？谦逊、低调。"山"的卦德为"止"，"巽而止蛊"是什么意思？这是从卦德角度讲，就是如何消除蛊乱。低调，别着急，慢慢来。"巽"最终的目的为"止"，消除蛊乱。这在《周易》中是很典型的一卦，既可以从卦象解释"乱象"产生之原因，又可以从上下两卦的性质与卦德角度讲"如何治乱"，从正反两面皆可感悟。

读《周易》要有这种"格物"的能力，《周易》不是逻辑学与科学，不是固定一个方向，古人用什么思维方式思考事物，你就必须用什么思维方式去理解它。用现在科学的、严谨的思维方式读《周易》，永远读不明白。《周易》就这么"荒唐"地走过来，用比较"荒唐"的思维方式感悟着人生大智慧。用现在的"逻辑学"来看《周易》的思维方式，确实存在一些问题。与西方科学相比，这两种思维方式只能说是各具特色。西方的是建立在数学计算、逻辑推理与反复科学实验的基础上的，结果是可以验算的，《周易》则不行。所以《周易》不允许占算第二遍，如果算第二遍则是对神灵的不敬与亵渎。

"蛊，元亨，而天下治也"，"蛊"本为"乱"，面对"乱"，它说"治"。面对乱象不能顺其自然，要去治理。面对乱象就得治理，有乱象不治理，就涉及"民心向背"的问题。

"利涉大川"，意思是"前往有事"，"治乱"是君王重要的职责，"有事"指"有好事"，这是鼓励。麻烦像大川一样，解决它像"涉大川"。

"先甲三日，后甲三日，终则有始"，告诉君王乱象产生是常态，治理完又会出现新的乱象。直接给君王一种启发，不要贪图安逸，要励精图治、自强不息。面对乱象，不要惊慌失措，不要往后拖，要迎头治理。"天行也"，天的运行都有这样的规律，在古人的基础上又提出具体解决措施，"先甲三日"，先分析考察，"后甲三日"，制定政策执行时不断地跟踪。既是规律，又是解决问题之方法。

振济人民，培育道德

《象》曰：山下有风，蛊；君子以振民①育德②。

【注释】

　①振民：振济人民。②育德：培育道德。

【细读】

《象传》说：山下有大风吹来，是《蛊》卦卦象；君子因此要振济百姓、培育道德。

《大象》不管符号、卦德，一律从"象"的角度格物。"山下有风"，风将草木吹乱。风分为东西南北风，所以草木吹乱了，以此比喻社会乱象。君子面对乱象，该如何做？"君子以振民育德"，"振民"是物质文明建设，"育德"为精神文明建设。中国古代文化中存在着"两手都要硬"的情况，但首先需要"先富后教"。

孔子去卫国，看到人口众多，弟子冉有问："人口众多怎么办？"孔子说："富之。"冉有问："富裕之后怎么办？"孔子说："教之。"（《论语·子路》）这便是先富后教，先解决温饱问题，再进行教育。中国文化就是面对不同问题，从不同角度出发则有不同感悟、不同评说。对君王来说，温饱已不是问题，就将精神文明放在前面，提高智慧道德。面对老百姓，则首先要解决他们的吃饭、穿衣问题。所以说"振民育德"，"振民"就是振济百姓，让老百姓有饭吃，治乱从振济百姓开始；然后再"育德"，培育道德、培养精神文明、培育自觉性。

管子说"仓廪实而知礼节"（《管子·牧民》），老百姓能够粮仓充足，即使发生自然灾荒也不致饿死，这就是底线，也是老百姓的追求。然后再"谨庠序之教"，进行精神文明建设，这就是孟子提出的"仁政"（《孟子·梁惠王上》），孟子思想与《周易》一脉相承。物质文明建设与精神文明建设，到底哪手硬，哪手放在前面，根据不同的对象，其顺序不一样。

匡正父亲留下的弊乱

初六：干父之蛊，有子，考①无咎。厉，终吉。

《象》曰："干父之蛊"，意承②"考"也。

【注释】

①考：父亲。②承：继承。

【细读】

初六：匡正父亲留下的弊乱，有这样的儿子，父亲就没有咎错。即使危险，最终也能获得吉祥。

《象传》说："匡正父亲留下的弊乱"，是继承"父亲"之遗愿。

"干"就是匡正，匡正父亲留下的弊乱。本卦将君王所留之乱象分为两种：一为父亲所留，二为母亲所留。两者有何不同？父亲留下的是社会政治方面的问题，母亲留下的是家族内部的问题。站在君王角度考虑，《周易》会让你治理哪方面乱象？抓大放小，匡正父亲所留之政治方面的蛊乱。"有子考"，解释五花八门。有人说是有长远眼光，做好打持久战的准备。父亲解决不了，儿子继续解决，这种说法可以。不过我们偏向于这种句读法："有子，考无咎。"意为："若有能纠正父亲所留之蛊乱的儿子，父亲就没什么过错。"因为即便父亲有过错，后来儿子也纠正了。儿子能够纠正父亲留下的蛊乱，使父辈没有大的过错，这也是孝的体现，也能够光宗耀祖。将"干父之蛊"提高到伦理的"孝"的层面来认知，对于突出纠正父亲所留之蛊乱具有重要意义。这不仅对国家、人民有利，对父亲在历史上的评价也有利。

"厉，终吉"，"厉"是过程，在纠正父辈留下蛊乱的过程中，肯定会遇到很多困难。这会涉及既得利益者的利益，肯定有风险，但最终结果是吉祥的。这提醒我们"前途是光明的"，但"过程是曲折的"。

对《小象》的解释历来有不同说法：有的认为"儿子继承父亲之遗愿，继续治乱"；有的认为"意承考"并非"继承"，而是"成就"。要么是儿子继承父亲的遗愿，继续纠正社会政治留下的蛊乱，要么就是儿子治理父亲留下的社会、政治上的蛊乱，以成就父亲的美名。不管怎么解释，大方向一致，都是劝谏君王治理政治层面的蛊乱。这关系到民心向背，发现错误，赶快纠正，即便涉及既得利益者的利益，也要权衡利弊，抓大放小。

抓大放小

九二：干母之蛊，不可贞。

《象》曰："干母之蛊"，得中道也。

【细读】

九二：匡正母亲留下的弊乱，贞卜结果为不可以这样做。

《象传》说："匡正母亲留下的弊乱"，要符合居中之道。

"不可贞"，这是证明"贞"不是"道德正固"的有利证据。《周易》的性质为"占卜"，占卜的人最关心什么？占卜的结果。"不可贞"，贞卜结果为不可以这样做，不能眉毛胡子一把抓。也就是说，如果纠正母亲留下的蛊乱，对你不利。俗话说"清官难断家务事"，母亲留下的、后宫留下的都是家族利益问题。她们各自站在自己的立场上，都嫌自己所分甚少，面对这种情况应当"抓大放小"。

不顾小悔，犯难而行

九三：干父之蛊，小①有悔②，无大咎。

《象》曰："干父之蛊"，终"无""咎"也。

【注释】

① 小：稍微。② 悔：悔恨。

【细读】

九三：匡正父亲留下的弊乱，稍有悔恨，但没有大的咎错。

《象传》说："匡正父亲留下的弊乱"，最终"不会有咎错"。

纠正父辈留下的政治蛊乱，过程稍有悔恨，这都是意料之中的事。麻烦越大，阻力越大。但是《周易》告诉我们，方向对了，操作上即便有出入，也没什么大问题。九三还是鼓励要积极治理父亲留下的蛊乱。王弼《周易注》："以刚干事而无其应，故有悔也；履得其位，以正干父，虽小有悔，终无大咎。"此从象数角度解释爻辞，可供参考。

治蛊勿宽

六四：裕①父之蛊，往见吝。

《象》曰："裕父之蛊"，往未得也。

【注释】

① 裕：宽裕。

【细读】

六四：宽裕父亲留下的弊乱，往前发展必然出现吝惜。

《象传》说："宽裕父亲留下的弊乱"，往前发展不能得到收获。

"往见吝"，继续前往就会有吝惜，最终结果不好。"裕"是"宽裕"，宽裕不急地整治弊乱。然而长此以往，拖得时间长了，老百姓会对君王产生疑问。这里还是鼓励君王须立刻治理父亲留下的政治层面的蛊乱。绝对不能拖，不能宽裕，不能留给后人处理，因为这是极度不负责任的行为。朱熹《周易本义》："以阴居阴，不能有为，宽裕以治，蛊之象也。如是，则蛊将日深，故往则见吝。"可供参考。

以柔治蛊

六五：干父之蛊，用誉①。

《象》曰："干父""用誉"，承以德也。

【注释】

① 誉：荣誉。

【细读】

六五：匡正父亲留下的弊乱，备受称誉。

《象传》说："匡正父亲留下的弊乱，备受称誉"，用美德来承继先业。

一看"用誉"，便知结果是好的。备受称誉，说明"干父之蛊"是正确的。为何"六五"不当位也好呢？因为六爻中"五"这个位置最好，从等级上说为君王之位。如果"九五"既中且正，百分之八九十的情况都好。

那么"六五"在治乱过程中该如何治理？《象传》说"巽而止"。"五"为"中位"，治理之时既不能拖延，也不能矫枉过正。要有"度"，该怎么做就怎么做，要不偏不倚。纠正父亲留下的蛊乱不能操之过急，须用阴柔之法，让各阶层之人都能接受。孔颖达《周易正义》："柔中居尊，而九二承之以德。以此干蛊，可致闻誉，故其象占如此。"

治乱到底

上九：不事①王侯，高尚其事①，（凶）。

《象》曰："不事王侯"，志可则也。

【注释】

① 不事：不从事。② 事：犹言"行为"。

【细读】

上九：不从事王侯的事业，就将自己逍遥物外的行为看得至高无上。

《象传》说："不从事王侯的事业"，高洁的志向值得效法。

上九一般从正面解释：不从事王侯之事业、不伺候王侯，而是逍遥物外。所以古代很多人物都功成身退。李白一生最渴望学鲁仲连，为人排患解难而分毫不取，功成之后再学范蠡，泛舟湖上。一般都这么解释，《小象》好像也有这个意思，它说"不事王侯，志可则也"，"则"即"效法""法则"。

然而，1973年长沙马王堆出土的帛书《周易》在本爻之后多了个"凶"字，若如此，则完全颠覆了几千年来的解释。之前一直往好的方面解释，治乱是当官的事，我不当官，就可以逍遥物外。然而多一"凶"字，则完全不同。仍旧从君王方面解释，"凶"才说得通。如果君王高高在上，不做君王分内之事，不将治乱进行到底，则"凶"。这一爻其实是鼓励君王继续治乱。另外，从臣子角度来说，为臣的也要辅佐君王治乱，否则最终结果则"凶"。读《周易》要有变通能力，同一件事可以从两个不同的角度解释。根据全卦经义权衡，帛书《周易》更符合经本义。

蛊为蛊乱，但全卦却在讲如何治理蛊乱，并提示君王面临的蛊乱性质有别。有父辈遗留的社会政治方面的蛊乱，有母辈遗留的家族内部的蛊乱。面对不同性质的蛊乱采取不同的应对措施，以国家民族利益为重，抓大放小。父辈遗留的蛊乱再难也要治理，母辈遗留的蛊乱可以先放一放。并提示治理蛊乱的方法："先甲三日，后甲三日。"治理之前要调查蛊乱发生的原因，有的放矢，治理之后要跟踪，及时微调。

剥（卦二十三）

五阴剥阳，谨慎居守

☷ 坤下艮上　剥①：不利有攸往。

【注释】

①剥：卦名，坤下（☷）艮上（☶），象征"剥落"。

【细读】

《序卦传》："致饰然后亨则尽矣，故受之以《剥》；剥者剥也。"《剥》卦的智慧主要在于"维持"，上九要与下方五个阴爻搞好关系。既要有原则，又不能伤了和气，这非常难。"剥削"之"剥"即来自本卦。

《剥》卦得名之因：

从符号看，解读这卦需要了解"消息卦"，《周易》有十二消息卦，六消六息。十二卦均从阳爻角度看，上下是纯粹的阴阳，象征十二个月、十二个时辰。十二消息卦在《周易》中有着重要地位，研究卦变的学者认为先有"六消六息"卦，然后衍生出其他卦，很多卦爻辞均与消息卦的规则有关。《剥》卦属于消息卦中的消卦，五阴剥一阳，继续进行就变成全阴的《坤》卦。山地剥，坤下艮上，下面五个阴爻，上面一个阳爻。"五阴一阳"的组合，从形象上看，像一张床，五阴为床腿侧面；像一辆车，五阴为车轮侧面；又像一座房子，"一阳"为房顶；还可看作一棵仅存一个果实的树。此卦主要因符号结构特点而得名。

从卦象看，山地剥，高山依附于大地，但高山颓落之时更是要依附于大地，象征"剥落"。

从卦德看，坤下艮上，坤德为顺，艮德为止，顺而止之，表明此时应当顺应时势，居守抑止冲动。王弼《周易注》云："强亢激拂，触忤以陨身。"

《剥》卦：不适宜有所前往。

"攸"为"所"，"不利有攸往"即"不利于有所前往"。从符号看，五阴消一阳，整个趋势是从下往上发展。现在是五阴一阳，下一卦即变为全阴，情况对阳爻十分不利。从这卦看下卦，从现在看将来，从整个趋势看，十分不利。

消息盈虚

《彖》曰："剥"，剥也，柔变刚也。"不利有攸往"，小人长也。顺而止之，观象也。君子尚消息①盈虚②，天行也。

【注释】

① 消息：消亡与生息。② 盈虚：盈满与亏虚。

【细读】

《彖传》说："剥"，就是剥蚀的意思，阴柔者改变阳刚者。"不利于有所前往"，说明小人的力量在增长。顺势而抑止，是观察卦象的结果。君子崇尚消退、生长、盈满、亏虚的道理，这是大自然的运行规律。

《彖传》说："'剥'，剥也，柔变刚也"，"变"即"剥"，"五阴"剥变最上面的阳爻。"'不利有攸往'，小人长也"，此句从消息卦而来。阳为君子，阴为小人，"五阴"代表"五个小人"。最重要的是"长"，"长"为动词，小人的势力还会不断增长。大势所趋，形势不利，所以此时不会顺利。若算到本卦，则不要扩张，首先解决内部问题，少受损失。

"顺而止之"，是从卦德说，地的卦德为顺，山的卦德为止。"剥"的过程中要"顺"，顺天道、顺规律、顺民心、顺形势。顺应形势，消除坏现象。

"观象也"，观察卦象可获得智慧。古人所言之"象"，包括广义、狭义两方面。从广义上讲，符号构成也称"象"；从狭义上讲，符号构成之"象"须与自然"天象"（山、地等）区分开。

因此解读本卦要注意三个方面：符号、卦象和卦德。三者之顺序由表及里，先看到符号五阴一阳，再看卦象"山"和"地"，然后从"山"和"地"的关系方面理解；最后从"卦德"上理解。

"君子尚消息盈虚，天行也"，"消息"即"消亡与生息"，"盈虚"即"盈满与亏虚"。天之运行规律有"消、息、盈、虚"，春夏秋冬之四时有"消、息、盈、虚"。《周易》的消息卦即是受自然界之"消息盈虚"规律而产生的。我们若明晓"盛衰互转"之哲理，则无往而不利。

丰厚基础，房屋才固安

《象》曰：山附于地，剥；上①以厚下②安宅。

【注释】

① 上：居上者。② 下：犹言"基础"。

【细读】

《象传》说：高山附着于大地上，是《剥》卦卦象；君子因此要丰厚基础才能使房屋坚固安全。

《大象》不看"消息卦"，一律从上下两个"天象"之间的关系感悟。《经》《传》感悟的出发点不同，感悟出的义理就有一定距离了。因为卦名是"剥"，所以既要考虑"山"与"地"的关系，还要考虑卦名，要从"剥"的方向感悟，如此方能接近《经》的本义。我们要尽量缩小《经》《传》之间的距离。

"山附于地"，高山颓落在平地。下大雨之时，容易发生泥石流，山体滑坡，最终附着在地面上。

《大象》站在君王治理国家的角度，感悟出"上以厚下安宅"。"上"为君王，"厚下安宅"指丰厚基础，安固房屋。"山"之所以被"剥"，在于基础不牢。盖房子与之同理，基础不稳，遇雨则塌。盖房子须打好基础，君王治理国家亦与之同理。老百姓是基础，"水能载舟，亦能覆舟"（吴兢《贞观政要》），这是从为君王出谋划策的角度感悟出的道理。但实事求是地说，"上以厚下安宅"与"山地剥"之本义（小人逐渐增长，对君王造成威胁）已有一定差别。

因此，读《经》须尊重《经》，读《传》须尊重《传》。两者之观点，有些相合，有些不合。"厚下安宅"之有为与"不利有攸往"之"顺而止"是有区别的。但最终经邦治国的大方向是一致的，对君王都有积极的劝导作用。

剥落始于足

初六：剥床以足①，蔑②，贞凶。

《象》曰："剥床以足"，以灭下也。

【注释】

①足：床足。②蔑：通"灭"，蚀灭。

【细读】

初六：剥蚀床足，床足遭剥蚀，贞卜结果凶险。

《象传》说："剥蚀床足"，剥蚀下部根基。

初六阴居阳位，以阴处下，与上无应。"蔑"即"剥蚀"，阴爻剥蚀阳爻，如若大床剥落先始于足。俞琰《周易集说》："阴之消阳，自下而进；初在下，故为剥床而先以床足灭于下之象。"古代的床置于地上，土地潮湿，"足"指"床腿"，从床腿逐渐开始剥蚀。初六阴处阳位，居坤之始，剥落从"足"开始。告诫我们基础的重要性。

剥蚀到床腿

六二：剥床以辨[1]，蔑，贞凶。

《象》曰："剥床以辨"，未有与也。

【注释】

① 辨：郑玄《周易注》："足上称辨，谓迈膝之下。"即床足与床面之间，犹言"床腿"。

【细读】

六二：剥蚀床腿，床腿遭剥蚀，贞卜结果凶险。

《象传》说："剥蚀床腿"，因为没有相应的支持。

"辨"是床足与床面之间的部分，六二比初六要高，因此我们将之译为"床腿"。六二爻剥蚀到床腿，床腿腐蚀殆尽后，将往床面剥蚀，以此象征问题越来越严重。象征小人得势，得陇望蜀，不断威胁王权，这对君王来说，凶险。

"剥床以辨"对君王也有正面的提示，以此告诫君王身边小人太多，形势不利。小人主要考虑自己的利益，君王则要从国家利益着手。《周易》中的爻辞往往要从大人、小人两个角度感悟论说。当"剥"之时，应考虑如何防"剥"抑"剥"，六二无应，自当防凶。那么如何才能获"吉"？若想改变现状，就不能让太多的小人待在身边。

剥之无咎

六三：剥之，无咎。

《象》曰："剥之无咎"，失上下也。

【细读】

六三：剥蚀，没有咎错。

《象传》说："剥蚀没有咎错"，离开了上下群阴。

本爻可从三个角度解释：一是从符号说，六三与上九应，所以"无咎"；二是从卦象说，床腿被剥蚀，床板落地反而踏实了，所以"无咎"；三是从整体趋势说，"咎"指个人过失，"剥"并非由主观决策错误导致，而是客观大背景、大环境影响的结果，所以"无咎"。

《周易》旨在借天地神威引人向善，激发人的主观能动性。人的德行决定未来吉凶，这是大概率情况，然而在小概率情况下，往往身不由己，一个人即便再有能力，遇到糟糕的客观大背景，也无济于事。

《小象》说"'剥之无咎'，失上下也"，可从两个角度解释：一种解释为"床体落地，床身安稳"；另一种解释主要谈六三爻与上九爻的关系，六三虽不当位，但独"应"上九阳刚。李鼎祚《周易集解》引荀爽："众皆剥阳，三独应上，无剥害意，是以无咎。"

剥蚀到床面

六四：剥床以肤^①，凶。

《象》曰："剥床以肤"，切近灾也。

【注释】

　　① 肤：原意为"皮肤"，此处指"床面"。

【细读】

　　六四：剥蚀床面，有凶险。

　　《象传》说："剥蚀床面"，迫近灾害了。

　　"肤"，原意指"皮肤"。李鼎祚《周易集解》引虞翻："辨上称肤，艮为肤。以阴变阳，至四乾毁，故'剥床以肤'。"此处将"床"比作人，因此"肤"指床面。李鼎祚《周易集解》引王肃注，将"肤"解释为"人身"，云"坤以象床，艮以象人。床剥尽以及人身，为败滋深，害莫甚焉"，似乎不妥。床体剥蚀焉能腐蚀到活人身上？此种阐释于情理不通。

　　初六床足、六二床腿腐烂后，逐渐"剥"至六四床面。床体基本剥落殆尽，因此凶险异常。本爻揭示出继续腐烂的趋势，然"剥落"至极，"复元"之转机亦将不远。六五云"无不利"，即是此意。

顺承君王无不利

六五：贯鱼^①以宫人^②宠，无不利。

《象》曰："以宫人宠"，终无尤也。

【注释】

　　① 贯鱼：贯穿一排鱼。② 宫人：宫女，比喻初六至六五群阴。

【细读】

　　六五：像贯穿一排鱼一样，凭宫人的身份方能得宠，无所不利。

　　《象传》说："凭宫人的身份方能得宠"，最终没有过失。

　　"贯鱼"指"贯穿一排鱼"，"鱼"从何来？从初六至六五共五个阴爻，"鱼"在中国文化里是阴性，因为"鱼"在水中游，水为阴。《诗经·周南·关雎》云："关关雎鸠，在河之洲。窈窕淑女，君子好逑。"雎鸠为水鸟，水鸟爱捕鱼，阳求阴。君子看到水鸟捕"鱼"后，受启发联想到"窈窕淑女"。这完全有可能。因为《周易》将物分成两大类，即阴和阳。"鱼"为阴性，女子为阴性，臣子亦为阴性，因此"鱼"可比作"窈窕淑女"，同时也可将"窈窕淑女"比作贤臣。因为要为政治服务，所以无论动物、植物、男女，归根结底均要归结到君臣之义上。"贯鱼"，表面是说"鱼"，实际是说君臣。

"鱼"为阴性，为臣。初六至六五五个阴爻就像一串"鱼"，六五是"鱼"的头，引导"鱼"往哪个方向游。

"以宫人宠"，指凭宫人的身份、行为才能得宠。"宫人"为宫女，宫女如何才能得宠？听话，同时还需要有好的资质。唯其如此，君王才可能临幸于你。我们要从"宫女得宠"中汲取智慧，并按照此方法去做，才能"无不利"。

君子得舆，小人剥庐

上九：硕①果不食。君子得舆②，小人剥庐③。

《象》曰："君子得舆"，民所载也；"小人剥庐"，终不可用也。

【注释】

①硕：大。②舆：大车。③庐：房屋，此处指屋顶。

【细读】

上九：硕大的果实没有被吃。君子得到大车，小人将被剥除屋庐。

《象传》说："君子得到大车"，因为受到百姓拥戴；"小人将被剥除屋庐"，因为终究不可任用。

五阴一阳的符号结构像什么？像仅剩一颗果实的树。"硕果不食"，"硕果"指阳爻，只剩一个没被剥蚀掉，并且在大势所趋下，很快将被剥蚀掉。

"君子得舆，小人剥庐"，五阴一阳像车，车在当时是做官的象征，高车是"君子之器"；五阴一阳又像"庐"，上九像屋顶，"剥庐"指房顶剥落。

乘坐高车和房顶剥落是截然不同的两种遭遇，在"山地剥"的背景之下，为何结果不一样？这是君子与小人的不同。李鼎祚《周易集解》引侯果："君子居此，万姓赖安，若得乘其车舆也；小人处之，则庶方无控，被剥其庐舍。"可供参考。

《周易》非常看重内因，任何事物的结果都由多因构成。尽管客观环境会给人的前途带来一定影响，但归根结底，最关键的还是内因。如果是"君子"，处于恶劣的背景之下，也能有"高车"坐；如果是"小人"，就等着房子被拆吧！

坎（卦二十九）

水上有水，重重险难

䷜ 坎下坎上　习坎①：有孚，维心亨，行有尚。

【注释】

① 习坎：习，意为"重叠"。坎，卦名，坎下（☵）坎上（☵），意为"险难"。习坎，象征"重重险难"。

【细读】

《序卦传》："物不可以终过，故受之以《坎》；坎者陷也。"《坎》卦主要讲面临重重险难，如何应对险难。

《坎》卦得名之因：

从卦德看，"习坎"为"重险"，象征重重险难。"坎"为"水"，代表坎险。《周易》中有八卦是自己与自己相重叠，名为"八纯卦"，《坎》卦即是其中一卦。两个"水"重合，即"重险"，因此本卦也叫《习坎》卦。

《坎》卦：有诚信，坚持征服危险的信念才会亨通，前行可获嘉尚。

面对危险时该如何做？要"有孚"，"孚"即诚信。"孚"和"信"有何联系？"孚"字的构造上面是"爫"，下面是"子"，本义为"鸟或鸡孵卵"。在农村，鸡孵卵有一定周期，二十一天准时孵出，因此认为其中包含"信"。"信"指人的行为，人的行为与自己内心的"诚信"一致。一个侧重外在，另一个侧重内在，实际上都是表里如一、言行如一、始终如一。《周易》非常看重"孚"，这便是西方哲人所说的"契约精神"的核心。面对危险也要有"诚信"，此"诚信"还包含着实事求是。

"维心"，坚持征服危险的信念才会亨通，而不是面对危险时选择逃跑，要始终如一，努力克服困难。

中国人喜欢讲神话，神话故事中有反映"大水文化"的故事。令中国人骄傲的是，面对着大水，中国有"大禹治水"的传说。大禹为治理水患，三过家门而不入。西方神话则记载人类乘着"诺亚方舟"逃跑。我们认为神话故事中包含的真实信息能反映出不同民族的性格。《周易》也是如此，面对两个"水"造成的危险，不是让我们逃跑，而是鼓励我们去治理它、利用它。

行险不失信，设险以守国

《彖》曰："习坎"，重险也，水流而不盈。行险而不失其信，"维心亨"，乃以刚中也。"行有尚"，往有功也。天险不可升也，地险山川丘陵也，王公设险以守其国。险之时用大矣哉！

【细读】

《彖传》说："习坎"就是重重险陷，水流动而不盈满。行走险难而不失去诚信，"坚持征服危险的信念才会亨通"，这是由于阳刚居中。"前行可获嘉尚"，说明前往可建功勋。天险无法升越，地险是山川丘陵，王公设置险阻守护国境。"险陷"之时的功用太大了！

"'习坎'，重险也"，一个"水"是"险"，两个"水"即"险上加险"，水更深了。"水流而不盈"，重点在"不盈"，提示我们要控制水量，使其充足，同时不至于盈满溢出，因为一旦溢出就是水灾。面对"险"，要防御、要治理，防患于未然，不让"水"溢出。

"行险而不失其信"，这是讲"有孚"，面对危险，行在坎陷之中，不能失去诚信。"诚信"指发自内心地治理水患，不要制造"豆腐渣工程"。

"'维心亨'，乃以刚中也"，《坎》卦均是阳爻在中间，面对危险应有刚健拼搏之精神，不是逃跑，而是迎难而上，治理它、征服它、利用它。"'行有尚'，往有功也"，意为"只要有治理水险的信念，前往有功"。

"天险不可升也，地险山川丘陵也，王公设险以守其国"，事事都须辩证地看，水险给我们带来危险，同时也会给敌人带来危险，因此也可被我们利用。所以说"天险不可升"，天险高远无法逾越；"地险山川丘陵也"，地面给人带来的危险是山川丘陵，接下来说"王公设险以守其国"，"王公"为君王、三公九卿、诸侯。"设险"，前面我们所说的"水"是自然之险，"设"则是人为之险，既然"险"给人的出行带来障碍，我们也可设置"险"给敌人带来障碍。"设险以守其国"，这是在面对水险之时引发出来的智慧。

哪些现象属于人为设险的范畴？比如长城。过去我们过度渲染修筑长城给人们带来的灾难，现在辩证地看，在冷兵器时代，城墙确实能够起到防御的作用。再如"护城河"，能够抵挡敌人的进攻。辩证地看，对敌人不利，对我方就有利。

"险之时用大矣哉"，正确面对危险，治理危险、利用危险，意义重大。《坎》卦不仅讲面对危险怎么办，还启发、引导我们利用危险给敌人造成险境，将不利变成有利，这就是中国人的智慧。

常修德行，熟习教事

《象》曰：水洊①至，习坎；君子以常德行，习教事。

【注释】

① 洊：音 jiàn，一再，接连。

【细读】

《象传》说：水接连流至，是《习坎》卦卦象；君子因此要不断修养德行，熟习政教之事。

"水洊至"，先看卦象，"洊"即"重"，两个"水"聚到一块便是"习坎"。君子能够从中悟出什么道理？"君子以常德行，习教事。""常"即"恒久保持"，"德行"二字的分量很重。孔子五十岁之后终于读出《周易》的潜台词，即"借上天的力量引人向善"，以提升自己的智慧道德，然后落实到行为实践之中。"德"是内在的，"行"是外在的，中国文化的重点都在这两个字上，或者说此二字最能准确反映出中国传统文化中最核心的价值观念。这与"水"有何关系？"一水"常流，"二水"更常流！关键在"常"字，水尚且"常"流，人的道德实践也应始终如一、前后如一，不能翻云覆雨、颠三倒四。

"习教事"，"教事"乃"教化之事务"，"教化""教务""政教"都可以。它可以是学习的过程，也可以是实践的过程。问题是"习教事"，反复熟悉教化事务，跟"习坎"有何关系？"习坎"乃两个"水"重合，因此人也应当在不断重复的过程之中提升智慧、提升能力、提高修养。也可理解为"水"流开始很小，"两水"汇合之后，"水"慢慢变大。譬如长江、黄河，追溯起源，源头的水很小很小，慢慢经过汇合才逐渐奔涌向前。"水流"有一个逐渐发展的过程。人的智慧、道德修养的提升也有一个渐进的过程。只要大方向一致，都可接受。"习坎"最终也能为政教服务，为人们智慧与道德修养的提升服务。"水"有"恒"，人的道德修养也有"恒"，"水"为"习"，习为重复，人的政教事务也要在不断重复之中提升。

陷入水底深坑

初六：习坎，入于坎窞①，凶。

《象》曰："习坎"入"坎"，失道凶也。

【注释】

① 窞：音 dàn，犹言"深坑"。

【细读】

初六：面临重重险难，掉入陷穴深处，有凶险。

《象传》说："面临重重险难"又掉入"陷穴深处"，违背履险之道造成的祸患。

"窞"指"坎中更有坎"，爻辞中含有两个"水"，水越深的地方就越危险。初爻是水最深的地方，因此"入于坎窞"。"窞"即"深坑"，指"水"底下还有更深的"水"。通辽有一个湖，湖很大、鱼很多，将湖水抽干之后却没见到鱼。可是再放水之后，鱼又出现了。因此，很可能水下还有地下水。本溪的地下河能够行船，说明地壳构造非常复杂。

《周易》那个时代并没有这方面的认知，"入于坎窞"是一种比喻，指进入水中最危险的地方，凶险。因为初六阴柔失正，与六四并不相应，因此"失道凶也"。

坎有险，求小得

九二：坎有险，求小得。

《象》曰："求小得"，未出中也。

【细读】

九二：在陷穴中遇到危险，求取小利会有所得。

《象传》说："求取小利会有所得"，因为没有偏离中位。

"小"指"小处""小事"，处于危险之中，期望值不要太高。九二阳居柔位，并不当位，虽处中位，但客观大环境不容乐观。"求小得"，求得小利便快进、快出。李光地《御纂周易折中》："凡人为学作事，必自求小得始，如水虽涓涓而有源，乃行险之本也。"马其昶《重定周易费氏学》："求小得，积细流以成大川也。"均颇可取。

临险静观

六三：来之坎坎，险且枕，入于坎窞，勿用。

《象》曰："来之坎坎"，终无功也。

【细读】

六三：来去都处于坎险之中，临险止而暂息，掉入陷穴深处，不要轻举妄动。

《象传》说："来去都处于坎险之中"，终究没有功劳。

"来之"犹言"来去"，"来之坎坎"指上下皆有"坎"。"险且枕"，"水"为"险"，"枕"为"安"，六三、六四、九五构成互卦艮，"艮"为"静"，指处于险中不要轻举妄动，应当保持冷静，多看少动。"入于坎窞，勿用"，处于深水，不要出手，静观以等待时机。

李光地《御纂周易折中》认为此爻"似与需之六四义足相发"。《需卦·六四》云"需于血，出自穴"，阐明危难之时冷静需待之旨。可供参考。

处重险而履正

六四：樽酒，簋①贰，用缶，纳约自牖，终无咎。

《象》曰："樽酒，簋贰"，刚柔际也。

【注释】

① 簋：音 guǐ，许慎《说文解字》："黍稷方器也。"

【细读】

六四：一樽薄酒，两簋淡食，用瓦缶，从窗内结纳信约，终将免遭咎害。

《象传》说："一樽薄酒，两簋淡食"，说明处于阳刚与阴柔相互交接之际。

"酒"在《周易》时代为奢侈品，只有贵族才有资格享用。"樽酒"，量不多，但为贵族特供。"簋"是外方内圆的竹篮子，祭祀之时用来装菜蔬，而"豆""登"等祭器则用来装肉。"缶"为瓦器，当时已经有青铜器，用"缶"指餐具粗陋。"纳约"指"结纳信约"。"牖"为"窗户"，从"窗户"送东西，指监狱。

周文王"拘羑里而演《周易》"，"水"象征危险，关在牢狱内乃处于危险之中。六四阴爻居柔位，正当位。"樽酒""簋贰""用缶"指祭祀非常简朴，但因有一颗虔诚之心，故依然可呈献于尊者，结纳信约。六四、九五刚柔各得其所，因此危险是暂时的，冤假错案总有平反的一天。

履险有方

九五：坎不盈，祗①既平，无咎。

《象》曰："坎不盈"，中未大也。

【注释】

① 祗：音 zhǐ，通坻，小丘。

【细读】

九五：险陷尚未盈满，小丘已被铲平，没有咎错。

《象传》说："险陷尚未盈满"，因为居中尚未壮大。

《周易》中"危险"的卦有个大概规律，到第四爻会慢慢有所转机，这在《否》卦中反映最为明显，"否极泰来"，其他卦也有此趋势。"坎不盈"，坎陷尚不满盈，不那么危险。"祗"通"坻"的可能性比较大，"坻"即"小丘"。因为"既平"（被铲平）指"山"，六三、六四、九五构成互卦艮，到九五已经"平"了。象征危险之时，"水"所带来的危险逐渐减轻，山也逐渐被铲平，因此已从危险之中逐渐解脱出来，故"无咎"。

这卦主要讲客观条件"水"所带来的危险，九五既中且正，乃君王之位，因此从主观角度看问题不大。

身处险极

上六：系用徽纆①，真②于丛棘，三岁不得，凶。

《象》曰：上六失道，凶三岁也。

【注释】

①纆：音 mò，绳索。②真：同"置"。

【细读】

上六：用绳索捆缚，囚置在荆棘之中，多年不得脱困，凶险。

《象传》说：上六违背履险之道，凶险将延续多年。

对于《周易》中的卦爻象不要过于较真，《周易》是用"象"说"理"。本爻意为处于危险之中，须有心理准备。

"否极泰来"是往"好"的方向转化，本卦刚有"好"的迹象，到最后上六反而变得"不好"。因此，《周易》之中有规律但无定规，很多时候还须"具体卦具体分析"。九五本有好的迹象（"坎不盈"），但上六却云"系用徽纆"。"徽"和"纆"都指"绳子"，前者为两股，后者为三股。"系用徽纆，真于丛棘"，被绳子捆缚起来，扔在丛棘之中。

"三岁"泛指"多年"，"三岁不得"指可能多年亦无法从危险之中逃脱。程颐《伊川易传》："上六以阴柔而居险之极，其陷之深者也。以其陷之深，取牢狱为喻，如系缚之以'徽纆'，囚'真于丛棘'之中，阴柔而陷之深，其不能出矣。故云至于'三岁'之久，不得免也，其'凶'可知。"可供参考。

面对险难，如何应对？说方法，无法改变客观险难形势，只能改变和提升自己的应对能力，"常德行，习教事""行险不失其信"；说目标规划，《坎》卦六爻皆不言"吉"，意在提示面临险难要务实，先解决当前险难，再说未来发展，规划勿浮夸，有"小得"已不易。

明夷（卦三十六）

火在地下，光明殒伤

䷗离下坤上　明夷①：利艰贞。

【注释】

①明夷：卦名，离下（☲）坤上（☷），象征"光明殒伤"。

【细读】

《序卦传》："进必有所伤，故受之以《明夷》；夷者伤也。"《明夷》卦主要讲若遇到黑暗时期，该如何平安度过。

《明夷》卦得名之因：

从卦象看，离下坤上，离为火，坤为地，火在地下，光明陨落于地，大地一片黑暗。《明夷》卦卦名来自卦象。与《晋》卦正好相反，火在地上，象征太阳刚刚升起，为"火地晋"。

从卦德看，火之卦德为"明"，地之卦德为"顺"，象征内部文明而外表柔顺。

《明夷》卦：贞卜结果艰苦奋斗才会有利。

"明夷"，"明"即光明，"夷"即殒伤，光明殒伤即"黑暗"。"利艰贞"，贞卜的结果告诉我们，要了解艰苦时期所面对的困难，要保持艰苦奋斗的精神，同时还要有智慧，这样才会有利。

内文明外柔顺

《彖》曰：明入地中，"明夷"；内文明而外柔顺，以蒙①大难，文王以之。"利艰贞"，晦其明也。内难而能正其志②，箕子以之。

【注释】

①蒙：蒙受。②志：心志。

【细读】

《彖传》说：光明隐没大地之中，象征"光明殒伤"；内心文明而外表柔顺，以此蒙受大的患难，文王即是如此做的。"要保持艰苦奋斗的精神有利道德正固"，指自我隐晦光明。身陷内难亦能端正心志，箕子即是如此做的。

"明入地中"，光明在地下，这是从卦象角度解释《明夷》卦得名的原因。

面对"明夷"时期，该如何度过？"内文明而外柔顺，以蒙大难，文王以之。"这是从卦德而来的，火的卦德是"文明"，地的卦德是"柔顺"，"地火明夷"与"山风蛊"的感悟方法一样。山下有风，吹乱了草，表明"乱"产生的原因，再告诉你如何度过乱象丛生的时期。那么该采取什么策略？"山风"，"山"是"止"，"巽"是"谦和"，意为用谦虚的态度治乱。《明夷》卦亦如此，从"象"上告诉你这是一个黑暗时期，从卦德的抽象意义上告诉你怎么度过黑暗时期。

同是一卦，却能感悟出不同的意思。"内文明外柔顺"，这是从卦德感悟出的理论依据，类推到人事，在社会黑暗时，要心里明白、外表顺从才可能平安度过。古人认为天圆地方，古代铜钱外圆内方，这是从天象中感悟出的理论依据。内心有原则，但在言行举止上为了生存、为了保命、为了将来，隐忍不发，有朝一日黑暗时期总会过去。

当年周文王就是运用"内文明外柔顺"的策略度过了黑暗时期。为了最终理想抱负的实现，现在该怎么做？此一时彼一时，现在生不逢时，则要顺应、保命。历史学家认为周文王与商纣王有着姻亲关系，《泰》卦六五爻辞云"帝乙归妹"，无论此处之"妹"是嫁给周文王还是周文王之父，都存在姻亲关系。周文王既然身处牢狱，就必须改变策略。所以要顺应，至少嘴上顺应，心中还有方向、有原则，这就是周文王的做法。

"利艰贞"是卦辞占断的结果，《彖传》用周文王、箕子的方法诠释"艰"，在黑暗时期能够借鉴运用周文王、箕子的方法才能平安保命。

"晦其明"，火在地下，地上晦，地下明，这是从天象中感悟到的理论依据。推天道明人事，类推到人事，我们也要把光明放在地下、放在心里，外在言行要学会装傻、装糊涂。

"内难而能正其志，箕子以之"，历史学家大多认为箕子是商纣王的叔父，也有说是同一辈的，这些都无所谓，关键是学习箕子的智慧。"内难"即家族内部发生灾难，箕子看不惯商纣王的暴虐，但又无法进行劝谏。只因商纣王毫不听劝，比干劝谏惨遭剖心，梅伯劝谏竟被剁为肉酱！因此，箕子改变不了商纣王，只能改变自己。"晦而明"，内心坚持道义追求，表面则"晦"，装糊涂。《红岩》中的华子良也是用"晦而明"的方法才保住性命。

在"明夷"时期，仍旧简单强调斗争精神，无异于以卵击石，只有"内文明而外柔顺""晦而明"才可能平安度过，留得青山在，不怕没柴烧。

隐晦明智，更显英明

《象》曰：明入地中，明夷；君子以莅①众，用晦而明。

【注释】

① 莅：临也，"莅众"犹言"治众"。

【细读】

《象传》说：光明隐没大地，是《明夷》卦卦象；君子因此在治理众人之时，须自我隐晦明智以更加凸显道德光明。

《大象》的感悟与《象传》不同，《大象》不是站在周文王与箕子的地位考虑如何度过"明夷"时期，而是站在君王的高度感悟卦象，感悟出治理天下的智慧。"君子以莅众，用晦而明"，君王要模仿天象，居高临下治理老百姓。"晦而明"，表面宽厚仁爱，睁一只眼闭一只眼，可心里什么都明白。君王有时也要装糊涂，水至清则无鱼，人至清则无朋，君至清则无忠臣！睁只眼闭只眼，让手下多少得些好处，唯其如此，利益才能捆绑在一起。一荣俱荣，一损俱损，用必要的糊涂换来臣子的忠诚，这是《周易》为当时的君王提出的治理智慧。

前面是站在为臣的角度讲，君王昏庸之时该如何做，此时却站在君王角度讲"晦而明"，《象传》和《大象》感悟的方向不一致。《象传》和《大象》的感悟不同，因此《象传》和《大象》很难说出自同一时期、同一人。

黑暗中飞翔，鸟低垂其翼

初九：明夷于飞，垂其翼①；君子于行，三日不食；有攸往，主人有言②。

《象》曰："君子于行"，义"不食"也。

【注释】

① 翼：翅膀。② 言：指批评。

【细读】

初九：在光明殒伤之时飞翔，须低垂其翅；君子（在光明殒伤时）出行，三天不吃饭；有所前往，主人则出言责备。

《象传》说："君子（在光明殒伤时）出行"，理当"不吃东西"。

"明夷于飞"，鸟在黑暗之中飞翔，不能快速飞，只能垂其翼滑翔，减慢速度，避免伤亡，这是天象。君子看到这种天象，感悟到君子在"明夷"中出行，三天不吃饭。俗话说，"人是铁饭是钢，一顿不吃饿得慌"，"三日不食"，到底是主动不吃还是由于社会黑暗没东西吃？《小象》说"义不食也"，认为是主观不吃。在社会黑暗时期，只有溜须拍马才会被重用。君子却宁可不当官，"三日不食"，也不阿谀逢迎。这从主观、客观两方面都能讲得通，两者还有联系。

"有攸往，主人有言"，此句似揭示出主观不吃的道理，有机会却不去吃。若是想吃，"主人有言"。古代自己说为"言"，回答别人为"语"，《周易》中的"有言"均指别人对自己有负面评论。身处"明夷"时期，无论黑暗还是糊涂，自己的做法其他人看不上，便会对你有负面评价。既然"明夷"，那就不出来做他的官，《周易》中有类似的表达。黑暗时期，当官就是与统治者同流合污，宁可挨饿，也不能失节。李光地《御纂周易折中》引邱富国："初体离明，去上最远，见伤即避，有飞而垂翼之象。君子知几，义当速去。盖可以不食，而不可以不去。去重于食故也。"可供参考。

用壮马拯济

六二：明夷，夷于左股①，用拯马壮②，吉。

《象》曰："六二"之"吉"，顺以则也。

【注释】

①股：大腿。②用拯马壮：此处倒装，应为"用壮马拯"。

【细读】

六二：光明殒伤，伤到左边大腿，用强壮之马拯济方可逐渐复元，可获吉祥。

《象传》说："六二的吉祥"，是由于柔顺且有原则。

"夷于左股"，马左边的大腿受伤，不能拉车，以此比喻君臣遇合，君王失去左膀右臂，不能治乱，不能度过黑暗时期。

"用拯马壮"，用现代汉语讲是"用壮马拯"，用"壮马"拯救乱世，以度过艰苦时期。"壮马"象征真正的人才，君王需要人才帮着拯救社会，结果才会吉祥。李光地《御纂周易折中》认为，"此之'夷于左股'者，与丰二之'往得疑疾'同也；此之'用拯马壮'者，与丰之'有孚发若'同也"。此说比对《明夷》卦与《丰》卦，可供参考。

不可操之过急

九三：明夷于南狩①，得其大首；不可疾②贞。

《象》曰："南狩"之志，乃"大""得"也。

【注释】

①狩：狩猎。②疾：急切。

【细读】

九三：光明殒伤之时去南方巡狩，捕获大猎物；贞卜结果不可操之过急。

《象传》说："去南方巡狩"的心意，是要"有大的收获"。

在"光明殒伤"之时，到南面狩猎，还会有收获，还能够得其"大首"。"大首"就是大猎物，可以大猎物喻"元凶""首恶"。在黑暗时期也有收获，九三处阳位，当位喻方法得当，但又说"不可疾贞"，"贞卜"结果提示，在"明夷"之时，不能操之过急。

"得其大首"是有条件的，尤其在"明夷"之时，既要有主观准备，还要等待机会。朱熹《周易本义》："有向明除害，得其首恶之象。然不可以亟也，故有'不可疾贞'之戒。"可供参考。

掌控信息情报

六四：入于左腹①，获明夷之心②，于出门庭。

《象》曰："入于左腹"，"获""心"意也。

【注释】

①腹：腹部。孔颖达《周易正义》："事情之地。"②心：心意，犹言内部情状。

【细读】

六四：进入左腹部，获得光明殒伤之时的内部情状，此时可走出门庭有所作为。

《象传》说："进入左腹部"，"能够获得光明殒伤之时的内在情状。"

"入于左腹，获明夷之心"，这与我们现在所说的"打入敌人心脏，深入腹地"有相通之处。进入腹地，获得"明夷"之时的内部情状，以进一步分析、了解"黑暗"之原因。此爻言掌握信息情报的重要性。

"于出门庭"，知己知彼可以出门，有所作为。因为九三、六四、六五互卦为震卦，震为雷，雷为动，故而应适当考虑出手。王弼《周易注》："左者，取其顺也。入于左腹，得其心意，故虽近不危；随时辟难，门庭而已，能不逆忤也。"可供参考。

内难而能正其志

六五：箕子①之明夷，利贞。

《象》曰："箕子之""贞"，明不可息也。

【注释】

①箕子："殷末三仁"之一，与微子、比干齐名。《论语·微子》："微子去之，箕子为之奴，比干谏而死，孔子曰：'殷有三仁焉。'"

【细读】

六五：像殷朝箕子身处光明殒伤之时那样做，贞卜结果有利。

《象传》说："箕子的道德正固"，只因内心之光明不可熄灭。

如果《象传》言及"箕子"倒无所谓，毕竟是在周文王五百年之后（相当于孔子时期）所作。现在爻辞本身也提出"箕子之明夷"，说箕子生活在"明夷"之时，以"晦而明""内难而能正其志"的方式度过社会黑暗之时，贞卜结果有利，这是以箕子佯狂自晦而守志之象说理。

那么问题来了，在文王时期，在商纣王执政期，谁敢明言当朝为"明夷"时期？谁敢用箕子"晦而明""内难而能正其志"为喻说理？"拘羑里而演《周易》"的文王敢这么说话吗？这当是武王克商之后才可能出现的话语。

六五爻辞揭示出《周易》最终写定的时代，不太可能写定于武王克商之前。《周易》有一个不断加工的过程，产生的时代很早，最终写定当在"武王克商"之后。《周易》是陆续完成的，有一个逐渐积累积淀、不断修润的过程。

尚秉和《周易尚氏学》认为"箕""孩"音通，"箕子"乃"孩子"，云："六五天子位，孩子之明夷，谓纣昏蒙。"说明尚秉和已经发现问题，说周文王作《周易》，就不可能言"箕子"；言"箕子"就不可能说周文王作。于是说"箕子"乃"孩子"，但其说无据，且与经义不合。天子位和"孩子"有何关联？即便"孩子"言当朝君王"昏蒙"，也不可能"利贞"。

初登于天，后入于地

上六：不明晦①；初②登于天，后③入于地。

《象》曰："初登于天"，照四国也；"后入于地"，失则也。

【注释】

①明晦：指晦藏明智。②初：开始。③后：最终。

【细读】

上六：不懂晦藏明智之法；起初登临天上，最终陷入地下。

《象传》说："起初登临天上"，可以照耀四方邦国；"最终陷入地下"，是因失去法则。

如果生活在"明夷"之时代，却不知如何晦藏明智、装疯卖傻，那么你最初可能"登临于天"，最终却"陷入于地"，非常凄惨。

《明夷》卦主要讲平安度过"明夷"时期的智慧：面对强大的黑暗社会，只能改变自己，只能向文王、箕子学习，"内文明而外柔顺""晦而明""内难而能正其志"。朱熹《本义》："以阴居坤之极，不明其德以至于晦。始则处高位以伤人之明，终必至于自伤而坠厥命。"可供参考。

蹇（卦三十九）

山上有水，行走艰难

䷦ 艮下坎上　蹇①：利西南，不利东北。利见大人，贞吉。

【注释】

①蹇：音 jiǎn，卦名，艮下（☶）坎上（☵），象征"行走艰难"。

【细读】

《序卦传》："乘必有难，物受之以《蹇》；蹇者难也。""蹇"为跛足，象征行走困难，比喻艰苦时期不顺利。

《蹇》卦得名之因：

从卦象看，艮下坎上，艮为山，坎为水，水与山的组合，爬山本来就很困难，山上又有水，山高路陡，坎水险难，行走更为艰难。这卦卦名来自卦象。

从卦德看，水的卦德为险，山的卦德为止，面对险难，要懂得停止的智慧，此即《象传》"见险而能止"的出处。

《蹇》卦：利于走向西南平地，不利于走向东北山麓。利益显现于大人，贞卜结果吉祥。

"利西南，不利东北"，《周易》中经常出现，一般来说《坤》卦象征"西南"，往"西南"寻求志同道合者，但此处没有《坤》。如果参考当年周文王居住地与商纣王居住地位置的关系，商纣在"东北"方，周文王在"西南"方。"西南"尚未开化，多为少数民族。两相对比之下，往"西南"方向发展更为有利，往东北方向发展是"以卵击石"。这是站在当时的空间地理位置上来说的。

以上给我们的启发是困难时期方向选择的问题。《周易》早就预见到，在政治的扩张上，不同方向的选择有不同的结果；在企业经营上，不同项目的选择、不同的性价比有不同的结果。

"利见大人"，即"对大人有利"。面对"水山蹇"的艰苦时期，什么人能度过困难时期？大人，有能力有智慧之人。"利见大人"，言外之意是"对小人不利"。小人既无德又无能，根本无法度过困难时期。认识到这个道理，贞卜结果就吉祥。

何以面对"蹇"还"吉"？这是有条件的。如果读懂《蹇》卦，按《蹇》卦之道理行事，就能度过"水山蹇"从而走向吉祥。为臣者须为君王指出光明的方向，如此才能激发起君王的信心，这是臣子出谋划策的智慧。

见险能止

《彖》曰："蹇"，难也，险在前也；见险而能止，知矣哉！"蹇，利西南"，往得中也；"不利东北"，其道穷也。"利见大人"，往有功也；当位"贞吉"，以正邦也。"蹇"之时用大矣哉！

【细读】

《彖传》说："蹇"，就是险难，危险在前面；见到危险能够止歇，真是明智啊！"蹇卦，利于走向西南平地"，这样能够合宜适中；"不利于走向东北山麓"，因为东北方向道路穷困。"利益显现于大人"，前往能够建功；居位适当"守持正固可获吉祥"，说明可以端正邦国。"蹇难"之时济蹇的功用是多么宏大啊！

"'蹇'，难也"，用行走艰难比喻治理国家之艰难。"险在前也"，是从卦德而言，"水"为"险"，"险"在"前"，面对"险"该如何做？有没有能力解决？"见险而能止，知矣哉"，从卦德角度讲，"山"的卦德为"止"，要看自己有无能力度过危险。"明知征途有艰险，越是艰险越向前"，这是革命精神。若无能力度过危险，那就"止"，不要加重危险，要具体问题具体分析。因此说，见到"险"要能"止"，要能有效地控制自己，这是智慧。

"'蹇，利西南'，往得中也"，必须依中道行事，这是合适的做法。"不利东北"，往"东北"方向发展会使你陷入困境。

"利见大人"，因为前往有功。

"当位'贞吉'，以正邦也"，《易传》更多时候将"贞"解释为"正"。这从道理上讲成立，但从解释学的角度来看就有些问题。解读文本要尊重作者本意，在《周易古经》中"贞"并非"正"，贞即问，问天；卜即占卜，用硬器在甲骨上打出洞来，经过火的煅烧看兆纹走势，以此预测未来。贞在古代为贞卜，贞为用贝问天，占指贞出结果后用嘴解说。都是"问天"，只是分别代表"问天"的不同阶段。

"蹇之时用大矣哉"，面对"水山蹇"，是考验人智慧的时期，所以《蹇》卦体现的思想太重要了！

返身修德

《象》曰：山上有水，蹇；君子以反身①修德。

【注释】

①反身：反，通"返"。反身，即"反求自身"。

【细读】

《象传》说：山上有水，是《蹇》卦卦象；君子因此要反求自身，修美道德。

"山上有水"是"蹇"产生的原因，要通过"反身修德"来度过这段艰苦时期。"反"与"返"相通，意为"回返"，即"反求自身"，指不断提高自己的道德智慧。我们改变不了客观的"水"和"山"，只能改变主观的自己，只能提高自己的智慧和能力，唯有如此才能最终征服险难。《孟子·离娄上》："行有不得者，皆反求诸己。"正与"反身修德"义理相通，可供参考。

前往艰难，归来必获美誉

初六：往蹇，来誉①。

《象》曰："往蹇，来誉"，宜待也。

【注释】

①誉：美誉。

【细读】

初六：前往艰难，归来必获美誉。

《象传》说："前往艰难，归来必获美誉"，适宜等待时机。

"往"即"进"，"来"即"退"，前往就使自己陷入困境，归来则获得美誉。"往蹇来誉"象征不同方向、不同行为，就有不同结果。潜台词为："回来"，以等待时机。初六为第一爻，既不当位，品级又低，能力又低，且向上无应。这就需要面对现实，"回来"等待时机，提升自己的能力。王弼《周易注》："处难之始，居止之初，独见前识，睹险而止，以待其时，知矣哉！"颇为恰切。

王臣忘身奔走济难

六二：王臣蹇蹇，匪躬①之故。

《象》曰："王臣蹇蹇"，终无尤也。

【注释】

①躬：自身。

【细读】

六二：王臣奋力奔走济难，不是为了自己的缘故。

《象传》说："王臣奋力奔走济难"，终将无所责备。

"臣"，帛书《周易》作"仆"，犹言"臣仆"，六二是站在臣的角度而言的。《周易》中有这样一种倾向：君可以"无为"，但臣必须"有为"。"蹇"指行走不顺，"蹇蹇"则是行走更加困难。但王臣面对险难却不能躲，要迎难而上，并且不是为了自己的缘故，是为了国家、民族的利益迎难而上。这是对王臣提出的期望，亦即王弼《周易注》所云之"私身远害，执心不回，志匡王室者也"。

前往险难，归来安内

九三：往蹇，来反①。

《象》曰："往蹇，来反"，内喜之也。

【注释】

① 反：同"返"，返回。

【细读】

九三：前往险难，归来退居其所。

《象传》说："前往险难，归来退居其所"，阴柔者欣喜九三归返。

九三阳爻居阳位，阳刚得正，坎险在前。前往困难，回来等待时机。王弼《周易注》："进则入险，来则得位，故曰'往蹇来反'。"这与《象传》所云之"见险而能止，知矣哉"亦可相通。九三与初六比较接近，还是说如果无法解决困难，别莽撞蛮干，要回来等待时机、提升自己。李光地《御纂周易折中》引吴曰慎："九三刚正，为艮之主，所谓见险而能知止者，故来而能反，止于其所。"可供参考。

往来皆难

六四：往蹇，来连①。

《象》曰："往蹇，来连"，当位实也。

【注释】

① 连：犹言"接连蹇难"。

【细读】

六四：前往险难，回来又遇险难。

《象传》说："前往险难，回来又遇险难"，位置恰当而实在。

六四并不乐观，前往艰难，回来又连续遭遇艰难。前进不对，回来也不对。六四阴爻居阴位，虽然当位，却乘凌九三之上，下与初六无应，自身又处于坎险之中，因此往来皆蹇。

《三十六计》第十五计"调虎离山"即出自本爻。"往蹇来连"本指自己处于困难之中，此处活学活用，指利用计策使敌人陷入困境。"调虎离山"，指老虎在山上占据有利地形，对我方不利，因此要想办法将老虎调离山头。原文说："待天以困之，用人以诱之，往蹇来连。"要想让敌人陷入困境之中，一是等待自然条件使其陷入困境；二是用人力、假象诱惑他们，使之前后皆险，这样对我们就有利了。

东汉末年，军阀并起，各霸一方。孙坚的儿子孙策那年十七岁，年少有为。他本想往北推进，但北方有军阀刘勋，势力强大、野心勃勃，硬攻肯定打不过。孙策抓住刘勋的弱点，他知道刘勋贪财，就派人送其一份厚礼，贿赂他，又写信吹捧他一番。刘勋于是飘飘然，颇为骄傲。孙策信上又说："上辽经常派兵侵扰我们，我们力弱不能远征，希望您去征讨上辽。"其实刘勋本来就想征上辽，因为上辽非常富庶，看到孙策将自己吹得神乎其神，于是忘乎所以，果真发兵征讨上辽。孙策闻之大喜，马上发兵攻打刘勋老窝，等刘勋发现上当时已经晚了。这就是"调虎离山"，把"老虎"调出城，以使城内空虚，此时再攻打城内，便无往不利了。

学《周易》须活学活用，取其"神理"。原本卦辞是说我们陷入困境，灵活一点思考，我们同样能以此使敌人陷入困境，最终"往蹇，来连"。敌人前后皆困，对我们就有利了。

共济蹇难

九五：大蹇，朋来[①]。

《象》曰："大蹇，朋来"，以中节也。

【注释】

① 朋来：朋指友朋，朋来即友朋纷纷来归相助。

【细读】

九五：行走十分艰难，友朋纷纷来归相助。

《象传》说："行走十分艰难，友朋纷纷来归相助"，因为居中而有节度。

九五不是一般的"蹇"，"九五"位置本来相当好，但爻辞却说"大蹇"。因为山越高就越陡，危险就越大。但结果却很好，"朋来"。"朋"指"朋友"或"货币"，不管如何理解，都是好的转机。朱熹《周易本义》："九五居尊，而有刚健中正之德，必有朋来而助之者。占者有是德，则有是助矣。"李光地《御纂周易折中》："凡《易》之应，莫重于二五，故二之称王臣者，指五也；五之称朋来者，指二也。"可供参考。

前往险难，归来可建大功

上六：往蹇，来硕；吉，利见大人。

《象》曰："往蹇，来硕"，志在内也；"利见大人"，以从贵也。

【细读】

上六：前往险难，归来可建大功；吉祥，利益显现于大人。

《象传》说："前往险难，归来可建大功"，心意在于内部；"利益显现于大人"，应当附从尊贵之君王。

上六处《蹇》卦之终，阴爻居阴位，下与九三相应，因此蹇极将通。但若前往则更生蹇难，陷入困窘，归来却可以建立大功。《蹇》卦一开始并不好，最后慢慢有转机，这与"否极泰来"有相通之处。程颐《伊川易传》："六以阴柔居蹇之极，冒极险而往，所以蹇也。不往而来，从五求三，得刚阳之助，是以硕也。"朱熹《朱子语类》指出："诸爻皆不言吉，盖未离乎'蹇'中也；至上六'往蹇，来硕；吉'，却是'蹇'极有可济之理。"

面对蹇难，如何应对？权衡利弊，决定行止，能行则行，不能行则止。个人的能力、权力无法改变蹇难时，就"来反"，修德待时；重任在肩，义不容辞，就"王臣蹇蹇，匪躬之故"，鞠躬尽瘁，尽力济蹇。全卦只有上六言"吉"，应有二意，一言客观之时，"'蹇'极有可济之理"；二言主观之德，"反身修德"才可济，要有充分的心理准备，匡济蹇难非易事，须经历长期艰苦的济蹇才可能见功效。

涣（卦五十九）

风行水上，涣弊聚义

☵ 坎下巽上　涣①：亨，王假②有庙③，利涉大川，利贞。

【注释】

①涣：卦名，坎下（☵）巽上（☴），意为涣散、散开、离散。②假：音 gé，感假，感悟。③庙：祭祀祖先的地方。

【细读】

《序卦传》："说而后散之，故受之以《涣》；涣者离也。"《涣》卦主要讲在人心涣散时，如何凝聚人心。《系辞传》："刳木为舟，剡木为楫，舟楫之利以济不通，致远以利天下，盖取诸《涣》。"

《涣》卦得名之因：

从卦象看，巽为风，坎为水，风行于水上，水面波纹散开，来比喻人心散，所以称为"涣"。

《涣》卦：亨通，君王感召神灵保有神庙，利于涉过大河，贞卜结果有利。

"涣"，有涣散、离散之义。当人心涣散，离心离德之时，如何凝聚人心？君王利用祭祀祖先来凝聚人心，利用共同祖先的宗族观念来起到凝聚人心的作用。

"利涉大川"，巽木在坎水之上，有"利涉大川"之象，解散险难之义。人心所依，涣散可聚，贞卜结果有利。

凝聚人心，利涉大川

《彖》曰："涣，亨"，刚来①而不穷②，柔③得位乎外而上同④。"王假有庙"，王乃在中也；"利涉大川"，乘木⑤有功也。

【注释】

①刚来：刚，指九二阳爻。来，下卦称来。②穷：穷尽。③柔：指六四阴爻。④上同：顺承九五。⑤木：上卦巽为木。

【细读】

《彖传》说："涣散，亨通"，九二刚来为坎，水流不会穷尽，六四得正位以柔承九五之刚。"君王感召神灵保有神庙"，是因为君王居中尊位；"利于涉过大河"，归功于乘坐木舟在水上漂行。

"刚来"，从符号说，指下卦九二，喻重聚人心的坚定信念；"不穷"是从卦象说，坎为水，水流不穷，喻坚持不懈的信念与行动。

"柔得位乎外"，从符号说，指六四。"而上同"之"上"，指九五，六四顺承九五而同心同德。九五又居君位，表示守宗庙社稷，以为祭主也，所以君王来宗庙，祭拜神灵、祖先，济涣于天，可以安定民心。

"乘木"，指上巽，巽为风为木，"大川"指下坎，坎为水为险。乘着木舟在水上漂行，利于越过大河、越过艰险，会有实际的功绩。

享帝立庙，治涣聚义

《象》曰：风行水上，"涣"；先王以享^①于帝^②立庙^③。

【注释】

　　① 享：祭祀，贡献（指把祭品、珍品献给祖先、神明或天子、侯王），上供。② 帝：上帝，天帝。③ 庙：供奉祭祀祖先的处所。

【细读】

《象传》说：风吹过水面，是《涣》卦卦象；先王因此要祭祀天帝、建立宗庙凝聚人心。

风把水吹散了，喻人心涣散了，离心离德，这是《涣》卦的卦象。《经》《传》皆逆向类推，卦象是本卦得名的原因，卦意侧重反向联想，讲如何凝聚的策略。《讼》《蛊》等表现社会负面现象的卦皆如此。

如何将涣散的人心凝聚起来，先王从中悟出"以享于帝立庙"。借助天帝的权威，借助祖先的力量重聚人心，可以济天下之难。先王来到宗庙祭祀先祖，同时教化万民使之凝聚。程颐《伊川易传》："收合民心，无如宗庙，祭祀之报，出于其心。故'享帝''立庙'，人心之所归也。紧人心，合离散之道，无大于此。"

祭祀也有积极作用，祭祖可凝聚人心。在那个特定时间，地位、财富等外在因素都淡化了，参与者共同的信念是：我们同祖同宗！民族凝聚力提升，借助信仰重聚人心。

用壮马拯救涣散乱世

初六：用拯^①马壮^②，吉。

《象》曰："初六"之"吉"，顺也。

【注释】

①拯：拯救，援救，救助。②马壮：强壮的马，比喻人才、贤臣。

【细读】

初六：用壮马拯救涣散之乱世，吉祥。

《象传》说："初六的吉祥"，是因为顺承九二。

初六阴爻居阳位，不得位，但是上承九二，不至于太弱，而且在积聚力量的初级阶段，表现出"柔"的一面，是谦恭的表现，以退为进。坎又意为美脊马，故有"用拯马壮"。

这是站在君王的角度来说的，启用人才、贤臣来拯救人心散了的乱世，才吉祥。陈梦雷《周易浅述》："居涣之初，拯之为易。初阴柔，非能拯涣者也。然坎为美脊亟心之马，二有刚中之才。能顺九二，事必有济。故有用拯马壮之象，故吉也。"

启用人才辅佐，用贤臣拯救乱世。

<h3 style="text-align:center">涣散之时，寻求依靠</h3>

九二：涣，奔①其机②，悔亡。

《象》曰："涣奔其机"，得愿也。

【注释】

①奔：急忙前往。②机：通几，几案，指初六，即依靠之意。

【细读】

九二：涣散之时，急忙寻求依靠，后悔消亡。

《象传》说："涣散之时急忙寻求依靠"，得相合之愿。

当涣散之时，人心散了应该重聚。九二壮马，喻贤臣，外来居中但不得位，处于危险之中，因而有"悔恨"之意。急忙前往寻找初六为依靠，以求安定。虽然九二不得位，有悔，九二与初六相比，初六顺承于九二，得阴阳相合之愿，能够稳固根本，凝聚涣散之人心。最终化险为夷，故悔恨消亡。程颐《伊川易传》："诸爻皆云'涣'，谓涣之时也。在涣离之时，而处险中，其有'悔'可知。若能奔就所安，则得'悔亡'也。"

涣离危难之中，一定要有人帮助，那先团结谁？依靠谁？自然是和你关系最近的身边人。

<h3 style="text-align:center">涣散自身利益</h3>

六三：涣其躬①，无悔。

《象》曰："涣其躬"，志在外②也。

【注释】

①躬：自身，比喻自己的利益。②外：向外发展。

【细读】

六三：涣散自身，没有后悔。

《象传》说："涣散自身"，志向在外面。

"涣"，本指人心涣散之时，六三之后四爻所言"涣"兼有二意，既表时间状语，又表应对措施：人心涣散之时，涣散自身利益，凝聚人心，既要借助外力，也要从自身分析导致"涣"的原因，寻找凝聚人心的策略。

六三阴爻居阳位，从消极角度说，不当位，喻方法不当，有私于己之象；从积极角度说，居阳位，志在济时，能散其私。高亨《周易古经今注》："涣者，水流有所荡涤也。涣其躬者，水流荡涤其身也。水流荡涤其身，则其身之污垢皆去，人之自新其德似之。"可见古人以涤其身喻新其德，由来已久。当散则散，当聚则聚，聚散相依，所以"无悔"。

六三以上四爻，都有以涣济涣、志在外面之义。"涣其躬"，这里的"涣"，是减法。人心散了的时候首先要涣散自己的利益。

治"涣"，凝聚人心，既要借助外力，也要从自身做起，打铁先要自身硬。

涣散朋党

六四：涣其群①，元吉；涣有丘②，匪夷所思③。

《象》曰："涣其群，元吉"，光大也。

【注释】

①群：同类相聚，朋党，小团体，小集团。②丘：山。③匪夷所思：匪，不是。夷：平常。指言谈行动离奇古怪，不是一般人根据常情所能想象的。

【细读】

六四：涣散那些小群体，至为吉祥；涣散如山丘似的小群体，不是一般人根据常情所能想象的。

《象传》说："涣散那些小群体，至为吉祥"，道德就会显明提升。

六四阴爻居阴位，得位，又上承九五，欲涣中求聚，下求贤才，上奉明君。来知德《周易集注》："凡树私党者，皆心之暗昧狭小者也。惟无一毫之私，则光明正大。"朋党涣散，减去小集团的利益，使人皆不私己，大公之象，故"元吉"。

"涣有丘"，"丘"是山，六三、六四、九五三爻构成一个互卦艮卦，艮卦就是山。是说像山一样的利益，都要减，要有这样的胸怀、这样的气度。令人"匪夷所思"，这不是一般人所能想象的，这个力度很大。

人心涣散的时候，要凝聚人心，就要去除小集团的利益，清除害群之马。

涣散君王利益

九五：涣汗①，其大号②；涣王居③，无咎。

《象》曰："王居，无咎"，正位也。

【注释】

①汗：出汗，比喻政出有令，言而有信。②号：号令，命令，号召。③王居：艮为门，坎为宫，五为王位，故王居，比喻王者之居积。

【细读】

九五：涣散其汗，发布救涣大政号令；涣散王者居积，没有咎错。

《象传》说："涣散王者居积，没有咎错"，九五位居中正。

人心涣散了，九五发布"新民之大命、救涣之大政"号令。以"涣汗"比喻发布救涣之大政，政出有令，治涣力度大；汗是从内向外流出，喻言而有信，而非朝令夕改。朱熹《周易本义》："九五巽体，有号令之象。汗，谓如汗之出而不反也。"六三、六四、九五互卦为艮，艮为身，坎为水，水动于身，有出汗之象。君子一言，快马一鞭，言而有信，离散为害，拯之使聚，必须从君王做起，君臣齐心协力。

"普天之下，莫非王土"（《诗经·小雅·北山》），四海之内皆君王之居积。"王居"，可由君王所居宫室借代为君王之居积，君王之利益。"涣王居"，即从上而下涣散。君王不私其所有，散其土地，散其利益给予民众。朱熹《周易本义》："阳刚中正，以居尊位，当涣之时，能散其号令，与其居积，则可以济涣而'无咎'矣。"实际上是让君王明白，想聚就得减，先减自我，先减小集团，深解民间之疾苦、百姓之怨恨，散其居积以给予民众，才不会犯错误。

政出有令，言而有信，必须自上而下做起。

去除血难，从恐惧中超脱

上九：涣①，其血②去③逖④出，无咎。

《象》曰："涣其血"，远害也。

【注释】

①涣：因为《小象》就引了三个字"涣其血"，由此引起注释的杂乱。忽视了《小象》引经文往往不引全部，而以局部代整体。准确的标点应该是"涣，其血去逖出"。②血：血难；也可通恤，忧恤，忧虑。③去：去除。④逖：音tì，用作"惕"，意思是警惕，战战兢兢。

【细读】

上九：涣散之时，去除血难，从战战兢兢中超脱，没有咎错。

《象传》说："涣散之时去除血难"，可以远离危害。

上九与六三相应。下坎为血、为忧、为险，谓伤害。六三在险中，则欲得上援以出险。上九应险而能济险，因上为巽为风，所以能涣去险难，使"其血去逖出"，即散去不利于聚的错误做法，散其忧伤。

此爻可理解为，以人心涣散可能导致血难、使人战战兢兢的危害告诫统治者，必须消除一切不利于凝聚人心的弊端，才可能"血去逖出"，不犯错误。

也可理解为，上九最远离险灾，不受侵害，能从战战兢兢这种状态中走出来，故能安然无恙。

《涣》卦主要告诉君王，民心向背与政权稳固、社会安定直接关联，得民心者得天下，失民心者失天下，讲人心散了怎么去凝聚，并表明涣与聚的辩证关系。财聚人散，财散人聚，天下通则，税收未必越多越好，要寻求君与民利益之间最大公约数，力争互利共赢，良性循环，才是持续发展之良策。

凝聚人心需要借助外力，初爻讲需要天帝、祖先神灵的佑助；九二讲需要贤臣的辅佐。后四爻更多是从自身找导致人心涣散的原因，要"涣其群""涣王居"，涣散一切不利凝聚的因素，这样才可能"血去逖出"，才可能重聚人心。

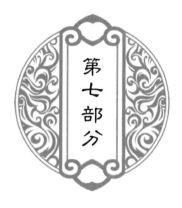

第七部分

诉讼战争篇

在利益面前，无论是个体还是国家都更多地站在自己的立场上思考利益分配问题，特别是在经济发展不平衡的情况下，权力注注要重新分配，运用武力是权力再分配的重要手段，故在创业过程中诉讼、战争是难以避免的。

《讼》讲人民内部矛盾的诉讼能不打尽量不打，打不赢坚决不打；《噬嗑》讲刑罚要英明公正不拖延；《睽》讲人心睽离之时要以柔和之道合睽；《夬》讲五阳如何决断一阴的策略；《师》讲敌我矛盾的战争，不打则已，打则必胜，具备哪些条件才能打赢。

讼（卦六）

天水相悖，诉讼发生

☰ 坎下乾上　讼①：有孚②，窒③惕④，中⑤吉，终凶，利见大人⑥，不利涉大川。

【注释】

①讼：卦名，坎下（☵）乾上（☰）。许慎《说文解字》："讼，争也。"意为争讼、诉讼。②孚：诚信，真实证据。③窒：音 zhì，堵塞，控制自己的感情冲动。④惕：敬惧。⑤中：中途退出。也有解释为"既中且正"。⑥大人：大人物（有权势之人），主持公正的人物。

【细读】

《序卦传》："饮食必有讼，故受之以《讼》。"《杂卦传》："《讼》不亲也。"意思是说，争讼是伤感情的事情。《讼》卦主要讲争讼的发生、危害以及应对措施。《讼》卦不是指导如何打赢官司，不提倡打官司，其核心价值是鼓励"止讼"。能不打尽量不打，打不赢坚决不打，诉讼危害极大，表面看有输赢，最终可能会两败俱伤。

《讼》卦得名之因：

从卦象看，天与水违行，天向上，水润下，无交感，喻意见相悖，争讼发生。

从卦德看，坎为险，乾为健，险而健，有险还健，矛盾形成，必有争讼发生。朱熹《周易本义》："上刚以制其下，下险以伺其上。又为内险而外健，又为己险而彼健，皆讼也。"

《讼》卦：争讼要有诚信，控制冲动小心谨慎对待，中途退出吉祥，坚持到底会有凶险，利益显现于大人，不利于涉过大河。

乾刚乘坎险之象，使气好胜，刚与险都要争执，产生了矛盾冲突。程颐《伊川易传》："若健而不险，不生讼也；险而不健，不能讼也；险而又健，是以讼也。"

"有孚"，在不得不争讼的情况下，应该心中有诚信，把心摆正，不作伪证。要尽量克制自己的感情冲动，堵塞个人的私欲，避免诉讼发生。实在控制不了，警惕谨慎，认真对待。

如果预测结果败诉，宁可受些委屈，别继续下去。中途退出视为明智、吉祥之举。

"利见大人"，在宗教等级社会里，大人物和小人物打官司，对大人是有利的。古代民谣说："衙门自古朝南开，有理没钱莫进来。"也有解释说，如能够由主持公正的大人审理，结果是有利的，寄希望于九五中正之大人。

"不利涉大川"，诉讼的麻烦还没有解决，如何顾及"涉大川"，于出行不利。朱熹《周易本义》："以刚乘险，以实履陷，有不利涉大川之象。"

争讼有风险，要权衡利害得失，轻重缓急，尽量不打官司。两害相权取其轻，两利相权取其重。

讼不可成

《彖》曰："讼"，上刚下险①，险而健，"讼"。"讼：有孚，窒惕，中吉"，刚来而得中②也；"终凶"，讼不可成③也。"利见大人④"，尚中正也；"不利涉大川"，入于渊⑤也。

【注释】

①上刚下险：刚，指上卦乾。险，指下卦坎。②刚来而得中：指九二在二阴之中，虽不当位，但居下卦中位。来，凡上下二象，在于下象者称"来"。③不可成：指诉讼不可坚持打到最后有结果。也可理解为：不可形成诉讼。④大人：指大人物，九五。⑤渊：深渊，指诉讼麻烦不断，痛苦如入深渊。

【细读】

《彖传》说："争讼"，上乾阳刚下坎为险，即为险还刚健以对，必然"争讼"。"争讼：要有诚信，控制冲动，小心谨慎，中途退出获吉祥"，是因为九二以阳刚来居下卦中位；"最终会有凶险"，不可坚持争讼到底；"利益显现于大人"，崇尚公正。"不利于涉过大河"，会陷入深渊。

上乾阳刚下坎为险，即为险还刚健以对，《彖传》从卦德角度解释争讼产生的原因。

"讼：有孚，窒惕，中吉"，是因为九二阳刚来到下卦而得中位，行中庸之道。诉讼不可坚持到最后有结果，无论时间、费用还是情感，双方都拖不起。诉讼是一项相当不划算的举动，有时可能是双输。

"'利于大人'，尚中正也"，诉讼有利于大人物，不利小人物，诉讼崇尚公正。这个"大人"指九五。

"不利涉大川"，是因为现在"入于渊也"。打官司就如陷入痛苦深渊一样，麻烦不断。若麻烦没有解决，再搞什么扩张，很不实际，先解决官司吧。

争讼要讲究诚信，控制必要的冲动，谨慎为好，中途退出是明智之举，否则对双方都不利。

做事谋始

《象》曰：天与水违行①，讼；君子以做事谋始②。

【注释】

①违行：天向西运转，水向东流动，方向相反。②谋始：做事之初就要考虑结果。

【细读】

《象传》说：天的运行与水的流向相反，是《讼》卦卦象；君子因此做任何事情都要从一开始就策划好。

"天与水违行"，《大象》是从卦象的关系来感悟的。天与水的运行方向是不一致的。黄河水向东流，太阳向西运转，方向不同，喻标准不统一、观点不统一，产生争讼。孔颖达《周易正义》："天道西转，水流东注，是天与水相违而行。相违而行，象人彼此两相乖戾，故致讼也。"

"做事谋始"，一开始就要考虑并预测未来的结果。若无打赢的把握就忍了吧，小不忍则乱大谋。此"事"本特指争讼，还可以拓展，在做事之始就仔细思考谋划，如何协调矛盾，防止争讼的产生，防患于未然，把争讼化解于尚未形成之时。还可以拓展到做所有事都要"谋始"，都要根据大概率的结果调整当下的行为。

要有整体观、大局观，要有前瞻性，预测未来，指导当下。

讼不可长

初六：不永①所事；小有言②，终吉。

《象》曰："不永所事"，讼不可长也；虽"小有言"，其辩明也。

【注释】

①永：永远、持久。②小有言：指别人的负面评价。

【细读】

初六：不要持久地纠缠诉讼之事；虽然会招致怀疑或者冷嘲热讽，但最终结果是吉祥的。

《象传》说："不要持久地纠缠诉讼之事"，诉讼不可以长时间纠缠；虽然"会招致怀疑或者冷嘲热讽"，但总会辩白明了的。

"不永所事"，意味着在争讼的萌芽状态，事情刚开始出现小矛盾时，就要及早地淡化，避免长时间地纠缠。初六，阴爻居阳位，不当位，阴柔位低，位低势微赢得诉讼的希望渺茫，所以，诉讼中途退出，可避免更大的损失。

"小有言"，即指由此招致怀疑或冷嘲热讽或人身攻击。《周易》卦爻辞中所说"有言"多指对自己不利的负面语言，也可理解为双方的语言争辩，还没正式走入诉讼程序。这都是暂时的，能忍则忍，小不忍则乱大谋。早晚会辩白明了的，最终结果是吉祥的。李光地《御纂周易折中》引胡炳文："初不曰不永讼，而曰不永所事。事之初，犹冀其不成讼也。"诉讼不能持久，"中吉，终凶"，中途退出"吉祥"，坚持打到底则"凶险"。

长时间纠缠于诉讼是不明智的，以柔相让，能忍则安，中途退出也是明智之举。

自下讼上，患至掇也

九二：不克①讼，归②而逋③，其邑人三百户，无眚④。

《象》曰："不克讼"，"归""逋"窜⑤也；自下讼上，患至掇⑥也。

【注释】

①克：能。②归：回归。③逋：音 bū，逃亡。④眚：眼疾（白内障），泛指灾害、祸患。⑤窜：迅速。⑥掇：音 duō，止，中止。

【细读】

九二：不能胜诉，逃回封邑之地，邑内三百户宗亲不会受到伤害。

《象传》说："不能胜诉"，"赶快逃回封邑"；下级诉讼上级，祸患就像俯身拾取东西那样来得容易。

九二与九五两阳相对，两相争讼，九五居尊中得正，九二位低，不当位，处于劣势，以下讼上，以臣诉君，以不正诉中正，如此悬殊之对比，估计"不克讼"，自寻烦恼。既然不能胜诉，就赶快示弱，中止诉讼，避免冲突，逃回到自己的封邑去。王弼《周易注》："以刚处讼，不能下物，自下讼上，宜其不克。若能以惧归窜其邑，乃可以免灾。"个人受到损失，受到委屈是小事，但可以使一个三百户的宗族免受伤害之灾。在当时的制度下，打官司输了，会株连九族的。

面对争讼要有前瞻性，要有理性的生活态度，不能感情用事。力量悬殊时中止诉讼，避灾免祸。

知足不争

六三：食①旧德②，贞厉，终吉；或从王事，无成③。

《象》曰："食旧德"，从上吉也。

【注释】

①食：享用的意思。②旧德：旧有的、世袭的爵禄。③无成：不以成功自居。

【细读】

六三：享用祖上留下来的财富与禄位，贞卜结果危险，最终获得吉祥；如果辅佐君王理政，不以成功自居。

《象传》说："安享祖上留下来的财富与禄位"，顺从于上则吉祥。

六三以阴柔处两阳之间，能危惧自守，不争名利，不轻启事端。满足现状，满足祖上留下来的财富、禄位等。王弼《周易注》："体夫柔弱以顺于上，不为九二自下讼上，不见侵夺，保全其有，故得食其旧德而不失也。"尽管这种忍受的过程很令人沮丧，甚至贞卜结果说这一过程有危险，但最终可获得吉祥。

在有机会辅佐君王建功立业的时候，也应功成而不居，不要争功。对自己要满足，对别人要感恩。程颐《伊川易传》："谓虽处危地，能知危惧，则终必获吉也。守素分而无求，则不讼也。处危，谓在险而乘承皆刚，与居讼之时也。柔从刚者也，下从上者也。三不为讼，而从上之所为，故曰'或从王事，无成'。"保持既有的利益，避免争功，要淡泊，知足常乐。

怒是猛虎，欲是深渊，引导人走向烦恼、走向痛苦、走向灾祸。无欲则刚，能忍则安，知足常乐。

不能胜讼，回归原态

九四：不克讼，复①即命②，渝③，安贞吉。

《象》曰："复即命，渝"，"安贞"不失也。

【注释】

①复：回头，回到，回复。②即命：即，就。命，天命。③渝：改变。

【细读】

九四：不能胜诉，就回归到原来的天命状态，改变自己，安于贞卜结果吉祥。

《象传》说："回归到原来的'天命'状态，改变自己"，"安于道德正固"不会失去什么。

九四与初六相应，九四要与初六打官司。"不克诉"，不是地位不够高，而是初六退而不争，不跟九四打。

"复即命"，回复到"天命"那种心态上去。遇到不愉快的事情，就把它看作"命"。这是古人自我安慰的好方法，虽然无法从根本上解决问题，但是毕竟能够让心里平和一些。朱熹《周易本义》："九四刚而不中，故有讼之象。以其居柔，故又为不克，而复就正理。渝变其心，安处于正之象，占者如是则吉也。"

面对社会现状，你能改变吗？知道无法改变它，就只能改变自己。庄子自我安慰的方式是："知其不可奈何而安之若命。"命中注定，古人说的"命"有唯心、神学的色彩，但又有"规律"的含义。"渝"，就是改变，改变打官司的冲动，安于贞卜的结果，止讼就会吉祥。

面对自己不能改变的人或事，就改变自己，回归到原来的平和状态。

居中且正

九五：讼，元吉。

《象》曰："讼，元吉"，以中正①也。

【注释】

①正：指九五居中、当位。

【细读】

九五：能够决断争讼，至为吉祥。

《象传》说："诉讼，至为吉祥"，是以中正之道决断。

九五无论打官司还是审判官司都会"大吉"，因为阳刚尊位，九五之尊"居中且正"。王弼《周易注》："处得尊位，为讼之主，用其中正以断枉直，中则不过，正则不邪，刚无所溺，公无所偏，故讼'元吉'。"

人们向往九五有中正之德，会主持中正之道，给大家一个公理，按照公理来公正裁决，社会需要公正。

以讼受服，不足敬

上九：或①锡②之鞶带③，终朝④三⑤褫⑥之。

《象》曰：以讼受服⑦，亦不足敬也。

【注释】

①或：有人。②锡：同赐，赐予。③鞶带：音pán，大夫以上的官服，指代高官厚禄。④终朝：终日，整日，一日之内，比喻很短时间。⑤三：比喻多次。⑥褫：音chǐ，褫夺，合法剥夺。⑦受服：受爵禄与服饰之赏。

【细读】

上九：有人因诉讼被赐予官职，但是在一日之内被多次剥夺了。

《象传》说：由于争讼受到爵禄之赏赐，不足以被尊敬。

上九不当位，方法不对，不当争官职俸禄。凭借争讼而争来的官职，也可被随时随地找个借口再贬去。君王想要贬谁，太容易了，欲加之罪何患无辞。"争之不足，让之有余"，自始至终《周易》劝导的是，官司能不打就不打。

争讼有度，争来的官职是靠不住的，不值得尊敬。

《讼》卦，并非教人如何打官司或者胜得官司，而是教人息争止讼，尽量不要打官司。"做事谋始"，权衡利弊，估计打不赢坚决不能打，如位卑不能打，证据不充分不能打，和上级不能打；有些有可能打赢也不打，如对方不打也不能坚持打，为了官职俸禄也不能打。

社会矛盾冲突是普遍存在的，但矛盾冲突的性质不同，应对策略也不同，面对真理的追求，可以杀身成仁，舍生取义，"当仁，不让于师"（《论语·卫灵公》）。面对民族敌人，可以以牙还牙，以血还血；面对人民内部矛盾则能忍就忍吧。孔子说："听讼，吾犹人也。必也使无讼乎！"（《论语·颜渊》）

对自己的欲念要克制，以求个人欲念与现实境况的和谐；对他人的失误要宽容，以求人与人之间的和谐，最终才能构建社会的和谐。只有和谐才能拯救危机，才能生生不息，不断昌明发达。

师（卦七）

一阳五阴，君臣遇合

☳ 坎下坤上　师①：贞丈人吉，无咎。

【注释】

①师：卦名，坎下（☵）坤上（☷），众也，此处特指"兵众"。

【细读】

《序卦传》："讼必有众起，故受之以《师》；师者众也。"《师》卦讲打仗，主要讲如何做才能打赢战争，具备哪些条件才能打赢战争。打仗是敌我矛盾激化的结果。人民内部矛盾的诉讼官司能不打就不打，但是面对敌人是不打则已，打则必胜。此卦对企业家的企业经营很有用，商场如战场，如何做才能打赢战争呢？

《师》卦得名之因：

从符号看，五阴一阳。从地位上来说，第五爻是君王，是卦主。从五比一的角度说，物以稀为贵，九二也可称为卦主，这就是中军主帅。如此，此卦就有六五、九二两个卦主。如何才能打赢战争？君王的信任，主帅的英明，士兵的支持，缺一不可，任何一个因素都不能忽视，但卦辞突出的是选择任用中军主帅的重要性。兵众人数还相对容易达到，而要得到一个真正有能力的主帅却很难，有英明主帅的指挥才可能打赢战争。程颐《伊川易传》："以爻言之，一阳而为众阴之主，统众之象也。《比》以一阳为众阴之主而在上，君之象也。《师》以一阳为众阴之主而在下，将帅之象也。"

从卦象看，地和水的关系怎么感悟？地就是君王，是战争，那时候没有板块漂移说，但却有此感悟，大地是漂浮在水上的，可以从地下挖出水，地下水越充沛，大地越稳固，过度使用地下水就会造成地面塌陷。通过地下有水这个天象让人感悟到：大地有水才能漂浮起来，打仗必须有民众的支持才能打赢。程颐《伊川易传》："坤上坎下。以二体言之，地中有水，为众聚之象。"李鼎祚《周易集解》引陆绩："师，众也。坤中众者，莫过于水。"

从卦德看，水是险，地是顺，遇险要顺天道、顺规律、顺国情、顺民心，才能打赢战争。程颐《伊川易传》："以二卦之义言之，内险外顺，险道而以顺行，《师》之义也。"

《师》卦：占卜结果是选用贤明庄重之人统率军队就会获得吉祥，没有咎错。

"师"，原本的意思是众，此处可以理解为"兵众"，兵众的数量、士气直接决定着战争的成败。在冷兵器时代，战斗力主要包括两个方面：人和兵器。冷兵器时代人的因素更重要。兵众决定战争的成败，得民心者得天下，在《周易》时代的确是"人多好办事"。

"贞丈人吉，无咎"，此处"丈人"是指德高望重的人，指中军主帅，指九二。因为《周易》当中有这样的表述，古代把丈人称作德高望重的人，像宗臣《报刘一丈书》中的刘一丈的"丈"就是丈人的意思，这是尊称。贞卜的结果是选用丈人做中军主帅结果吉祥，卦辞告诉我们决定战争成败的诸多因素中首先是选帅。这是强调选帅用人的重要性，这种观念出现在宗法制时代是难能可贵的，就是在当下也具有积极意义。特殊的战争时期对中军主帅的要求格外高，据《左传·僖公二十八年》记载晋楚城濮之战，战前第一件大事就是选帅。兵孬孬一个，将孬孬一窝。中军主帅由谁担任，由什么样的人统率才能打胜仗？主帅必须是真正有能力的人，而不是仅仅靠血缘关系。姜子牙本是市井一卖肉之人，周文王梦见一人在渭水边垂钓，直钩无饵，这根本不是在钓鱼，而是在等待，借此来表达要想成就大事业光靠血缘手足是不够的，一定要在更大范围内去寻找真正有才德的人，说明君臣遇合的重要性，打仗尤其能显现出君臣遇合的重要性。朱熹《周易本义》："用师之道，利于得正，而任老成之人，乃得吉而无咎。戒占者亦必如是也。"

从符号的角度还可以感悟出更多的意味，君是六五，六是阴柔；丈人是九二，在打仗的特殊时期，君王得选准人，疑人不用，用人不疑，适当放权，将在外君命有所不受。

同样的道理，经营好企业要靠谁？靠人才！谁拥有人才谁就拥有未来，人才争夺战，正在进行中。

刚中而应，行险而顺

《彖》曰："师"，众也；"贞"，正也。能以众正①，可以王矣。刚中而应，行险而顺②，以此毒天下，而民从之，"吉"又"何咎"矣！

【注释】

①能以众正：能成为众人的楷模。古代学者多解为能使众人坚守正道。太虚远，不切实际。②刚中而应，行险而顺：刚中，指九二。应，指上应六五与其他四阴爻。险，指下卦坎卦卦德；顺，指上卦坤卦卦德。

【细读】

《彖传》说："师"，是兵众多的意思；"贞"，是道德正固的意思。能成为众人的楷模，就可以称王天下了。主帅刚健居中位，与君王、下属之间相互感应沟通，遇到危险时要顺势、讲策略，战争本是荼苦人民的，人民愿意服从，"吉祥"怎么又有"咎错"呢！

"贞，正也"，释"贞"为"正"，从义理上说是对的，但从解释学上来说，就不是《周易》古经本来的意思。贞，本是卜问，问天的结果是说能选到丈人就会吉祥。《象传》认为中军主帅首先要行得正，能成为众人的楷模，才可以称王天下。孔子也有类似的话："其身正，不令而行。其身不正，虽令不从。"（《论语·子路》）这从道理上讲是对的，但从解释学上讲，则要尊重作者本意。

"刚中而应"，说的是九二，九二与上下诸阴爻的关系都可以理解为"应"，它不仅和六五是一阴一阳，和其他各级指战员也都是阴阳感应，同心同德。程颐《伊川易传》："以刚处中，刚而得中道也。六五之君为正应，信任之专也。虽行险道，而以顺动，所谓义兵，王者之师也。上顺下险，行险而顺也。"

"行险而顺"，是从卦德角度解释，面对危险能够顺天道、顺地利、顺人和。

"以此毒天下"，此处用"毒"字，说明《易传》的作者已经认识到战争首先是摧残、是破坏，但是在万不得已的情况下、在矛盾激化的情况下，用武也是解决问题、构建更长远和平的手段。这类似于中医说的"以毒攻毒"，运用武力的目的是消除武力，这就是中国古人对战争与和平辩证关系的认识，还涉及对战争性质的重视。出师要有名，这个"名"不是从个人利益的角度出发，而是为了国家民族的长治久安，这样百姓肯定愿意顺从拥护。得到百姓的拥护，战争结局就可想而知。所以，《周易》中就已经意识到战争性质的重要性。师出有名才能理直气壮，理直气壮才能士气高昂，士气高昂可以一敌二，士气低落则二不敌一，直接影响战争的结果，所以说"吉，又何咎矣"。

如果能做到这几点，即使战争再险恶，也有必胜的信心和条件，就不会犯什么错。程颐《伊川易传》："师旅之兴，不无伤财害人，毒害天下，然而民心从之者，以其义动也。古者东征西怨，民心从也。如是故吉而无咎。吉谓必克，无咎谓合义。又何咎矣，其义固无咎也。"

地中有水，容民蓄众

《象》曰：地中有水①，师；君子以容民畜众②。

【注释】

①地中有水：释《师》卦上坤为地、下坎为水之象。②容民畜众：以水喻民众。

【细读】

《象传》说：地下蕴藏的水源，是《师》卦卦象；君子因此要容纳畜养民众。

"地中有水"，《周易》六十四卦卦名大部分源自卦象，但也有些来自符号，有些来自卦德。《大象》既不管《师》卦五阴一阳的符号特点，也不管"行险而顺"的卦德，而是单从卦象上来解说卦名、卦意。感悟地和水的关系可知怎样才能打胜仗，君子从中悟出的道理是"容民畜众"。把水理解为民众，水往低处流，老百姓也是可以流动的，哪里能拥有尊严，能活得更好，他们就会向哪里流动。如何让水都聚在你这里？如何才能把民众吸引到你这里来？暗含着佛家所说的"舍"和"得"的辩证关系。君王一定要在利益分配上有所舍，适当给民众让利，让民众意识到政权能给他们带来好处，他们才会拥护你、流向你、支持你，才可能打赢战争。得民心者得天下。朱熹《周易本义》："古者寓兵于农。"胡炳文《周易本义通释》："水不外于地，兵不外于民，故能养民，则可以得众矣。"

行军要有纪律的约束

初六：师出以律，否臧[①]凶。

《象》曰："师出以律"，失"律""凶"也。

【注释】

① 否臧：否，不。臧，音 zāng，善。

【细读】

初六：行军要有纪律的约束，约束不好就会有凶险。

《象传》说："行军要有纪律的约束"，没有"纪律约束就会有危险"。

要打赢战争，除了选中军主帅、师出有名、百姓的拥护外，还要有纪律的约束。军令如山倒，服从命令是军人的天职，有了纪律才能统一步调。《孙子兵法·军争》："夫金鼓旌旗者，所以一民之耳目也。民既专一，则勇者不得独进，怯者不得独退，此用众之法也。"强调的也是兵众进退整齐，步调一致。

初六，军队刚出发，就要制定纪律，约束大家的行为。朱熹《周易本义》："出师之道，当谨其始，以律则吉，不臧则凶。戒占者当谨始而守法也。""否臧凶"是说在纪律的约束方面做得不好就凶，言外之意是，做得好就吉。程颐《伊川易传》："在行师而言，律谓号令节制。行师之道，以号令节制为本，所以统制于众。不以律，则虽善亦凶，虽使胜捷，犹凶道也。制师无法，幸而不败且胜者时有之矣，圣人之所戒也。"

刘大钧《周易概说》根据《左传·宣公十二年》中记载："知庄子曰：'执事顺成为臧，遂为否，众散为弱，川壅为泽，有律以如己也，故曰律，否臧且律竭也……'"认为"否臧"即"律竭"，也就是没了乐律。可为一说，供参考。

亲临前线，执中不偏

九二：在师①，中吉，无咎；王三锡命。

《象》曰："在师，中吉"，承天宠②也；"王三锡命"，怀万邦也。

【注释】

①在师：犹言"率师"。马其昶《重定周易费氏学》："'在'，读'在视'之'在'，'在师'者，'视师'也，'视师'义同'率师'。"②宠：喻九二与六五有应。

【细读】

九二：主帅统率军队亲临一线，执中不偏就会获得吉祥，没有咎错；君王多次给予嘉奖。

《象传》说："主帅统率军队亲临第一线，执中不偏就会获得吉祥"，得到天子的宠爱；"君王多次嘉奖主帅"，怀有平定天下万方的志向。

"在师"，中军主帅统率军队一定要亲临第一线，了解敌情，知己知彼，才能百战不殆；亲临第一线才能得到士兵的理解和拥护。士兵在前线冲锋陷阵，主帅在后花天酒地是会影响军心的。高适《燕歌行》："战士军前半死生，美人帐下犹歌舞"，说的就是将军昏庸，不恤士卒。战争始终不能取胜，责任不在士兵，士兵已经尽力了，损失已经很惨重了，责任在欣赏美人歌舞的中军主帅，正所谓"主帅无能，累死三军"。

"中吉"，就是事事执中，不偏不倚，合适，吉祥。"无咎"，不犯错误。"王三锡命"，"锡"形近假借"赐"，多次赐命，就是多次嘉奖，中军主帅只有亲临第一线，才可能打赢战争，才可能多次得到嘉奖，才可能得到君王的信任。"在师"是因，"三锡命"是果。

中军主帅的成败与君王信任与否有很大关系，明末著名的抗清英雄袁崇焕，一生无败绩，深得人心，却因敌人的反间计被明思宗以凌迟处死，自毁长城，醒悟过来悔之晚矣。因此中军主帅的成功不仅要有士兵的拥护，还要得到君王的信任与支持，"三锡命"中也暗含着君王的信任与支持。

用人不当，师或舆尸

六三：师或①舆尸②，凶。

《象》曰："师或舆尸"，大无功也。

【注释】

①或：有时，或然之辞。②舆尸：以车载尸，喻兵败。

【细读】

六三：兵众有时载着尸体回来，有凶险。

《象传》曰："兵众有时载着尸体回来"，志大才疏没有战功。

"舆"是车，载着尸体，也有说扛着尸体，都是形象地表达战争失败，凶险。为什么这一爻会有这样的预测？因为三、四爻位是人位，人事原本就多险多凶，六三又不当位，三是阳位，客观要求阳爻在阳位才是当位。六三是阴爻，说明主观才德不称位。朱熹《周易本义》："以阴居阳，才弱志刚，不中不正而犯非其分。"这就涉及用什么人的问题，即才德称位的问题。

长平之战中，赵国用纸上谈兵的赵括代替老将廉颇，最终被秦国坑杀四十万赵兵，这就是用人不当所造成的严重后果。用兵之道贵在知彼知己，不自量力，用人不当，就会有身死国破的危险。程颐《伊川易传》："三居下卦之上，居位当任者也。不唯其才阴柔，不中正；师旅之事，任当专一。二既以刚中之才为上信倚，必专其事，乃有成功，若或更使众人主之，凶之道也。舆尸，众主也。盖指三也。以三居下之上，故发此义。军旅之事，任不专一，覆败必矣。"

左次无咎

六四：师左次①，无咎。

《象》曰："左次，无咎"，未失常也。

【注释】

① 次：驻扎两宿之上为次。

【细读】

六四：军队驻扎防守，没有咎错。

《象传》说："军队驻扎防守，没有咎错"，未背离用兵的正常法则。

六四当位，但太弱，打仗需阳刚。行军在一处停留超过两宿就叫"次"。"左次"，宿在山的左侧。没进攻，没损失，但是也没有战功，这不是出征的终极目的，虽然"无咎"，但无功也不算好。

古代学者多把"左次"理解为后退。《三十六计》中最后一计——"走为上"，原书认为就是出自这一爻，全师避敌。《小象》说"'左次无咎'，未失常也"，估计打不赢的时候，保存实力是为了将来更好地进攻，这是引申之意，在这里没有将其作为最理想的状态表述。程颐《伊川易传》："师之进，以强勇也。四以柔居阴，非能进而克捷者也。知不能进而退，故左次。左次，退舍也，量宜进退，乃所当也，故无咎。见可而进，知难而退，师之常也。唯取其退之得宜，不论其才之能否也。度不能胜而完师以退，愈于覆败远矣。可进而退，乃为咎也。《易》之发此义以示后世，其仁深矣。"

长子帅师，弟子舆尸

六五：田有禽①，利执言②，无咎；长子③帅师，弟子舆尸，贞凶。

《象》曰："长子帅师"，以中行也；"弟子舆尸"，使不当也。

【注释】

①禽：泛指禽兽。②言：语气助词。③长子：犹言刚正长者，指九二，义同卦辞所谓"丈人"。

【细读】

六五：田野上有禽兽，对捕捉有利，没有咎错；委任刚正长者统率军队（就会获得吉祥），委任无德小人统率军队就会载尸而还，贞卜结果凶险。

《象传》说："委任刚正长者统率军队"，因为他依中道行事；"委任无德小人统率军队就会载尸而还"，这是用人不当的结果。

"田有禽"之"田"字，可以理解为名词，也可理解为动词，但比较而言还是名词较为合适，意思是田野上发现了禽兽，这是说了解敌情的重要性，知彼知己，才能抓住他们，不会犯错误。

"'长子帅师，弟子舆尸'，凶"，中间省略了一个字，给后人解读造成很大困惑，应该是"长子帅师，吉；弟子舆尸，凶"，这就很好理解了，这里还是在说用人的问题，用不同的人有不同的结果。

《小象》的解释很好，"'长子帅师'，以中行也"，六五居中位，依中道行事，所以结果也是好的；"'弟子舆尸'，使不当也"，"弟子舆尸"是错误的做法，使用不当，运用不当的人，就会导致凶。朱熹《周易本义》："戒占者专于委任，若使君子任事，而又使小人参之，则是使之舆尸而归，故虽正而亦不免于凶也。"实际上等于承认，"贞"为贞卜，"贞凶"就是贞卜的结果凶险。任用无德小人统率军队，载着尸体回来，结果就凶险。也就是说，用兵之时选择正确的将帅是取得战争胜利的关键。程颐《伊川易传》："自古任将不专而致覆败者，如晋荀林父邲之战，唐郭子仪相州之败是也。"

大君有命，小人勿用

上六：大君有命，开国承家，小人勿用①。

《象》曰："大君有命"，以正②功也；"小人勿用"，必乱邦也。

【注释】

①大君有命，开国承家，小人勿用：这三句说明上六处《师》之终，时当班师告捷，故有"开国承家"之赏；但若为小人，则不被重用。②正：作动词，犹言"评定"。

【细读】

上六：天子发布命令，分封诸侯国分封大夫，不能任用小人。

《象传》说：“天子发布命令”，是论功行赏；“不能任用小人”，是因为任用小人必定危害国家。

战争的不同结果多由内因决定，如果由“大君”领导，就有天命保佑，就能“开国承家”，开建一个诸侯国，承建一个家。“小人勿用”即勿用小人，小人能力不够，用这样的人指挥作战，不仅会造成个人伤亡，而且影响整个战争的结果。

古代学者认为“小人勿用”，是指论功行赏时对有功小人不可封爵土。朱熹《周易本义》：“师之终，顺之极，论功行赏之时也。坤为土，故有开国承家之象。然小人则虽有功，亦不可使之得有爵土，但优以金帛可也。”程颐《伊川易传》：“师旅之兴，成功非一道，不必皆君子也，故戒以小人有功不可用也，赏之以金帛禄位可也，不可使有国家而为政也。小人平时易致骄盈，况挟其功乎？汉之英、彭，所以亡也。圣人之深虑远戒也。此专言师终之义，不取爻义，盖以其大者。若以爻言，则六以柔居顺之极，师既终而在无位之地，善处而无咎者也。”

归根结底，这一卦是讲哪些条件决定战争的结果，决定战争成败有多种原因：战争性质、主帅的作用、君王的智慧、百姓支持、道德修养、纪律的约束，等等。重要的、次要的因素都可能决定最终的结果，但这一卦主要突出用人，用贤明的“丈人”，才能获得“吉”。天时、地利、人和都是很重要的因素，《周易》重点突出用人，能否人和跟用什么人有关系，能否善用天时、地利、人和，也跟用人有关系。

噬嗑（卦二十一）

颐中有物，雷电用狱

☲ 震下离上　噬嗑①：亨，利用狱②。

【注释】

①噬嗑：音 shì hé，卦名，震下（☳）离上（☲）。"噬"是咬，"嗑"是上颚与下颚合拢。噬嗑是上下颚咬合，将吃的东西咬碎的意思。②狱：监狱，罪案，泛指刑事案件审理，相当于今天的公检法。

【细读】

《序卦传》："可观而后有所合，故受之以《噬嗑》；嗑者合也。"《杂卦传》："《噬嗑》，食也。"《噬嗑》卦主要讲刑事案件的审理，要明察秋毫，审判公正，阴柔执法；要雷厉风行，及时审理，不能拖延。

《噬嗑》卦得名之因：

从符号看，先看《颐》卦，"山雷颐"的符号象征人的嘴，上下的阳爻是嘴唇，中间的阴爻是牙齿。"火雷噬嗑"，符号结构还是一张嘴，喻刑狱部门；里面一个阳爻九四，象征一块干肉，喻刑事案件。噬嗑，怎么做才能把这块干肉吃到嘴里，喻怎样做才能公正审理案件。符号是得名的主要原因。

从卦象看，震下离上，离为火为电，震为雷，电闪雷鸣，喻刑狱的威严。

从卦德看，火德明，可想象为天上的太阳，喻英明，明察秋毫，别制造冤假错案。雷德动，雷厉风行，喻及时审判，不拖延。"动而明"喻刑罚公正必备的条件。

《噬嗑》卦：亨通，有利于审判讼案。

凡事不能亨通，应是因为中间有障碍。此卦将中间的障碍咬碎，自然就亨通了。孔颖达《周易正义》："物在于口，则隔其上下，若啮去其物，上下乃合而得'亨'也。此卦之名，假借口象以为义，以喻刑法也。凡上下之间，有物间隔，当须用刑法去之，乃得亨通，故云'噬嗑亨'也。"刑罚就是要铲除构成障碍的不良分子，这块干肉喻刑事案件，怎么处理案件才能有利于社会。

刑事案件审理需要公正，是否公正将影响百姓的行为，甚至影响民心向背。《论语·子路》中说："刑罚不中，则民无所错手足。"

雷电合章，刚柔相济

《彖》曰：颐①中有物，曰"噬嗑"。"噬嗑"而"亨"，刚柔②分，动而明，雷电合而章③。柔得中而上行④，虽不当位，"利用狱"也。

【注释】

① 颐：面颊。② 刚柔：刚，动、雷，指下震。柔，明、电，指上离。③ 章：通"彰"，彰明，明显，显著。④ 上行：六五位居尊位，喻以柔处刚得中，用狱刚柔相济，不断上行。

【细读】

《彖传》说：口中有东西，即为"咬啮"。只有"咬啮"才能"亨通"，刚柔分明，雷厉风行且英明，电闪雷鸣相得益彰。九五阴柔向上得中，虽阴占阳位不当位，但有利于刑法执行。

"颐中有物"，是从符号说，口中咬着物，所以称作"噬嗑"。由于咬合嚼碎，因此亨通。

"刚柔分"，震为阳卦，离为阴卦，上阴下阳，外柔内刚。或曰：《噬嗑》阴阳各有三爻，刚柔分明，相济而行。

"动而明"，震为动，离为明，既要雷厉风行别拖延，又要明察秋毫无冤案。雷电交鸣，彰显刑罚之明察公正。

"虽不当位，利用狱也"，六五虽不当位，但对案件审理来说有利。不逼供，不严刑拷打，用阴柔之术让案犯心服口服。程颐《伊川易传》："虽不当位，谓以柔居五为不当。而利于用狱者，治狱之道，全刚则伤于严暴，过柔失于宽纵，五为用狱之主，以柔处刚而得中，得用狱之宜也。"

刑事案件审理要以刚柔相济的方式、雷厉风行的态度、明察秋毫的真实才会审判公正，审判公正才会事业亨通。

严明刑罚，整肃法度

《象》曰：雷电，噬嗑；先王以明罚①敕法②。

【注释】

① 明罚：严明的刑法或处罚。② 敕法：敕，音 chì，整饬。敕法，整顿法度。

【细读】

《象传》说：雷与电的交合，是《噬嗑》卦卦象；先王因此要严明刑罚，整肃法度。

"雷电"，震为雷，离为电，直接把"火"解释为"电"。雷电交合，所以称作"噬嗑"。雷具有威慑力，电产生光明。程颐《伊川易传》："雷电，相须并见之物，亦有嗑象，电明而雷威。"先王从这种天象组合中往刑罚方面感悟，感悟出"明罚敕法"，效法

"噬嗑"之象，严明刑罚，肃正刑律，有法必依。

刑罚是严明的，刑律是肃正的。

惩前毖后

初九：屦①校②灭③趾④，无咎。

《象》曰："屦校灭趾"，不行也。

【注释】

　　①屦：音 jù，古代用麻葛制成的一种鞋。名词动用为践踏，拖，贯入。②校：木制刑具，此处指用在脚部的刑具。③灭：通"没"，淹没，掩藏。④趾：脚趾，足，脚。

【细读】

　　初九：脚上戴着的刑具连脚趾都盖住了，没有咎错。

　　《象传》说："脚上戴着的刑具连脚趾都盖住了"，不能再犯法了。

　　为了避免犯人逃跑，给他们的脚戴上一种叫"刑枷"的刑具，即一块大木板，大到把脚趾都盖住。因为初爻，不管犯多大的错，还有悔改的时间与空间；小的惩罚，使人戒惧，不敢犯大恶；初九当位，又与四不应，等于无路可走，不能再为恶，故占断将来"无咎"，指出恶行应及早制止，以免扩大，就可以避免灾祸。另指过错尚处于萌芽阶段，可以积极制止。而"上"爻，则形容犯人的过失达到罪大恶极的程度，已经无法挽救。《系辞传》："子曰：小人不耻不仁，不畏不义，不见利不劝，不威不惩。小惩而大戒，此小人之福也。"

　　在此卦中，"初"与"上"是指受刑的人；"二"到"五"爻指有爵位的人，即施刑的人。

　　对小罪行要及时加以惩罚，以免蔓延成大恶。

审判公正，进展顺利

六二：噬肤①灭鼻②，无咎。

《象》曰："噬肤灭鼻"，乘刚也。

【注释】

　　①肤：皮肤，指皮下之柔嫩的肉。②灭鼻：埋没鼻子。

【细读】

　　六二：吃皮下柔嫩的肉，把鼻子都埋进去了，没有咎错。

　　《象传》说："吃皮下柔嫩的肉，把鼻子都埋进去了"，六二乘凌初九。

　　六二，既中且正，与六三、九四互卦为艮，艮为果蓏，果蓏皮薄肉厚，皮肉相连；

艮又为黔喙，鼻口相连，故曰"噬肤灭鼻"，喻审判公正，刑法适切，处置罪犯就像咬柔软的肉那样容易，以致把鼻子都埋进去了，进展顺利，故"无咎"。陈梦雷《周易浅述》："肤，豕腹下柔软无骨之肉，噬而易嗑者。"程颐《伊川易传》："二，应五之位，用刑者也。四爻皆取噬为义，二居中得正，是用刑得其中正也。"

《小象》所说与经义有别。"乘刚"，指六二乘凌初九，以柔乘刚，用刑稍过。如果不予以相当重的惩罚，将收不到惩戒的效果，所以施刑像吃肥肉一样顺利，虽然有些过于刚猛，但仍然不算有错。王弼《周易注》："乘刚而刑，未尽顺道，噬过其分，故'灭鼻'也；刑得所疾，故虽'灭鼻'而'无咎'也。"

刑罚若既中且正就会很顺利。

才德不称位，过程有挫折

六三：噬腊①肉，遇毒②；小吝，无咎。

《象》曰："遇毒"，位不当也。

【注释】

①腊：音 xī，陈久的干肉。②毒：凡食物臭味之恶者为毒，食物变质，苦恶之物。

【细读】

六三：吃干硬腊肉，遇到变质苦恶之物；小麻烦，没有咎错。

《象传》说："遇到变质苦恶之物"，因位不当所致。

六三阴爻居阳位，不当位，才德不称位，方法不当，不能公正恰切裁判。受刑之人不服而怨生，就像咬坚硬又略有毒性的干肉，如苦恶之物难以下咽反而伤及自己。元代吴澄《易纂言》："凡食物臭味之恶者为毒。"然而六三处下卦之上，噬嗑之时，执刑为分内之事，非为不当，只要方向明确，最后不会有大的过错。

案件处理的过程中会有意外难解之处，会遇到小挫折、小麻烦，无法顺利进行。但经过"咬碎"之后，就能排除障碍。

有意外收获，最终吉祥

九四：噬干胏①，得金矢②；利艰贞，吉。

《象》曰："利艰贞，吉"，未光③也。

【注释】

①干胏：胏，音 zǐ，连骨肉。干胏，干肉，弃而不食的骨上之肉。程颐《伊川易传》："胏，肉之有连骨者。干肉而兼骨，至坚难噬者也。"②金矢：金，古代铜称为金。矢，箭头。指吃肉的时候，肉中发现未剔除的箭头，象征意外收获。③未光：未能发扬光大。

【细读】

九四：咬啮带肉干骨，意外收获铜箭头；贞卜结果艰苦奋斗才会有利，吉祥。

《象传》说："贞卜结果艰苦奋斗才会有利，吉祥"，尚未光大。

九四有多重喻义：

从整体符号结构看，九四即颐中之物"干胏"，干胏比腊肉更坚硬，象征罪犯的罪恶更大，更顽劣，审讯更困难。

九四阳居阴位，不得其位，喻方法不当，过于刚猛，以此治物，物不服，犹如"噬干胏"，困难重重，过程很难。

九四在离卦中，离卦德明，喻"得金矢"之明与刚直。"得金矢"也比喻意外收获，是新的线索发现。故虽艰难亦利，贞卜吉祥。王弼《周易注》："金，刚也；矢，直也。'噬干胏'而得刚直，可以利于坚贞之吉。"

九四近君位，如断案的大臣像金矢般正直刚强、公正无私，才能最终获得吉祥。

这里强调刑罚的艰难过程，在艰难过程中要保持艰苦拼搏的精神，执法应明察公正，不偏不倚。

噬肉得金，虽厉无咎

六五：噬干肉①，得黄金②；贞厉，无咎。

《象》曰："贞厉，无咎"，得当也。

【注释】

①干肉：坚硬的肉干，指顽固不化之罪犯。②黄金：黄，土的颜色，土在五行的中央，喻中道。金，喻刚直且英明。

【细读】

六五：咬啮干硬肉，意外收获到黄金；占卜结果危险，但没有咎错。

《象传》说："占卜结果危险，但没有咎错"，是做法得当的结果。

六五为全卦主爻，以阴柔居阳位，处至尊中位，喻以柔治狱；中位喻中道。"干肉"则代表顽固的犯人。意外"得黄金"，"黄"象征着君权刑法的适中；"金"象征刚毅、正直、英明。六五的裁决能够英明适中，刚柔相济，审讯过程虽然有些困难，但是最终"无咎"。

王弼《周易注》："然处得尊位，以柔乘刚而居于中，能行其戮者也。履不正而能行其戮，刚胜者也。噬虽不服，得中而胜，故曰'噬干肉，得黄金'也。己虽不正，而刑戮得当，故虽贞厉而无咎也。"

刑罚如果做到了中和刚正、刚柔并济，就会避免出现差错。

木枷掩耳，凶

上九：何校①灭耳②，凶③。

《象》曰："何校灭耳"，聪④不明⑤也。

【注释】

① 何校：何，通"荷"，扛着，负荷。何校，扛着枷锁。② 灭耳：遮没耳朵，说明枷械之大。
③ 凶：《系辞传》"吉凶者，失得之象也"。④ 聪：听觉敏锐，具体指听取忠告。⑤ 明：清楚明白。

【细读】

上九：肩上戴的木枷已经把耳朵都遮没了，凶险。

《象传》说："肩上戴的木枷已经把耳朵都遮没了"，听不明白忠告的缘故。

"何校"，肩膀上戴着大刑具木枷。"灭耳"，耳朵都被木枷遮住了。"聪不明也"，听不明白，糊涂。当沉重枷械遮没了上九的耳朵，所有的忠告都不再起作用，他已经达到刑法的极限，恶大罪极。正如《系辞传》所说："恶积不可掩，罪大而不可解。"

上九过尊无位，处于《噬嗑》卦之终，达到了刑法的极限。从爻位相应的角度看，上九应六三，上位不正，侵下无已，三在坎中，坎象为耳，所以有"何校灭耳"的凶险。"上九"形容的并不是人物地位的高低，而是罪犯破坏法律的程度。这提示人们，听不进别人正确的意见，未来会是什么结果？凶险！

《噬嗑》卦从卦象位置和相互关系来彰显六爻的独特内涵，如初九、上九象征罪犯，而六二、六三、九四、六五则象征统治者、执法者；隐含意义如犯罪的深浅程度、执法方式及力度的差异。反复强调用狱如噬嗑干肉一样难，一定要明察公正。韩非子说："赏罚不信，则禁令不行。"（《韩非子·外储说》）

睽（卦三十八）

火上泽下，睽离乖违

☲ 兑下离上　睽①：小事②吉。

【注释】

①睽：音 kuí，卦名，兑下（☱）离上（☲）。许慎《说文解字》："睽，目不相听也。"就是左眼看不到右眼，右眼看不到左眼，两眼相悖。悖离、乖离，比喻人们观念不同。②小事：细小之事，以柔为事。

【细读】

《序卦传》："家道穷必乖，故受之以《睽》。"《睽》卦旨在说明处在睽的背景下应该怎样应对，最终达到合睽的目的。万物不同，阴阳相对，事物在分离相悖之际怎样才能化敌为友，化睽为合，最终能够为我所用，这不仅需要智慧来认清时势，更需要用柔顺宽容的态度去处理。

《睽》卦得名之因：

从卦象看，一说火泽睽，上边是火，下边是泽，火焰上升，泽水下润，火泽性相违异喻人观念睽离；二说兑为少女，离为中女，志不同归，择偶标准睽离；三说离为目，兑为泽，泽，水也，在天干为"癸"，目癸相合即为"睽"字。

从卦德看，兑下离上，兑为悦，离为明，内说而外明，这是变睽离为合睽的策略。

《睽》卦：做小事吉祥。

"小事吉"，大事对于君王来说是用兵，兴役动众。孔颖达《周易正义》："物情乖异，不可大事。大事谓兴役动众，必须大同之世，方可为之。小事谓饮食衣服，不待众力，虽乖而可。"

睽离有害也有利

《彖》曰："睽"，火动而上，泽动而下；二女同居，其志不同行①。说②而丽乎明③，柔进④而上行⑤，得中而应乎刚⑥，是以"小事吉"。天地"睽"而其事同也，男女"睽"而其志通也，万物"睽"而其事类也，"睽"之时用大矣哉！

【注释】

①不同行：矛盾，看法不同，志向不同。②说：通"悦"，欣悦、喜悦。③丽乎明：指上离为明，为附丽。④柔进：指六五柔居君位。⑤上行：指九二、六三、九四互卦为离，离卦主升。⑥刚：指九二。

【细读】

《彖传》说："睽离"，火焰腾冲于上，泽水流动于下；二女同居，志向不同，行为乖离。以臣下和悦的态度附丽于君王的光明，六五以柔顺之道行事才能向上进步，守中正之道与九二相应，因此"做小事吉祥"。天地上下"睽离"但化育万物的道理却相同，男女阴阳"睽离"但孕育生命的心志却相通，天下万物"睽离"但禀受阴阳推动事物发展的情形却是类似的，在"睽离"之时能够合睽之用的意义太重大了！

"火动而上，泽动而下"，火焰腾冲于上，泽水流动于下；"二女同居，其志不同行"，离为中女，兑为少女，同在一起居住的两个女儿，各自的想法与志向都不一样。《彖传》从卦象说《睽》卦得名之因。

"说而丽乎明"，是从卦德角度解说得名之因，兑下离上，兑为悦，离为明，欣悦需要依附于英明的认知基础之上。

"柔进而上行，得中而应乎刚，是以小事吉"，从符号说，六五意味着以柔顺之道行事才能向上进步，以中道行事来应合九二阳刚者，做小事可获吉祥。

"天地睽而其事同也，男女睽而其志通也，万物睽而其事类也"，事事有阴阳，睽离有消极的一面，也有积极的一面。天地睽离，但化育万物的作用是相同的；男女阴阳有别，但孕育生命的心意是相通的。万物皆有阴阳睽离，但阴阳感应推动事物发展是相类似的。"睽之时用大矣哉"，感叹在睽离之时能够合睽之用的意义太重大了！

事物相互对立、睽离是一种很普遍的现象，既可以向坏的方向发展，也可以向好的方向发展。在离心离德、观念不同的情况下要低调，别太强硬，并且要千方百计地化解矛盾、改善关系、异中求同（求大同存小异）。

求同存异

《象》曰：上火下泽，睽；君子以同而异①。

【注释】

①以同而异：求同存异。

【细读】

《象传》说：上火下泽，是《睽》卦卦象；君子因此要求大同存小异。

言"上火下泽"，突出了这两种自然物象的属性、发展方向的不同。这卦感悟的重点不在交感，而是自然界这种睽离的现象会给我们什么积极的启发，人世间的睽离能否向积极的方向发展，君王面对不同的政见应该采取怎样的对策。"君子以同而异"，就是求大同存小异，允许不同观念存在。不同的观念、政见的存在与论争，可能会使人们的思考更加缜密。

春秋战国时期的百家争鸣就是明证，殊途同归，在睽离中合睽，在争辩中融合，奠定了中国传统文化的主体框架，推动了社会文明的进步。

守静和同

初九：悔亡①；丧马②，勿逐③自复④；见恶人⑤，无咎。

《象》曰："见恶人"，以辟"咎"也。

【注释】

①悔亡：悔恨消亡。②丧马：马匹走失。③勿逐：不要追逐，不用寻找。④自复：自行归来，老马识途。⑤恶人：与己对立的人。

【细读】

初九：后悔消亡；马匹走丢，不用追逐寻找，马会自己回来；接近与自己对立的恶人，没有咎错。

《象传》说："接近与己对立的恶人"，用这种方法避免"咎错"。

"悔亡"，初九阳爻居阳位，当位，喻处事方法得当，故"后悔消失"。初九与九四同为阳爻，在睽离之时，不用阴阳感应的规则去感悟，而是从同为阳爻的角度感悟，如能将睽离转变为同志，转变为同心同德，也会"后悔消亡"。还可以从睽离的积极角度去感悟，不同的观念、意见可以理解成监督、镜子、约束，可使我们少犯错误而"后悔消亡"。

"丧马，勿逐自复"，六三、九四、六五为互卦为坎，"坎"为美脊马，故以马为喻，意谓在意见不同的时候，可能会有一些损失，就像马匹丢失一样。不用追逐寻找，老马识途，自己会回来，意谓只要方法得当，损失是暂时的，将来会得到弥补。待"丧马"和待"恶人"的道理是一样的，如果策略得当，不用去追逐它，它自己就会回来的。因此初九的处睽之道就是不要采取激进的行动，安静地等待，别看表象，别看一时，风物长宜放眼量，要高瞻远瞩，要有远见卓识、有胸怀、有气度，从长计议，"乖睽"自得消失。

"见恶人，无咎"，人唯好同而恶异，是以为"睽"。"恶人"，指与己乖异者。称九四为"恶人"，是因为其处于互坎中，坎为盗，盗为恶人。"恶人"跟"小人"不一样，小人可能是地位低微，恶人则是道德评价。站在自己的角度来说，对自己不利的人就可以称为恶人。初九的处睽之道就是不要采取激进的行动，安静地等待，"乖睽"自得消失。

《睽》卦认识到，恶人带来更多的是不利，但又无法回避，所以要主动、谦虚、低调，接近与自己对立的恶人，这样就不会犯错误。化奸凶为善良，变仇敌为臣民，这就是化消极为积极，化不利为有利的大智慧！这具有民主意识的萌芽。

遇主合睽

九二：遇①主②于巷③，无咎。

《象》曰："遇主于巷"，未失道④也。

【注释】

①遇：相逢，礼不备则曰"遇"，备礼则曰"会"。②主：指六五，意见基本上相合的人。离为日，主之象也。③巷：狭窄的胡同。④未失道：没有偏离太远。

【细读】

九二：在小巷邂逅主人，没有咎错。

《象传》说："在小巷邂逅主人"，没有违背处睽之道。

"遇主于巷，无咎"，九二、六三、九四互卦为离，离中虚，街巷之象也。九二、六五都不当位，一阴一阳，是为"有应"，且都居中位，"主"指六五，故言九二"遇主于巷"。在小巷得遇主人，遇到意见基本上相合的人，喻即便在"睽离之时"，也不都是完全对着干的人，也有能够理解你、支持你的人。对九二来说，和六五的关系是应合，所以从臣子的角度说，要尽量理解六五，支持他，就不会犯错误。

《小象》以"未失道"喻未失为臣之道。

无初有终

六三：见舆①曳②，其牛掣③；其人天且劓④。无初有终。

《象》曰："见舆曳"，位不当也；"无初有终"，遇刚也。

【注释】

①舆：车。②曳：牵引，拖曳。③掣：掣肘，就是后退。④天且劓：天，许慎《说文解字》："天，颠也。""颠，顶也。"顶就是脑顶，作为刑罚是砍脑袋。后多用"髡"，髡首，把头发剃掉。劓，音 yì，古代一种刑罚，把鼻子割去。

【细读】

六三：看到大车被拖住，拉车的牛后退；犹如自身遭酷刑，被断发割鼻。初始睽离，最终睽合。

《象传》说："看到大车被拖住不前"，乃因居位不当所致；"初始睽离，最终睽合"，是由于遇到刚健之人。

"见舆曳，其牛掣"，六三以阴爻居阳位，正应上九，于二阳之间，后为九二所曳，前有九四所掣，处境困难。六三处于互坎中，坎为曳马，为多眚舆，表示马拉着一辆遇难的车；六三又在互离中，离在古代有做"牛"解之例，即有牛在后拖着。处睽之时，履非其位，以阴居阳，以柔乘刚，志在于上，而不和于四，二应于五，则近而不相比，故"见舆曳""其牛掣"，用赶车出现的睽离比喻政见的睽离。

"其人天且劓"，在《中孚》卦中，六三处于互艮中，艮为鼻；其上为巽，巽为寡发人。变为《睽》卦之后，两象都消失了，故"其人天且劓"，也就是被断发割鼻之人。因与人意见不合，遭受了严重的刑罚。

"无初有终"，车被拖曳难以行进，是因为所处位置不当，故"无初"；若能合睽，最终会有好的结果，因此说"有终"。

《小象》说："见舆曳"，因六三才德不称位导致睽离，导致"无初"；因"遇刚"而"有终"。

六三提示：睽离有因，有主观原因，也有客观原因。睽离未必皆是他人错误所致，有时也可能因自己的错误导致，自己未必始终正确。故睽离之时首先要反省自身，若发现是自己的错误所致，万万不可刚愎自用、固执己见。若固执己见，就会寸步难行，但如果改变自己的错误观念就会"有终"。睽离是普遍存在的现象，结局有吉也有凶，关键是怎么应对，不同的策略会带来不同的结果，能将消极因素转变为推动事物发展的积极因素就是大智慧。

乖离孤独时，遇有为之士

九四：睽孤①；遇元夫②，交孚③，厉无咎。

《象》曰："交孚""无咎"，志行④也。

【注释】

①睽孤：乖离而孤独。②元夫：指初九。元为阳，为初，为大。夫为男子，引申为"有为之士"。③交孚：交相诚信。④行：得以实现。

【细读】

九四：在离心离德之时感到孤独；遇到了阳刚之夫，以诚相交，虽存在危险，但是没有咎错。

《象传》说："相交以诚没有咎错"，志意可行。

"睽孤"，九四以阳爻居柔位，不当位，无应，又位于上下卦分界处，六三和六五两个阴爻虽上下比近，但各有专主，阻挡了它与同类相比邻的机会。处"睽"之时，孤立无应，显"睽孤"之象。在离心离德、意见不一情况下有孤独感。

"遇元夫，交孚，厉无咎"，"元夫"，指初九，"有为之士"。初爻是阳爻，第四爻还是阳爻，喻相互信任，成为志同道合者，虽有"乖睽"之"厉"，但终能"无咎"。

《周易》象数规则中的"应"，指上下两卦当中相同位置的两爻，若一阴一阳则为应。此卦初九、九四皆为阳爻，要是在别的卦里未必好，但是在这卦里就可以理解为意见相同，志同道合。《周易》有规则，但无定规。我们面对《周易》，只能理解它，而不能改变它。

"孚"就是诚信，"交孚"，交相以诚相待。人生能得到一个坦诚相待、推心置腹、志同道合的知己，足矣！在政治上也同样如此。对九四来说，虽然孤独，但是它"遇元夫"，还能够"交孚"，故"厉无咎"，虽处境危险，但不会有大的麻烦，主观不犯错误。

《小象》说：互相信任而没有咎害，是因为志意得以实现。初九位于下位，阳而能退；九四居阴位，刚而能柔，两者均有谦和之德，相互信任，而最终能达到睽中求合的目的。

此爻强调在睽离之时，诚信和知己的重要性。

同宗要团结

六五：悔亡，厥①宗②噬肤③，往何咎？

《象》曰："厥宗噬肤"，往④有庆⑤也。

【注释】

①厥：其，他（她）的，他（她）们的，它（们）的。②宗：宗亲、宗族。③噬肤：咬噬柔嫩的皮肉，指古人吃肉。④往：前往。⑤庆：喜庆。

【细读】

六五：后悔消失，君王的宗亲们在一起吃柔嫩的皮肉，向前行进怎么会有咎错呢？

《象传》说："君王的宗亲们在一起吃柔嫩的皮肉"，向前行进有吉庆。

"悔亡"，六五以阴爻居阳位，位不当而本应有悔，但居尊柔顺，下与九二正应，因此后悔消失。

"厥宗噬肤，往何咎"，六五的宗亲们在吃肉。宗是宗亲，臣尊其君，君亲其臣，合睽之象。处睽之时，不以刚强态度强求"啮其体骨"，而应"以柔为事"，以柔顺的态度"噬其肤"，这才是柔顺平易的合睽之道。古人用同宗吃肉来比喻整个家族的团结，《诗经·小雅·常棣》中所言的"兄弟阋于墙，外御其侮"即此意。在宗族内部可能有矛盾，但是面对共同敌人的时候，同宗兄弟会空前地团结。宗族的团结就是君王的后盾，宗族团结了，要做什么事就不会有什么咎错，不会犯什么错误。

《彖传》所说的"得中而应乎刚"，指的正是六五。而六五所应的"刚"，喻以柔顺之道处事的宗人，与六五志同道合，共行合睽济睽之道，故《小象》说前往会有喜庆。

此爻提示君王在睽离之时，首先要团结兄弟们，团结宗亲。

多疑导致睽离孤独

上九：睽孤①，见豕②负涂③，载鬼④一车，先张之弧⑤，后说之弧⑥；匪寇，婚媾；往遇雨则吉。

《象》曰："遇雨"之"吉"，群疑亡也。

【注释】

①睽孤：自孤也，因猜疑而孤。②豕：猪。③负涂：身上沾满烂泥。④鬼：古人认为死人即为鬼。⑤张之弧：张弓欲射。⑥说之弧：放下弓箭。

【细读】

上九：离心离德之时孤单猜疑，好像看到远处猪身上涂满烂泥，一辆载满鬼（死人）的大车渐进，开始拉弓箭准备射杀，过后把弓箭放下了；来者并非强盗，而是前来提亲的；向前行进遇到下雨会吉祥如意。

《象传》说："遇到下雨会吉祥"，说明所有的猜疑都没有了。

"睽孤，见豕负涂，载鬼一车，先张之弧，后说之弧；匪寇，婚媾"，这是以历时性的视觉感受、心理变化喻睽离易多疑，多疑又加重睽离。在睽离孤独之时易多疑，好像人们在田野上看到由远渐近的黑点，最初像"见豕负涂"，再临近一点，又像看到"载鬼一车"。当时，不允许本部族的兄妹通婚，对象只能到族外去找，要么买卖，要么抢婚。那时经常会因抢婚而发生战争，所以吓得张开弓准备射杀，不久又放下弓，因为那黑点再走近些就看清楚了，原来来的不是鬼而是人，而且不是带武器的强盗，是带着礼品来谈婚论嫁的人，所以就把弓箭放下了。个人的感受有时与事实不符，对他人的猜疑有时也与事实不符，而与事实不符的猜疑又会导致睽离的发生与加重。

"往遇雨则吉"，上九终知六三非"寇"，而是欲与其"婚媾"，最终有了好的结果，这与六三的"无初有终"正相应。

人们对自然天象的感悟带有很强的主观性。在不同的情况下，人们对雨有不同的感悟：及时，就赞美；旱了涝了，就诅咒。此爻则以雨之成因为感悟点，古人认为雨为阴阳二气交合之物，孤阳不生，孤阴不长，一定得阴阳遇合才会下雨。在睽离之时，强调阴阳遇合的重要性，推心置腹、坦诚相待、善意沟通，可以消解许多虚妄的猜疑。经过智慧地磨合，把阴阳关系、不同政见处理好，在关键问题上求大同，追求各阶层不同政见都能接受的最大公约数，就可变睽离为合睽，所以说"往遇雨则吉"，这是君王应有的胸怀与智慧。

《象》认为遇到下雨会吉祥，是因为种种猜疑都消失了。爻辞说的见豕、见鬼，全是猜疑。疑则睽，睽则孤。现在猜疑都解除了，如同阴阳和合畅通，雨终于下了一样，不睽也不孤了。

"睽"具有普遍性，无所不在，天地殊，男女异；"睽"又具有特殊性，各有不同的成因与未来，当我们处于"睽"之时，要具体问题具体分析，合理运用合睽用睽之道，化解不利因素，将不利转化为有利。

夬（卦四十三）

五阳决一阴，刚长乃终

☰乾下兑上　夬①：扬②于王庭③，孚号④有厉；告⑤自邑⑥，不利即戎；利有攸往。

【注释】

①夬：卦名，乾下（☰）兑上（☱）。许慎《说文解字》："夬，分决也。"意为"刚决、果断地决除"。②扬：发扬，显扬。③王庭：为公朝。④孚号：以诚信呼号。⑤告：发布命令。⑥自邑：来，来自。邑，城市，旧指古代诸侯分给大夫的封地。

【细读】

《序卦传》："益而不已必决，故受之以《夬》。""夬"就是决断的"决"。《杂卦传》："《夬》，决也，刚决柔也；君子道长，小人道忧也。"程颐《伊川易传》："夬者，刚决之义。众阳进而决去一阴，君子道长，小人消衰，将尽之时也。"

《夬》卦得名之因：

从符号看，属于消息卦，为阴消阳息之息卦，一阴位于五阳之上，阳长阴消，五阳决一阴，下一卦就是六阳了。本卦主要因符号特点而得名。清代黄宗炎《周易象辞》、毛奇龄《仲氏易》皆认为从玉玦取象。毛奇龄《仲氏易》卷十九说："夬者，缺也。环之有缺者，名玦……今以五阳戴一阴，其形上缺，则因象名夬，而义亦随之，合五阳之力而决去一阴。"五阳一阴的符号结构似玦，喻夬。

从卦象看，泽天夬，泽在天上，形象令人联想到泽水溃决，继而引申为决去、果决、刚决之意。

从卦德看，乾德健，兑德悦，刚健决断，天下同乐，可解释为决断的方式和效果。

《夬》卦：在朝堂之上显扬君子之决断，发出内心诚信的呼号，小人掌权对国家有危险；自城邑发出命令，不利于施用武力；（制裁小人之后）有利于继续向前迈进。

"扬于王庭"，在朝堂之上显扬君子之决断，彰显小人之恶行，以法决断。孔颖达《周易正义》："'扬于王庭'者，明行决断之法，夬以刚决柔，施之于人，则是君子决小人也。"

"孚号有厉"，发出内心的呼号，小人掌权对国家有危险！李光地《御纂周易折中》

引胡炳文："以至诚呼号其众。"陈梦雷《周易浅述》："有厉，有危道，不可肆也。"

"告自邑"，下级小人发布命令指挥君子，上下颠倒。六五的能力有限，小人挟天子以令诸侯。兴兵打仗，如果是无德、无能的人指挥有能之士，将不受命，命令起不了作用，岂不乱套。时机成熟了，决断了小人之后才有利于向前行进。李鼎祚《周易集解》引虞翻："阳息阴消，君子道长，故'利有攸往，刚长乃终'。"

小人掌权，危险，必须果断清除。

刚决柔，决而和

《彖》曰："夬"，决也，刚决柔也；健而说①，决而和②。"扬于王庭"，柔乘③五刚也；"孚号有厉"，其危乃光④也；"告自邑，不利即戎"，所尚⑤乃穷也；"利有攸往"，刚长乃终也。

【注释】

①说：假借"悦"，高兴，心悦诚服。②和：和谐，众谐。③乘：乘刚，凌驾。④光：知道，明白。⑤尚：尊崇，注重。

【细读】

《彖传》说："夬"，决断，阳刚君子决断阴柔小人；以刚健决断，使人心悦，决断之后融洽和谐。"在朝堂之上显扬君子之决断"，是因为小人凌驾五阳之上；"发自肺腑地呼号，小人危险！"让众人知道居安思危；"自城邑发布命令，不利于施用武力"，维持这种状态会造成困境；"有利于继续向前行进"，是因为阳爻不断增长替代阴爻，最终会有可期待的结果。

"夬"，就是决断，"刚决柔也"，是从符号说，五阳决断一阴柔。

"健而说，决而和"，是从卦德说。乾德健，兑德说。以刚健决断的结果使人欣悦，决断之后国家和谐。孔颖达《周易正义》："乾健而兑说，健则能决，说则能和。"

"'扬于王庭'，柔乘五刚也"，在朝堂之上决裁逆众之小人，是因为一阴凌驾于五刚之上肆意妄为。王弼《周易注》："刚德齐长，一柔为逆，众所同诛而无忌者也，故可'扬于王庭'。"

"'孚号有厉'，其危乃光也"，真诚呼喊有危险，作为警示，让众人都知道居安思危。程颐《伊川易传》："尽诚信以命其众，而知有危惧，则君子之道，乃无虞而光大也。"

"'告自邑，不利即戎'，所尚乃穷也"，从城邑发布命令公告，是下级指挥上级，小人指挥君子，挟天子以令天下。如果维持这种状况则不利于兴兵，不利于治理，名不正，言不顺，会使国家陷入穷困。

"'利有攸往',刚长乃终也",有利于继续向前行进,是因为阳爻不断地增长,最终会取代阴爻。孔颖达《周易正义》:"终成也,刚长柔消,'夬'道乃成。"

以刚决柔,刚长柔消。

泽上于天,君子施禄及下

《象》曰:泽上于天,夬;君子以施禄①及下,居德②则忌③。

【注释】

①施禄:施,给予。禄,福气、福运。②德:假借"得",得到。③忌:禁,警戒,回避。

【细读】

《象传》说:泽水在天上,是《夬》卦卦象;君子因此要恩泽施于众民,聚敛财富则是大忌。

《夬》卦主要由符号结构特点得名,而《大象》从卦象来理解卦义,与五阳决断一阴的经本义差别很大。《大象》以为泽水在天上,会形成雨,雨润大地,君王要像天上的泽水一样泽润百姓。李鼎祚《周易集解》引陆绩:"水气上天,决降成雨,故曰'夬'。"君子从中悟出:赐福于下,以恩泽润之百姓。王弼《周易注》:"泽上于天,必来下润,'施禄及下'之义也。夬者,明法而决断之象也。忌,禁也。法明断严,不可以慢,故'居德'以明禁也。施而能严,严而能施,健而能说,决而能和,美之道也。"即在利益分配时考虑多给老百姓一些,民众得到当权者带来的实惠,才会拥护、理解当权者。聚敛财物归为己有,乃为君者之大忌。这是"舍"与"得"的辩证法。君王应该用物质上的舍换来精神上的得。

赐福于下,恩泽百姓。

初不克胜

初九:壮①于前趾②,往不胜为咎。

《象》曰:"不胜"而"往",咎也。

【注释】

①壮:壮健。②前趾:脚趾,足。

【细读】

初九:凭借健壮的足趾就要有所作为,前往没有取得胜利有咎错。

《象传》:"没有获胜的把握就贸然前往",是错误的做法。

"夬"之始,初九虽刚健,但毕竟处下之微,上无应与,仅凭一己之力,一技之长,就认为很强大了,就要有所行为。不自量力,前往非但不能获胜,反致危害。因为品级太低，离上爻太远。论能力、论地位还很微弱，如初生牛犊。初始阶段必须审时度势，量力而行，慎重做事，才可规避危险。王弼《周易注》："居健之初，为决之始，宜审其策以行其事，壮其前趾，往而不胜，宜其咎也。"

审时度势，量力而行。

有备无患，居安思危

九二：惕号①，莫夜②有戎，勿恤③。

《象》曰："有戎，勿恤"，得中道也。

【注释】

①惕号：惕，警惧。号，呼号。自戒备之意。②莫夜：莫，音 mù，同"暮"。莫夜，表示傍晚天快黑了。③恤：忧。

【细读】

九二：警惕地呼号，暮夜有兵卒来犯，不用担忧。

《象传》说："暮夜有兵卒来犯，不用担忧"，是因为九二刚居中位（以柔之道谨慎行事）。

九二以阳刚居柔位，知戒惧，加强自我戒备，既要警惕，又要呼号。让众人意识到，每晚都可能会有兵事发生，会有侵犯者来，要居安思危。因小人当政，随时会发生意外，如果像这样小心谨慎，就不用担心出什么大事。程颐《伊川易传》："内怀兢惕，而外严诫号。虽莫夜有兵戎，亦可勿恤矣。"

有备无患，居安思危。

夬夬独行，有愠无咎

九三：壮于頄①，有凶；君子夬夬②独行，遇雨若濡③，有愠④，无咎。

《象》曰："君子夬夬"，终无咎也。

【注释】

①頄：音 qiú，颧骨。②夬夬：决而不疑。③若濡：若，语气词。濡，沾湿，濡污。④愠：恼怒，生气。

【细读】

九三：颧骨很高，有凶险；君子决而不疑独来独往，遇到下雨被淋湿了衣服，恼怒，没有咎错。

《象传》说："君子决而不疑"，最终没有咎错。

"壮于頄，有凶"，从面相论，颧骨高，性刚烈，行为鲁莽，有凶险。从与上六的关系说，五阳之中，九三独与上六应。王弼《周易注》："夬为刚长，而三独应上六，助于小人，是以凶也。"

"君子夬夬独行"，从五阳关系说，其他四阳怀疑九三与上六有染，但九三刚决果断，信念坚定，故独来独往。王弼《周易注》："君子处之，必能弃夫情累，决之不疑，故曰'夬夬'也。"

"遇雨若濡"，又从九三、上六的关系说，九三遇上六有交感，阴阳相合成雨，衣服沾湿污水指被疑与其有染。李光地《御纂周易折中》引王安石："（九三）应乎上六，疑于污也，故曰'若濡'。"其他四阳怀疑九三有外心，上六担心众阳爻抱团，九三不被双方信任。

"有愠，无咎"，九三面对如此尴尬的处境，所以愠怒怨恨，内心无人能理解，但最终没有咎错。

决而不疑，独来独往。

臀无肤，其行趑趄

九四：臀无肤[①]，其行次且[②]；牵羊悔亡，闻言不信。

《象》曰："其行次且"，位不当也；"闻言不信"，聪不明[③]也。

【注释】

①臀无肤：臀部没有皮肉。②次且：也作"趑趄"，进退迟疑的状态。③聪不明：聪，听。不明，不清楚，喻不明事理。

【细读】

九四：臀部没有了皮肉，行动进退迟疑；牵系羊就会后悔消亡，听后仍旧不信。

《象传》说："行进不前，进退迟疑"，是因为居位不当所致；"听后不信"，是不明事理。

九四阳爻居阴位，位不正，行路困难，进退迟疑。用臀部没皮肉走路非常艰难，比喻这就是小人当政时的痛苦。孔颖达《周易正义》："九四据下三阳，位又不正，下刚而进，必见侵伤。侵伤，则居不得安，若'臀无肤'矣。"

九四地位、能力有限，就得联合掌权的人。兑卦象征羊，羊为强健的阳刚之物，指九五。九四处境很痛苦，只要牵系于羊，联合九五，后悔就会消亡。

九四听了牵羊之言，但仍不肯信服事于九五，不能纳言，我行我素，凶多吉少。王弼《周易注》："刚亢不能纳言，自任所处，闻言不信，以斯而行，凶可知矣。"

能力有限，难以独当大事，联系辅佐君王，方能成事。

既中且正，决策要果断

九五：苋陆①夬夬，中行无咎。

《象》曰："中行无咎"，中未光②也。

【注释】

① 苋陆：马齿苋。② 未光：未发扬光大。

【细读】

九五：马齿苋柔脆易折，采用中正之道没有咎错。

《象传》说："采用中正之道不会遭受伤害"，但是中道并没有发扬光大。

马齿苋水分大、茎脆易折，喻决策要果断。九五有权势，能力强，离上九最近，在五阳当中最有望决除小人。孔颖达《周易正义》："苋陆，草之柔脆者也。夬之为义，以刚决柔，以君子除小人者也。五处尊位，为夬之主，亲决上六，决之至易也，如决苋草然，故曰'苋陆夬夬'也。"决策的时候，行动的时候，时时考虑以中正之道行事，就不会犯错误。

阴消将尽，大势已去

上六：无号①，终有凶。

《象》曰："无号"之"凶"，终不可长也。

【注释】

① 无号：无用的号啕。

【细读】

上六：无用的号啕，最终会有凶险。

《象传》说："无用的号啕的凶险"，最终不可长久。

即便号啕大哭也无用，为时已晚，小人没有正确认识到自已，所以最终会有凶险。程颐《伊川易传》："阳长将极，阴消将尽，独一阴处穷极之地，是众君子得时，决去危极之小人也。其势必须消尽，故云无用号啕畏惧，终必有凶也。"

为时已晚，阴消将尽，大势已去。

《夬》卦主要讲小人当政的时候，五阳应该怎么做。初九品级太低，无力决阴，徒劳无功；九二剔而呼号，居安思危；九三位置尴尬，两面不讨好；九四用刚太过则不利，需联合九五方能成事；九五以中道除阴，成功概率最高；最后一爻告诫小人大势已去，应主动告退。

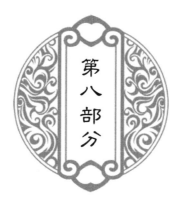

事业成功篇

创业难，守成更难。其实，无论创业还是守成，只要是正在进行的当下都会倍感艰难，只是应对策略不同而已。事业成功时的策略决定掌权时间的长度，历史上政权更迭，朝代长短不一，细细分析，都是有原因的。

《晋》《升》都是讲事业上升期的对策；《大过》讲正能量向度可以过，负能量向度不能过；《既济》讲一个问题解决了，新的问题又会发生，"革命尚未成功，同志仍需努力""宜将剩勇追穷寇，不可沽名学霸王"皆为此意；《大有》讲财富大有之时不能膨胀；《豫》《兑》讲财富大有之后要乐而有度，与民同乐，不能沉湎酒色，乐极生悲。

大有（卦十四）

火天同向上，昌盛富有

☲ 乾下离上　大有①：元亨。

【注释】

① 大有：卦名，乾下（☰）离上（☲），象征"大获所有"。

【细读】

《序卦传》："与人同者，物必归焉，故受之以《大有》。""大有"即财富大有，昌盛富有。此卦论及如何才能大有，以及实现大有的条件、大有的作用以及精神文明与物质文明建设之间的辩证关系。

《大有》卦得名之因：

从符号看，五阳一阴，六五阴爻居君王之位，柔处尊位，群阳并应，其选拔之人均为有能力、有修养的君子，明君贤臣，所以财富大有。

从卦象看，乾卦象征天，天势向上；离卦象征火，火势也向上，喻君臣同心同德，故大有。还可以理解为天上之火为太阳，太阳高悬，光芒普照大地，无所不照之象，是为大有。朱熹《周易本义》："大有，所有之大也。离居乾上，火在天上，无所不照。又六五一阴居尊得中，而五阳应之，故为大有。"这卦主要因卦象得名。

从卦德看，乾德刚健；离德文明，刚健又文明，刚柔相容，故大获所有。

《大有》卦：至为亨通。

大有是财富，财富又分为物质财富和精神财富，物质富足和精神富足都是"大有"的表现。两者哪个更重要呢？两者都重要，要两手抓，两手都要硬。古人则因人而异，具体问题具体分析。

对于治理国家，统领民众而言，必须要强调"大有"的重要性，提倡先实现物质上的大有，再对人民进行教化。经济基础决定上层建筑的思想在《周易》中就已产生了。孔子曾提出"富而后教"（《论语·子路》）的观点。孟子认为"无恒产而有恒心者，惟士为能。若民，则无恒产，因无恒心"（《孟子·梁惠王上》），意为只有拥有"恒产"之后才能拥有"恒心"，所以孟子的仁政理想也是从"一夫百亩"（《孟子·万章下》）始，先解决民众的温饱问题，再"谨庠序之教"（《孟子·梁惠王上》）。管子曾言"仓廪实则知礼节"(《管子·牧民》)。恩格斯《在马克思墓前的讲话》也提到"人们首先必须吃、喝、住、穿，然后才能从事政治、科学、艺术、宗教，等等"。

对温饱问题已经解决了的富人而言，就侧重讲修身的重要性，在大有之时何去何从也是需要谨慎思考的问题。现在的六十四卦排序是"同人大有谦豫随"，《同人》是《大有》之因，《谦》《豫》是《大有》之后的修养。《序卦传》："与人同者，物必归焉，故受之以《大有》。有大者不可以盈，故受之以《谦》。有大而能谦必豫，故受之以《豫》。"

柔得尊位，上下应之

《彖》曰："大有"，柔①得尊位大中，而上下②应之，曰"大有"。其德刚健而文明，应乎天而时行，是以"元亨"。

【注释】

①柔：指六五。②上下：指上下五个阳爻。

【细读】

《彖传》说："大获所有"，六五柔处尊位居中，上下都与之有应，这就是"大获所有"。它的道德既刚健又文明，顺应天道与时偕行，因此"至为吉祥。"

"柔得尊位大中，而上下应之，曰大有"，从符号特点说，柔顺者处于尊贵之位，上下与之皆有感应。六五柔处尊位且居中，代表既低调又事事执中，上下与之皆有感应，明君贤臣，同心同德，此为大有的原因。

"其德刚健而文明，应乎天而时行，是以元亨"，是从卦德角度说，它的道德既刚健又文明，既顺应天道又能按时运行，刚柔相容，因而至为亨通。

"应乎天而时行"浓缩为四字即"应天时行"，事事顺应天道，不同时有不同的做法：春种、夏长、秋收、冬藏。当做法顺应了客观条件时，则"是以元亨"。当改变不了客观条件时，能做的就是顺应、遵循它。在不同季节从事不同的农事，在不同背景下做不同的事。

对于一个工厂来说，没有外来订单还盲目生产，只能是积压库存；库存积压导致工厂无法运转，只好裁员；裁员之后人们的消费能力下降，从而形成恶性循环。在这种情况下，只有拉动内需才能解决问题。所以一定要根据情况的变化采取不同的措施，应天时行，才能一直保持大有的态势。

遏恶扬善，顺天休命

《象》曰：火在天上，大有；君子以遏恶扬善，顺天休①命。

【注释】

① 休：用如动词，犹言"修美"。

【细读】

《象传》说：火在天上，是《大有》卦卦象；君子因此要遏止恶行，鼓励激发善行，顺应天道，修美万物的性命。

《系辞传》说："天地之大德曰生，圣人之大宝曰位。何以守位？曰仁。何以聚人？曰财。"圣人守位聚人就是"顺天休命"的表现，《大有》卦中提到的"君子"也应有此领悟。

无交无害，艰则无咎

初九：无交害①，匪咎；艰则无咎。

《象》曰："大有""初九"，无交害也。

【注释】

① 无交害：交，交感。无交害，没有交感没有危害。

【细读】

初九：没有交感也没有危害，没有犯什么咎错；保持艰苦的拼搏精神就不会犯咎错。

《象传》说：《大有》卦初九"，没有交感也没有危害。

"无交害"，即"无交亦无害"。"无交"是指初九和九四，或曰初九与其他四个阳爻没有交感，但也没有危害。"匪咎"，就是没犯什么错误。"艰则无咎"，"艰"即艰难、艰苦，这一爻关键在"艰"，"大有"并非那么容易得来，只有牢记艰苦岁月，保持艰苦拼搏的精神，才有可能从一穷二白走向财富大有。《大有》卦提示我们在成功之时依然要谨记过往的困苦艰难，忆苦思甜。只有经得起困苦，才能守得住繁华。

大有之时，勿忘持中

九二：大车以载①，有攸往，无咎。

《象》曰："大车以载"，积中不败也。

【注释】

① 大车以载：孔颖达《周易正义》："能堪受其任，不有倾危，犹若大车以载物也。此假外象以喻人事。"

【细读】

九二：用大车来装载，有所前往，没有咎错。

《象传》说："用大车运载财富"，积聚居中才不会毁坏。

九二阳爻且居中位，在大有之时所拥有的资源非常丰富，在此时如果被任命做事，是不会出现危险的。既要有"大车以载"的财富基础，又要遵循中道行事，做事就不会犯错误。孔颖达《周易正义》："任重而不危。"

汉武帝之所以有开疆拓土的胸怀和气魄，就是因为"文景之治"为他奠定了雄厚的物质基础。"文景之治"使汉朝的物质基础大大增强，"太仓之粟，陈陈相因，充溢露积于外，至腐败不可食"（《史记·平淮书》），可谓大有。《小象》提示我们，在大有之时依然不能忘记保持行为适当，遵循中道，避免偏颇。

君子胜任，小人弗克

九三：公①用亨②于天子③，小人弗克。

《象》曰："公用亨于天子"，"小人"害也。

【注释】

①公：王公，指九三。②亨：通"享"。③天子：指六五。

【细读】

九三：公侯接受天子的款待，小人不能有如此待遇。

《象传》说："公侯接受天子的款待"，"小人"若是如此便是祸害。

在大有之时，在客观环境很好的时候，公侯可以得到天子的重用，而小人则不能。这提示我们，即便在客观条件很好的情况下，你的未来和主观修养、能力仍旧密切相连。客观条件只是条件之一，更重要的仍旧是内因，即个人的主观修养。作为君王，要善于发现人才并予以重任；作为臣民，应当提高自身修养和能力。

富有有度

九四：匪其彭①，无咎。

《象》曰："匪其彭，无咎"，明辩晢也。

【注释】

①彭：盛多之状。

【细读】

九四：富有但不过盛，没有咎错。

《象传》说："富有但不过盛，没有咎错"，是因为知道分辨清楚。

这是站在为臣的角度说的，九四具有明辨事理、权衡自身处境的智慧。此爻提示我们在大有之时不能膨胀，不要忘乎所以，仍旧要小心谨慎，居安思危，不能犯错误。

在物质大大丰富时，不要过分积聚财富。不过分聚敛财物，一方面是说不能对财富贪得无厌，要有所节制，适可而止；另一方面是指取得财富要通过正当的渠道，不能用非法手段谋求利益。

春秋战国时期，孔子带领弟子们周游列国，当他们再次到达卫国的时候，卫国政局发生了重大改变，卫出公赶走父亲而即位。大夫孔悝拿出重金要孔子为卫出公正名，说卫出公做卫国国君名正言顺。孔子感到自己受了侮辱，说道："不义而富且贵，于我如浮云。"（《论语·述而》）意思是，如果不遵守道义而享有富贵，那么这富贵对于他就如同浮云一样无足轻重，可见孔子非常重视富贵的取得是否符合道义。

范蠡是春秋末期著名的政治家，他辅佐勾践兴越灭吴，一雪会稽之耻，成为上将军。在功成名就之时，范蠡向勾践提出了自己欲隐退的想法，勾践极力挽留，并威胁范蠡如果他坚持离开就杀掉他和妻子，但范蠡还是毅然决然地离开了。范蠡携带着一些资财和侍从乘船出海来到了齐国，更名改姓，自称"鸱夷子皮"，他在齐国的海边辛勤耕作，与儿子合力治理家业，数年之后变得很富裕。齐国人听说他非常有才干，就邀其为相国。范蠡叹道："居家则致千金，居官则至卿相，此布衣之极也。久受尊名，不祥。"（《史记·越王勾践世家》）于是辞去相国之位，散尽家财悄悄离去了。他来到陶地，陶地交易买卖的道路通畅，他认为这是个做生意的好地方。经过几年的劳作，他果然又积累了大量资财，成为巨富，他从此在这里定居，自称"陶朱公"。范蠡通过正当的手段获得财富，又深知财富积累不可过度的道理，故得以善始善终。他一生先后三次积累财富至千金，又三次散尽家财，可谓"匪其彭"的典型代表。

以诚交往，威严自显

六五：厥孚①交如，威如，吉。

《象》曰："厥孚交如"，信以发志也；"威如"之"吉"，易而无备也。

【注释】

① 厥孚：厥，其也，指代六五。孚，诚信。

【细读】

六五：用诚信交往处世，必然增加威信，吉祥。

《象传》说："用诚信交往处世"，用诚信感发上下忠信之志；"有威信可获吉祥"，只需平易行事，无须防备。

六五已然是君王之位，我们总说"权威"，有了权力，自然就有威信和威望了。可是《周易》告诉我们，威信不应建立在权力的基础之上，而应以诚信为基础。诚信对一个国家，对一个企业，对一个人来说，都非常重要。只有做到诚信，才能换来他人的信任，未来才可能吉祥。《周易》是在用诚信来借代所有君王应该具备的修养。

这一爻告诉我们，在财富大有的同时不要忘了诚信的修养，作为团队的领导者，对待下属要恩威并重，多与下属交流，同时注意提高自己的主观修养。

盛德君子，上天佑之

上九：自天佑①之，吉无不利。

《象》曰："大有""上吉"，自天佑也。

【注释】

①佑：保佑，佑助。

【细读】

上九：得到上天保佑，吉祥而无所不利。

《象传》说："《大有》卦上九的吉祥"，是得到上天的保佑。

"佑"是助之意，上天保佑什么样的人呢？"皇天无亲，惟德是辅。"（《尚书·蔡仲之命》）皇天不偏爱谁，只辅佐有德之人。

对于这一爻，我们至少要认识到两点：

第一，"自天佑之"中的天不是纯粹的天文学中的天，而是具有神学色彩的天。现在很多中青年学者认为《周易》不是算卦书，这是不客观的。如果此爻中的"天"是纯粹的天文学的天，它怎么可能保佑人呢？能保佑人的天和西方人说的上帝很多方面是一样的，具有神学色彩。解读经典要实事求是，不能带有太多感情因素，更不能强古人以就己意。

第二，老天保佑有德之人。在财富大有的情况下，此爻用上天保佑有德人，既提示了物质财富的重要性，又提示了道德修养的重要性。近代铁路工程专家、"中国铁路之父"——詹天佑的名字就出自此卦。这个名字好就好在，既希望老天保佑我的孩子，同时又告诉孩子，老天只保佑有德之人，要想得到上天的保佑，自己首先要做一个有德之人，而道德是由自己掌控的，自己的未来和命运也是由自己掌控的。

经济基础决定上层建筑，物质决定精神，财富大有，国富民强，是古今共同的追求。

此卦反复强调实现大有的条件：明君贤臣同心同德才会财富大有，在财富大有之时仍旧要提升个人的道德修养，拥有财富也要有度，不能膨胀，忘乎所以。

豫（卦十六）

雷在地上，建侯行师

䷏ 坤下震上　豫①：利建侯行师②。

【注释】

①豫：卦名，坤下（☷）震上（☳）。意为欢乐。②利建侯行师：利于封建诸侯出师征战。

【细读】

《序卦传》："有大而能谦必豫，故受之以《豫》。"《豫》卦在《大有》卦和《谦》卦之后，既大有又能谦逊，所以欢乐。《豫》卦主要讲欢乐之因与欢乐之时的对策。

《豫》卦得名之因：

从符号看，五阴一阳，阴阳之间互相感应，五个阴爻和一个阳爻之间都是交感的关系，交感产生快乐。

从卦象看，上卦为震，其象为雷；下卦为坤，其象为地，雷行于地上，雷在地面上打响是春季。春雷带来春雨，春雨滋润春苗，春苗又齐又壮，见苗三分喜，丰收有希望，从而为人们带来快乐。这卦主要得名于卦象。

从卦德看，坤德为顺，震德为动，顺天而动，才会丰收，丰收才会快乐。

《豫》卦：利于封建诸侯，出师征战。

"利建侯行师"，快乐之时，利于封建诸侯，出师征战。《豫》卦上为震，震为长子。在宗法社会嫡长子继承制的政治背景下，长子继承王权；下为坤，坤为臣民，故此卦从君王角度言治国。"建侯行师"皆国之大事，具备哪些条件才能"利建侯行师"？君与臣民皆豫。如何才能君与臣民皆豫？财富大有，君王有德，顺天而动，阴阳感应，同心同德，统治者的号召能够得到民众的积极响应，上层的决定能够得到下层的落实，才能"利建侯行师"。

《豫》卦在大有的基础上，值快乐之时，首先想到的不是个人享受，而是与兄弟、与功臣、与民众同乐，仍旧是治理国家。"建侯行师"就是封建诸侯，用兵开疆拓土。就二者而言，也可理解为"建侯"为舍，为君臣同豫之因，"行师"为得，为君臣同豫之果。

《周易》最初是为君王出谋划策的，在此卦中，《周易》告诉君王在财富大有之时要懂得"舍"与"得"的辩证关系，要封建诸侯，与臣民同乐，让大家共享胜果，普天同庆。相反，如果只考虑"普天之下，莫非王土"（《诗经·小雅·北山》），独霸土地，只顾一己利益的获得，是得不到臣民支持的。

《豫》卦提示君王：只有将土地分出去，分给兄弟和功臣们，将大家的利益捆绑在一起，一荣俱荣，一损俱损，才能换来别人对自己政权的忠诚和拥戴，从而与民同乐。物质的舍，才能换来精神的得，才能换来战争的胜利。

顺以动，刑罚清而民服

《彖》曰："豫"，刚应而志行，顺以动，"豫"。"豫"，顺以动，故天地如之，而况建侯行师乎？天地以顺动，故日月不过，而四时不忒①；圣人以顺动，则刑罚清而民服。"豫"之时义大矣哉！

【注释】

① 忒：音 tè，差错。

【细读】

《象传》说："欢乐"，刚柔相应而心志畅行，能够顺势而动，就会"欢乐"。"欢乐"是顺时而动的，天地的运行都是如此，更何况是封建诸侯、出师征战呢？天地都要顺时而动，所以日月运行不会出差错，四季更替不会有偏差；圣人顺时而动（顺应客观条件而行动）就能实现刑罚清明而百姓顺从。"欢乐"之时顺时而行的意义太伟大了！

"刚应而志行"，是从符号特点说九四和上下的阴爻互相感应，理想抱负可以得到实现。"顺以动"，是从卦德角度来感悟的，坤的卦德是顺，震的卦德是动。"顺"是指顺天道、顺天时、顺民心来行动，才会成功、才会快乐。

"豫，顺以动，故天地如之，而况建侯行师乎"，作为君王要顺应规律、民心来行动，"建侯"也要"顺以动"，要遵循血缘关系的亲疏远近、功绩大小给予封建；"行师"也要"顺以动"，带兵出征要顺应民心、顺应时机，既要考虑客观条件，又要考虑主观因素；既要考虑物质基础，又要考虑精神修养。

"天地以顺动，故日月不过，四时不忒"，日月该升就升，该落就落。春夏秋冬有序交替，从不错乱。

"圣人以顺动，则刑罚清而民服。豫之时义大矣哉"，天地都顺应规律来行动，人应该怎么做呢？圣人也是顺应规律、民心来行动的，根据罪行给犯人以相应的惩罚就会让人信服，不制造冤假错案。冤假错案不是一个人的事情，它会连累一个家族，甚至会影响到公检法的公信度，影响到民心向背。"刑罚清"对于政治来说很重要，这就是《左传·庄公十年》记载《曹刿论战》中所说的"小大之狱，虽不能察，必以情"。即便神探也必须依循真实情况确定刑罚，才可能"刑罚清"。

《三十六计》中的"隔岸观火"出自《豫》卦："阳乖序乱，阴以待逆。暴戾恣睢，其势自毙。顺以动豫，豫顺以动。"意思就是说敌方众叛亲离，秩序混乱，我方静待敌方发生变乱。敌方如果穷凶极恶，反目仇杀就是自取灭亡。我们要根据敌情特点进行策划，顺应敌情变化而行事，如果敌方内部发生叛乱，我们就趁其不备对其进行打击。《豫》卦象辞中提及"顺以动豫"，顺应对方形势采取对策，等待其乐极生悲，这就是"隔岸观火"的来源。

借神权约束君权

《象》曰：雷出地奋，豫；先王以作乐崇①德，殷②荐③之上帝，以配祖考④。

【注释】

① 崇：推崇，崇尚。② 殷：盛。③ 荐：献。④ 祖考：祖先。

【细读】

《象传》说：雷声响起，大地振奋，是《豫》卦卦象；先王因此要演奏音乐，崇尚道德，用丰盛的祭品供奉上帝，同时让祖先的神灵配合共享。

"雷出地奋"，《大象》从卦象角度解释《豫》卦的得名。

"先王以作乐崇德"，这是站在君王角度感悟天象。春雷响，春雨下，给人们带来丰收的希望。音乐和春雷的功能一样，都能使人高兴，寓教于乐，"作乐崇德"，乐声使人快乐，使人提升道德。"德"就是人主观的修养和能力，君王的"德"应为与民同乐，实现与民同乐则需要君王具备一定的智慧和道德。

"殷荐之上帝"，在《周易》中就已经有了上帝的概念，本质上与西方的上帝一样，都起着扬善惩恶的作用。"以配祖考"，在快乐之时不要忘了祭奠上帝，同时祭奠祖先的神灵，同时演奏能够净化心灵的祭乐，这也是对君王权力的约束。借助上帝和祖先的力量约束君权，这就是中国古人的"笼子理论"。中国古代先哲早就认识到失去约束的权力就是滋生腐败的"温床"。当自己没有力量约束君王时，借助音乐提升君王的道德修养，借助上帝、祖先神灵、百姓的力量来约束君王。《周易》时代天命观虽然出现些微动摇，但仍旧是重要的信仰，威慑、决定着人们的行为。《周易》作者同样信仰天命观，并利用、借助天命观作为政治手段，约束人性、约束王权。《周易》设置的"笼子"对古人起着重要作用，君王在做事时会先考虑天命、民心、道德的约束：要顺应天时、顺应规律、顺应民心，不能无法无天、刚愎自用、为所欲为。

沉溺于欢乐，凶

初六：鸣豫①，凶。

《象》曰："初六""鸣豫"，志穷"凶"也。

【注释】

①鸣豫：自鸣得意，欢乐过度。

【细读】

初六：沉溺于欢乐、自鸣得意，凶险。

《象传》说："初六沉溺于欢乐、自鸣得意"，欢乐之志穷极就会导致"凶险"。

在《谦》卦中提到"鸣谦，贞吉"，"鸣谦"吉，"鸣豫"凶，同为"鸣"，得名之因不同所带来的结果也不同。因为谦虚而得名就吉祥，因为追求享受而得名就凶险。整天只知花天酒地、灯红酒绿，对于初六来说不适宜。高兴是允许的，但要考虑自己初爻的身份，要把握度，不能乐极生悲。

耿介正直如石

六二：介①于石，不终日，贞吉。

《象》曰："不终日，贞吉"，以中正也。

【注释】

①介：耿介正直。

【细读】

六二：耿介如石，不用等到一天竟成（喻不用等待事情结束就能预知结果），贞卜结果吉祥。

《象传》说："不用等到一天过完，道德正固吉祥"，是因为六二既中且正。

六二实际上是在告诉我们在喜悦之时要保持清醒的头脑，行为耿介端正，防止乐极生悲。"介于石"几乎是充分必要条件，只要耿介正直如磐石般坚固，就能预知结果吉祥。

很多人在快乐时容易得意忘形，从而埋下祸患的种子。快乐之时最重要的就是保持头脑清醒，认清形势，保持行为端正不偏。《大学》云："安而后能虑，虑而后能得。"只有在喜悦时保持内心平静，冷静理智地思考问题，才能保证经过理智思考后的行动不出差错。

媚眼悦上，有悔

六三：盱①豫悔；迟有悔。

《象》曰："盱豫有悔"，位不当也。

【注释】

①盱：许慎《说文解字》谓"张目"。李鼎祚《周易集解》引向秀："睢盱，小人喜悦佞媚之貌也。"

【细读】

六三：媚眼悦上以求欢乐，会招致悔恨；迟迟没有认识到错误做法的严重性会有更大的后悔。

《象传》说："媚眼悦上以求欢乐，会招致悔恨"，原因是六三阴爻居刚位，不当位。

"盱"，就是抛媚眼，不是正当的方式，就像古代的歌伎一样靠抛媚眼来取悦别人、寻求欢乐，早晚会后悔。究其原因，是其寻求欢乐的方法、手段不正确，应当靠自己的能力获得欢乐，而非靠溜须拍马、阿谀逢迎。

有的人习惯于拍上级马屁，阿谀奉承，看领导眼色行事，千方百计讨领导欢心，但以此方式获得的快乐并不能长久，如果能迷途知返还可避免懊悔，如果知错不改只能招致悔恨。

聚拢朋友，分享快乐

九四：由豫，大有得；勿疑，朋盍簪①。

《象》曰："由豫，大有得"，志大行也。

【注释】

① 盍簪：盍，通"合"。簪，音 zān，古代用来束发的首饰。

【细读】

九四：别人依赖他获得快乐，大有所得；不用怀疑，朋友会像头发聚拢在簪子处一样聚合。

《象传》说："别人依赖他获得快乐，大有所得"，阳刚志向大为施行。

《豫》卦从符号特点来看，就是九四阳爻贯穿群阴，古人的想象力丰富，将九四想象成一只簪子，其他五个阴爻想象成头发，用簪子将头发聚拢一处，就像朋友聚合在身边。印度古谚说"赠人玫瑰，手留余香"。高尔基曾在给儿子的信中说道："给，永远比拿快乐。"快乐，最重要的是学会分享，将快乐分享给身边的人，自然会交到更多的朋友。如果君王可以做到这一点，就可以将臣民紧紧凝聚在一起，从而使自己的志向得到更好的实行。九四所说的道理与佛家的"法布施"有相似之处。

有疾患，不至于死亡

六五：贞疾①，恒不死。

《象》曰："六五""贞疾"，乘刚②也；"恒不死"，中未亡也。

【注释】

① 贞疾：贞卜结果有疾患。② 乘刚：六五阴爻乘凌在九四阳爻之上。

【细读】

六五：贞卜结果有疾患，时日长久但不至于死亡。

《象传》说："六五贞卜结果有疾患"，原因是乘凌在九四阳刚之上；"时日长久但不至于死亡"，是由于六五居中，不至于败亡。

六五提示我们：要有忧患意识，要适当示弱，不要乘凌他人之上。当你处于快乐之时要想到自己可能会成为别人觊觎、嫉妒的对象，别人可能会对你发起攻击，这个时候你就面临着危险。在此情况下，更要保持内心的纯净、行为的端正，严守原则，才不致招来灾祸。

放纵享乐，有渝无咎

上六：冥①豫成，有渝②，无咎。

《象》曰："冥豫"在上，何可长也？

【注释】

①冥：昏暗，糊涂。②渝：改变，改正。

【细读】

上六：已养成昏冥纵乐的毛病，及早改正，没有咎错。

《象传》说："昏冥纵乐"居高位，怎么能够长久呢？

如果安于享乐就会招致祸患，但是《周易》总是给人希望，告诉你如果能够及时改正就没有咎错。安逸貌似是一种快乐的生活方式，但是在安逸中醉生梦死就容易犯错。《礼记·曲礼上》："敖不可长，欲不可纵，志不可满，乐不可极。"孟子："生于忧患，死于安乐。"（《孟子·告子下》）如果耽于享乐，不思进取，终将铸成大错；如果能及早发现这种错误的态势并改正，方能"有渝无咎"，扭转乾坤。

《豫》卦讲到实现快乐的条件，除了财富大有、谦虚低调外，还强调"刚应而志行，顺以动"；讲到快乐之时的策略，"利建侯行师""朋盍簪"，与民同乐，继续加强个人的道德修养，"介于石"，才会得到更大的、更持久的快乐；讲到快乐有度，乐而不荒，不可"鸣豫"；还讲到不能用不正当方法讨人喜欢，要及早认识到"盱豫"的危害，才能避免更大的后悔。

大过（卦二十八）

四阳二阴，大过常人

☱ 巽下兑上　大过①：栋②桡③；利有攸往，亨。

【注释】

①大过：卦名，巽下（☴）兑上（☱），象征"远远超过"。②栋：梁，屋脊的主要部分。③桡：音 náo，弯曲。

【细读】

《序卦传》云："不养则不可动，故受之以《大过》。"《周易》中有《大过》卦和《小过》卦。这里的"过"不是指过错，而是指过度、超过，"小过"是指小有过度，"大过"是指阳过度旺盛，是大大超过的情形。

《大过》卦得名之因：

从符号看，中间为四个阳爻，上下为两个阴爻。孔颖达《周易正义》："四阳在中，二阴在外，以阳之过越之甚也。"阳为大，阴为小，阳爻居中过盛，大大超过阴爻，卦名由此而来。

从卦象看，兑为泽，巽为木，泽在木上，呈"泽灭木"之象，泽水淹没树木，是一种"度"上的超过，故为"大过"。

从卦德看，"巽而说行"，巽作巽卦的卦德，意为低调谦逊；兑卦卦德"说"，假借"悦"，喜悦、和悦。和悦并低调谦逊行事，低调谦逊行事使众人皆喜悦，皆可。可理解为大过时的应对措施。

《大过》卦：栋梁弯曲；利于有所前往，亨通。

"桡"为弯曲，但无法确定其方向，但结合此卦爻辞"栋桡，凶"和"栋隆，吉"的表述，可知"栋隆"之"隆"为"隆起"之意，由此可推断"栋桡"是往下弯曲。此处卦辞说"栋桡；利有攸往，亨"是对两个方向、两种做法的表述，错误的方向超过常人，凶险；正确的方向超过常人，吉祥。

《大过》卦用栋梁来述这个道理。栋梁是直的最好，但如果是弯曲的，朝哪个方向弯最好呢？从生活经验中获取的力学知识告诉我们：朝上弯，好；朝下弯，不好。朝上弯是预应力，桥梁就是根据这一道理发明建造的。朝下弯容易折断。同样是弯曲，朝哪个方向弯结局是不一样的，以此喻大过人者。

"大过"还可以引申出和君王治理天下有关的义理来。"大过"则可理解为"远远超过"，也可引申为"大大地超过常人的人"。远远超过常人的人能力比一般人强，但关于"超过"也存在一个方向的问题：在正能量方面远远超过常人是好的，在负能量做坏事的能力方面远远超过常人则不好。

刚过而中，低调快乐

《彖》曰："大过"，"大"者"过"也；"栋桡"，本末弱也。刚过而中，巽而说①行，"利有攸往"，乃"亨"。"大过"之时大矣哉！

【注释】

① 说：即"悦"，兑的卦德为悦。

【细读】

《彖传》说："大过"，"阳刚过剩"；"栋梁弯曲"，首尾两端柔弱。阳刚过剩而又执守中道，低调快乐行动，"利于有所前往"，"可获亨通"。"大过"之时所揭示的道理多么重要啊！

"大者过也"，意思是阳者为大，阳爻超过阴爻。

"'栋桡'，本末弱也"，《彖传》的解释与卦辞有一点偏离。在卦辞中"桡"是弯，因向下弯而导致结局凶险。而《彖传》把上下两个阴爻理解为栋梁本末两头虚，不结实，导致"凶"。

"刚过而中"，指的是九五和九二两爻，处于中位。远远超过常人但是事事执中，更有利于成功。

"巽而说行"，从卦德角度来阐释，"巽"为谦逊、低调之意，"说"通"悦"，为快乐、喜悦之意，"巽而说行"在此处指又低调又令人快乐的行为。"利有攸往"是指这个时候做事成功概率高，"乃亨"即事事亨通。

"'大过'之时大矣哉"，《大过》卦提示我们在远远超过常人的时候应该怎么做。陈梦雷《周易浅述》："以大过人之材，立非常之大事，创不世之大功，成绝俗之大德，唯其时为之。无其时，不可过。有其时无其才，不能过也。"在时机适宜、条件允许的情况下，我们可以有所作为，但是在时机还不成熟或是自身能力还不够的时候，一定要低调做人，稳妥行事。此外，人可以超过常人，但这种超过也有方向和标准的限制：在好的方面超过别人是被允许的，没有咎害，但是在坏的方面超过别人则会招致灾难。

独立不惧，遁世无闷

《象》曰：泽灭木，大过；君子以独立不惧，遁世无闷[1]。

【注释】

① 独立不惧，遁世无闷：独立而不畏惧，隐居而不苦闷。

【细读】

《象传》说：泽水淹没树木，是《大过》卦卦象；君子因此要独立而不畏惧，远离社会而不苦闷。

这是从卦象方面去感悟义理的，树木在下，泽水在上，一般在这种情况下，树木就被淹死了，但在这里树木不但没有被淹死，反而在泽水中茁壮成长，这就是远远超过其他树木的表现。又类推到人，喻远远超过常人的人。

陈梦雷《周易浅述》："君子之行，不求同俗而求同理。天下非之而不顾，独立不惧也。不求人知而求天知。举世不知而不悔，遁世无闷也。此皆大过人之行也。""君子以独立不惧，遁世无闷"，君子独立而不畏惧，隐居而不苦闷。"独立不惧"是因为坚信自己的理想、信念是正确的；"遁世无闷"即远离社会、远离繁华，孤身一人却不会感到苦闷，这样的修养可谓大过常人。

两千多年后重读《离骚》，我们仍能感受到屈原远超常人之处，"举世皆浊我独清，举世皆醉我独醒"（《渔父》），这就是君子的独立不惧。《离骚》所言"举贤而授能兮"，其实就是用人的问题，谁能任用人才，谁就能掌握未来。真正的人才能够辅佐君王并对君王的权力形成一种约束，屈原在当时世袭制的背景下就有这样的认识是了不得的；"循绳墨而不颇"，即遵循法度不偏颇，借助客观规律约束君王的权力；"皇天无私阿兮，览民德焉错辅"，皇天后土对权力也是一种约束；"夫惟圣哲以茂行兮，苟得用此下土"，只有圣哲才能享有政权，德行对权力也是一种约束；"瞻前而顾后兮，相观民之计极"，民心向背也是一种约束。如果真的读懂了《离骚》，我们会发现它和《周易》中约束权力的"笼子理论"是一脉相承的。

用白茅铺垫祭品下

初六：藉[1]用白茅，无咎。

《象》曰："藉用白茅"，柔在下也。

【注释】

① 藉：音 jiè，衬垫，铺垫。陆德明《经典释文》引马融："在下曰藉。"

【细读】

初六：用洁白的茅草铺垫在祭品下面，没有咎错。

《象传》说："用洁白的茅草铺垫在祭品下面"，初六柔顺在下。

《左传·成公十三年》中说："国之大事，在祀与戎。"祭天祭祖的时候，有的人直接将祭品放在案子上，而这里还要在祭品下铺垫上洁白的茅草，由此细节可以表明祭天祭祖的虔诚，从虔诚度能够看出你的修养与智慧，看出你正确方向的大过人处，因而"无咎"，不会犯错误。

《象传》是从符号角度说，此处不言初六不当位，因为占断辞为"无咎"，我们就只能向"无咎"的方向理解，是说在大过之时，在起步阶段行事要恭敬谨慎，学会柔顺居下，如此才能趋利避害，没有咎错。

老夫娶少妻，无不利

九二：枯杨生稊①，老夫得其女妻；无不利。

《象》曰："老夫""女妻"，过以相与也。

【注释】

① 稊：音 tí，通"荑"，指树木新生之芽。尚秉和《周易尚氏学》："'稊''荑'同字。"

【细读】

九二：枯槁的杨树生出新芽，老汉娶了年轻的妻子；没有不利。

《象传》说："老汉娶了年轻的妻子"，九二阳刚过甚，但能和初六阴柔相互亲与。

"枯杨生稊"，即枯杨发芽，这说明这棵枯杨不同寻常。在这里用枯杨作大过人者的喻体，原因在于《大过》卦的下卦为"巽"，"巽"象征风或木，此处的"枯杨"就是木。"巽"下阴爻又可象征长女，九二又在长女之上，又在《大过》卦中，所以九二要远远大于长女，所以就有了"老夫得其女妻"。枯杨发芽，枯木逢春，类推人世中的"老夫得其女妻"。一般的老夫晚年都是孤独寂寞，而这里的老夫在晚年还能娶到年轻的妻子，可谓大过人者。

《周易》中的卦辞爻辞不是随意说的，大都是根据象数规则写成的，所以如果不了解象数思维方式、象数规则，就无法读懂《周易》。

栋梁弯曲，有凶险

九三：栋桡，凶。

《象》曰："栋桡"之"凶"，不可以有辅也。

【细读】

九三：栋梁弯曲，凶险。

《象传》说："栋梁弯曲的凶险"，说明不能再对六三加以辅助了。

九三阳爻居阳位，原得其所，又能与上六相应，本可佳美，但处在大过之时，它的刚势只能加以抑制而不可助长，所以《象传》才说"不可以有辅也"。

由九四爻辞推知，此爻导致结局凶险的"栋桡"，是指栋梁向下弯曲，喻错误方向的大过人者。

在大过之时，一定要更加注重自身的举止不能向错误方向过度，一旦错误过度就容易招致凶险。

栋梁隆起，吉祥

九四：栋隆，吉；有它①，吝。

《象》曰："栋隆"之"吉"，不桡乎下也。

【注释】

① 有它：向其他方向（弯曲）。

【细读】

九四：栋梁隆起，吉祥；如果向其他方向（弯曲），必生憾惜。

《象传》说："栋梁隆起吉祥"，栋梁不向下弯曲。

将九四和九三联系起来看，一桡一隆，一凶一吉，可以看出象与占断辞是正相关的关系。"隆"是隆起，由此可知，与它相反的"桡"应为向下弯曲。

建筑材料向上弯是可以的，如果要朝其他方向弯则"吝"，建筑材料的弯曲要考虑方向问题。这里是用建筑材料来说人生道理，人有过人之处也要考虑方向问题。"栋隆，吉"，如果将其与人的行为联系起来，那么"隆"可象征人的正能量或正确的做法，正能量超过常人一定会吉祥。相反，"栋桡"为向下弯，说明如果干坏事的能力超过一般人就会有凶险。

老妇嫁士夫，无咎无誉

九五：枯杨生华①，老妇得其士夫；无咎无誉。

《象》曰："枯杨生华"，何可久也？"老妇""士夫"，亦可丑也。

【注释】

① 华：即"花"。

【细读】

九五：枯槁的杨树开出新花，老太太嫁给年轻的丈夫；没有咎错，也没什么可称誉的。

《象传》说："枯槁的杨树开出新花"，怎么能长久呢？"老太太嫁给年轻的丈夫"，也太羞丑了。

如果了解象数规则我们就会知道，不仅三爻可以构成一卦，五爻也可以，从初六到九五，将两个阳爻看作一个阳爻，可以看作一个巽卦，巽的卦象是木，所以此卦仍旧用杨树作喻体。上卦是兑卦，代表泽，泽是家庭成员中的少女，那少女怎么变成此爻中的老太太了呢？这是因为，在《大过》卦的最后一爻中，阴爻在阳爻之上，喻女人大过男人，而且年长很多，所以就有了老妇嫁给小伙子的说法。

为什么九二和九五都是男女关系的老少配，但结果却不一样呢？九二中"枯杨生稊"，枯杨生长出来的芽可以继续生长，甚至可以长成参天大树，但是枯萎的杨树开花，花开花落很短暂。在古代，男女婚姻的使命是传宗接代，古人在生活经验中认识到男女生理特点的差异：女人二七十四岁就有生育能力，但是七七四十九岁基本就失去了生育能力；男人二八十六岁才有生育能力，但是失去生育能力相对也晚，八八六十四岁才失去生育能力。按照古人的认识，老夫少妻基本上不影响婚姻的使命，而老太太嫁给小伙恐怕就要影响了。

《经》《传》有别。在《周易》产生的时代还相对比较宽容，对"老妇士夫"的结局还仅仅是一个中性的判断，"无咎无誉"。而在《周易》产生五百年之后的《小象》却给解释为："'枯杨生华'，何可久也？'老妇士夫'，亦可丑也。"本应是传不破经，解释经文不能改变其本义，但是《小象》显然没有遵循这一规则，经文中"无咎无誉"，变成了"亦可丑也"。

究其原因，是因为古代学者解说经文，与当今尽可能准确理解作者本意的学术研究还是有区别的，当时主要是为了用，不管个人还是国家都是"通经致用"，或通过解说经文发挥自己的思想，如儒家、道家都推崇《周易》，都解说《周易》，但对《周易》的解说区别却很大，都通过解说《周易》发挥各自的学说，道家侧重阴柔退隐，儒家侧重阳刚进取。或通过解说经文提出时代政教所需求的观念，带有明显的时代特征。《小象》将经文中"无咎无誉"的中性占断，变成了"亦可丑也"的负面占断，便是一证。周文王"拘羑里而演《周易》"，五百年之后的战国时期才出现《易传》，战国时期由于经济发展不平衡而造成权力再分配，权力再分配往往是通过土地兼并战争来完成的，土地兼并战争急需兵源。在冷兵器时代，人多好办事，谁人多谁战胜的概率就高。所以在这样一个急需兵源的时代，老妇占据着社会的优质资源（士夫），却不能为社会做出贡献，所以这种行为是羞丑的。

此爻也告诉我们，大过也有方向的限定，可以在正确的方向超过常人，不能在错误的方向超过。我们甚至可以进一步引申理解为君王的能力可以远远超过为臣的，但是为臣的不可功高盖主。

涉水淹没头顶，有凶险

上六：过涉灭顶①，凶，无咎。

《象》曰："过涉之凶"，不可咎也。

【注释】

① 灭顶：淹没头部。

【细读】

上六：涉水过深以至淹没头顶，凶险，没有咎错。

《象传》说："涉水过深以致淹没头顶的凶险"，不可视为咎错。

"过涉灭顶"，后面又说"凶，无咎"，这是为什么呢？"凶"是客观条件导致的，水深是客观条件，"无咎"意思是并不是由于个人能力的问题而造成的危险。一般来说，《周易》倾向于激发人的主观因素，但是在有些时候，即使个人能力很强，在客观条件太凶险的情况下也是凶多吉少。在大概率的情况下，主观因素起决定性作用，但是在一些情况下，客观也成为决定未来的关键因素。《周易》一般不做普遍性的判断，而是具体问题具体分析。当身处个人无法改变的客观环境时，命运更多的是由客观条件决定的，在这种情况下，如果自身的能力无法有所作为，则需要学会隐忍，静观其变，伺机而动。

《大过》卦提示我们：大过人者存在性质差异，善恶有别，方向不同，结局不同；大过人者还存在地位差异，地位低微时可过谦恭，不可膨胀骄狂；大过还有客观因素造成的大过之时，"过涉灭顶""泽灭木"，过程很危险，主观无咎错，若能"独立不惧，遁世无闷"，方为真君子！

晋（卦三十五）

日出地上，明德晋升

䷢ 坤下离上　晋①：康侯用锡②马蕃庶③，昼日三接④。

【注释】

①晋：卦名，坤下（☷）离上（☲），象征"晋升"。②锡：通"赐"。③蕃庶：繁衍众多。④三

接：多次接见。

【细读】

《序卦传》说："物不可以终壮，固受之以《晋》；晋者进也。""晋"就是晋升，现

在我们仍然在用晋升这个词。

《晋》卦得名之因：

从卦象看，上为离卦，卦象为火，可理解为太阳；下为坤卦，卦象为地，可视为太

阳在大地上刚刚升起。毛泽东曾对年轻人说："你们像早晨八九点钟的太阳。"其中就暗

含晋升之意，是说年轻人前途无量、不断晋升。如果占到这卦，说明你正处在不断上升

的阶段，前途无量。卦名主要从卦象来。

从卦德看，下卦为坤，坤为顺，上卦为火，火为明，"顺而丽乎大明"，可以理解为

晋升的条件。

《晋》卦：康侯用君王赏赐的马繁衍了众多的马，一天被接见多次。

"康侯用锡马蕃庶"，首先要弄清"康侯"是谁，因为我们通过这个人物可以看出

《周易》的写作时代。查阅与《周易》相关的历史，可以推断康侯应指周武王的弟弟，

且得知"康侯"是谥号，这说明此句卦辞的写作年代应在周武王的弟弟去世以后。如果

说《周易》是出自周文王之手，但是文王时期的资料又查不到与康侯相关的记载，那么

这个说法就不成立了。我们将两种可能调和一下，《周易》与其他的先秦古籍一样，都

有一个陆续加工完善的过程，它在具备基本的卦爻辞以后又经过了不断加工润色，这种

解释就比较符合当时的史实了。另外，还有人说文王时期没有康侯此人，于是将"康

侯"理解为"大侯"，这又是不得已的一种解释了。

"锡"是通假字，通"赐"，"锡马"实是"赐马"，上级对下级的奖赏叫"赐"。受

到君王的赏赐暗示着此人在不断晋升。

"蕃庶"意为繁衍众多，也代表着马匹的品种优良。康侯用君王赏赐好品种的马繁衍在当时具有重要意义，原因在于当时的马既可以用于军事，也可以用于农耕。军事防御和农耕生产是保卫国家、建设国家最重要的两个方面，被赏赐良马的康侯在这两方面更加突出，进而"昼日三接"。

"三"泛指多，"昼日"是指一天，"昼日三接"即多次得到君王的接见，是一个人不断晋升的表现。这句卦辞看似平常，但经慢慢感悟就会发现其意义深远。如果占到这卦说明你所处的客观背景很好，但更重要的是主观的功绩——"用赐马蕃庶"，它决定着你未来的晋升。

顺而丽乎大明，柔进而上行

《彖》曰："晋"，进也，明①出地上。顺②而丽③乎大明，柔进而上行，是以"康侯用锡马蕃庶，昼日三接"也。

【注释】

①明：太阳。下句中"大明"也指太阳。②顺：下卦为坤，坤为地，卦德为顺。③丽：上卦为离，卦德为丽，附丽，依附。

【细读】

《彖传》说："晋"，就是进取之意，太阳从地面升起。顺从并附丽光明，六五以柔顺之道进取不断晋升，因此"康侯用君王赏赐的马繁衍了众多的马，一天被接见多次"。

"晋，进也，明出地上"，这是从卦象来讲，火地晋，火是明，出于地面，故谓明出地上。

"顺而丽乎大明"，是从卦德角度来讲，坤的卦德是"顺"，离的卦德是"明"，顺即主观顺应客观、顺应规律、顺应天道、顺应民心。"大明"不是一般的明，而是英明。

"柔进而上行"，指六五，以柔顺之道进取，不断晋升。

"是以'康侯用锡马蕃庶，昼日三接'也"，所以康侯蒙受天子赏赐众多的车马，一天被天子接见多次。臣子的事业蒸蒸日上，究其原因是臣子采取谦柔低调的做法，抓军事、抓经济，以实际的功绩获得不断的晋升。

自昭明德

《象》曰：明出地上，晋；君子以自昭①明德。

【注释】

①昭：明也，作动词，犹言"昭著"。

【细读】

《象传》说：太阳从地面升起，是《晋》卦卦象；君子因此要光大自己的美德。

李鼎祚《周易集解》引郑玄："地虽生万物，日出于上，其功乃著，故君子法之，而以明自昭其德。"个人能力与修养是决定一个人晋升道路的关键因素，真正有能力的人应该用自身的行动和努力将自己内在的智慧美德表现出来，用实际功绩证明自己存在的价值和意义，以此来赢得上级的信任和肯定。

晋升之势不可阻挡

初六：晋如①摧如，贞吉；罔孚，裕无咎。

《象》曰："晋如摧如"，独行正也；"裕无咎"，未受命也。

【注释】

①如：语气助词。

【细读】

初六：晋升之势有如摧枯拉朽不可阻挡，贞卜结果吉祥；但还不能被别人信服，宽裕待时没有咎错。

《象传》说："晋升之势有如摧枯拉朽不可阻挡"，是因为独自践行正道；"宽裕待时没有咎错"，是因为在晋升之初还未受到任命。

王弼《周易注》："处顺之初，应明之始，明顺之德，于斯将隆。进明退顺，不失其正，故曰：'晋如摧如，贞吉'也。处卦之始，功业未著，物未之信，故曰：'罔孚。'方践卦始，未至履位，以此为足，自丧其长者也。故必裕之，然后无咎。"

在事业起步阶段晋升太快就容易出现不能取信于人的问题，"裕无咎"，"裕"即宽裕，就是心胸宽裕，别太计较。在事业上升时期，即使遇到挫折和质疑也不能动摇坚守正道的决心，一帆风顺的晋升之路并不多见，在前进路上受到阻碍只要保持乐观、豁达的心态，坦然面对不顺心意的事，终究会化险为夷，得到别人的信任。

不断晋升，自忧力不及

六二：晋如愁如，贞吉；受兹介①福，于其王母。

《象》曰："受兹介福"，以中正也。

【注释】

①介：大。

【细读】

六二：在晋升的过程中感到忧愁，贞卜结果吉祥；蒙受宏大的福泽，是来自尊贵的王母。

《象传》说："蒙受宏大的福泽"，是因为坚守中正之道。

在上升的过程中感到忧愁是有自知之明的表现，在遇到挫折之前就知道居安思危、防微杜渐，就会检点自己的行为，从而谨慎行事，所以贞卜的结果吉祥。保持晋升之势是因为蒙受了巨大的福泽，而福泽来自尊贵的王母。在这里"王母"指六五，五为君王之位，阴爻理解为女性，故为王母，此处可以理解为处于上升阶段的你拥有一个良好的社会背景、血缘关系。六二既中且正，代表自身的主观修养，六五王母为六二提供了良好的客观条件，既有主观修养又得外界佑助，自然晋升。

朱熹《周易本义》："六二中正，上无应援，故欲进而愁。占者如是，而能守正则吉，而受福于王母也。'王母'，指六五。盖享先妣之吉占，而凡以阴居尊者，皆其类也。"

获得众人信允

六三：众允，悔亡①。

《象》曰："众允"之志，上行也。

【注释】

① 悔亡：悔恨消亡。

【细读】

六三：获得众人信允，悔恨消亡。

《象传》说："获得众人信允"的志向，继续向上行进。

"众允"，是指能够得到众人的信允，大家能够接受。在一般卦中，三、四爻是人位，往往非险即凶，六三往往才德不称位，但在《晋》卦中，六三得到了众人的信允。路遥知马力，日久见人心。在不断晋升的过程中慢慢证明自己的实力，得到了大家的认可。自己所处的环境更加顺心如意，因此悔恨的事情都渐渐消亡。李鼎祚《周易集解》引虞翻："坤为众，允，信也，土性信，故'众允'。三失正，与上易位，则'悔亡'"。

《晋》卦的整个大背景良好，到了六三仍旧在晋升，还收获了大家的认同。不断地后悔，不断地反省，不断地纠偏，不断地调整自己，这是不断进步的表现，也必将因此保持晋升的态势。

晋如鼫鼠，有危险

九四：晋如鼫鼠①，贞厉。

《象》曰："鼫鼠，贞厉"，位不当也。

【注释】

① 鼫鼠：音 shí，即"梧鼠"，亦称"五技鼠"。

【细读】

九四：晋升之时像身无所长的鼯鼠一样，贞卜结果危险。

《象传》说："像身无所长的鼯鼠一样，贞卜结果危险"，说明居位不恰当。

晋升是好的，但像"鼯鼠"一样晋升就危险了。荀子《劝学》中曾用鼯鼠做论据，古书上也有记载说鼯鼠各种技能都会一点儿，但是没有一样精通：能飞但飞不过屋顶；能爬树但爬不到树梢；能游泳但游不过河谷；能挖洞但挖不深，连自己的身子都掩埋不住；能跑但跑不过别人，可谓身无专技。

九四本来是阴位，要阴柔休养，但九四冒进，代表所处位置远远超过了实际的能力，才德不匹配，如此就容易发生危险。

朱熹《周易本义》："不中不正，以窃高位，贪而畏人，盖危道也，故为'鼯鼠'之象。占者如是，虽正亦'危'也。"

在职场中难免会出现能力欠佳的人身居高位的现象，看似风光，其实暗藏危机。想要胜任一个职位必须才德相当，如果自身道德水平和个人能力不符其位，往往容易招致危险。如果能够及时改正，提高自身道德修养还有挽救的可能，如若不能则危机四伏。

失得勿恤

六五：悔亡，失得勿恤①；往吉，无不利。

《象》曰："失得勿恤"，往有庆也。

【注释】

① 恤：忧虑。

【细读】

六五：悔恨消亡，无须忧虑得失；前往做事可获吉祥，没有不利的。

《象传》说："无须忧虑得失"，前往做事必有福庆。

朱熹《周易本义》："以阴居阳，宜有'悔'矣。以大明在上，而下皆顺从，故占者得之，则其'悔亡'。又一切去其计功谋利之心，则'往吉'而'无不利'也。然亦必有其德，乃应其占耳。"

在自身发展的道路上，不要计较一时的得失，只要认定目标正确并向着目标前进，坚守正道，总有一天会达到自己期望的目标。

晋升至极

上九：晋其角①，维用伐邑，厉吉，无咎；贞吝。

《象》曰："维用伐邑"，道未光也。

【注释】

　　① 角：兽角，比喻上九晋升至极。

【细读】

　　上九：晋升至极，犹如达到兽角的位置，利用征伐来拓展空间，虽有危险但仍能获得吉祥，没有咎错；（如若方法不得当）占卜结果吝惜。

　　《象传》说："利用征伐来拓展空间"，晋升之道还未光大。

　　上九为《晋》卦之极，晋升到这个地步已经没有太大的空间了，如果想要继续晋升只能靠战争了。攻伐异国，建立军功，扩大地盘，这个过程很危险，但是《晋》卦的大背景不错，征伐吉祥的概率偏高，没什么危害。但后边的"贞吝"又提醒如果方法得当，不犯错误，就会吉祥；如果方法不当，没有实力去通过武力扩张晋升的话，那前景就不乐观了，所以面对晋升达到瓶颈的状况，采取什么样的做法既要看大背景又要看自身的实力和修养。

　　《晋》卦下坤上离，下顺上明，揭示"晋升"之道，卦辞以康侯受赐为喻体，揭示"晋升"的主旨：如地之柔顺，顺从天意，顺从规律，顺从君意，顺从民意；如日之光明，如火附着火把，喻在下者要凭借柔顺之德、英明智慧求晋升，在上者要凭借柔顺之德、英明智慧求施治，国家民族才能像"明出地上"，不断晋升。

升（卦四十六）

地中生木，不断高升

☶ 巽下坤上　升①：元亨，用见大人，勿恤，南征吉。

【注释】

① 升：卦名，巽下（☴）坤上（☷），象征"上升"。

【细读】

《序卦传》曰："聚而上者谓之升，故受之以《升》。"《升》卦的整个大背景很好，就像树在地上不断长大一样。

《升》卦得名之因：

从卦象看，坤的卦象为地，巽的卦象为木，地中生木，有生长高大义，此卦用树木逐渐长大象征不断上升。李鼎祚《集解》引荀爽："地谓坤，木谓巽，地中升木，以微至著，升之象也。"

从卦德看，下卦为巽，上卦为坤，坤为顺，以谦虚、和逊、低调之意顺天道，顺民心，就能保持上升。

《升》卦：至为亨通，利益显现于大人，不用担心，向南用兵吉祥。

"元亨，用见大人"，"元亨"即至为亨通，大顺。"用见大人"，陆德明《经典释文》："本或作'利见'。"即与"利见大人"同意，利益显现于大人即对大人有利，其言外之意是即使所处背景再好，也需注重主观道德修养。在任何时候，做任何事都要考虑主观和客观，主客观缺一不可。

"勿恤，南征吉"，不用担心，向南用兵吉祥。如果你真是大人、君子，有足够的能力，那么向南用兵就吉祥。之所以说"南征吉"是因为北方是商纣王的领地，即使是在背景好的情况下用兵也要考虑方向的问题。南边尚未开发，是少数民族的居住地，相比于北方，向南用兵成功的概率更大。

卦辞告诉我们，在背景好的时候也要考虑修养、智慧的提高和发展方向的选择，要考虑向哪个方向发展成功概率更大一些。

柔以时升

《彖》曰：柔以时"升"，巽而顺，刚中而应，是以大"亨"。"用见大人，勿恤"，有庆也；"南征吉"，志行①也。

【注释】

① 志行：心志得以畅行。

【细读】

《彖传》说：遵循柔顺之道适时"上升"，和逊而又柔顺，阳刚居中而能向上应和于尊者，所以大为"亨通"。"利益显现于大人，不用担心"，必有福庆；"向南用兵吉祥"，心志如愿畅行。

"柔以时升"，王弼《周易注》："纯柔则不能自升，刚亢则物不从。"这是从上下卦的属性说，《升》卦上下均为阴柔之卦，初六以柔居下，逐次上升，经过不断积累，升为六五，以柔而居于尊位，从总体上表现为阴柔的势力与时俱升，称为"柔以时升"。巽卦属阴卦，阴即柔。树苗是柔软的，也是按照时节生长的，冬天就停止生长，所以生长也要考虑时机。

"巽而顺"，是从卦德说，这里直接用"巽"作卦德，为谦虚、和逊、低调之意。坤德顺，"顺"为顺天道、顺民心之意，天道和民心都是客观条件，但"顺"与"不顺"都是由主观来掌握的，和逊而又柔顺，既要有时机还要有修养，既要有客观还要有主观。能够顺应自然和规律，就能保持上升的态势。

"刚中而应，是以大亨"，九二阳爻居中位，属于刚中，并与六五阴爻相应。宇宙的动力机制在于刚与柔的协调并济，互动互补，纯柔则不能自升，刚亢则物不从，所以"柔以时升"。必须争取到刚的应援。九二阳刚居中同六五之柔中结成相应的关系，六五之所以能顺利升至尊位，得力于九二之"刚中而应"。所以要想不断进步，交感很重要。

"'用见大人，勿恤'，有庆也"，利益显现于大人，无须忧虑，此时上升必有福庆。如果是修养高、能力强的人占到这卦则前途无量。

"'南征吉'，志行也"，向南用兵吉祥，说明上升的心志如愿畅行。此处"征"指用兵，但在这里限定了一个方向，《周易》告诉你向敌人力量相对薄弱的方向可以考虑适当地用兵，结果是吉祥的。

经济发展不平衡造成权力再分配，要想扩大地盘，通过和谈很难成功，往往需要发动战争。《周易》中很少说用兵，此处说"南征吉"，可见《周易》对此卦的重视，并形象地告诉我们：要想打赢战争，首先要像"地中生木"一样茁壮成长，要不断提升自己的实力，才可"南征吉"，才可不战而屈人之兵。

积小以高大

《象》曰：地中生木，升；君子以顺德^①，积小以高大。

【注释】

① 德：顺应规律之德。

【细读】

《象传》说：大地上生长树木，是《升》卦卦象；君子因此要修养顺应规律行事的美德，积累小善以成就崇高宏大的事业。

《大象》是从卦象角度解释卦名，君子从中感悟到要顺应规律，积累小善，成就伟业。

《荀子·劝学》中说："积土成山，风雨兴焉；积水成渊，蛟龙生焉；积善成德，而神明自得，圣心备焉。故不积跬步，无以至千里；不积小流，无以成江海。骐骥一跃，不能十步；驽马十驾，功在不舍。锲而舍之，朽木不折；锲而不舍，金石可镂。蚓无爪牙之利，筋骨之强，上食埃土，下饮黄泉，用心一也。蟹六跪而二螯，非蛇鳝之穴无可寄托者，用心躁也。"其意与《大象》相同，只有经过点滴积累才能让道德逐渐提高。

得到众人认可

初六：允^①升，大吉。

《象》曰："允升，大吉"，上合志^②也。

【注释】

① 允：认可。一说允，当也，犹言"宜"。② 上合志：李鼎祚《周易集解》引《九家易》："谓初失正，乃与二阳允然合志，俱升五位，'上合志也'。"

【细读】

初六：得到众人的认可从而上升，大为吉祥。

《象传》说："得到众人的认可而上升大为吉祥"，初六上合二阳的心志。

"允升"，即能得到大家的接受、理解和认同，不断地上升。如果初始阶段你的晋升就能得到大家的认同，说明你的修养和能力、职位相匹配，必获吉祥。

王弼《周易注》："允，当也。巽三爻皆升者也。虽无其应，处《升》之初，与九二、九三合志俱升。当升之时，升必大得，是以'大吉'也。"

"上合志也"，在上升之初，不能只依靠自己的力量，还要找到志同道合之人，与之合力共同进步。可见上升需要依靠他人的帮助，借助团队的力量。

心存诚信

九二：孚^①乃利用禴^②，无咎。

《象》曰："九二"之"孚"，有喜也。

【注释】

①孚：诚信。②禴：禴祭，小规模的季节性祭祀。

【细读】

九二：心存诚信，即使禴祭祭品微薄，也不会招致咎害。

《象传》说："九二的诚信美德"，必将带来喜庆。

孔颖达《周易正义》："九二与五为应，往升于五，必见信任，故曰'孚'。二体刚德，而履乎中，进不求宠，志在大业，用心如此，乃可荐其省约于神明而无咎也，故曰'孚乃利用禴，无咎'。"

《升》卦在大背景良好的情况下，还在强调诚信的重要性，并用诚信诚心来借代人的修养。"禴"是小规模的季节性的祭祀，不用准备太牢、少牢，祭品用蔬菜就可以。诚信的精神修养和祭品的物质相比，什么更重要？当然是诚信。诚信是不断上升的必要条件，与其追求外在形式，不如保持内心的虔诚与坦荡。其实《周易》在客观背景和主观修养中，更强调主观修养的作用。

上升顺畅无阻

九三：升虚①邑。

《象》曰："升虚邑"，无所疑也。

【注释】

①虚：陆德明《经典释文》："空也。"

【细读】

九三：上升顺畅犹如长驱直入空虚的城邑。

《象传》说："上升顺畅犹如长驱直入空虚的城邑"，九三此时上升可以无所疑虑。

初六得到众人认可，借助外力上升，九二内心虔诚，九三在二者基础上将外力和内心结合起来，继续保持上升态势，上升到虚邑无人阻拦，如入无人之境，一片坦途，形势一片大好。程颐《伊川易传》："三以阳刚之才，正而且巽，上皆顺之，复有援应，以是而升，如入无人之邑，孰御哉？"

祈求祖先保佑

六四：王用亨①于岐山，吉，无咎。

《象》曰："王用亨于岐山"，顺事也。

【注释】

①亨：通"享"，祭祀。

【细读】

六四：君王在岐山祭祀神灵，吉祥，没有咎错。

《象传》说："君王在岐山祭祀神灵"，六四顺应事势的发展。

"岐山"，是周民族的发祥地。"亨"，就是祭天，祭天的目的是求得上天保佑。主观的道德修养很高，又敬重神灵，渴望得到上天的保佑。这里隐藏的更深意思在于祭天的地点——岐山，只有身为天子才有资格到岐山祭天。所以这里涉及一个问题："王"究竟指谁？如果说《周易》为周文王所作，那这个"王"就应指商纣王，但是商纣王又不可能到周民族的发祥地来祭天；如果说这个"王"指周王，那什么时候才有的周王祭天事件呢？如果在两种可能性之间做一个选择，我们可以将这句话解释为这是文王的理想——"将来什么时候，我能在家乡的岐山以王的身份来祭天呢"？如果思想境界能上升到这样一个高度，则"吉，无咎"，祭天实际上意味着顺天道，只有顺应天道、遵循规律才能得到天的保佑。虽然诸《易》家对"王用亨于岐山"的解释不尽相同，但对于六四应柔顺行事的主旨基本一致。

程颐《伊川易传》："四，柔顺之才，上顺君之升，下顺下之进，己则止其所焉，以阴居柔，阴而在下，止其所也。昔者文王之居岐山之下，上顺天子，而欲致之有道，下顺天下之贤，而使之升进，己则柔顺谦恭，不出其位，至德如此，周之王业，用是而亨也。四能如是，则亨而吉，且无咎矣。"

步步高升

六五：贞吉，升阶①。

《象》曰："贞吉，升阶"，大得志②也。

【注释】

①升阶：沿阶上升。②大得志：孔颖达《周易正义》："'大得志'者，居中而得其'贞吉'，处尊而保其'升阶'，志大得矣，故曰'大得志'也。"

【细读】

六五：贞卜结果吉祥，就像上台阶一样一步一步地上升。

《象传》说："道德正固吉祥，就像台阶一样一步一步地上升"，六五大遂上升的心志。

想要保持上升的态势，需要每一步都走得扎实，"不积跬步，无以至千里"（《荀子·劝学》），只有踏踏实实地向前迈进，才能逐渐走向成功。柔升、渐进是稳妥的方式，一步登天看似幸运，实则暗藏危机。

稀里糊涂地上升

上六：冥①升，利于不息之贞。

《象》曰："冥升"在"上"，消不富也。

【注释】

①冥：昏昧。

【细读】

上六：昏昧地上升，利于不间断地贞卜问天。

《象传》说："昏昧地上升"，上升的趋势会逐渐消亡，不会富盛。

"冥升"是昏暗地、稀里糊涂地上升，愚昧的人不断上升，这种情况也有，但是这种趋势不可能永远持续下去。《周易》提示你"利于不息之贞"，你自己没有能力决策时应该怎么做呢？应该贞问天。"不息"就是不停息、不间断，贞卜问天，遵循天意再操作，也许还有可能保住这个职位，这是《周易》给人的安慰。

《小象》的解释很好，能力有限却稀里糊涂地上升，大趋势就是不断地走向削弱，"冥升"是错误的，所以《周易》告诫你要贞问天意，求上天指点具体怎么纠偏。上六所处位置已达到极点，物极必反，如果此时不谨慎虚心就会走向没落。

《升》卦巽下坤上，揭示了事物顺势而上、积少成多的道理。君子通过观察地中生木、逐渐成长的过程，感悟出道德修养和社会地位的提高也需要一个从低到高的过程。《升》卦六爻反映顺势而升的道理，表明只有顺应自然、遵循规律才能逐渐上升。

上升需要有利的客观条件，更需要良好的主观修养：初六讲处理好上下级关系，九二讲诚信的重要，九三讲上升顺畅，六四讲要有远大理想，六五讲稳扎稳打，步步高升，不能操之过急，上六讲若主观条件有局限，就要不断征询上天的旨意。

兑（卦五十八）

丽泽滋润，丰收喜悦

☱ 兑下兑上　兑①：亨，利贞。

【注释】

① 兑：卦名，兑下（☱）兑上（☱），象征"快乐"。

【细读】

《序卦传》："入而后说之，故受之以《兑》；兑者说也。"《兑》卦告诉我们在快乐之时应该何去何从。

《兑》卦得名之因：

从符号上看，"刚中而柔外"，内心有原则，外在言行柔顺，自己喜悦，也使人喜悦。

从卦象看，上下皆兑，卦象是泽水，泽上有泽，两泽毗邻依附，彼此流通滋润，互相受益，相得益彰，故有喜悦之义。

从卦德看，兑的卦德为"悦"，悦上加悦，则更为喜悦。

《兑》卦：亨通，贞卜结果有利。

刚中柔外，顺天应人

《彖》曰："兑"，说①也。刚中而柔外，说以"利贞"，是以顺乎天而应乎人。说以先民，民忘其劳；说以犯难，民忘其死。说之大，民劝矣哉！

【注释】

① 说：同"悦"，喜悦。

【细读】

《彖传》说："兑"，使人快乐。内心坚持原则，言谈举止要阴柔，大家都快乐，"心情愉悦有利于守持正道"。因此事事顺应天理又符合人情。君子乐于身先士卒，百姓同样能忘记劳苦；君子乐于奔赴危难，百姓都会舍生忘死。使百姓快乐起来太重要了，百姓的能量会被劝勉、激发出来。

"兑"即"悦"，想要使人快乐，就要想方设法像泽水灌溉庄稼一样造福于民，使百姓快乐。

"刚中而柔外"，是从符号说，《兑》卦符号的特点"刚中而柔外"，喻内心坚持原则，但在言谈举止上要阴柔，这样才会让人喜悦。

"说以利贞"，使大家都快乐，与民同乐，有利于守持正道。那怎么做才能让大家都快乐呢？

"是以顺乎天而应乎人"，浓缩成四个字就是"顺天应人"，事事顺应天理又符合人情。

"说以先民，民忘其劳"，君子大人把身先士卒作为自己的快乐，人民就会忘记自身的劳苦。就像大禹治水一样，大禹坚守在治水第一线，三过家门而不入，百姓以他为榜样也就同样能忘记劳苦。

"说以犯难，民忘其死"，君子乐于奔赴危难，不避艰险，即便是发生战争，遇到犯难之事，百姓都会舍生忘死，为你拼死沙场。这两句都是在讲"说"的重要性。

"说之大，民劝矣哉"，使百姓快乐起来太重要了，百姓的能量会被劝勉、激发出来。人要高兴了，精神昂扬了，一个顶俩；要是不平、苦闷，两个不顶一个，人潜在能量的释放太重要了。

程颐《伊川易传》："阳刚居中，中心诚实之象；柔爻在外，接物和柔之象。故为说而能贞也。"内心坚持正道原则，同时柔外接物，和气待人，自然和悦愉快。

朋友学而时习之

《象》曰：丽泽^①，兑；君子以朋友讲习。

【注释】

① 丽泽：王弼《王弼注》："丽，犹连也。"谓两泽相连。

【细读】

《象传》说：两泽相连，互相浸润，是《兑》卦卦象；君子因此要聚集朋友相互讲解道理、研习学业。

"丽泽"，为相连的泽水。兑的卦象为泽，卦德为悦，一个泽水就足够快乐了，相连的泽水更让快乐翻倍。《大象》由自然现象类推到人事，什么事儿让人更快乐呢？"君子以朋友讲习"，君子对良朋益友一起讲解道理、研习学业感到快乐。"有朋自远方来，不亦乐乎？""学而时习之，不亦说乎？"（《论语·学而》）将这两者结合起来，和朋友一块儿讲习，可谓乐上加乐。

君子和悦

初九：和兑^①，吉。

《象》曰:"和兑"之"吉",行未疑也。

【注释】

①和兑:平和欣悦。

【细读】

初九:平和欣悦以待人,吉祥。

《象传》说:"平和欣悦待人带来的吉祥",初九行为端正不被人疑忌。

孔颖达《周易正义》:"居兑之初,应不在一,无所党系,和兑之谓也。说不在谄,履斯而行,未见有疑之者,吉其宜矣。"初九身处卑下却和顺喜悦,不因地位低下而谄媚阿谀,不因刚强而狂妄自大,而是和悦待人。

诚信欣悦以待人

九二:孚①兑,吉,悔亡。

《象》曰:"孚兑"之"吉",信志也。

【注释】

①孚:诚信。

【细读】

九二:诚信欣悦以待人,吉祥,悔恨消亡。

《象传》说:"诚信欣悦带来的吉祥",九二志存信实。

"孚"指诚信的修养,是发自内心地实事求是,这能够使人快乐,未来吉祥,后悔消亡。九二以刚居柔,所居非位,可能会产生悔恨憾惜之事。但是处在《兑》卦之中,悦不失中,无口舌之非;且以诚信为本,无虚矫之嫌,故获吉祥。

九二以阳爻居下卦之中,有中实之象,故云"信志也"。《礼记·大学》中要求人"诚于中,形于外",九二以诚信为安身立命的准则,即使是遇到其他干扰也能够用内心的修养克服抵御,最终能够收获吉祥。

前来谋求喜悦,凶

六三:来①兑,凶。

《象》曰:"来兑"之"凶",位不当也。

【注释】

①来:犹言"来求"。

【细读】

六三:前来谋求喜悦,凶险。

《象传》说："前来谋求喜悦有凶险"，原因是居位不正当。

由"凶"可知"来兑"为错误做法，"来"表示主动前来，是主动地取悦于人的谄媚行为，不是发自内心地和颜悦色，不是以诚信等内在修养使人快乐，而是用不正当的手段讨好别人。如果用这样的方式去取悦别人，未来的结果恐怕有凶险。

《小象》从符号说，六三以阴爻居刚位，不中不正，处两个阳爻之间，乘承皆刚，显然"位不当也"，故"凶"。

王弼《周易注》："以阴柔之质，履非其位，来求说者也。非正而求说，邪佞者也。"不注重自身修养和能力的提高，而是用偏离正常的手段一味谄媚讨好，虽然能讨好到别人，却种下了苦果。作为领导干部一定要提防那些公开谄媚讨好、取悦领导的行为，和这样的行为保持适当的距离。

如何让大家都快乐

九四：商①兑未宁，介②疾有喜。

《象》曰："九四"之"喜"，有庆也。

【注释】

① 商：商量，思考。② 介：消除，隔绝。

【细读】

九四：思考、商量如何让大家都快乐这件事情，心中不能平静，（如此便能）消除麻烦，获得喜庆。

《象传》说："九四的喜悦"，有喜庆的事。

"介"在这里有两种理解，可理解为"消除"，也可以理解为"耿介""大"。具体意思需要结合前后语境。"疾"是疾病，如果在这里把这句话解释成"大病有喜"，前后语义关系联系就不那么紧密了，所以这里将"介"理解为"消除""隔绝"，"疾"是说现在有麻烦。如果你始终想着如何使大家快乐这件事，那么麻烦就会消除，最后的结果喜庆。

孔颖达《周易正义》："夫邪佞之人，国之疾也……'有庆'者，四能匡内制外，介疾除邪，此之为喜。乃为至尊为善，天下蒙赖，故言'有庆'也。"

宋代范仲淹在《岳阳楼记》中说，"先天下之忧而忧，后天下之乐而乐"，整天思考如何与民同乐，追求的不是个人的安宁，而是众人的喜悦，有如此的抱负和情怀，未来的结局就是喜悦的。

对险恶小人讲诚信，有危险

九五：孚于剥①，有厉。

《象》曰："孚于剥"，位正当也！

【注释】

　　①剥：削剥。

【细读】

　　九五：对削剥阳刚的阴柔小人讲究诚信，有危险。

　　《象传》说："对削剥阳刚的阴柔小人讲究诚信"，可惜了九五所处的正当之位！

　　讲究诚信也有好坏之分，当诚信联系到实际、具体应用，就有了一个对象和标准的问题，中国的文化不是空谈理论，它时刻与现实人生、现实政治相联系。"孚于剥"中的"剥"指的是削剥阳刚的阴柔小人，在此卦中指上六。面对不利于自己的小人，讲诚信就会对自己构成威胁，对侵略自己的敌人讲诚信就是叛徒，所以诚信也要分对象、有标准。

　　九五能够比较鲜明地体现出中国文化和西方文化的巨大差异，西方文化更多的是讲理论本身，而中国文化的理论通常和现实相联系。任何理论一旦和现实联系起来，就可能存在历时性的变化，就可能存在对象的变化和标准的变化，所以一定要具体问题具体分析。

　　孔子说："巧言令色，鲜矣仁。"（《论语·学而》）齐桓公宠用易牙、竖刁、开方三个小人，最后落得个死不适葬、子相党争的局面，正合九五爻意。领导的职位越高，身边的谄媚之人就越多，在生活中一定要提防身边别有用心的小人，善于甄别察觉才能不被其迷惑利用而犯错误。对于同心同德之人要讲究诚信，共同努力奋斗，但对阴柔小人一定要提高警惕。

引诱别人相与欣悦

　　上六：引①兑。

　　《象》曰："上六""引兑"，未光也。

【注释】

　　①引：引诱。

【细读】

　　上六：引诱别人相与欣悦。

　　《象传》说："上六引诱别人相与欣悦"，这种做法不能发扬光大。

　　朱熹《周易本义》："上六成说之主，以阴居说之极，'引'下二阳相与为说，而不能必其从也。故九五当戒，而此爻不言其吉凶。"引诱别人相与欣悦，爻辞虽然没有给出明确的吉凶判断，但我们可以想见结果不会很好。有些人在工作上、生活中会不择手段地讨好上级，这些人的做法能否得逞关键在于领导者能否识破这些人的伎俩，这就要求领导者有足够的修养和智慧。因此，领导干部必须善于辨别身边的谄媚之人，端正自己的信念，不受小人的干扰，自觉抵制诱惑。

《兑》卦主要阐述如何与人和悦相处的道理。初九揭示与人和睦相处是获得愉悦的途径；九二指出只有心中有诚信才能使人快乐；六三批评了谄媚取悦的行为；九四点明有"后天下之乐而乐"的胸怀自然能消除忧患；九五提及讲究诚信也要区别对象；上六说明了引诱讨好并不是获得愉悦的正确方式。要模仿泽水滋润庄稼，造福百姓，顺天应人，无我利他，才能与民同乐。

既济（卦六十三）

水在火上，既济事成

☲☵ 离下坎上　既济①：亨，小利贞；初吉终乱。

【注释】

①既济：卦名，离下（☲）坎上（☵），象征"已经渡过河"（事已成）。

【细读】

《序卦传》："有过物者必济，故受之以《既济》。"《既济》卦，"既"为"已经"之义，"济"为"渡过河"之义，故"既济"即"已经渡过河"，此卦用小狐狸游过河的天象说理。"已经渡过河"表示问题已经得到解决，事已成，处于成功之时。孔颖达《周易正义》："济者，济渡之名；既者，皆尽之称。万事皆济，故以'既济'为名。"

《既济》卦得名之因：

从符号看，三个阳爻三个阴爻，皆当位，彼此相应，象征着事物平衡和谐的状态，有事成之义。

从卦象看，离为火，坎为水。如果火在上水在下，火上炎水下润，两者之间无交感，所以为"未济"。如果水在上火在下，水下润火上炎，相互之间有交感，则为"既济"。交感是推动事物发展的一种内在动力，有交感就会推动事物发展，才能渡过河、将问题解决，事才能办成。

《既济》卦：亨通，贞卜结果小有所利；开始的时候吉祥，最终危险混乱。

"小"字在这里涉及断句的问题，有两种意见："亨小，利贞"和"亨，小利贞"。根据整个的卦辞爻辞来推断，"亨，小利贞"是较为顺畅合理的说法。"小利贞"与之前卦爻辞中出现的"小事吉"的意思相近，"小事吉"是贞卜的结果，贞卜的结果为小有所利，但不要抱有太高期望。此卦同理，"既济"为已经渡过河，问题解决了，但只是面前这条河渡过了，当前的问题解决了而已。

《既济》卦体现了一种全局观，它能把个案放在君王治理天下的整体大视野中来考虑，所以在卦辞最后特别提示一句"初吉终乱"，我们也正是根据这样一个前瞻性的预判来将前边解释成"亨，小利贞"的。孔颖达《周易正义》："既济之初，虽皆获吉，若不进德修业至于终极，则危乱及之，故曰'初吉终乱'也。"一件事解决了并不代表所有问题就都解决了，"初吉终乱"是从历时性的角度来说的，将"吉"和"乱"并提，体现了《周易》认识到事物是不断发展变化的规律。

刚柔位当，初吉终乱

《彖》曰："既济，亨"，"小"者"亨"也。"利贞"，刚柔正而位当也；"初吉"，柔得中也；"终止则乱"，其道穷①也。

【注释】

① 穷：穷尽，困穷。

【细读】

《彖传》说："已经渡过河，亨通"，"在小事上"获得"亨通"。"利于守持正固"，阳刚和阴柔均行为端正居位得当；"起初吉祥"，说明柔小者持中道；到了终止时就发生危乱，事成之道运行到穷尽（新的问题又产生了）。

"'既济，亨'，小者亨也"，《既济》卦代表事已成，亨通，在小事上获得亨通。《彖传》把"小"解释成柔小者，以致后世的经学家将卦辞中的"小"字划归到前面一句，即"亨小，利贞"，实际上"小"字在前在后都能说得通，"小"是指此卦中的阴爻，用阴爻来象征谦恭、谨慎或是小事，这些都在"小"字允许的解释弹性范围内。

"'利贞'，刚柔正而位当也"，《既济》卦阴爻均处阴位，阳爻均处阳位，六十四卦中仅此一卦。所以就象数角度而言，有的经学家认为《既济》卦是最好的卦。然而不同的人判断标准也有所不同：如果从治理国家的角度来说，讲为君为臣之道的《乾》卦、《坤》卦最重要，因为无论有多少人口，按照社会角色来划分无非是为君或为臣；如果从象数角度来评价，《既济》卦阳爻阴爻各处其位，最好；如果从人的修养看未来的结果，《谦》卦最好，六爻都偏向吉祥。不同的标准得出的结论不一样，互相之间并不矛盾。

"'初吉'，柔得中也"，对于"初吉"，《彖传》给出的原因是"柔得中也"，此处是指六二阴爻居阴位，既中且正，方法得当，起步阶段不浮躁不冒进，所以吉祥。

"'终止则乱'，其道穷也"，到了终止的时候就发生危乱，物极必反是事物发展的规律，事成之道运行到穷尽时，新的问题又发生了。

思患预防

《象》曰：水在火上，既济；君子以思患而豫①防之。

【注释】

① 豫：通"预"。

【细读】

《象传》说：水势下润、火势上炎，是《既济》卦卦象；君子因此要思考可能发生的忧患而提早预防。

《象传》是从符号的特点、卦名的含义来解释《既济》卦的，《大象》更偏向于从上下两个天象组合之后产生的新意义来解释。

《大象》感悟的重点不在水火交感推动事物的发展上，而在于两种力量相遇后发生的结果。水火相遇后，不是水熄灭了火，就是火烧干了水，从而造成情况的变化。水熄灭了火，容易酿成水灾，火烧干了水，容易造成火灾，这就与卦辞中水火交感推动问题"既济"之义就有些冲突了，但是仔细想想又与经文有联系，殊途同归。卦辞、《象传》侧重说"初吉"，《大象》侧重说"终乱"。古经侧重水火交感的积极意义，《大象》侧重水火冲突的消积意义。

《经》《传》都是站在君王的角度感悟经邦治国的道理，水火相遇是发生灾难的预兆，所以君王要提前预防，居安思危。《象传》基本上能按照经文的意思来阐释，"传不破经"，不改变经文格物的角度，《大象》与经文和《象传》有时出入很大。相传《易传》出自孔子，如果逐卦进行分析就会发现《易传》中存在冲突，这也证明《易传》不是出自一人之手。

曳轮濡尾，量力而行

初九：曳其轮，濡其尾，无咎。

《象》曰："曳其轮"，义①"无咎"也。

【注释】

①义：宜，合适。

【细读】

初九：拖住车轮，小狐狸渡河沾湿了尾巴，没有咎错。

《象传》说："拖住车轮"，适宜就"没有咎错"。

初九当位，"曳其轮"用车轮、车行走作喻体讲道理。"曳"是主动地拖住，第一爻地位低、不能冒进。《既济》卦和《未济》卦都用小狐狸渡河作喻体，是因为这两卦中都有半个艮卦，艮卦象征狐狸，半艮就是小狐狸，《既济》卦中，六二、九三是半个艮卦，六四、九五又是半个艮卦。小狐狸渡河"濡其尾"，这是客观条件，小狐狸游水的能力本来就有限，尾巴如果被打湿了，渡河的难度就更大了。所以"曳其轮"是从主观上来说的，"濡其尾"是从客观上来说的。主观上要考虑到自己还处在初爻的位置上，地位低，要放慢速度；客观上要意识到渡过河的困难很大，解决问题不能操之过急，先要考察事情的缘起，找到最佳的解决措施，不犯错误。根据所处地位、问题的严重性采取相应措施，量力而行，并非前进速度越快越好，前进速度要和主客观条件相匹配才能良性持久地发展，只有主客观都考虑全面才能"无咎"。

失而复得

六二：妇丧其茀①，勿逐，七日得。

《象》曰："七日得"，以中道也。

【注释】

① 茀：音 fú，古代贵族妇女所乘车前后的遮蔽帘等饰物。

【细读】

六二：妇女丢失了车辆的饰物，不用追寻，七日之后必将失而复得。

《象传》说："七日之后丢失的东西可以失而复得"，是因为六二守持中正之道。

"茀"指女人所乘车上的装饰物，妇女车上的饰物丢了，比喻解决问题的过程不可能一帆风顺，会有局部的损失。"勿逐"指不用去找。"七日得"，《周易》很多时候用"七""七日"来表意，对于这个用法，古代的经学家有多种解释。其中较为合理的解释是《周易》一卦是六爻，七则是一个新的周期，故"七"用来表达一个新的周期的开始。解决问题的过程中会有损失、挫折，但是不要着急，度过了这个周期问题自然就会解决。

东西为什么能够失而复得呢？《小象》的解释为"以中道也"，强调六二的位置，既中且正，喻做法得当，会失而复得。也可拓展为，不必太计较短期损失，做事过程中一切都要为了终极目的来调试，不要因过程当中小的损失而乱了方寸、乱了阵脚，要学会抓大放小。

高宗伐鬼方

九三：高宗伐鬼方，三年克之；小人勿用。

《象》曰："三年克之"，惫①也。

【注释】

① 惫：疲惫。

【细读】

九三：殷高宗讨伐鬼方，持续多年终于攻克它；不可以任用小人。

《象传》曰："多年才能攻克敌人"，是件令人疲惫的事情。

"高宗"是殷王朝历史上一位有作为的君王。"鬼方"是北方的少数民族，后来称作猃狁、匈奴，其不断南下侵扰中原，在殷商时期就经常发生战争。"伐"即讨伐，按照

《春秋》中的用字来说，这个字的用法是很严谨的，"伐"指的是正义之师讨伐不义的军队，君王讨伐敌人，由"伐"可见作者对此次战争的评价是正面的，同时我们还能看出在《周易》当中就已经注意运用历史作喻体来告诫后世君王。中国人对历史是非常看重的，不相信虚无的彼岸，只相信既成的事实，所以用历史作论据有充分的说服力。中国史官建制非常早，左史记言，右史记事，君举必书，君王的一言一行都被记录了下来，这给后来的君王提供了成功的经验、失败的教训，另外秉笔直书的原则又对当时的君王起着权力约束的作用。

《周易》的思维方式是在天人合一的基础上形成的格物思维方式，象数是一种格物的方法，实际是借上天的力量约束君王的权力，引导君王向善，即我们今天所说的"笼子理论"。笼子外边立有七根栏杆：

一是天，既包含宗教神学的天帝，又蕴含物质运动的客观规律，用天来威慑君王，做了错事要遭天谴。

二是德，"德行焉求福"（《帛书周易·要》），德行决定未来。

三是民心，百姓是水，政权是舟，"水能载舟，亦能覆舟"（吴兢《贞观政要》）。

四是孝，"五刑之属三千，而罪莫大于不孝"（《孝经》）。

五是礼，"不学礼，无以立"（《论语·季氏》）。

六是贤才，"君失臣兮龙为鱼"（李白《送别离》）。

七是历史，"以史为鉴可以知兴替"（《旧唐书·魏徵传》），历史最终由真相构成，秉笔直书对权力也是一种约束。

"三年克之"，是说多年，"三"在古汉语中泛指多，战争并非容易打胜，需要打持久战，最终由于方法得当把中原所面临的最大的敌人攻克了。

"小人勿用"，首先提示君王如果拥有像高宗的智慧、能力和修养，就能成事；其次告诉君王不能任用小人；最后是告诉无德无能的小人不要期望太高，不可能有高宗一样辉煌的战绩。这就告诉我们结果不同主要还是由主观原因造成的。我们所说的"笼子理论"的七根栏杆最重要的是"德"，敬天、保民、遵守礼法、光宗耀祖、举贤授能、青史留名都是德的体现。

新衣会破旧，敬畏谨慎

六四：繻①有衣袽②，终日戒。

《象》曰："终日戒"，有所疑也。

【注释】

①繻：音 rú，彩色的丝帛，此处借指美服。②袽：音 rú，败絮，指衣服破旧。

【细读】

六四：美服也有一天会变成破衣服，应该终日戒备。

《象传》说："终日戒备"，因为有所疑惧。

"繻"在这里指新衣服，"袽"指旧衣服，"繻有衣袽"是说再新的衣服也有穿旧的一天，意思是说不能被胜利冲昏了头脑，并不是某个问题解决了就能一劳永逸，早晚还会有新的问题发生，所以对君王来说要"终日戒"，高度警惕，小心翼翼。我们所说的"敬业"就是要对职业有敬畏心，认真对待。

"有所疑也"，就是总怀疑自己的能力，总担心会有什么事发生，这也是谨慎的表现。

诚信为本

九五：东邻杀牛，不如西邻之禴祭^①，实受其福。

《象》曰："东邻杀牛"，不如西邻之时^②也；"实受其福"，吉大来也。

【注释】

①禴祭：季节性的祭祀，薄祭。②时：指代"禴祭"。

【细读】

九五：东边邻国杀牛祭祀，不如西边邻国微薄的季节性祭祀，更能切实地承受神灵赐予的福泽。

《象传》说："东边邻国杀牛祭祀"，不如西边邻国季节性的祭祀，"切实地承受神灵赐予的福泽"，吉祥将滚滚而来。

要理解"东邻""西邻"的说法，就要回到当时的情境下。古籍上一般按照商纣王、周文王、周武王的周邑位置来表述，商纣王相对而言居东北，周邑在西南，所以古书上经常用"东邻"来象征商纣王，用"西邻"象征周文王、周武王。

"东邻杀牛"，牛可称得上最丰盛的祭品了，在太牢的猪牛羊中牛是价值最高的。"禴祭"是季节性的祭祀，对祭品要求不高，只需蔬菜即可。"东邻杀牛，不如西邻之禴祭"，是告诉君王要想求得上天和祖先的保佑，内在精神的虔诚远比祭品的丰盛更重要。关于物质和精神的比较，要考虑具体情境，在这句爻辞所处的情境下，精神的虔诚比物质的丰盛更重要。"实受其福"即指能够受到上天和先王的保佑。这里以东邻和西邻祭祀的比较来告诫君王道德提升、智慧修养的重要性，也体现了《周易》引人向善的正能量作用。

小狐狸沾湿了脑袋，有危险

上六：濡^①其首，厉。

《象》曰："濡其首，厉"，何可久也！

【注释】

① 濡：被水打湿。

【细读】

上六：小狐狸沾湿了脑袋，危险。

《象传》说："小狐狸沾湿了脑袋，危险"，哪里能够长久呢？

上六照应了卦辞"初吉终乱"。小狐狸过河尾巴打湿了就已经很艰难了，而在这里头都被打湿了，不仅客观条件凶险，主观上也体力不支，逐渐下沉，更加艰难了。这爻提示你又有新的问题发生了，即将面临着危险。

小狐狸的头都被打湿了，还能坚持多长时间呢？

这里还是在反复强调要居安思危，不能认为一件事情解决了就可以一劳永逸了。从这个角度看，也可以认为《大象》的解释和这卦的意思有联系。

《既济》卦主要说两个意思：前三爻说"初吉"，是说问题解决初期应该怎么做；后三爻说"终乱"，是说问题解决后期不要乐极生悲，一定要时刻警惕新问题的出现。

对于创业和守成哪个难度更大的问题，古代学者大都认为，在创业时人心比较齐，而在守成时则容易骄奢淫逸，容易出现贪污腐败现象。《三国演义》开头就说：分久必合，合久必分。《周易》可贵的是在三千多年前就有了这样的认识，借天的名义来提示君王。欧阳修《易童子问》："人情处危则虑深，居安则意怠，而患常生于怠忽也。是以君子既济，则思患而预防之也。"

读罢《周易》，我们会发现它有这样一个倾向：好卦刚开始好，可到了上卦第四爻，就开始向不好的方向发展了；不好的卦开始不好，到了上卦第四爻，就开始向好的方向转化。这个倾向在《泰》卦、《否》卦、《既济》卦和《未济》卦中表现得非常鲜明。《周易》六十四卦、三十二对，要一对一对地来读。大家都很熟悉"否极泰来"这个词，《泰》卦到了极点也会向相反的方向转化，《既济》卦也是如此，已经渡过河了，开始很好，后来却慢慢向乱的方向发展。事物发展有这样一种规律，政治也不例外，那应该怎么办呢？《既济》卦至少有两层意思：一方面是问题得到解决，是好事；另一方面还要注意事成之后不能一劳永逸，要居安思危、防患于未然。将第二层意思说得更具体一点儿就是君王关心的创业和守成问题，创业和守成哪个更困难呢？古人认为守成更难。其实从我们现在的角度看，凡是当下正在进行的事情都有困难，创业难，守成也难。

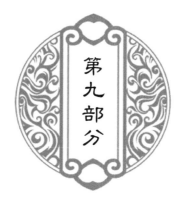

第九部分

婚姻家庭教育篇

　　创业同时还要兼顾婚姻家庭教育，"清官难断家务事"，是讲治家的难度，自家都管理不好，何以"治国，平天下"；"家和万事兴"，是讲治家的作用。治家是治国创业的重要组成部分，家庭是社会最小的组成单位，无数家庭和谐了，社会才可能和谐。

　　《蒙》讲早期启蒙教育的重要性，只有能够理性认识到教育功能的人才能感受到学习的快乐，那是极高的精神境界，即便是圣人孔子也是到了十五岁时才"志于学"，对于更多人来说，学习的过程是艰辛的，是要付出体力和精力的。《渐》《姤》《咸》《归妹》都是讲婚姻，《渐》讲女孩渐渐长大要出嫁；《姤》讲一女遇五男该如何选择；《咸》讲婚姻要以两情相悦的感情为基础；《归妹》讲女子出嫁后如何改变命运，如何与夫君白头偕老；《家人》讲治家，夫妻各司其职、各尽其能，男主外、女主内。

　　在《周易》可能要将男女之事理类推到君臣大义上，对我们普通人来说，能借鉴《周易》的智慧，把我们自己的婚姻家庭教育搞好，就是为建设和谐社会做贡献。

蒙（卦四）

山下有泉，童蒙求我

☶ 坎下艮上　蒙①：亨。匪我②求童蒙，童蒙求我。初筮③告；再三渎，渎则不告。利贞。

【注释】

①蒙：卦名，坎下（☵）艮上（☶），象征"蒙稚"。②我：这里指天。③筮：音shì，用蓍草占问。

【细读】

《序卦传》："物生必蒙，故受之以《蒙》；蒙者蒙也，物之稚也。""蒙"，蒙昧，蒙稚，相当于现在小孩六七岁的年龄段，事物初起。落实到君王，可喻事情初始，即位时间不长。

《蒙》卦得名之因：

从符号看，四阴二阳，初六、六五承阳，阴多阳寡。以阴喻蒙昧，即物之始生之后的蒙昧状态，需要开化。

从卦象看，艮为山，坎为水，泉水刚从山下流出来，水之初始，喻人之初始，蒙稚之象，这卦因卦象而得名。

从卦德看，水是险，山是止。险而止，是这卦的卦德，相当于人的童蒙阶段，没有能力处理险情，需要见险而止。朱震《汉上易传》："止于外，不可进也。险在内，不可止也。险而止，莫知所适，蒙也。此以艮坎二体言蒙也。"

《蒙》卦：亨通。并非我有求于童稚蒙昧之人，童稚蒙昧之人有求于我。初次占卜告诉他；接二连三占卜，则不告诉。占卜结果有利。

卦辞说"亨"，很多卦上来就"亨"，先让你高兴，给一个定心丸，告诉我们只要策略对，不管遇到什么情况，前景都是好的。

"匪我求童蒙，童蒙求我"，"我"指谁呢？这里指天。"童蒙"是小孩。不是老天求童蒙，是童蒙要主动去求天。

"初筮告；再三渎，渎则不告"，"筮"，占卜，占卜问天。用蓍草来问，叫蓍；用甲骨问叫卜，都是问天。第一次问我，我给你一个明确的预测，告诉你。"再三渎，渎则不告"，"再"是第二遍，"三"是多次，反复问。问第二遍、第三遍，说明你不相信第一遍，说明你在亵渎神灵，接二连三占卜，则不告诉。

蒙以养正

《彖》曰："蒙"，山下有险^①，险而止，"蒙"。"蒙，亨"，以亨行时中^②也。"匪我求童蒙，童蒙求我"，志应^③也。"初筮告"，以刚中^④也。"再三渎^⑤，渎则不告"，"渎"，"蒙"也。"蒙"以养正，圣功也。

【注释】

①山下有险：山指上艮，险指下坎。②时中：指九二处下卦之中，能把握适中时机。③志应：指卦中二五阴阳相应。④刚中：九二阳刚居中。⑤渎：音dú，亵渎。

【细读】

《彖传》说："蒙稚"，山下有险，遇险止步，是"《蒙》卦"。"蒙稚，亨通"，沿着亨通之道行动，把握适中时机。"并非我有求于童稚蒙昧之人，是童稚蒙昧之人有求于我"，心志相应。"初次占卜告诉他"，九二阳刚居中；"接二连三占卜是亵渎神灵则不告诉"，"亵渎神灵"，是"蒙昧"的表现。在"童蒙"阶段培养正道，是圣人走向成功之路。

"山下有险，险而止"，山和险不是同一个范畴的概念，山是象，险是德。准确表达应该是，山下有水，险而止是卦德。水刚流出来，相当于人的童蒙阶段。从卦德角度看，水是险，山是止。险而止，是说童蒙阶段像刚从泉眼流出的水，能量比较小，喻示你还没有能力处理险，要止，停下来。这与从卦象角度的感悟是不同的，好在殊途同归，最终都在说早期教育的重要性。

"'蒙，亨'，以亨行时中也"，"时中"这个词暗含两个条件，"时"是客观条件，"中"是主观操作。比如种庄稼，不能违背农时，要春种秋收，提前种或延后到夏天种都不行，庄稼有个生长期，不满足它们的生长期，还没成熟就会被霜冻死。所以农耕要严格按照时节，到什么时节做什么事，喻做事要考虑客观条件，遵循客观规律。"中"指把握合适的度。种庄稼是这样，管理人生、治理国家也是这样。"时中"表达的意思太重要了。做事要"与时偕行，时行则行，时止则止，动静不失其时"，要时刻考虑客观条件。操作时，主观上还要把握度。

"匪我求童蒙，童蒙求我"，童蒙得主动，要主动贞问上天神灵。

"初筮告""'再三渎，渎则不告'，渎，蒙也"，很多学者把"渎蒙"理解为亵渎童蒙，把逻辑关系搞反了，"初筮告""再三渎"，谁亵渎谁？童蒙亵渎上天神灵，故亵渎神灵是蒙昧的表现。

"蒙以养正，圣功也"，在童蒙阶段，就要培养正道，培养辨别是非的能力，知道什么是对，什么是错，什么是行得正，对早期教育的重视是造就圣人的基础。

果断行动，培育道德

《象》曰：山下出泉，蒙；君子以果行①育德。

【注释】

① 果行：果断行动。

【细读】

《象传》说：山下出泉水，是《蒙》卦卦象；君子因此要果断行动，培育道德修养。

《大象》从卦象角度来解释：泉水刚从山下流出来，泉水初始量很小，喻童蒙，人之初始。《蒙》卦坎下艮上，意为水始发于山下，未知其所适，胡瑗《周易口义》："言泉之始发于山下，未有所之，则必待决导之，然后流注而至为江、为海。于未决之前，虽出于山之下，而未有所适，是蒙之象也。"

君子从这个天象中悟出要果断行动，培育道德。"果行"，山上流出泉水，山势有一定坡度，所以泉水流出的速度快，从泉水流出的速度感悟出人的行为要果断，不要犹犹豫豫；"育德"，要不断培养自己的道德。山中泉水在流淌过程中不断积聚，从水量上慢慢积聚成长江大河。人的道德点点滴滴逐渐积累，就像小溪小流汇成大河一样。"蒙"还是初级阶段，还很小，这时就要培养其良好的道德和果断的行为。

用楷模启蒙

初六：发蒙，利用刑①人，用说②桎梏③，以往吝。

《象》曰："利用刑人"，以正法也。

【注释】

① 刑：通"型"，典型。② 说：通"脱"，摆脱。③ 桎梏：音 zhì gù，木制刑具。

【细读】

初六：启蒙教育，使用楷模有利，用来脱离刑罚，顺其自然前往有吝惜。

《象传》说："使用楷模有利"，用来端正法则。

"发蒙"，就是启蒙。面对蒙昧之人，启发他、教育他，利用什么方法？"利用刑人"，可理解为用遭受刑罚的罪犯做警示教育，但古人更愿意往正能量方向去理解。"刑"形近假借为"型"，楷模、典型。初六为蒙之初始，蒙昧不明，需要一定的规范和指点。正面的楷模引导比用负面案例的教训效果更好。启蒙教育的目的是"用说桎梏"，现在的启蒙教育是为了将来摆脱桎梏。艮为手，九二、六三、六四互卦为震，震为足，且交与坎，有"桎梏"之象。

《周易》最大的智慧就是前瞻性，通过现在的努力来实现一个未来的好结果，任何结果都是有原因的。"以往吝"，如果你顺其自然，依着孩子的性子走，将来结果肯定令人遗憾。现在进行教育是为了避免将来被惩罚。从善如登，从恶如崩，这也是大概率事件。我们需要从大概率中寻找规律，按照规律预测未来，预测未来的目的是提升我们当下趋吉避凶的智慧。

包容童蒙

九二：包蒙，吉。纳妇，吉；子克①家。

《象》曰："子克家"，刚柔接也。

【注释】

①克：能。

【细读】

九二：包容童蒙，吉祥。娶媳妇，吉祥；儿子能治理家。

《象传》说："儿子能治理家"，阳刚和阴柔接应。

九二有阳刚包容上下四阴之象，李光地《御纂周易折中》引王申子："'包蒙'者，包众蒙而为之主也。"望子成龙之心可以理解，但在策略上、方法上要注意，既要教育，也不能操之过急。面对蒙昧的小孩，要了解他的心情和特点，适度包容。既教育又包容，把握好度。

"纳妇，吉"，长大了及时为他纳妇，这是类推到安内。

"子克家"，儿子长大之后，能够治好一家。说得很小，其义很大。齐家、治国、平天下，西周时的家至少相当于我们现在县的级别。"家"，指大夫之家，有自己的家臣，有行政机构，甚至有自己的军队，麻雀虽小，五脏俱全。如果能治理好一个家，不管是宗族之家，还是一个大夫之家，就具备了治国、平天下的能力。

勿娶拜金女

六三：勿用取女①，见金夫②，不有躬，无攸利。

《象》曰："勿用取女"，行不顺也。

【注释】

①女：喻六三。②金夫：喻上九。

【细读】

六三：不能娶这样的女人，看见有钱的男人，不顾自身，没有什么好处。

《象传》说："不能娶这样的女人"，行为不顺妇道。

"金"有阳刚之意，在当时的社会，如果称一个男子为"金夫"，好比我们今天所说的"金龟婿"，应该是指有身份、有地位、有阳刚之气的好男儿。那么在整个卦象当中，"金夫"所言为哪一爻，在各家观点中有分歧，以孔颖达为代表的大部分学者都倾向于"金夫"言"上九"，而以虞翻为代表的则认为"金夫"指"九二"。

九二与六三亲比，想要"娶女"，但六三位置高于九二，为逆比。而且六三是和身在高位的上九有应，只要与上九相见，就迟早会离开九二，投奔上九。孔颖达《周易正义》："'勿用取女'者，女谓六三，言勿用取此六三之女。所以不须者，此童蒙之世，阴求于阳，是女求男之时也。此六三之女，自往求见'金夫'。女之为礼，正行以待命而嫁。"

《周易》三千年前就有这样的预见：这样的女人不能娶——一见到金夫，见到有钱有地位的人，就忘记了自己的尊严。她们只看重物质，对这个家庭没有什么益处。婚姻不能选唯利是图之人，以此类推，选臣也不能选只看重俸禄待遇的臣子。

困于蒙昧

六四：困蒙，吝。

《象》曰："困蒙之吝"，独远实①也。

【注释】

① 独远实：阳实阴虚，言六四远九二。

【细读】

六四：困于蒙昧，有吝惜。

《象传》说："困于蒙昧有吝惜"，独自远离笃实。

九二虽"蒙"为吉，那是因为可以教化，但是如果困于"蒙"之中，便是难以教化了，有吝惜。智旭《周易禅解》："唯六四所比所应所居皆阴，困于蒙者也。"

用孔子的话说，最好的是"生而知之"，虽然有点夸张，但是人生来的遗传基因确实是有区别的。要么"学而知之"，要么"困而知学"，最差的就是"困而不学"，没有学习的自觉性，其前途就很迷茫了。"蒙"是可以理解的，困于蒙稚而不知道学习、改变、提升，那未来就吝惜了。

《蒙》卦用预测来激励我们，通过现在的努力改变未来的人生。

童真蒙昧

六五：童蒙，吉。

《象》曰："童蒙"之"吉"，顺以①巽②也。

【注释】

①以：连词，而。②巽：谦逊。

【细读】

六五：童真蒙昧，吉祥。

《象传》说："童真蒙昧可获吉祥"，恭顺而谦逊。

六五处君位，应九二，有九二这样刚健的臣子辅佐。六三、六四、六五为互坤，坤德顺也；又处半巽，有巽顺之德，可以脱离"蒙"的处境，所以"吉"。程颐《伊川易传》："五以柔顺居君位，下应于二，以柔中之德，任刚明之才，足以治天下之蒙，故'吉'也。"

我们事事都要辩证地看，童蒙既有蒙昧的一面，也有好的一面，即没有被社会化的天性中纯真质朴的一面，非常难得。"童蒙，吉"，显然说的是童心未泯的童真。不管我们到什么样的位置、处于什么样的地位，都不能失去童真，要保持一颗赤子之心。

不能把童蒙当寇盗打

上九：击蒙；不利为寇①，利御寇②。

《象》曰："利"用"御寇"，上下顺③也。

【注释】

①为寇：喻暴烈的方式。②御寇：御，抵御。喻适当的威慑。③上下顺：孔颖达《周易正义》："所宜利为物御寇者，由上下顺从故也。言此爻既能发去众蒙，以合上下之愿，又能为之御寇，故上下弥更顺从也。"

【细读】

上九：击打童蒙；把童蒙当成寇盗击打不利，像防御寇盗一样的威慑有利。

《象传》说："像防御寇盗一样的威慑有利"，上下和顺。

艮为山，还象征手，故曰"击蒙"。"击蒙"也是一种教育方式，是不得已而为之。古代私塾先生案子上总摆着一把戒尺，完不成作业，让你背你背不下来，就用戒尺打手心。必要的击打，也是一种可以选择的教育手段，但要把握力度、部位，不能像对待敌人一样打。"御"是防御，威慑。如果像《红楼梦》中贾政打宝玉那样就过分了。戒尺放在那里，真正的好老师更多是用来威慑，万不得已真打时，也是打手心。手心有劳宫穴，是激发智力的，不伤筋骨，并且能开发智力，对孩子的未来有好处。

《蒙》卦主要讲启蒙，讲早期教育。山水蒙，水刚从山里流出来，水流很小，大致相当于蒙稚，蒙稚的心志有什么特点？面对蒙昧的人，蒙昧的小孩，心志未开，应该采取什么样的策略？在启蒙教育中注意年龄特点，适当理解，不能操之过急。

《蒙》卦二阳爻喻"师"，四阴爻喻"蒙童"，其中九二阳刚处下，启迪群蒙，为有道"师表"之象；上九刚健居终，以严施教则利，以暴施教则不利：这是从"教"的角度揭明"启蒙"规律。六五居尊谦下，"蒙以养正"，为好学"君子"之象；初六阴弱蒙稚，潜心"发蒙"则可，急于求进必"吝"；六三、六四两爻，或不循学径、盲目躁动，或远离其"师"、困于蒙昧，均不能去蒙发智：这是从"学"的角度揭示"启蒙"的规律。

咸（卦三十一）

山泽通气，男女感应

☳ 艮下兑上　　咸^①：亨，利贞；取^②女吉。

【注释】

① 咸：卦名，艮下（☶）兑上（☱），象征"交感"。② 取：通"娶"。

【细读】

《序卦传》："有天地然后有万物，有万物然后有男女，有男妇然后有夫妇，有夫妇然后有父子，有父子然后有君臣，有君臣然后有上下，有上下然后礼仪有所错。夫妇之道不可以不久，故受以之《恒》。"可见，《咸》卦是讲夫妇之道的。《咸》卦以山泽通气、男女交感为核心，是下经的第一卦，六十四卦分上下经，上经三十卦，下经三十四卦。"咸"本来应该读作"感"，是假借字，因为通篇讲的都是"感应"。感，感动感应，强调的是一定要发自内心，一定要经心。来知德《周易集注》："咸者，感也。不曰感者，咸有普义。"

《咸》卦得名之因：

从符号看，下艮上兑，三阴三阳一一相应。

从卦象看，下卦艮是阳卦，上卦兑是阴卦，阴柔在上面，阳刚在下面，兑为少女，艮为少男，男下女上，少男少女宜生感应；从自然天象角度也能往感应方向联系，水和山会有交感，水会渗到山里面去。本卦主要得名于卦象。

从卦德看，艮为止，兑为悦，止而悦。这个止不是静止、制止，而是一种抑制，一种微妙的抑制。很喜悦，但这种喜悦要微妙地控制。

《咸》卦：亨通，占卜结果有利；娶女吉祥。

从卦爻辞方面看，更多地理解为人之间的感应。我们说八卦既可以象征天象，也可以象征人。《咸》卦中泽象征少女，其规则是阴卦多阳，阳卦多阴，泽是少女，山是少男，少男少女最容易激发男女之间的感觉。少男少女要情投意合，就会产生这种感应。

阴阳感应在《周易》中是一个非常重要的条件。卦辞说"亨，利贞；取女吉"，"利贞"，占到这卦对你有利，因为少男少女宜有感觉，有感觉才能继续发展。从少男少女之间独特的感觉延伸至君臣之间的感觉，君臣之间要有默契，为臣的要善于察言观色，一看就知道君王在想什么。"取女吉"，这是把此卦放到家庭婚姻中讲的主要原因，以男娶女作喻体，娶女要娶有感觉的女孩儿，用人要用有感觉的人。

感而化生

《彖》曰："咸"，感也；柔上而刚下，二气感应以相与。止而说，男下女，是以"亨，利贞，取女吉也。"天地感而万物化生，圣人感人心而天下和平：观其所感，而天地万物之情可见矣。

【细读】

《彖传》说："咸"，就是感应；柔在上刚在下，二气感应交相亲和。止而悦，男在女之下，因此"亨通，利于道德正固，娶女吉"。天地交感带来万物化育生长，圣人感化人心带来天下和平：观察交感之象，天地万物的性情规律可以显现了。

《彖传》在《周易》读解中应该引起足够的重视，因为它还能贴着《周易》古经的本义来说。我们一般说应该刚上柔下，这怎么柔上而刚下呢？此一时彼一时，这里说的是婚前，婚前婚后两回事，婚前男人就要低调一点、谦恭一点、主动一点。君王求贤臣，刘备三顾茅庐，就是这个意思，你求他的时候要低调。婚后就要各尽其职，男主外，女主内。

"二气感应以相与"，就山和泽的关系而言，山往上升，泽向下渗，山和泽相遇，感是相遇的一种说法，情投意合。从卦德角度解释，山的卦德是止，泽的卦德是悦。悦，大家看了对方都有喜悦，都有感觉。"男下女"，婚前男人要主动置身于女孩之下，这样成功的可能性才大；"发乎情，止乎礼义"（《毛诗序》），循规蹈矩，文质彬彬，这才会"亨，利贞"。这里既表示了男求女的婚姻，又表示了为明君求贤臣的办法。

"天地感而万物化生"，《彖传》用自然现象作论据，天地之间有感应，万物才会化生；男人女人之间有感应，人类才会繁衍。

从"天地感而万物化生"，类推出"圣人感人心而天下和平"。君王是职位上的称呼，圣人是道德智慧上的称谓，可以异称分指，也可异称同指。圣人是真正有智慧的人，能感人心，在分配财富或安排军事行动时，一定会与老百姓同心同德，更多地站在老百姓的角度考虑问题。"得民心者得天下"，能够得到民心的理解和支持，天下和平。中国传统文化追求的终极目标，就是天下和平，生生不息。

"观其所感，天下万物之情可见矣"，观看他所感应的是什么，是不是君王与臣民之间的感应，天地万物之间的性情规律就可以显现了。

山上有泽，以虚受人

《象》曰：山上有泽，咸；君子以虚受人。

【细读】

《象传》说：山上有泽，是《咸》卦卦象；君子因此要用谦虚之心纳受众人。

山上有泽，《大象》不是从泽的角度感悟，而是从山的角度感悟，山以虚容泽，故曰"君子以虚受人"。作为君王，怎样才能得到百姓臣民的拥戴和理解？必须有胸怀、有度量。"海纳百川，有容乃大"，这和少男少女的感觉有点关系，站在君王的角度来说，有这个度量，才能和老百姓同心同德。古人的感悟，角度不同，但方向相同，不同角度都往"咸"这个方向感悟。

大脚拇趾有感应

初六：咸其拇。

《象》曰："咸其拇"，志在外也。

【细读】

初六：大脚拇趾有感应。

《象传》说："大脚拇趾有感应"，志向向外发展。

《咸》卦以人的身体取象，初六是最下面的一爻，取象为大脚拇趾。杨简《杨氏易传》："咸，爻取一身为象，初六最下，有拇之象，其拇撼动者，'志在外也'，其动也微，故不及吉凶。"感应初始，少男和少女初次感应，所感很浅。初六与九四内外相应，因九四在外卦，初六心向往之，所以"志在外也"。

《咸》卦比较独特，以人站立的姿势，从脚往上说，来比喻感应的阶段性和不同的强度，在大脚拇趾上有感觉，就是想动了。初爻象征情感刚开始萌发，爻辞没说占断辞，只是说有了内在的感觉，要行动了，志向就要扩张了。占到此爻就要做具体分析了，联系下爻看，是可以有想法，但行动为时尚早。

小腿肚子有感应

六二：咸其腓^①，凶；居吉。

《象》曰：虽^②"凶，居吉"，顺不害也。

【注释】

①腓：音 fēi，腿肚子。②虽：尽管。

【细读】

六二：小腿肚子有感应，凶险；安居则吉祥。

《象传》说：尽管"有凶险，但安居吉祥"，顺从交感之道没有灾害。

《咸》卦虽然整体皆言交感，以二气相交为吉，但以此爻观之，当以安居不动为美，六二阴爻，以阴者为柔为顺。延伸至君臣之义，亦为如此，臣乃阴，君乃阳，阴无感于阳则动，故有凶象。杨万里《诚斋易传》言商鞅变法，臣无感于君上而动，犹如"盖胫之肉"必然"其往无故而自动，不待感而动者也"。"秦孝公三不听商鞅之说，而鞅三变其说以入之，非不感而动乎，故凶。"

《周易》告诉我们"凶"，是因为感应在小腿肚子，因为实力不够，才第二爻，"居吉"。《周易》中很多爻辞是一爻给出两种占断，你要用兵就凶，你要居就吉。先发展起来，使自己有绝对的把握之后再出手。不打无把握之仗，打不赢就别出手。"居吉"，《小象》解释得好，即使凶，居则吉祥。"顺不害"，顺应你的实际情况，就不会有灾害。

大腿有感应

九三：咸其股，执其随，往吝。

《象》曰："咸其股"，亦不处也；志在"随"人，所"执"下也。

【细读】

九三：感应到大腿，执意盲从，前往有吝惜。

《象传》说："感应到大腿"，不能安处；志向在"随从"于人，所"执守"的是卑下的。

九三处一卦位置，犹大腿在人身上的位置；大腿具有随人动、不自动的特点。杨万里《诚斋易传》："三为一卦之股，居足之上，身之下，不自动也，随人之身而动也。"

"执其随"，说的是没有主见，盲从。你要往上听九五的，是可以的，结果盲从了下面小腿肚子的，故前往就很遗憾。

听取别人的意见，既要谦虚，还要有正确的判断标准，要有选择、有主见。

朋友顺从你的思考

九四：贞吉，悔亡；憧憧①往来，朋从尔思。

《象》曰："贞吉悔亡"，未感害也；"憧憧往来"，未光大也。

【注释】

① 憧憧：音 chōng，意思是心意不定、往来不绝的样子。

【细读】

九四：占卜结果吉祥，悔恨消亡；心意不定往来不绝，朋友终将顺从你的心思。

《象传》说:"道德正固吉祥,悔恨消亡",没有感到危害;"心意不定往来不绝",交感之道没有光大。

感应从下面逐渐到上面,逐渐厘清发展方向。"憧憧",指的是心意不定。我们要往好的方面解释,就是三思而行,不是凭感觉办事,而是要综合方方面面的条件,来判断这件事到底该不该干。这样就逐渐有了理性的思考,结果"朋从尔思",朋友都顺从你的心思,说明从前面的感性用事,到九四有了理性的抉择。

脊背有感应

九五:咸其脢①,无悔。

《象》曰:"咸其脢",志末也。

【注释】

① 脢:音 méi,背脊肉,脊椎两旁的肉。

【细读】

九五:感应到脊背,没有什么后悔的。

《象传》说:"感应到脊背",说明交感志向过于浅末。

"脢"为脊背肉,这一点无大异议,九五为"股"之上而"口"之下,所以按顺序来看为"背"比较合理,九五中正,"背"的位置从整个卦象来看,正是与"心"相对的位置,所以这里的"脢"虽然字面意思为"背",但这"背"也正是此爻所托之象,"背"的位置为主心之位,但与心相背,相交则相感,感从心动,"拇""腓""股"皆感则可动,唯"背"不为所动,所以有志末之象。王弼《周易注》:"脢者,心之上,口之下,进不能大感,退亦不为无志,其志浅末,故'无悔'而已。"

《小象》言感应在腰部以上,心志浅末。此言九五虽居尊位,却同"槁木"一样无情,不能以心大感其下。马其昶《重定周易费氏学》:"'圣人感人心而天下和平';若枯槁独善之流,君子不取其志也。"所以结果是"无悔"。有学者怀疑"末"为"未"之误,志向没有实现。可参考。

嘴部有感应

上六:咸其辅颊舌。

《象》曰:"咸其辅颊舌",滕①口说也。

【注释】

① 滕:通"腾",这里是张口说话的意思。

【细读】

上六：感应到嘴部。

《象传》说："感应到嘴部"，滔滔不绝。

上六感应从腰部以上后背，到"辅颊舌"，就是到了嘴部，感觉好想说，脸嘴舌头感应多了，内在的想法强烈了，话就多了。这里提示我们，一旦话多了就容易有失误。理想的说法，可以有感觉，可以有想法，但不要全说出来。"君子泰而不骄，小人骄而不泰。"（《论语·子路》）

《咸》卦以山泽通气、男女感应之象，六爻以人体设喻，以从下到上渐进的顺序，阐发男女交感的发生发展，可类推至具有普遍意义的交感之道。初六"咸其拇"，感应初始，吉凶未卜，不鼓励行动；六二"咸其腓"，也是感应的初始阶段，行动则凶，安居则吉，意在说感觉很重要，男女婚姻要建立在心有所感的基础上，但在初始阶段要慎重，宜静不宜动，需要再考察；九三"咸其股"，涉及感应的标准，告诫不得盲从，要有主见，不能简单地跟着感觉走；九四在感应的基础上进行理性思考，故能"朋从尔思"；九五"咸其脢"，无悔；上六"咸其辅颊舌"，感应过于强烈，需要抑制。任何事理皆有一个由弱渐强的发展过程，皆有一个既中且正的是非标准和限度，"感应"也如此。

《咸》卦作为下经的开篇之卦，对男女、夫妇礼教的道德规范有一定的指导性，从男女的交感还可以扩展到人与人的相互沟通上，人与人之间也应该情动于心，宽和容人、真心相待，天下自然就会和谐平静。

家人（卦三十七）

风由火起，夫妻各司其职

☲ 离下巽上　家人①：利女贞。

【注释】

①家人：卦名，离下（☲）巽上（☴），象征"家人"。

【细读】

《序卦传》："伤于外者必反其家，故受之以《家人》。"《家人》卦主要讲一家人怎样才能和谐，这对我们构建和谐家庭很有启发。家人中谁的决策比较重要？夫妻各有分工，男主外，女主内，夫妻各自要做好本职工作。这一卦可以说是我国最早的提及治家之道的古文献资料。

《家人》卦得名之因：

从符号看，二阴四阳，九五、六二为上下卦之中，当位，既中且正，阴阳相应。九五是男人，是丈夫；六二是女人，是妻子。上卦为外卦，下卦为内卦；男主外，女主内。家人和谐，故为家人。

从卦象看，离下巽上，离为火，巽为风，火在内，风在外；火为因，风为果，燃木生火，风自火出，由内而出，家居烹炊，喻女主内持家之象。陈梦雷《周易浅述》："家人，下离上巽。风自火出，有由家及外之象。"后所言"家风"一词源于此卦，女主内持家为因，家风为果，都认为妻子是家庭和谐之主因。

从卦德看：离为火，火德明。巽为风，风德顺，明而顺是家人和谐的主要条件。

《家人》卦：女人占卜有利。

"利女贞"，女人如果占到这卦比较有利。所谓有利，是指女人读懂此卦，并付诸实践就有利，对女人有利了，对男人就有利，对家庭就有利。在男尊女卑的男权社会背景下，认为女人的主要职责是操持家庭内务，营造家庭和谐。

此卦站在女人角度思考：怎样才能经营好家庭，保住自己的位置。

正家而天下定

《彖》曰："家人"，女正位乎内，男正位乎外①；男女正，天地之大义也②。家人有严君焉，父母之谓也。父父，子子，兄兄，弟弟，夫夫，妇妇而家道正；正家而天下定矣。

【注释】

① 女正位乎内，男正位乎外：女指六二，男指九五，象征女主家内事，男主家外事。② 天地之大义也：这里指"家人"男女正，合乎天地、阴阳之道。

【细读】

《彖传》说："家人"，女在内是正道，男在外是正道；男女各尽职责，是天地之间的大道理。家人有严正君长，说的是父母。父父、子子、兄兄、弟弟、夫夫、妇妇各正其位，家道端正；家道端正天下就能安定。

"家人，女正位乎内，男正位乎外"，这是从符号角度说的，"女正位乎内"，指六二既中且正。"男正位乎外"，指九五既中且正。"男女正"就是男人尽到男人的职责，女人尽到女人的职责，各自把该做的事做好，是天地之大义，这样这个家庭就会和谐。

"家人有严君焉，父母之谓也"，家庭里有庄重严肃的父母。丈夫尽到丈夫的责任、妻子尽到妻子的责任，家庭才会和谐，父慈子孝，兄友弟恭，夫义妻顺。父亲最重要的是要慈爱子女，子女要孝敬，兄长要爱弟弟，弟弟要恭敬兄长，丈夫做事要做得合适，按照礼仪来处理家事、对待妻子，妻子只有一个字：顺，意思是顺从听话。一家人各尽其职，扮演好各自的角色，家道才会正。

"正家而天下定矣"，要从每个人做起，每个人怎样扮演好家庭角色、社会角色，让家道正，让家庭和谐。社会由无数个家庭构成，个人做好了，无数的家庭和谐了，社会自然也就安定和谐了。家庭和谐关涉社会安定和谐，关涉政教。

由家庭管理可以类推到国家管理、企业经营，都要正名，都要做好本职工作。君礼臣忠，故孔子说："必也正名乎"（《论语·子路》），是说治理国家从正名开始。传统文化重点放在怎样做才能实现天下和谐。

言有物，行有恒

《象》曰：风自火出①，家人；君子以言有物而行有恒。

【注释】

① 风自火出：上卦巽为风，下卦离为火，内风外火，犹言家事从内影响到外。

【细读】

《象传》说：风从火出，是《家人》卦卦象；君子因此要言语有物而行为恒定。

从自然现象说风自火出，有点物理学的常识。因为下面一着火，冷暖空气对流就产生了风，火为因，风为果，古人是这样感悟的。家风就是这样形成的，家风正不正，由家人的行为和修养决定。意识到这个因果关系，自然就会类推到内在和外在、言和行的因果关系上。

"君子以言有物而行有恒"，内在的道德修养要通过外在的言行表现出来。"言有物"，说话要有内容，别说空话大话假话，空谈误国，实干兴邦。"行有恒"，行为要有恒，这个恒相当于佛家说的定，恒定。恒不是三天打鱼，两天晒网，一定是有固定的操守。"君子固穷"（《论语·卫灵公》），哪怕下岗待业、失去土地，也不做违法乱纪的事。做一件好事不难，难的是一辈子做好事。"言有物行有恒"，源自修养和思想。人的思想、人的修养决定人的言行，言语习惯决定性格，性格决定命运。

家防闲邪

初九：闲①有②家，悔亡。

《象》曰："闲有家"，志未变也。

【注释】

①闲：防止闲邪。②有：于。

【细读】

初九：在家防闲邪，悔恨消亡。

《象传》说："在家防闲邪"，志向没有改变。

初九为"家人"之初，家道伊始，以法度防闲则可正。"闲"，防闲，防止闲邪，就是通过防止邪恶现象出现来治家，避免犯错。治国也要时刻避免犯错误，防止国家消亡。朱熹《周易本义》："初九以刚阳处有家之始，能防闲之，其'悔亡'矣。"在治家之初，就要以阳刚之法防止闲邪保有其家，就会悔恨消亡。智旭《周易禅解》："以刚正居有家之初。即言有物行有恒以闲之。则可保其终不变矣。佛法释者。即是增上戒学。"

妻子料理家务

六二：无攸遂①，在中馈②，贞吉。

《象》曰："六二"之"吉"，顺以巽也。

【注释】

①遂：成。②中馈：音 kuì，家庭中的饮食之事。

【细读】

六二："没有什么成就"，在家把饮食之事处理好，占卜结果吉祥。

《象传》说："六二的吉祥"，由于柔顺温巽。

六二指妻子，阴爻处于阴位，应柔顺中正，外边的事不用多想，把本职工作、把家庭家务料理好，贞卜的结果就吉祥，各自扮演各自的角色就好。说得通俗一点，爱国就是大家都扮演好自己的角色，做好自己的工作，敬业就是最具体的爱国。爱家和爱国同理。六二中正，和九五正应，阴阳都当位得中，所以双双吉祥。六二吉祥还在于和各爻之间的爻际关系，如乘承比应关系网，从全息的角度确立整体的和谐。

家教宽严有度

九三：家人嗃嗃①，悔厉，吉；妇子嘻嘻，终吝。

《象》曰："家人嗃嗃"，未失②也；"妇子嘻嘻"，失家节也。

【注释】

① 嗃嗃：音 hè，严厉斥责的声音，比喻治家严厉。② 失：通"佚"，放逸纵乐。

【细读】

九三：一家人争吵呵斥，后悔过于严厉，最终结果吉祥；妇人同孩子笑嘻嘻，最终有吝惜。

《象传》说："一家人争吵呵斥"，说明没有放逸纵乐；"妇人同孩子笑嘻嘻"，有失家中礼节。

这里描述的是家庭中一个普遍现象：九三以阳处阳，为一家之主，行则有刚，故一家人争吵呵斥，虽有后悔，甚至和子女的关系都变得很紧张，但最终结果吉祥，但未失其道。"家人嗃嗃"指谁？下面说"妇子嘻嘻"，就可推知"家人嗃嗃"侧重指父亲治家严厉。母亲对子女是无原则的发自内心的爱，整天笑嘻嘻，总想顺应孩子，孩子快乐她就快乐，但最终结果是吝惜。这里把现在的方法和后来的结果联系起来，进行历时性的因果思考预测，父亲的"嗃嗃"可能导致父子关系紧张，但最后的结果是好的。母亲对孩子无原则地宠爱，过程很好，但结果怎么样？无数的历史事实都深刻地告诫我们这一点。爱有不同的方式，父亲的爱往往不是着眼于眼前，更多的是为之计长远；母亲却很可能没有考虑那么多，那眼前的爱很可能就是将来的害。

《周易》时代的家庭中就存在截然不同的两种教育方式，至今仍旧存在着，到底该怎么做？《周易》的倾向是明显的，时间也会证明《周易》是正确的。现在所谓的"快乐教育"是需要再思考的。古人早已认识到"从善如登，从恶是崩"（《国语·周语下》），对更多人来说，学习和"克己复礼"（《论语·颜渊》）的修养过程都像登山一样艰难和痛苦，如何在快乐与痛苦、现在与将来之间寻找最大公约数？这对家庭教育而言，将是永恒的话题。

富家大吉

六四：富①家，大吉。

《象》曰："富家，大吉"，顺在位②也。

【注释】

① 富：增富。② 顺在位：指六四顺承在尊位的九五。

【细读】

六四：使家庭富裕，大为吉祥。

《象传》说："使家庭富裕，大为吉祥"，六四顺承在尊位的九五。

六四阴柔在位，喻治家方法得当。家庭经过初九的磨合，六二的谨慎，九三的严谨，在六四的时候开始顺从了初九与九五，尽显阴柔之德，必能富家，所以有"富家，吉"象。李光地《御纂周易折中》："四在他卦，臣道也，在《家人》卦，则亦妻道也。夫主教一家者也，妇主养一家者也，老子所谓教父、食母是也。自二之'在中馈'，进而至于四之'富家'，则内职举矣。"

六四女人持家的能力强，家外有个搂钱的耙子，家里还得有个存钱的匣子。现在月光族的消费观不可取，有多少花多少，把消费看成一种享受，买了还不用，纯粹是浪费。《周易》已认识到，家治理得好不好，男主外，女主内，两个条件都不能缺少。钱挣得再多，女人不会持家，这个家也富不到哪儿去。

家人互相关爱

九五：王假①有家，勿恤，吉。

《象》曰："王假有家"，交相爱也。

【注释】

① 假：音 gé，至、到达。

【细读】

九五：君王感召神灵保有其家，不用忧虑，吉祥。

《象传》说："君王感召神灵保有其家"，说明家人互相关爱。

"假"同"王假有庙"的"假"，"王假有庙"不仅是到达，而且能让所祭拜的神灵附体。"王假有家"，君王不仅要把国家治理好，也要把家庭管理好。"假"不仅指行动，还指心理。和家人相处融洽，这也是需要能力的。

以前老百姓选生产队队长时有个说法，判断这个人能不能治理好生产队，看看他们家就知道了。家里都乱七八糟，争吵不断，你说他还有什么能力。"一屋不扫何以扫天下"，也就是说小事大事之间存在联系。一个人只有把家治理好了，才有能力治理好国。

古代的家不像现在我们说的三口之家，家庭矛盾少，而是指整个家族，处理好家族关系不容易。但若有管理好整个家族的能力，则未来吉祥。

《小象》说，"'王假有家'，交相爱也"，"交相爱"是果，"王假有家"是因。人要有爱心，在利益分配的时候，适当为对方考虑。

由治家，可类推到治国、治天下。

有诚信，有威望

上九：有孚，威如，终吉。

《象》曰："威如"之"吉"，反身之谓也。

【细读】

上九：有诚信，有威严，最终吉祥。

《象传》："有威严获得的吉祥"，说的就是反身自省。

"孚"是诚信，"威"是有威望，人们经常说权威这个词，人有权力了，自然也就有威望了，但《周易》告诉我们威望不是来自权力，而是来自人的诚信，这样大家就心服了。能够因为诚信建立起威望，说话算数，做不到的不说，说了一定做，不管是治家还是治国，最终结果吉祥。

《小象》所言"反身之谓也"，是"终吉"之因，家长要教育好子女，自己首先要反身自省，严格要求自己，给孩子做表率。诚信是需要时间来证明的，威望是需要时间来建立的。"为仁由己"（《论语·颜渊》），火车跑得快全靠车头带，打铁先要自身硬。其言虽小，可以喻大。

《家人》卦充分体现了《周易》的家庭观念，在爻辞中体现男女家庭成员各司其职的为家之道。初九防闲邪，避免犯错误；六二在"中馈"，喻之为母，在家居中且正；九三以阳居阳，有刚厉之象，故家中有"嘀嘀"之象；九四以阴居阴，又比女子在家中料理家事得当，有"阴主利"之象；九五君王之位顺其自然地把"治家"和"治国"联系起来；上九反身自省，严格要求自己。孔颖达《周易正义》："男女正，天地之大义也。家人有严君焉。父母之谓也。父父、子子、兄兄、弟弟、夫夫、妇妇而家道正，正家而天下定矣。尊卑有序，上下不失，为家之道。"

姤（卦四十四）

一阴遇五阳，女壮不能娶

☰巽下乾上　姤①：女壮，勿用②取③女。

【注释】

①姤：音 gòu，卦名，巽下（☴）乾上（☰），象征"相遇"。②用：宜。③取：通"娶"。

【细读】

《序卦传》："决必有所遇，故受之以《姤》；姤者遇也。"《姤》卦讲五个男人和一个女人之间如何抉择的问题。可以站在男人的角度解说，也可以站在女人的角度感悟。从《周易》的角度来说更倾向于站在男人的角度。姤，就是遇，柔遇刚，女遇男，男遇女，都可以。

《姤》卦得名之因：

从符号看，一阴五阳，只有初六是阴爻，其他全是阳爻。《周易》中有规律，就是五比一的时候，物以稀为贵，初六一女遇五男，就是这卦得名的原因。

从卦象看，天风姤，因为风在天下，天下的风已经影响到地面了。风刮过，所有物都会有感觉，就遇合了。

《姤》卦：女人强壮，不能娶她。

"姤"，女字边，站在女人角度取名，一女遇五男。解说的时候是站在男人的角度、站在君王的角度说的。卦辞"女壮，勿用娶女"，怎么初爻就壮呢？因为它属于消息卦的消卦，这一阴爻在下面，趋势是阳爻不断消失，阴爻逐渐强盛起来，故曰"女壮"。女人太强壮了，不能娶。

男权社会认为，女人听话一点，弱一点，这个家庭会多一点温馨和谐；女人要是太强了，这个家庭就会不安宁。她的发展趋势逐渐增强，逐渐消阳，一个阴爻竟然能遇五个阳爻，多么有魅力，这么多人惦记着，所以不能娶。因为娶了她，还有那么多人围着她，她还可以再次选择。

刚遇中正，天下大行

《彖》曰："姤"，遇也。柔遇刚①也。"勿用取女"，不可与长也。天地相遇，品物咸章②也；刚遇中正，天下大行也。"姤"之时义大矣哉！

【注释】

①柔遇刚：柔，指初六。刚，指二至上五阳。②品物咸章：品物，指各种物。咸，都。章，彰显。

【细读】

《彖传》说："姤"，就是相遇。初六遇五阳。"不能娶她"，不可与之长久。天地万物相遇，各类事物都彰显；九二遇既中且正的九五，天下事大为通畅。"相遇"之时意义重大啊！

"柔遇刚也"，初六遇到五阳，即一女遇五男，这女人真是太强了，娶这样的女人要慎重。民间言"丑女近地家中宝"，便是此种观念的延续。若想家庭和谐稳定，就要门当户对，双方条件大致相当，利于从长计议。其实，《周易》是以男女之事喻君臣家国大事，若此人有多种选择，时刻可能跳槽，作为君王、企业家还敢用这样的人吗？

"天地相遇，品物咸章也"，这个角度和前面不一样，是说遇的积极因素，天地都得相遇，相遇指的就是感应。"品物咸章"，"品物"就是各种事物，"咸"是都，"章"是彰显。这是强调遇的重要性。辩证地看，任何事物都有积极的一面和消极的一面。

"刚遇中正，天下大行也"，这是从《姤》卦符号特点来说的，"刚"指九二，"中正"指九五，有能力的臣子遇到既中且正的君王，即所谓贤臣遇明君，天下万事大顺。"刚"也可理解为指九五，阳刚遇既中且正的爻位。《姤》卦本来讲的是一阴遇五阳、一女遇五男，"遇"指阴阳相遇，将其事理类推到君臣遇合上了，故《彖传》所言"刚"，指九二的可能性更大。

有学者将"刚遇中正"理解为"刚者应当遇合居中守正的柔者"，此说于理可通，但恐非《彖传》本义，因为《彖传》的解说多有符号、卦象、卦德的依据，而此种虚拟的解说找不到依据。

施命告四方

《象》曰：天下有风，姤；后以施命诰①四方。

【注释】

①诰：音 gào，传告，晓谕。

【细读】

《象传》说：天下有风，是《姤》卦卦象；君王因此要把告示发布传播四方。

《周易》当中有十卦左右是从符号得名的。《大象》不管符号之间的关系，一律从天象的角度去感悟、去解释，这就可能有出入了，出发点就不一样了，所以感悟出的意思也有了差异。卦辞从符号角度说："女壮，勿用取女。"《大象》从卦象角度感悟说："天下有风，姤；后以施命告四方。""后"就是君王。天下有风吹遍祖国大地，君王也要像天下的风一样，把告示传播到四方，让百姓知道，百姓才能按照你的法令来做事。《象传》还能围绕经义解说，《大象》从天象中感悟政教义理的大方向是对的，但很多是引申、发展，甚至改变了《经》本义。

我们只能遵循解释学学理，解释谁，就尊重谁的本意。若《经》《传》有区别，宗《经》为主。

自我控制，吉

初六：系于金柅①，贞吉；有攸往，见凶，羸豕②孚③蹢躅④。

《象》曰："系于金柅"，柔道牵也。

【注释】

①柅：音 nǐ，挡住车轮不使其转动的木块，即刹车器。②羸豕：羸弱的猪。③孚：通"浮"，浮躁。④蹢躅：音 zhí zhú，不安静而徘徊之状。

【细读】

初六：系在如金属般坚固的刹车器上，占卜结果吉祥；如有前往，出现凶险，像羸弱的猪一样浮躁不安静而徘徊。

《象传》说："系在刹车器上"，是阴柔之道在牵引。

此爻站在女人的角度感悟。"系于金柅"，"金柅"是如金属般坚固的刹车器，把自己拴在刹车器上，喻自我控制，不要凭感情用事，不要太浮躁了。还有一种解释，说"金柅"是织机的腿，这样怎能让织机固定？除非织机的腿取材金属，比较沉重稳定（需要考证当时的织机是否有铁腿）。把自己拴在刹车器上也好，还是织机的腿上也好，都是希望你安静下来。"金柅"为阳之象，而此处阴需系于阳，初六是一阴承五阳，而九二阳爻有坚刚之德，初六系于此而免躁动安求之气便可以获得吉祥。

反过来，如果顺着情感的波动行事就麻烦了。由于我们凭着感情用事、草率行动，结果就是凶。作者担心我们不理解，还做了个比喻"羸豕孚蹢躅"，"羸"是瘦，"豕"是猪，"孚"通"浮"，这里指的是瘦猪浮躁，发情了，在烂泥里来回折腾。用瘦猪发情打圈来比喻凭情感办事，结果就很可能是凶险。提倡理性控制情绪。

门当户对

九二：包①有鱼，无咎；不利宾。

《象》曰："包有鱼"，义不及"宾"也。

【注释】

　　① 包：通"庖"，厨房。

【细读】

　　九二：厨房里有鱼，没有咎错；不利于宾客。

　　《象传》说："厨房里有鱼"，以义言之，不可使遇合"宾客"。

　　"包有鱼"中"包"读成庖，因为鱼不是放在包里，而是放在厨房里。厨房里有鱼，鱼在水里，水为阴性，鱼也为阴性，自然物中阴阳的划分，不是科学的分类，不是绝对客观的分类。中国人认为鱼是阴性的，日本人则认为鱼是阳性的，生男孩儿门外才挂一条鱼。我们解释《周易》就一定要回到《周易》时代的语言环境中去。《周易》中认为鱼是阴性。"庖有鱼"，这鱼指的就是初六。"无咎"，不会犯错误。"不利宾"，对九二而言，谁是他的宾客？其他阳爻都是他的宾客，他才是主人，"不利宾"是对他以外的宾客不利，其实言外之意就是对九二有利。《周易》认为谁和初六合适？不是地位高的、有钱的，而是与其门当户对的、有感觉的。只有离得近，才能产生感觉。

　　站在女人的角度说，也有阴阳好坏，从好的方面说，有那么多选项可选择；从坏的方面说，选项多了也可能会挑花眼。那么多追求者，你爱的、爱你的，不知道谁合适。实际上，你改变不了对方，但是可以改变自己，那种和自己水平相当的、对你比较有感情的，就是合适的。这就是《周易》的辩证法。

　　站在男人的角度说，这样的女人不能娶。反过来，站在女人的角度说则是好事。解读《周易》，换个角度，标准就变了，结论就变了。

处境痛苦，无得无咎

　　九三：臀无肤，其行次且①；厉，无大咎。

　　《象》曰："其行次且"，行未牵②也。

【注释】

　　① 次且：趑趄。② "行"未牵：这里指九三行动不牵制外物。

【细读】

　　九三：臀部没有皮肤，行动趑趄；危险，没有大的咎错。

　　《象传》说："行动趑趄"，行动不牵制外物。

　　《周易》一卦六爻，六爻还可以象征天、地、人。上两爻为天，下两爻为地，中间的三、四爻象征人，人事多险多凶，故不上不下的三、四爻是多险多凶的爻位。

　　"臀无肤，其行次且"与《夬》卦的九四爻辞一致，既为《夬》之九四亦为《姤》之九三，可以从爻位和卦象两方面来阐释"臀无肤"。宋代朱震《汉上易传》："姤者，夬之反。姤之九二即夬之九四。故二爻同象。艮在下体之上为臀，其柔肤也。二不动而侵三，艮成巽，柔不足也，故臀无肤。"屁股上没皮肤，走路时会被裤子摩擦得很疼，所以"其行次且"，比较痛苦。从九三和初六的关系来说，本来地位就不高，又隔着九二，鞭长莫及，所以其处境比较尴尬。

"厉"是危险，但爻辞接着又安慰你"无大咎"，没什么危险，顶多是痛苦。杨万里《诚斋易传》："九三居九二之后而必争，争则必伤，伤则欲进而不敢进，自危而不力争，能不进而自危，虽不得鱼，亦无后灾，故无大咎。"

厨房无鱼

九四：包无鱼，起①凶。

《象》曰："无鱼"之"凶"，远民②也。

【注释】

①起：兴起争执。②远民：指九四居上卦远离民心。

【细读】

九四：厨房没有鱼，兴起争夺有凶险。

《象传》说："没有鱼的凶险"，远离民众。

这里"鱼"还是指初六、九二有鱼，九四无鱼，为什么无鱼？九四隔着九三、九二两爻，爻辞说"庖无鱼"，我们就得往无鱼方向感悟。

"起凶"，这个时候，如果你做工作，发动攻势，结果就凶险，白忙活。

本来是男女之事，《小象》把初六理解为民。"远民也"，是站在君王的角度说的，君王怎样才能与民同心同德，你得理解百姓、接近百姓。你高高在上，隔着两个阳爻，就距离老百姓太远了。"民为邦本，本固邦宁"（《尚书·五子之歌》），得民心者得天下，失民心者失天下。民本思想在《周易》中已萌生。

《周易》最终把一切卦象都提升到君臣政教的高度来感悟解说，奠定了中国古代文学"以男女之事喻君臣之意"的艺术模式。

含藏章美，自有天佑

九五：以杞包瓜；含章，有陨①自天。

《象》曰："九五""含章"，中正也；"有陨自天"，志不舍②命也。

【注释】

①陨：降。②舍：违背。

【细读】

九五：用柞木叶包裹瓜；含藏章美，有遇合自天而降。

《象传》说："九五含藏章美"，居中且正；"有遇合自天而降"，心志不违背天命。

"以杞包瓜，含章，有陨自天"，"杞"就是柞木，叶子大，若是用杞包瓜，"瓜"就是精华，就是"含章"，用柞木叶包瓜，喻智慧内敛，不外露。

"有陨自天"，意思是结果会得到上天的保佑。九五之尊，既中且正，但是他和那女孩儿好像不合适，太远，级别不对称。但对自己的事业来说，只要既中且正，求不得那个女孩不要紧，只要关心国家大事，上天就会保佑你成功。苏轼《东坡易传》："君子不以命废志，故九五之志坚，则必有自天而陨者，言人之至者，天不能胜也。"

九五乃《姤》之主，杞为刚健之秀木，喻高居于上，且九五位当，刚健中正，远不及初阴，能守持正固，必能内含美章，天赐贤良柔德。

距离有点远

上九：姤其角[①]；吝，无咎。

《象》曰："姤其角"，上穷"吝"也。

【注释】

① 角：角落。

【细读】

上九：相遇在末梢的角；有吝惜，没有咎错。

《象传》说："相遇在末梢的角"，居上到极点而"有吝惜"。

六爻中，上爻为首，为角；初爻为尾。故上九以动物的角（牛角、羊角等）为喻，意谓在一个既狭小又空荡的"角"中相遇，没有选择，结果吝惜。但这不是由主观原因导致的，而是位置距离初六太遥远了，就像在牛角中一样，已经没有什么回旋和选择的余地。

《周易》认为，在五个阳爻当中，九二离初六最近，初六、九二的结合最好。男女之间的选择是这样，君臣之间的选择也如此，水平相当，观念接近，长期接触，互相了解才是最佳搭档。

淑女遇君子、贤臣遇明君皆为阴阳遇合，阴阳遇合原本是《周易》所追求的理想境界，但《姤》卦却借一女遇五男之象从反面设诫，告诫人们阴阳遇合也是有条件的。从客观言，若"女壮"，其可选者太多，难以长久，则"勿用取女"。从主观言，若九三、九四、上九地位等级相差太多，也难以阴阳遇合；九二与初六地位等级匹配可娶；九五既中且正，又谦逊低调，自会"有陨自天"，得天佑助，明君遇贤臣。

渐（卦五十三）

山木渐长，女大当嫁

☶艮下巽上　渐①：女归②吉，利贞。

【注释】

① 渐：卦名，艮下（☶）巽上（☴），象征"渐进"。② 归：女子出嫁。

【细读】

《序卦传》："物不可以终止，故受之以《渐》；渐者进也。"《渐》卦用女孩儿长大要嫁人，要开始一个新的阶段，来比喻人生要渐渐进步，比喻国家管理逐渐走上正道，国家逐渐强盛起来。

《渐》卦得名之因：

从卦象看，艮下巽上，风山渐，把风理解为木，山上的草木逐渐长大，特别是葛藤逐渐长大，渐渐爬得越来越远了。从这个意思上延伸，女孩儿长大了，要出嫁了，如树木、葛藤渐渐长大，爬得远了，类似要嫁出去，这就更符合风山渐的本义了。

从卦德看，艮为止，巽为入，山的卦德是止，巽的卦德直接用巽，巽就是谦逊，"止而巽"为《渐》卦卦德，可以理解为渐进的策略。

《渐》卦：女子出嫁吉祥，占卜结果有利。

"女归吉"，是我们把该卦放在家庭婚姻主题中的原因。"归"，就是出嫁。女孩儿多大出嫁，古代的婚姻法在不同时代有不同的规定，一般而言，女子在二十岁之前必须嫁出去，到什么时候做什么事。在冷兵器时代，人多好办事，人多就能打得赢，因为大家的武器都是用一个木棍安一个铁头。人数多少成为决定成败的最重要因素，所以鼓励人们早婚早育多育，在长期的生产、战争过程中人们已逐渐认识到人口红利的重要性。

《渐》卦卦辞用女人来比喻，爻辞用鸿雁来比喻，因为《周易》八卦既可以象征自然界，象征动物、植物，也可以象征方向、方位，还可以象征人。规则很多，选择的空间很大，我们只能面对，只能按照象数规则理解《周易》的感悟。

渐进以正邦

《彖》曰："渐"之进也，"女归吉"也。进得位，往有功也；进以正，可以正邦也。其位刚得中也；止而巽，动不穷也。

【细读】

《彖传》说："渐渐"前进，"女子出嫁吉祥"。渐进得位，前往会成功；循着正道渐进，可以端正邦国。九五阳刚得中；静止又谦顺，行动不会陷入穷困境地。

占到这卦，整体上说是好的，也就是说你不断地进步提升，不管在空间上、级别上，还是在年龄上、修养上。"进以正，可以正邦也"，从女孩儿出嫁，说到政治层面，《彖传》仍然把"贞"解释成"正"。《易传》当中只要解释"贞"，都解释成"正"。说以正道进步，你要有这样的胸怀和智慧，"可以正邦"，可以使国家走上正途。道理是对的，但是从解释经义上说，解释的不是经本义。"贞"就是问，问天。

"其位刚得中也"，从爻位说，"刚得中"指九五。

"止而巽，动不穷也"，是从卦德的角度解释的。解释《周易》要从表层的符号到天象，再从具象的天象到抽象的卦德。你如果能控制自己的感情波动，能低调谦虚，行动就不会陷入穷困境地。

居贤德，善风俗

《象》曰：山上有木，渐；君子以居贤德善俗。

【细读】

《象传》说：山上有木，是《渐》卦卦象；君子因此要积累贤德、改善风俗。

山上树木渐渐长大，女孩儿渐渐长大，长大之后就嫁人。这本来说的是"女归吉"的道理。但《大象》说"君子以居贤德善俗"，和女孩儿出嫁没有关系。从山上有树木不断长大联系到人的修养不断提升，《大象》的感悟和经本义有距离，和女孩儿长大出嫁没有关系。"居"，就是积累，山上的树木逐渐长大，人的道德修养也要逐渐积累。"善俗"，改善风俗。好的风俗要不断地积累。风俗，风是自然现象，俗是社会现象，好的风俗一旦形成，就会对人性产生一种良性的约束。

苏轼《东坡易传》："云上于天，天所不能居，故君子不以居德；木生于山，山能居之，山以有木为高，故君子以是居德业、善风俗。"山上有木，类似于君子德高望重，而树木渐高非一日从下忽然高大，类似于君子日渐善俗；而君子也正是由于以贤德善俗教化，才会居高位而更加彰显德行。

鸿渐于河边，有言无咎

初六：鸿渐于干[①]；小子厉，有言[②]，无咎。

《象》曰："小子"之"厉"，义"无咎"[③]也。

【注释】

①鸿渐于干：鸿，水鸟名，大雁。干，水涯，水边。②有言：受言语中伤。③义"无咎"：尚秉和《周易尚氏学》："初勿用，故'义无咎'。"

【细读】

初六：鸿雁渐进在河边；年轻人有危险，有言语中伤，没有咎错。

《象传》说："小子的危险"，和于初始渐进不躁之义，"没有咎错"。

"鸿渐于干"，像鸿雁一样逐渐提升改善，向好的方面发展。从水里到岸边，吃饱了，该休息了。

"小子厉"，小子解释为级别低、年龄小、修养低均可，初始有危险。刘沅《周易恒解》："初在坎侧，故象干。艮为少男，故象小子。近坎险，故厉。"

《周易》讲决定未来结果的有多种原因，有客观原因，也有主观原因，"有言，无咎"，《周易》中说"言"，往往是别人对自己的负面评价，"有言"就是有一些负面的评论，言语重伤之类，客观条件不太好，但是没有什么大问题，刚刚起步，是初爻。"无咎"，是指主观上没犯错。

鸿渐于磐石，饮食神态和乐

六二：鸿渐于磐①，饮食衎衎②，吉。

《象》曰："饮食衎衎"，不素饱也。

【注释】

①磐：磐石。②衎衎：音 kàn，和乐的样子。

【细读】

六二：鸿雁渐进到磐石上，饮食神态和乐，吉祥。

《象传》说："饮食神态和乐"，不是白吃饭不做事。

"磐"，就是磐石，非常坚固，鸿雁从岸边走到大磐石上，用大磐石说根基坚固。

"饮食衎衎"，从符号说，六二居阴位得正，与九五正应；从卦象说，六二为互坎下爻，故有鸿雁栖于水畔"饮食衎衎"之吉，主要说精神，说神态和乐，表达和乐欢快之意。

《小象》"不素饱也"侧重表达政治观念，说不是白吃饭不做事。《诗经·魏风·伐檀》："彼君子兮，不素餐兮。"《孟子·滕文公上》："有大人之事，有小人之事……或劳心，或劳力。劳心者治人，劳力者治于人。"与此言"不素饱也"大意相近，也就是说在《周易》《易传》《诗经》《孟子》时期，人们已经认识到劳动分工的必要性，已经认识到简单劳动和复杂劳动的区别。对此要辩证地看，我们可以说，这为统治者统治百姓提供了理论依据；也可以从社会发展的角度看，这种社会分工是社会文明进步的一种标志。《周易》认为即使没有亲自劳作，也可以吃得喝得心安理得，因为管理、治理社会也是一种劳动，甚至是复杂劳动，复杂劳动比简单劳动的贡献更大。

同样的"饮食衎衎"象，可以表达不同的意思。《庄子·养生主》中"十步一啄，百步一饮"也是"饮食衎衎"之象，表达的却是无忧无虑，逍遥自在，没有任何负担的悠然自得，用鸟的自由表达人的追求和向往。

鸿渐于陆，利于御寇

九三：鸿渐于陆①，夫征不复，妇孕不育，凶；利御寇②。

《象》曰："夫征不复"，离群丑③也；"妇孕不育"，失其道也；"利"用"御寇"，顺相保也。

【注释】

①陆：较平的山顶。②御寇：抵御盗寇。③丑：类。

【细读】

九三：鸿雁渐进在小山，丈夫出征没回来，妇人有孕不能养育，凶险；利于抵御盗寇。

《象传》说："丈夫出征没回来"，远离群类；"妇人有孕不能养育"，失去正道；"利于抵御盗寇"，顺应夫妻之道相保平安。

渐进过程中也有挫折，鸿雁从磐石上又往上了一点，上陆地了，更高了，比水边要高了。自古以来，对此爻的解释五花八门。"夫征不复，妇孕不育"，丈夫出征没回来，家里妻子却怀孕了。郑玄《周易注》："九三上与九五互体为离，离为大腹，孕之象也。又互体为坎，坎为丈夫，坎为水，水流而去，是夫征不复也。"

对"妇孕不育，凶"很多学者解释为这女人不守妇德，怀的孩子不是自己丈夫的，不好意思生下来。有这种可能，但是还要考虑：过去出征一般是春天去秋天就回来，妻子完全可能在丈夫出征之前就已经受孕了。

"不育"，九三上为巽，巽为不果，故"不育"。一般解释为"不好意思生下来"，从生理上说，生不生下来，这由不得你，不是好不好意思的问题，而是"夫征不复"，女人一个人没有能力抚育孩子，至少有这种可能性。至于古代经学家所言，女人不守妇德，其实在《周易》那个时代婚姻观念也不像后来那么严苛，因为那时还处在对偶婚阶段，还不是一夫一妻的专偶婚，对偶婚允许夫妻双方有若干个异性朋友。

在"夫征不复，妇孕不育"的情况下，内部有问题，不能主动出击，要先安内，所以说"利御寇"，防御敌人有利，主动出击则凶。

鸿渐于木，得其平柯

六四：鸿渐于木，或得其桷①，无咎。

《象》曰："或得其桷"，顺以巽也。

【注释】

① 桷：音 jué，树木之间的平柯。

【细读】

六四：鸿雁从陆地又飞上树木了，有的得到平柯，没有咎错。

《象传》说："有的得到平柯"，温顺又和巽。

六四处上卦巽，巽为木，六四得位。来知德《周易集注》："巽为木，木之象也。六四以柔顺之资似不可以渐进也，然巽顺得正，有鸿渐于木。"

从六四位置来看，虽然阴爻处阴位，但六四的位置是非安之地，且位有渐高之象，上承阳爻，需柔和顺从，才能居高不危。从鸿雁这个意象本身来看，鸿雁足为蹼，本不可栖息于木上，但如果想渐高于上，必然要安分守己，求得平枝才能站稳，保全自身没有危险，喻女子需要柔静贤淑，以顺应夫君为正统，故能"无咎"。李光地《御纂周易折中》："六四亦无应者也。然六四承九五，例皆吉者，以阴承阳，合于女归之义矣。顺以事上，高而不危，故有集木得桷之象。"

鸿雁渐进，一步步高升，条件改善了，情况好转了，还能落到桷。桷是树分叉的地方，鸟在这个地方筑巢更坚固，喻君王要想不断进步、改善和提升，基础很重要。能使鸟巢更坚固的桷可喻民心，鸟筑巢要选择基础坚固的地方，君王治理国家也要考虑基础的坚固与否。

鸿渐于陵，得其所愿

九五：鸿渐于陵，妇三岁①不孕，终莫之胜，吉。

《象》曰："终莫之胜，吉"，得所愿也。

【注释】

① 三岁：泛指多年。

【细读】

九五：鸿雁渐进到山顶上，妇人多年不怀孕，最终没有谁能战胜她，吉祥。

《象传》说："最终没有谁能战胜她，吉祥"，得其所愿。

九五居于艮上，艮为山，所以"陵"为丘陵。尚秉和《周易尚氏学》："巽为高，五应在二。二艮体，五居艮上，故'渐于陵'。"

《周易》时代婚姻的主要目的是传宗接代，"三岁"泛指多年，女人要是多年不怀孕，对女人来说就是灾难了。当时科学还不发达，人们还不能理性地解释这种现象，女人也认为这可能是自己的责任，所以在后来形成的七出（休弃女子的七个理由）中，就有不能生育一条，这对女人来说是莫大的不幸。但后面又说"终莫之胜，吉"，最终没有谁能战胜她，吉祥。但是谁都不能战胜她，始终坚持着，三年不行，就五年、八年，最终怀孕了，吉祥。

"三岁不孕"是说当下的困窘，"终莫之胜，吉"是说未来的前景，道路是曲折的，前途是光明的，只要坚持就是赢家。

鸿渐于陆，鸿羽为仪

上九：鸿渐于陆①，其羽可用为仪，吉。

《象》曰："其羽可用为仪，吉"，不可乱也。

【注释】

① 陆：这里指高山顶上的平地。

【细读】

上九：鸿雁渐进到山顶的平地上，其羽毛可以作为仪仗上的装饰，吉祥。

《象传》说："其羽毛可以作为仪仗上的装饰，吉祥"，心志不可乱。

"陆"，和前面的"陆"不一样，是山顶上的陆，即山顶上的平地，可理解为一切都往上走，不断改善，就像树木不断长大。朱熹《周易本义》承胡瑗、程颐说："陆，当作'逵'，谓'云路'也。"

《渐》卦的每句爻辞都有位置的变化，而且从整卦来看，说的是鸿雁渐进高飞之象，从"磐石"到"山上高地"再到"栖息之木"都是渐行渐高，而山上有木，木后还有更高的丘陵，如此推测到上九之"陆"，应该是山顶上的平地，与九三之"陆"不同，只有这样整个过程才完整。

不断渐进，最终即便是鸿雁的羽毛都可以作为仪仗上的装饰，是形容品德完美的程度，所以是吉祥的。

《渐》卦总体是讲循序渐进，山上的树木、山上的葛藤向上攀缘，女孩儿渐渐长大要出嫁，人的地位、修养、智慧也在渐进不断提升中，体现了"循序渐变"的基本精神。而且《渐》卦所说的"易"，是往好的方向发展变化，在爻辞中体现出明显的位置变化，从"渐于干"到"渐于陆"，其间虽有坎坷磨难，但总体趋势是以位置的渐高喻事物逐渐往好的方向发展的过程。同时告诫人们，事事有规律，需遵循规律而循序渐进，不能头脑发热。

归妹（卦五十四）

长男少女，阴阳交感

☳ 兑下震上　归妹①：征凶，无攸利。

【注释】

①归妹：卦名，兑下（☱）震上（☳），象征"少女出嫁"。

【细读】

《序卦传》："进必有所归，故受之以《归妹》。"《杂卦传》："《归妹》女之终也。"《归妹》是讲女孩儿出嫁。这里不说归女而说归妹是民间习俗，是站在兄长的角度来说的。据历史学家考证，帝乙可能是商纣王的父亲或者祖父，如果是他的父亲，站在《周易》的角度来说，也可能折射出《周易》写作的年代。

《归妹》得名之因：

从卦象看，震是长男，兑是少女，男子在女子上面，是男上女，男主外女主内，男尊女卑，震之长男配兑之少女。杨简《杨氏易传》："兑以少女居内，震以长男居外，有'归妹'之象焉。"

姜广辉《〈周易〉卦名探原》认为，女子出嫁谓之归。然此卦特言贵族之婚姻。古代实行媵妾制度，诸侯之女嫁他国国君，其女有若干娣侄随嫁。此卦少女从长男，年不相若，非夫妇之配，有媵妾之象。婚娶以色不以德，老夫少妻，多有后虑。

从卦德看，震为动，兑为悦，悦以动，泽随雷动，可喻归妹。

《归妹》卦：出征凶险，没有什么好处。

"征凶，无攸利"，指的是安内，嫁女儿也好，选良臣也好，都是安内。这一卦讲的是安内利，用兵凶。这件事还没有理顺，所以先"归妹"，选贤臣。

男婚女嫁，天地大义

《彖》曰："归妹"，天地之大义也。天地不交而万物不兴。"归妹"，人之终始也。说①以动，所"归妹"也。"征凶"，位不当也；"无攸利"，柔乘刚也。

【注释】

①说：通"悦"。

【细读】

《象传》说："少女出嫁"，天地大义。天和地不相交，万物不能兴旺。"少女出嫁"，人伦的终结和开始。欣悦而动，少女出嫁；"出征凶险"，位置不当；"没有什么好处"，阴柔乘凌阳刚。

在古代男婚女嫁，繁衍人口，是爱国的表现。因为要充实兵力，充实生产力，那时的国策鼓励早婚早育。天地如果没有交感，万物就不会兴旺发达；类推出男女不交感，社会就不会发展，强调男女交感的重要意义。

"人之终始也"，标志着人伦的终结与开始。对女孩儿来说，在人生的不同阶段有不同的任务，少女阶段结束是少妇阶段的开始，为人类繁衍后代被认为是完善自己的人生。

"征凶"，少女出嫁须"正"，然后有吉。而二、三、四、五爻位皆位不当，此为凶象，而震为动，亦为征之象，故"征凶"；女嫁归妹，随嫡而嫁，须守正固，若以说而动，所履不正，其凶必矣。

"位不当"，说的是六五不当位，用兵出征则凶。《归妹》指安内，先安内，再攘外，现在还没能力用兵。

"'无攸利'，柔乘刚也"，指的是要用兵没有什么好处，因为三阴柔乘凌于三阳刚之上。

始终知道避开弊端

《象》曰：泽上有雷，归妹；君子以永终知敝。

【细读】

《象传》说：泽上有雷，是《归妹》卦卦象；君子因此要自始至终知道避开弊端。

《归妹》上卦是震，震为雷；下卦是兑，兑为泽。君子能从泽随雷动的天象悟出"君子以永终知敝"。思其永而防其弊，怎样才能白头偕老，怎样避开弊端。程颐《伊川易传》："雷震于上，泽随而动；阳动于上，阴悦而从，女从男之象也，故为'归妹'。"

我们可以从婚姻上解释，还可以从君臣治理国家上解释。讲臣和君之间的关系，配合好。有明君，还要有贤臣，这样国家才能安宁，这就是"永终知敝"。

少女以娣的身份出嫁

初九：归妹以娣①，跛能履，征吉。

《象》曰："归妹以娣"，以恒也；"跛能履吉"，相承也。

【注释】

① 娣：音 dì，指出嫁者的妹妹。古代以妹陪姊同嫁一夫，至春秋时还保留着这样的风俗。

【细读】

初九：少女以娣的身份出嫁，如腿脚不利落可以行走，出征吉祥。

《象传》说："少女以娣的身份出嫁"，是常道；"腿不利落可以行走而吉祥"，相互奉承夫君。

《周易》产生的时代，贵族和平民之间的婚礼不一样，贵族实行的是媵妾制，在娶第一夫人的同时，还有很多同辈的妹妹陪嫁过来，所以有"归妹以娣"这种现象。妹妹如果是陪着姐姐一起嫁过去，就不是第一夫人了，但是"跛能履"，腿脚不利落，但马马虎虎能走。这是说虽然妹妹不是第一夫人，但是如果能得到君王的临幸，能生男孩儿，就有可能改变命运，所以说"征吉"。站在陪嫁的妹妹的角度来说，你扩张，早生男孩儿，地位就可能改变。即便不能扶正，母以子贵，至少受重视的程度会提升。

眼神不好可以看

九二：眇能视，利幽人之贞。

《象》曰："利幽人之贞"，未变常也。

【细读】

九二：眼神不好可以看，占卜结果有利于幽静之人。

《象传》说："贞卜结果有利于幽静之人"，没有改变常道。

六二和初九是有前后承接关系的，跛足能履，眇眼能视，亦为妾侍之道，虽为偏侧不全之人，亦能行其事，善其职。"眇能视"和"跛能履"意思相近，这里借指女人地位不高，但是仍能尽到生育的职责。

"利幽人之贞"，"幽"可以理解为幽暗、幽静，还可以理解为道德修养幽深，所以"幽人"有多层意思。幽囚的人幽静、道德修养幽深，这就有周文王的影子了。《周易》中的"幽人"后来成了典故，指没有被重用的人，像陪嫁的媵妾一样。苏轼《卜算子·黄州定慧院寓居作》说："谁见幽人独往来，缥缈孤鸿影。"苏轼以"幽人"自喻，表达自己的修养高、智慧高，却受尽冷落，这个词在《周易》里就有这样的意思。

选择好时机

六三：归妹以须①，反归②以娣。

《象》曰："归妹以须"，未当也。

【注释】

①须：通"嬬"，音 xū，妾。陆德明《经典释文》："荀、陆作'嬬'，陆云：'妾也。'"帛书《周易》亦作"嬬"。②反归：妇女自夫家回娘家，又叫"来归"。

【细读】

六三：少女以妾的身份出嫁，回到娘家等待时机嫁作侧室。

《象传》说："少女以妾的身份出嫁"，不当位。

解释六三一定要回到《周易》产生的时代，了解那时的婚姻制度。你如果是妹妹，年龄又很小，陪嫁时地位就更低，这个"须"是指地位更低的陪嫁过去的女子。"反归"，因为年龄小，还不能服侍君王，可以提出先回娘家，等十七八岁的时候再选择，她可以回到君王这里，也可以另做选择，因为"娣"的地位比"须"高。

这里是用女子婚姻地位的改变来比喻现在的境遇，如果现在的地位低，那么从一开始就要重新选择，就像"须"回家以后可以再次举行正式的婚礼嫁娶一样，地位有可能得到提升。树挪死，人挪活。

"未当也"，六三以阴爻居阳位，不当位。

延迟婚嫁，等待时机

九四：归妹愆①期，迟归有时。

《象》曰："愆期"之志，有待而行也。

【注释】

① 愆：音 qiān，超过，错过。

【细读】

九四：少女出嫁错过了佳期，延迟婚嫁等待时机。

《象传》说："错过佳期"的心志，静待时机而后前行。

《诗经·卫风·氓》："匪我愆期，子无良媒，将子无怒，秋以为期。""愆期"就是"延误过期"的意思。《周易》产生的时代，女孩儿二十岁之前要及时缔结婚姻，没有及时嫁出去，就"愆期"了，延误了婚姻。"迟归有时"，嫁得晚一点儿，但早晚能嫁得出去。

联系到治理国家，这事做得晚一点儿，但是君王很满意，最终还是会有好结果。也就是说，过程很曲折，前途很光明。

月近满月，低调勿盈满

六五：帝乙归妹，其君之袂①不如其娣之袂良。月几望②，吉。

《象》曰："帝乙归妹"，"不如其娣之袂良"也，其位在中，以贵行也。

【注释】

① 袂：音 mèi，衣袖，这里代指衣饰。② 望：望日，即夏历每月十五。

【细读】

六五：帝乙嫁出少女，正室的衣饰不如侧室的美好。月亮接近圆满，吉祥。

《象传》说："帝乙嫁出少女"，不如"侧室的衣饰美好"，其位置在中位，以高贵而嫁。

如果帝乙是商纣王的父亲这种考证可信的话，就是帝乙的妹妹嫁给了周文王，周文王的级别虽然低，只是诸侯，但他的威望逐渐提升，并和商王族有摩擦。商纣王的父亲很明智，知道战争不能解决所有问题，于是把女儿嫁给周文王以求得政治上的安定。如果是这样的话，周文王和商纣王就有了亲情关系。这也是周文王没被杀掉的一个原因。周文王也比较谨慎。比干、梅伯讽谏商纣王不是被剖心，就是被剁成肉酱。周文王也不满，他就长叹了一声，长叹一声也不行，就被关在狱中七年。这时应对策略就要改变了。周文王知道再来硬的就没命了，当务之急是保命，留得青山在，不怕没柴烧，于是告诉手下商纣王喜欢什么就送他什么。

"其君之袂，不如其娣之袂良"，"君"指第一夫人；"袂"本来指袖口，借代整件衣服，进而借代整个待遇；"不如其娣之袂良"，第一夫人的衣服反而不如下面陪嫁过来的人的衣服好。可能是因为第一夫人年龄大了，君王可以不断选择年轻的。这里告诫为臣的，第一夫人为阴，可以理解为臣子，为了保住自己的位置和性命，策略得有所改变，你可以主动让你妹妹的待遇更好一点儿，目的是赢得君王的欢心。

"月几望，吉"，"月几望"帛书《周易》中作"日月既望"。在别的卦中"月几望"都是凶象，月亮要圆了，月盈则亏，要亏损。《归妹》中的"月几望"却是吉象，这是由于第一夫人知道自己不能膨胀，到什么时候说什么话，让自己保持在要盈没盈的状态，月亮不可能长时间滞留在某一状态，人却可能做到。月亮到了该盈的时候一定会盈，但十五盈，到了十六就残，而人可以理智地控制自己，别太满，低调一点，主动让贤，主动为夫君选择年轻貌美的女孩儿，这样自己的位置就保住了，吉祥。

女承筐无实

上六：女承筐无实①，士刲②羊无血，无攸利。

《象》曰："上六""无实"，"承"虚"筐"也。

【注释】

①实：这里指筐中之物。②刲：音 kuī，割、杀。

【细读】

上六：少女捧着筐子却没有东西，男子想杀羊却没有血，没有什么好处。

《象传》说："上六没有东西"，"捧着"的是空虚的"筐子"。

　　"竹篮打水一场空。""女承筐"，本来想用筐装东西，结果筐里什么也没有。男人想杀羊，却没有出血。女子嫁未成，夫妇无实，犹如"女承筐无实，士刲羊无血"。按照这个象去感悟类推，主观愿望和客观结果是相反的，占到这爻就不好了，"无攸利"，白忙活。

　　《归妹》以嫁出少女为一卦之义，说明男婚女嫁是人类繁衍的根本。男大当婚，女大当嫁，要建立在双方都感到喜悦的基础上，双方自愿才会长久美满。《咸》卦是男下女，那是恋爱初期，男人要谦恭柔和才会使对方有感觉。《归妹》已到迎娶阶段，男主外，女主内，就要考虑男女之间的社会等级地位和职责了。此一时，彼一时，不同时期应对策略也不同。从家庭和谐上升到君臣和谐，明了谁主事，谁服从，君臣关系就和谐了。

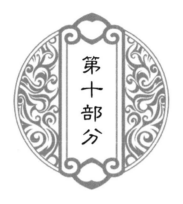

系辞篇

　　《易传》在《周易》古经传播运用了五百年之后出现，最大的贡献是将《周易》由占卜书改造提升为哲学著作。

　　《易传》究竟为何人所作？此问题影响读解的向度。自古相传为孔子作。在宗法等级社会，话语效力也是分等级的，人微言轻，天地君亲师是真理的化身，话语一旦出自圣人便是真理。于是有仓颉造字之说，文字、语言需要社会以漫长的时间约定俗成，不可能出自一人之手；周文王"拘羑里而演《周易》"，那个"演"也可以是推演运用。《易传》若出自孔子，还有必要标以"子曰"吗？本想抬高《易传》的地位，却弄巧成拙，漏了破绽。《易传》的思想体系是儒道兼容，与孔子也不尽合；《易传》多谈象数，《论语》少有提及。我们应冲破旧说樊篱，实事求是，重现《易传》本来面貌。

　　《易传》在宏观上对《周易》古经"推天道以明人事"的象征方法、类推义理目的的逻辑脉络梳理、对《周易》古经象征体例的分析基本符合《周易》古经本义，但对卦爻辞的具体感发则带有很强的主观性与时代性，与古经本义已经有了距离。我们要具体分析，区别对待。《系辞传》在《易传》中最具思辨哲学的品质，比较系统地论述了天道与易道（人道）的辩证关系、《周易》的创作时代、象征体例、《周易》的功能作用等问题。

系辞上传

第一节　阴阳的属性及作用

天尊地卑，乾坤定矣

天尊地卑，乾坤定①矣。卑高以陈②，贵贱位③矣。动静有常，刚柔断矣。

【注释】

①定：确立。②陈：陈列，分明。③位：定位。

【细读】

天尊在上，地卑处下，天地安定。卑贱尊贵陈列，贵贱各得其位。阳动阴静有规律，阳刚阴柔判然分明。

这里是说阴阳的性质属性与作用。《系辞传》说："易有太极，是生两仪。"阴阳即为太极初分之两仪，是八经卦、六十四别卦的理论基础。乾为纯阳，坤为纯阴，此以乾坤说明阴阳两仪的性质属性及作用："天尊地卑"是因，"乾坤定矣"是果，故宗法等级社会制度以此为理论依据，认为划分社会尊卑等级，贵贱各得其位，天下才会安定。动静有规律，人需按照规律办事；阳刚阴柔，类推至人，有大人小人，属性不同，分工不同，行为标准也不同。

万事皆有因

方①以类聚，物以群分，吉凶生矣。在天成象②，在地成形③，变化见矣。

【注释】

①方：道，意识形态。李鼎祚《周易集解》引《九家易》："道也。"②象：天上日月星辰之象。③形：地上山川草木之形。

【细读】

天下各种意识形态以类相聚，各种动植物以群相分（类聚群分皆有因），得道生吉，失道则凶。天上有日月星辰的升降明暗表象，地上有山川草木的品物形体，这些都是事物阴阳变化规律的显现。

这里是说预测未来吉凶的理论依据。凡事有因果，不同的因有不同的类聚群分，得道失道不同的因带来吉凶不同的结果。世界是变化的，变化是有规律的，规律是通过天象地形的变化显现的，规律是可以通过天象地形的变化来认知的，规律即天地万物运行之道，遵循规律则吉，违背规律则凶。

一切皆变易，变易有规律

是故刚柔相摩①，八卦相荡②。鼓③之以雷霆，润④之以风雨；日月运行，一寒一暑。

【注释】

①摩：切摩交感。②荡：推移变动。③鼓：鼓动。④润：润泽。

【细读】

阳刚阴柔切摩交感（产生八经卦），八经卦之间相互推移变动（产生六十四别卦）。譬如雷霆在鼓动，风雨在润泽；日月相互交替运行，寒暑季节由此生成。

这里是说八卦、六十四卦发生的理论依据。八经卦、六十四别卦即遵循自然界阴阳变化的规律而形成。自然界中雷霆、风雨、日月、寒暑对万物生长有催化调节作用。根据《说卦传》与古代逸象，八卦的象征并不是凭空臆造，而是有具体的现实象征，其原本即脱胎于自然社会生活。"推天道以明人事"，"天道"并不是巫术神灵，而是自然规律。八卦的变化，即是模仿自然规律的变化而来的。

大道易简

乾道①成男，坤道成女。乾知②大始③，坤作成物。乾以易④知，坤以简⑤能。

【注释】

①道：自然而然者也，指自然规律。②知：主也，为也。与"坤作"之"作"同义。王引之《经义述闻》引王念孙曰："知，犹'为'也，'为'亦'作'也。"③大始：即太始，万物产生的开始。④易：平易。⑤简：简单，要约。

【细读】

秉承天刚之气的乾阳成就男性，秉承地柔之气的坤阴成就女性。乾阳主导万物产生的开始，坤阴作为万物的生成。乾阳以其自然平易而为人熟知，坤阴以其简单要约而见其功能。

由自然天道类推到社会人事的规律，这是在说乾坤的属性特点与作用。"成男""成女"并不特指人类中的男性与女性，它可以泛指自然社会中的雌雄牝牡。如动物有公母，植物也有雌雄。万物由乾坤阴阳交感而成，以阳刚之性为主者，便多承于乾道；以阴柔之性为主者，便多承于坤道。从符号卦象出发，坤卦受乾卦一阳爻，而可分别成震、坎、艮三阳卦；乾卦受坤卦一阴爻，而可分别成巽、离、兑三阴卦。三阳卦为长、中、幼三男，三阴卦为长、中、幼三女。

"乾知大始，坤作成物"，互文见义，讲的是阴阳乾坤生成天地万物。《说卦传》说"万物出乎震"，其实这里的"震"不但表示卦名，也有"动"的内涵，万物最初产生于运动。上文言乾坤"动静有常"，乾阳为运动。乾阳最初的运动代表着万物生成的开始，坤阴与其配合，而使万物成形。乾阳坤阴的运行规律平易简约，人所熟知。

易则易知，简则易从

易则易①知，简则易从②。易知则有亲③，易从则有功。有亲则可久，有功则可大④。可久则贤人之德，可大则贤人之业。

【注释】

　　① 易：容易。② 从：顺从，仿效。③ 亲：亲近，熟悉。④ 大：宏大。

【细读】

乾道平易，容易为人知晓；坤道简单，容易为人顺从。容易知晓则为人所亲近熟悉，容易顺从则能建立功绩。亲和熟悉则可以持续长久，能建立功绩则可以立身宏大。持续长久可以成就贤者的才德，立身宏大可以成就贤者的大业。

这里是说乾坤易简之道的政教功能，并要求人们感悟学习此道，期望将此自然之道切实地运用到社会生活中去。文中推求了研习易简之道的逻辑过程，"易知易从—有亲有功—可久可大—贤德贤业"，《大学》八德的逻辑关系与此相同，"易知""易从"便是"格物"，感悟物象，穷究义理，向天学习；"有亲""有功"便是"致知""修身"，向天学习的目的是提升智慧；"可久可大""贤德贤业"便是"齐家、治国、平天下"的大业，提升智慧的目的是以智慧指导理性实践。

按照规律办事

易简而天下之理得矣。天下之理得，而成位①乎其中矣。

【注释】

　　① 成位：确立地位。

【细读】

懂得乾坤易简的自然之道，那就等于掌握了天下的道理。掌握了天下的道理，那么就在天地之间确立了适宜的地位。

这里是说掌握乾坤易简之道的重要性。易简之道是自然、社会运行的普遍规律，如果我们认知、遵循普遍规律，就可以"成位乎其中"，就知道自己的名分地位，就知尽职，才德称位，做好本职工作，君君臣臣，父父子子；就能顺应自然的普遍规律从事生产劳动，按照规律办事，与天地易简之道同步运行而不悖逆。

第二节　圣人作《易》，君子学《易》

圣人观象设卦，设卦观象

圣人①设②卦观象③，系辞焉而明吉凶，刚柔相推而生变化。

【注释】

　　①圣人：指伏羲、文王、周公。②设：设立。③象：卦象。

【细读】

　　古代圣贤（观察宇宙间种种物象）设立八卦、六十四卦，引导人们通过卦画观察卦象，各卦各爻下都系属文辞以表明卦象所呈现出来的吉凶祸福的征兆，六十四卦中的刚柔六爻相互推移，不断发生变化。

　　古代学者研读"圣人设卦观象"一句时，喜欢将其解释为"圣人观象设卦"，圣人观察天文地理、万物草木之象而设立卦形符号，这与《系辞传》后文的"古者庖牺氏之王天下也，仰则观象于天，俯则观法于地，视鸟兽之文与地之宜，近取诸身，远取诸物，于是始作易八卦"一段相合，也说明了《周易》的唯物主义性质，卦形符号来源于天地万物，卜筮只是其外衣，《易》道规律自然是对万物普遍运行变化轨迹的总结归纳。

　　其内在逻辑是：观象设卦（八卦、六十四卦卦画的发生）—设卦观象（八卦、六十四卦卦画的作用）—系辞描述卦爻象（现在的因：所处的情境、所具备的条件）—吉凶（将来的结果）。

　　"刚柔相推而生变化"，说明卦形符号是不断变化的，引发其中蕴含的卦象也在不断变化当中，系属的文辞也要随之而变。客观情境在变，主观应对措施也要随着客观情境的变化而变化，具体问题具体分析。这里强调了《周易》是探寻天地万物变化规律及遵循规律理性实践的哲学。

"吉凶"为果，"得失"为因

是故吉凶者，失得之象也。悔吝者，忧虞①之象也。变化者，进退②之象也。刚柔者，昼夜③之象也。六爻之动，三极之道④也。

【注释】

　　①虞：安也，乐也，与"忧"相对。②进退：以爻画变动喻人之行止。③昼夜：白昼、黑夜。④三极之道：指天、地、人三才至极之道。

【细读】

卦爻辞的吉凶，是处事得道失道的象征。悔吝，是忧乐的象征。爻画变化，是人之行止进退的象征。刚柔，是白昼黑夜的象征。卦画六爻引发卦象的不断变动，反映着天、地、人三才至极之道的变化。

这里是说《周易》卦爻辞、卦爻象与天、地、人的联系。"吉凶"为果，"得失"为因，为应对方法；"悔吝"为果，"忧虞"为因，为敬业程度；爻画"变化"为自然变化，推天道以明人事，喻人之"进退"；"刚柔"为抽象义理，"昼夜"为具象自然。六爻卦画随自然变化，卦象随爻画变化，情境随卦象变化，卦爻辞随情境变化，应对措施亦随情境变化，天地万物、人事物理的普遍规律都蕴含在卦爻变动之中。

君子观象玩辞

是故君子所居而安者，《易》之象①也。所乐而玩②者，爻③之辞也。是故君子居则观其象而玩其辞，动④则观其变而玩其占⑤。是以"自天祐⑥之，吉无不利。"

【注释】

①象：原本作"序"，据后文"是故君子居则观其象"改，指卦象。②玩：把玩，揣摩。③爻：指卦爻。④动：兴动有为。⑤占：占验吉凶。⑥祐：通"佑"。

【细读】

君子之所以能安居无忧，是由于得到《周易》卦象的启示。君子喜乐而揣摩把玩的，是卦爻的文辞。因此，君子平居无事时，便观察感悟六十四卦之象，把玩揣摩卦爻之辞；有所行动之时，便观察其卦爻的变化，揣摩玩味占验的吉凶祸福。这样才会"得到上天佑助，吉祥而没有不利。"

这里是说君子应当效法《周易》的卦象、文辞处事行动。"《易》与天地准"，《周易》一书是效法天道自然而作成的，我们仿效《周易》处事行动，也就是仿效自然社会普遍规律办事，合于天道，自然为天所佑。"自天祐之，吉无不利"，此为《大有》上九爻辞，作者以此来说明顺应自然规律处事，大有所获，利益无穷。

第三节 《周易》的象征义例

卦爻辞的象征义例

彖①者，言乎象者也。爻②者，言乎变者也。

【注释】

①彖：彖辞，本为《易传》，解说卦象卦辞，此处借代《周易》古经卦辞。《易传》将彖辞、卦辞混为一谈，这也是古代《经》《传》不分的原因之一。②爻：爻辞。

【细读】

卦辞，言说一卦卦象之整体象征的情境。爻辞，言说情境的变化。

卦辞、爻辞间是总分关系。卦辞总论整体情境，如《讼》卦卦辞总论诉讼及对策。爻辞是分析不同变化状态下的细微情境及对策，"六爻之义易以贡"，此"易"便表示"变化"，六爻通过变化呈现其意义。六爻可象征时空、等级等变化，如《讼》卦爻辞讲不同等级的人面对诉讼的策略，地位低者尽量不要打官司，和上级有冲突受点委屈也不能和上级打官司。

占断辞的义例

吉凶者，言乎其失得也。悔吝者，言乎其小疵①也。无咎者，善补过②也。

【注释】

①小疵：瑕疵，不足，小不善。②补过：补救过失。

【细读】

卦爻辞中的"吉""凶"，说明处事的得失。"悔""吝"，说明处事有瑕疵、不足。"无咎"，说明善于补救过失。

《周易》中的占断辞按照好坏性质大致可分为三类：

吉祥的：元吉、大吉、吉、无不利。

中性的：无誉、无咎。

负面的：吝、悔、厉、凶。

爻位等的象征义例

是故列①贵贱者存②乎位③，齐④小大者存乎卦，辩吉凶者存乎辞，忧悔吝者存乎介⑤，震⑥无咎者存乎悔。

【注释】

①列：分别，陈列。②存：在。③位：六爻之位。④齐：辨别，确定。⑤介：纤介，微小。⑥震：动。

【细读】

辨别其贵贱等级的象征在于六爻上下之位，辨别其阴阳小大的象征在于卦象符号，辨别其吉凶的象征在于卦爻辞的表述，忧愁、悔恨、吝惜的象征在于其纤介微小的瑕疵，行动无有咎责的原因在于其内心懂得悔悟。

这里是说卦爻辞象征通例。六爻可象征等级地位，一般以初爻为元士，二为大夫，三为诸侯，四为三公九卿，五为天子，上爻为太上皇或宗庙。李鼎祚《周易集解》引侯果："二、五为功誉位，三、四为凶惧位；凡爻得位则贵，失位则贱。"还可象征事业进展的六个阶段，道德修养的六个阶段等。阴爻为小，为臣、为妻、为小人；阳爻为大，为君、为夫、为大人。卦爻象的象征意与占断辞的吉凶是因果关系。

卦有小大，辞有险易

是故卦有小大，辞有险易①。辞也者，各指其所之②。

【注释】

① 险易：险难与平易。② 之：往，归向。

【细读】

卦体有柔小与刚大之分，卦爻辞有险难与平易之分。每条卦爻辞都指明其吉祥凶险的趋向。

阳卦以刚强为主，阴卦以柔弱为主，各有自己不同的卦象情状。卦爻辞有凶险与平易的区别，象征不同的情境与结果。卦爻象象征所处的客观情境和主观状况，占断辞依据规律预测未来的发展趋势。

第四节　《周易》地位及功能

《易》与天地准

《易》与天地准①，故能弥纶②天地之道。

【注释】

① 准：相似，齐等。陆德明《经典释文》引京房："等也。"李鼎祚《周易集解》引虞翻："准，同也。"② 弥纶：周遍、经理，即包含之义。

【细读】

《周易》与天地之道相符合、齐等，所以能够周遍包囊天地间的道理。

此文总论《周易》地位及功能之广大，为下文的分别描述起到总揽全局、概括中心的作用。"准"取义为"相似"，据后文"与天地相似，故不违"而来，表示《易》道依天地之道而成，故《易》道即天地之道。

《易》道广大，无所不包

仰以观于天文，俯以察于地理，是故知幽明①之故；原始反终，故知死生②之说；精气③为物，游魂④为变，是故知鬼神⑤之情状。

【注释】

①幽明：事物之隐藏与显著。②死生：事物之消亡与产生。③精气：天地阴阳精灵之气，是生命存在的本质因素。④游魂：精气游散之状，是生命消亡的象征。⑤鬼神：事物之无形与有形，人之死与生。李鼎祚《周易集解》引郑玄："游魂谓之鬼……精气谓之神。"

【细读】

《周易》向上观照日、月、星辰之天文，向下观察山川草木之地理，能够知晓天地万物隐藏或显著的事理；推究事物开始的情况，求取万物终结的情况，能够穷极其从产生走向消亡的规律。考察精气积聚形成万物，气魂游散造成变化，因此能够知晓鬼神的情状。

此说从事物情理的隐显、事物发展的始终、事物形象的聚散三个方面分述《周易》功用的广大，极赞其包囊万方之功。"幽明""死生""鬼神"等用语与巫术神怪观念有关联，但又不尽相同，它们又包含着合理的认知，思想是个体的，语言是社会的，两者存在漫长的时间差，在没有足够的思辨术语表达自己的思想时只能借已知表达未知，借具象象征抽象，这只是古人描述事物各种情状的表达方式。如《系辞传》后文言"非天下之至神，其孰能与于此"，"神"在这里只是表达易道"绝妙"之意，并无"神怪"之说。古人所说天道、鬼神之中更多蕴含着古人对规律的感悟与认知。

与天地相似，故不违

与天地相似，故不违①；知周乎万物而道济天下，故不过②；旁行③而不流④，乐天知命⑤，故不忧；安土敦⑥乎仁，故能爱。

【注释】

①违：违背，逆反。②过：过差，过失。③旁行：行权，权衡变通。④不流：守持正道。流，孔颖达《周易正义》："流移淫过。"尚秉和《周易尚氏学》："流，溢也"。⑤命：自然规律。⑥敦：厚也，愈加。

【细读】

《易》道与天地之道相近似，所以没有悖逆之处；其知识周遍万物，其道德能补益惠泽天下，所以没有过失；权衡变通而又能守持正道，乐顺于天理而知悉命数，所以没有忧虑；安于所处之地，愈加增厚仁德，所以能泛爱天下。

这里是说《周易》对现实人生的指导意义。继续强调"《易》与天地准"，但有一个明显的从自然到社会再到个人的过程，"推天道以明人事"，《周易》的终极目的要归结到人事上，为人事服务。"旁行而不流"值得玩味。"旁形"是权衡之义，《易》道是"变化"之道，但"变化"并不是毫无目的、杂乱无章的"乱变"，而是有一定的"规矩"在内，即变化准则、正道，不能流于浮滥。《系辞传》后文"初率其辞，而揆其方，既有典常"中的"既有典常"说的就是这个意思，"发乎情，止乎礼"（《毛诗序》）与此也有某种相似之处。

神无方而《易》无体

范围①天地之化而不过，曲成②万物而不遗，通乎昼夜③之道而知，故神无方④而《易》无体⑤。

【注释】

①范围：模范周备。李鼎祚《周易集解》引《九家易》："范者，'法'也。围者，'周'也。"②曲成：曲密成就。③昼夜：阴阳刚柔。④方：方所。⑤体：体质，即有形之质。

【细读】

《易》道模范周备天地化育万物之道而没有过失，曲密成就万物而没有任何遗漏之处，通达明察昼夜刚柔变化之道而无所不知，因此，其神妙莫测没有方所可察，《周易》的阴阳变易没有形体可循。

这里继续强调《易》道是遵循天地大化行事的，神妙不可捉摸。

第五节　阴阳之道的含义及体现

继之者善也，成之者性也

一阴一阳之谓道①。继②之者善③也，成④之者性⑤也。

【注释】

①道：《易》道，即自然规律。②继：续继，继承，顺应。③善：朱熹《周易本义》："善谓化育之功，阳之事也。"④成：成就，具备。⑤性：人所秉受之性。

【细读】

一阴一阳的对立变动便是《易》道规律。能够顺应、继承这种《易》道规律，便是"善"。能够成就、备具这种《易》道规律，便是"性"。

此处主要从学习《易》道的角度出发，分别叙述了两个阶段的过程：第一阶段，我们学习顺应、继承《易》道，按照其规律办事，是一种有为、有意识的状态；第二阶段，学习《易》道达到一定程度，顺行《易》道成为其本性的一部分，自然而然地按照其规律办事，是一种无为、无意识的状态，即自由王国状态。

仁者见之谓之仁，知者见之谓之知

仁者见之谓之仁，知①者见之谓之知，百姓日用而不知，故君子之道鲜②矣。

【注释】

①知：通"智"。②鲜：少也，即"鲜为人知"之"鲜"。

【细读】

仁者看见"道"有"仁"的蕴存就称之为"仁"，智者看见"道"有"智"的蕴存就称之为"智"，寻常百姓整日都在运用此"道"而不知其故，所以真正懂得这种君子之道的人很少。

即便如上文所说，《易》道已经成为人性的一部分，但是在实际社会生活中，由于无意识状态的作用，我们往往只能很片面地具体化认识《易》道规律，很难形成抽象理论思维。这里说的其实与哲学中特殊性与普遍性的问题有相似之处，普遍性贯穿于特殊性之中，却不易被发觉，人们常常认为自身的特殊性便是全部的普遍性。老子说"故常无欲，以观其妙"（《道德经·第一章》），无欲无求，涤除玄览，便能察觉道之绝妙。这是一种认识自然规律的途径，但正因为很难有人做到不被欲望所累，所以也就无从认识此道。

日新之谓盛德，生生之谓易

显诸仁①，藏诸用，鼓②万物而不与圣人同忧。盛德大业至矣哉！富有之谓大业，日新之谓盛德，生生③之谓易④。

【注释】

①仁：仁功。②鼓：鼓动，催始。③生生：没有穷极，不绝。④易：交易，变易。

【细读】

《易》道规律在外显著其化育天地万物的仁功表象，在内潜藏其发挥作用的运行之迹，其鼓动化育天地万物，与圣人的忧虑不同。《易》道规律的盛德大业到了极点！广泛获有万物叫作宏大功业，日日更新不断增善叫作盛美德行，阴阳转化而生生不绝叫作变易。

这里是从《易》道化育万物的内外两方面着眼，赞美其德盛业大。《易》道化育万物的结果显著在外，万物成形成事；而《易》道如何化育，如何运行，其在内发挥作用的过程则幽隐不现。因为《易》道是一种普遍规律，其运行之迹属于自然而然，无须忧虑。圣人按照《易》道规律行事，但其中夹杂着自身的情感私心，有忧虑经营的迹象，无法做到自然天成。《易》道鼓动驱使万物向前不断发展，这就是其德行。万物不断发展，不断受益受利，这就是《易》道的仁功大业。"生生之谓易"，总结《易》道规律，与首句"一阴一阳之谓道"相应，阴阳交易、变易之道没有穷极，向前发展没有止境。

成象之谓乾，效法之谓坤

成象之谓乾，效法①之谓坤，极②数③知来之谓占④，通变之谓事⑤，阴阳不测之谓神。

【注释】

①法：法式，规范。②极：极尽，推极。③数：著数。④占：占筮。⑤事：业也，事功，成事。

【细读】

画卦成为天之呈象的叫作乾阳，仿效地之法式的叫作坤阴，极尽著数变化而推知将来发展趋向的叫作占筮，贯通变化之道叫作成就事功，阴阳交易之道难以揣测、定性叫作神妙。

"成象之谓乾，效法之谓坤"，前人有将其解释为"乾阳先成物象，坤阴效法成形"，说的是乾坤精气聚合成物的过程。但根据《系辞传》"仰则观象于天，俯则观法于地"，"象"与"法"均作名词，即"天之呈象"与"地之法式"。乾坤阴阳乃是天地的象征。并且，这与前文"一阴一阳之谓道""生生之谓易"的《易》道阴阳交易理念相连属，互文见义，阐述交易主体的意涵来源。

"极数知来之谓占"，这里《系辞传》首次提出了著数占筮的问题，《周易》有两个理论体系：占筮理论体系、哲学理论体系，两者紧密关联，占筮是方法，哲学义理是内容。占筮之法来源于对《易》道变易的认知，所以其推测来事也是从《易》道上出发的。

"通变之谓事"，掌握天地变动规律并贯通运用于日常生活中，必然能成就事功大业。其实此句也可与上一句连读，根据占筮所示的趋避方向而变通自己的行动轨迹，就能够成就事功。

"阴阳不测谓之神"，阴阳变易难以揣测叫作"神"，此"神"指自然变化的规律。

第六节　再论《周易》的属性与功能

《易》广矣大矣

夫《易》广矣大矣！以言乎远则不御①，以言乎迩②则静而正③，以言乎天地之间则备矣。

【注释】

①御：止也，禁也。李鼎祚《周易集解》引虞翻："御，止也。"②迩：近也。③正：守正。

【细读】

《易》道广大无边。从远处来说，其运动发展没有止境；从近处来说，其沉静发挥作用而守正不移；从天地之间来说，其包揽无遗。

从历时性来看，《易》道运动变化的长远发展没有停止之期。从共时性来看，《易》道的作用发挥时刻静守于周身并持正不移。从长度、宽度以及时间、空间来看，说明《易》道广大，包囊于天地之间。

阴阳的属性

夫乾，其静也专①，其动也直②，是以大生焉。夫坤，其静也翕③，其动也辟④，是以广生焉。

【注释】

①专：专一，不动。②直：挺直，正直。③翕：音 xī，闭合。④辟：开张。

【细读】

乾阳，在静止的状态专一不动，在运动的状态挺直不挠，所以能大生万物。坤阴，在静止的状态闭合收敛，在运动的状态开辟发散，所以能广生万物。

这里再次从乾阳、坤阴两个方面阐述《易》道的阴阳化生养育万物之功。有学者将乾阳的"静专""动直"与坤阴的"静翕""动辟"解释为仿效男女生殖器的动静状态，以男女交合孕育生命，类推大生、广生万物。《周易》的终极目的用一个字概括是"生"，"天地之大德曰生"；用两个字概括是"生生"，"生生之谓易"，从生命的孕育类推到万物万事的生生不息。从《周易》对阴阳交感规则的推崇，从人类童年时期都经历了生殖崇拜阶段看，此段论述很有可能为仿效男女生殖器的动静状态，甚至阴阳符号都有可能是男女生殖器官的抽象。

易简之善配至德

广大配①天地，变通配四时，阴阳之义配日月，易简之善②配至德。

【注释】

①配：匹配，相似。②善：美善。

【细读】

《易》道广大无边与天高地阔相匹配，变通不穷与四时更迭相匹配，阴阳刚柔变易不绝与日月交替相匹配，平易简约之美善与至高无上的德行相匹配。

这里是赞美《易》道的广大至善。从空间、时间、阴阳属性、意识精神四个方面选取天地、四时、日月、至德象征物与其相匹配，阐释《易》道的普遍意蕴。

第七节　圣人作《易》的目的

崇德广业

子曰："《易》，其至矣乎！夫《易》，圣人所以崇^①德而广业也。"

【注释】

　　① 崇：增崇，崇高。

【细读】

　　孔子说："《易》道广大极致啊！《易》道，是圣人所以用来增崇德行、广立功业的。"

　　这里是赞美《易》道的重大政教功能：向天道学习的目的是"崇德"，"崇德"的目的是"广业"，"广业"的目的是生生不息。提倡学习《易》道，只是托孔子之口说出来。旧说认为《系辞传》等"十翼"乃孔子所作，宋人欧阳修已通过此"子曰"一词辩驳之。既然为孔子创作，怎么会自称"子曰"，说是孔门后学所作较为合理。但不可否认的一点是，《系辞传》中有儒家思想，有孔子的一些观点，"子曰"后所言可能是对孔子言语的记录。

崇效天，卑法地

知崇礼卑^①，崇效天，卑法^②地。

【注释】

　　① 卑：卑下，谦卑。② 法：效法。

【细读】

　　智慧讲究崇高，礼节讲究谦卑。崇高仿效天，谦卑取法地。

　　这里是说《周易》的思维方式与论证方法。《周易》时代认为天人合一，人是天的组成部分，部分须服从整体，人要通过感悟向天道学习，其感悟的思维方式也是真善美的融合，感悟的哲学基础是真实的，人感悟天象的真实属性，天高地卑是真实属性；感悟的目的是引人向善，"崇效天，卑法地"。其论证方式是美的，从心理学说，是相似相关联想；从美学说，是用天象属性类推人事义理，是用具象显现抽象，是"理念的感性显现"，是美的。圣人学习《周易》乾阳坤阴之道，乾阳坤阴是从天地属性感悟而来；圣人从智慧和礼节两方面出发，仿效天地之道：智慧高明，像天一般；礼节卑顺，与地同性。

成性存存，道义之门

天地设位，而《易》行乎其中矣。成性存存①，道义之门②。

【注释】

① 存存：存而又存，不断保存。② 门：门户，必经之路。

【细读】

天地确立高下尊卑之位，《周易》交易变化的道理运行于其中。将其成就为自身美善德行，反复涵养蕴藏，这就找到了通往"道"与"义"的门户。

"《易》与天地准"，《易》道就是仿效天地阴阳而孕育出的交易变化规律，并且又运用到天地万物之中，即"取之于天地，用之于天地"。"成性存存"与前文"成之者性也"相连署，强调学习《易》道且将其潜移默化为本性的一部分，存而不失，这样就可以处事得道得义。这里的"义"也可通"宜"，处事恰当适宜。

第八节 《周易》的类推原则

拟诸其形容，象其物宜

圣人有以见天下之赜①，而拟②诸其形容③，象其物宜④，是故谓之象⑤。圣人有以见天下之动，而观其会通⑥，以行其典礼⑦，系辞焉以断其吉凶，是故谓之爻⑧。

【注释】

① 赜：音 zé，事物深奥的道理。孔颖达《周易正义》："赜，谓幽深难见。"② 拟：比拟，拟度。③ 形容：形状容貌。④ 宜：适宜恰当。⑤ 象：卦象。⑥ 会通：会合变通。⑦ 典礼：法典礼仪，指事功、事业。⑧ 爻：爻象。

【细读】

圣人发现天地万物深远复杂的道理，选取适合的形象容貌来比拟，用来象征特定事物适宜的意义，这就叫作"象"。圣人发现天地万物的运动变化，观察其会合变通之处，以利于推行法典礼仪，系属文辞以判断其吉凶祸福，这就叫作"爻"。

从"象"与"爻"出发，具体论述《周易》"拟诸其形容，象其物宜"的思维方式和论证方式，用具体的事物形象来比拟隐微的道理。比如，《乾》卦中用"潜龙""见龙""飞龙""亢龙"等形容不同的发展状态。《说卦传》中诸如此类的取象更是不胜枚举：乾为健，取象为马，因为马性健行；坤为顺，取象为牛，因为牛性温驯……并且，物象的选取与表达的道理不一定是模式化的固定搭配，只要物象的某一特性符合道理呈现，即可选用。如乾可取"龙"象，也可取"马"象。天地万物的运动变化会存在许多聚合通变的细节，并不是一成不变的，在这些细节上存在运动变化的趋向，顺应此种趋向行事，便是"观其会通，以行其典礼"，从而预测其结果的吉凶祸福。

拟议以成其变化

言天下之至赜而不可恶①也，言天下之至动而不可乱②也。拟之而后言，议③之而后动，拟议以成其变化。

【注释】

①恶：通"麤"，粗也。②乱：混乱，随意。③议：通"仪"，匹配，与"拟"字相似。

【细读】

言说天地万物深远复杂的道理而不可有粗略偏失，言说天地万物纷繁复杂的变动而不可错乱随意。将深远复杂的道理比拟成物象而后再言说道理，将纷繁复杂的运动变化匹配成爻变而后再揭示变动，比拟匹配天地万物间的幽深道理、运动变化，最终就形成了《易》道哲学。

此文也是从"卦象"与"爻变"两个方面立论。"恶"与"议"两个字的含义是理解本文的关键。古代有些学者将"恶"解释为"鄙贱轻恶"，这与"至赜"即深远复杂的道理文意不连贯，万物之深理何来"厌恶"之说？《国语·齐语》："恶金以铸锄、夷、斤、斸。"韦昭注曰："恶，麤也。"《仪礼·既夕礼》："主人乘恶车。""恶"也当为"麤"，"麤"为"粗失"之义。这样就贯通原文了，言说道理不能有粗略偏失之处。

"拟之"，用物象比拟天地万物深远复杂的道理，"之"字指深远复杂的道理。"拟之而后言，议之而后动"，此两句当成对偶，前者说"象"，后者说"爻"，后一"之"字指天地万物的发展运动变化。现代有学者将"议"解为"审议"，审议物情，后一"之"字表示物情，这与前文不符。"议"当通"仪"，"拟之""仪之"即"拟之以卦象""仪之以爻变"，道理比拟成物象、运动匹配成爻变，颇合文意。

言行，君子之枢机

"鸣鹤在阴①，其子和之。我有好爵②，吾与尔靡③之。"子曰："君子居其室，出其言善，则千里之外应之，况其迩者乎？居其室，出其言不善，则千里之外违④之，况其迩者乎？言出乎身，加乎民；行发乎迩，见乎远。言行，君子之枢机⑤，枢机之发，荣辱之主也。言行，君子之所以动天地也，可不慎乎？"

【注释】

①阴：树荫。②爵：饮酒器皿，代指美酒。③靡：共也。④违：违逆不应。⑤枢机：门户的转轴，指代关键。王引之《经义述闻》指出："机"当作"门橛"解，才能与"枢"同类并称，认为"'枢

机'为门户之要，犹'言行'为君子之要"。

【细读】

"鹤在树荫间鸣叫，它的雏鸟相互应和。我有一壶美酒，愿意和你共饮同乐。"孔子说："君子居住在屋室之内，发出美善的言论，则远在千里之外的人也会呼应附和，何况距其很近的人呢？君子居住在屋室之内，发出不美善的言论，则远在千里之外的人也会违逆不应，何况距其很近的人呢？言论从自身发出，要施加给民众；行为发于近身，远处的人也能看见。言论、行为犹如君子'门户'开阖的机要，'门户'机要的启发，决定了君子的得失与荣辱。言辞、行为是君子之所以能感召、鼓动天地万物的缘由，怎可不慎重呢？"

从本文开始直到节末，《系辞传》作者选取《周易》七条爻例来具体论述《易》道"拟仪"天地万物"赜动"的情况，并且具有一定的道德伦理意义。内容全部以"子曰"的形式出现，与前文一样，可能是出于孔门后学之手。本文选取《中孚》卦九二爻辞，经文本来的意思是讲以诚信感通同类构建和谐，而此处"子曰"却生发了新的内涵，即君子应当注意自己的言谈举止，谨言慎行，强调言行是君子得失荣辱的关键所在。古代学者多用《周易》语阐发己意，有时不顾及作者本意，只要存在相关关系即可。

二人同心，其利断金

"同人，先号咷①而后笑。"子曰："君子之道，或出或处，或默或语。二人同心，其利断金②；同心之言，其臭③如兰。"

【注释】

①号咷：大声痛哭。②金：金属，至坚之物。③臭：通"嗅"，气味。

【细读】

"和同于人，先大声痛哭，而后欢笑。"孔子说："君子之道，或发动或安处，或沉默或言语。两个人心意相同，就能像锋利的刀斧，可以斩断金属；心意相同的言语，其气味能像兰花一样芬芳。"

此文选自《同人》卦九五爻辞。强调君子虽然在品性、生活习惯等方面存在差异，但这不影响他们相互和同，共谋大事，与孔子的"君子和而不同"（《论语·子路》）一脉相承。可见，前人说《系辞传》中"子曰"后可能是孔子的话语是有一定根据的。

敬慎无所失

"初六，藉①用白茅②，无咎。"子曰："苟错③诸地而可矣，藉之用茅，何咎之有？慎之至也。夫茅之为物薄，而用可重也。慎斯术④也以往，其无所失矣。"

【注释】

① 藉：衬垫，铺上。② 白茅：草本植物。③ 错：置也。④ 术：道也。

【细读】

"初六，用洁白的茅草铺垫在祭品下面，没有咎错。"孔子说："假如祭祀时将祭品置放在地上都是可以的，用茅草铺垫在下面，这又有什么咎错呢？这是谨慎之至的行为。茅草虽是微贱之物，但可以发挥重大作用。一直谨慎地遵循此道，那就不会有过失了。"

这里选取了《大过》卦初六爻辞，"子曰"后又更加深入地解释了其含义。其举出祭祀置放祭品的例子，强调做事谨慎的重要性，只有这样才能达到长治久安、无所患失的局面。

德言盛，礼言恭

"劳①谦君子，有终，吉。"子曰："劳而不伐②，有功而不德③，厚④之至也。语以其功下人者也。德言盛，礼言恭；谦也者，致恭以存其位者也。"

【注释】

① 劳：功劳，功绩。② 伐：矜伐，自夸。③ 德：以……为德。④ 厚：宽厚。

【细读】

"有功劳还谦虚的君子，有善终，吉祥。"孔子说："有功劳而不自我夸耀，有功业而不以之为盛德，宽厚到了极致。这说明身怀功绩而能够屈居人下。道德在于隆盛，礼节在于恭敬；谦逊的含义，就在于对人极为恭敬而能保有其地位不失。"

这里选取《谦》卦九三爻辞，强调谦逊恭敬的重要性。有功劳、功绩的人都不可骄傲自满、自夸炫耀，平民俗众更要时刻遵循谦卑之道。唐玄宗李隆基当政前期励精图治，恪守谦恭之道，造就"开元盛世"，后期转而荒废朝政、淫滥无度，引发"安史之乱"，不能"存其位"。谦恭之要，可见一斑。

高而无民，动而有悔

"亢①龙，有悔。"子曰："贵而无位，高而无民，贤人在下位而无辅②，是以动而有悔也。"

【注释】

① 亢：高亢，骄傲。② 辅：辅佐。

【细读】

"龙飞得过高，将有悔恨。"孔子说："尊贵而没有实位，在上而没有民众支持，贤者在下而不来辅佐，所以其行动处事就会有悔恨。"

这里选取《乾》卦上九爻辞，说明骄傲高亢必有悔恨的道理。可与上文连读，呈现"谦恭以存其位"与骄亢"动而有悔"的不同归宿，再次说明"谦卑"的重要性。其中也包含着"物极必反"的辩证观点，处于极端的事物都将走向其反面。古代哲学讲究"中庸"之道，无过与不及，便是这个道理。

乱之所生，言语为阶

"不出户庭①，无咎。"子曰："乱之所生也，则言语以为阶②。君不密③则失臣，臣不密则失身，几④事不密则害成。是以君子慎密而不出也。"

【注释】

①户庭：家门庭院。②阶：阶梯，代指根由。③密：保密，细密。④几：微也，初也。来知德《集注》："几者，事之始；成者，事之终。"

【细读】

"不走出户庭，没有咎错。"孔子说："祸乱之所以产生，言语是其根由。君王不守机密就会失去臣子，臣子不守机密就会丧失生命，在行事萌芽阶段不守机密就会妨害成功。因此君子谨慎细密而不泄露机密。"

此文选取《节》卦初九爻辞，说明谨言慎语的重要性。言语不慎，时常会招来祸患。三国时期的杨修，平日不注意自己的言行，总是心直口快地说出曹操的心意，最后招来杀身之祸。说者无心，听者有意。不经意间的某句话、某个词，说不定会触动旁人的敏感神经，使人心存芥蒂，适时报复。

负且乘，致寇至

子曰："作《易》者，其知盗①乎？《易》曰：'负②且乘③，致寇至。'负也者，小人之事也；乘也者，君子之器也。小人而乘君子之器，盗思夺之矣；上慢④下暴⑤，盗思伐之矣。慢藏⑥诲⑦盗，冶容⑧诲淫。《易》曰：'负且乘，致寇至。'盗之招也。"

【注释】

①盗：盗寇。②负：背负，负载。③乘：大车，古代特指四马拉一车。此处用为动词"坐车"。④慢：怠慢，轻慢。⑤暴：暴虐。⑥藏：收藏。⑦诲：教也。⑧冶容：妖冶容貌。

【细读】

孔子说："创作《周易》的人，大概了解盗寇的情况吧？《周易》说：'背负重物并且乘坐大车，导致盗寇前来夺取。'负载重物，这是小人的工作；乘坐大车，这是君子的特权。身为小人却乘坐君子的行具，盗寇就要侵夺之；对上怠慢轻侮，对下暴虐不仁，盗寇就要讨伐之。轻慢于收藏财货，则教诲别人行盗窃之事；妖冶其外在容貌，则教诲别人行淫乱之事。《周易》说：'背负重物并且乘坐大车，导致盗寇前来夺取。'这是自己招来的盗寇啊。"

此文选取《解》卦六三爻辞，说明"才德称位"的重要性。这里的"盗寇"其实是"祸乱"的象征。有才德之人居高位，无才德之人居低位，大人成大事，小人成小事，才德称位。小人本没有胜任大事的能力，却偏偏不自量力，那结果必然是撞到南墙，头破血流。本文可与《系辞传》"德薄而位尊，知小而谋大，力小而任重，鲜不及矣"一语连看，阐述的是同一内容，强调"德"与"位"、"知"与"谋"、"力"与"任"的相互匹配。

此外，本文还涉及哲学中内因、外因的辩证法。从小人自身出发，正是由于他的"乘君子之器""上慢下暴""慢藏""冶容"的内因，最终导致"盗之招也"。外因主要通过内因起作用，内因是事物发展的主导因素。

第九节 《周易》的占筮方法

著策之数源自天地之数

天一，地二；天三，地四；天五，地六；天七，地八；天九，地十。天数五，地数五，五位相得①而各有合②。天数二十有五，地数三十，凡天地之数五十有五。此所以成变化而行③鬼神④也。

【注释】

①相得：相匹配。②合：合并，合在一起。③行：通也。④鬼神：即"幽明之故"，指"天下之赜""天下之动"。

【细读】

天数一，地数二；天数三，地数四；天数五，地数六；天数七，地数八；天数九，地数十。天的数字象征有一、三、五、七、九共五个奇数，地的数字象征有二、四、六、八、十共五个偶数。两组数可以相互搭配而谐和。五个天数合并在一起为二十五，五个地数合并在一起为三十，天地之数合并在一起为五十五。这些数可以成就著策《易》道变化，而通晓幽明隐显的道理。

本文首句"天一……地十"本应在第十一节开头，古人认为是错简，因其与上下文语意不连贯，似在此处更为适合，故移至此。"天数五，地数五……此所以成变化而行鬼神也"一句本在"五岁再闰，故再扐而后挂"之后，但其语意是在讨论天地之数，还没有涉及占筮之法，根据前后逻辑关系，当移至此。"是故四营而成易……天下之能事毕矣"一句当接续在"故再扐而后挂"之后，继续讨论著策成爻成卦之事。

揲著求卦的四个步骤

大衍①之数五十，其用四十有九。分而为二以象两②，挂③一以象三④，揲⑤之以四以象四时，归奇⑥于扐⑦以象闰⑧，五岁再闰，故再扐而后挂。

【注释】

①大衍：大，此处指天道。李鼎祚《周易集解》引干宝："《老子》曰'有物混成，先天地生。吾不知其名，强字曰'道'。"衍生，演绎。②两：阴阳两仪。③挂：悬挂。④三：天、地、人三才。李鼎祚《周易集解》引孔颖达："就两仪之中，分挂其一于最小指间，而配两仪以象三才。"⑤揲：音 shé（又音 dié），即动词"数"。陆德明《经典释文》："揲犹数也。"⑥奇：余策数。⑦扐：音 lè，手指间。余策数夹在手指间。⑧闰：闰月。

【细读】

依据天道演绎的占筮之数是用五十根著策，实际运用则为其中的四十九根。占筮时将其任意分成两堆象征阴阳两仪。从右堆中拿出一策悬挂（左手小指与无名指间），象征天、地、人三才。（从左份开始数）每束四策的揲算著策，以象征四季。将（左份）揲算剩下的著策归附夹在左手无名指与中指间，以象征闰月。因五年后会再次出现闰月，所以要将（右份）揲算剩下的著策归附夹在左手无名指与中指间，而后别起一卦反复揲算。

这里简单地阐释了占筮的过程，每个步骤都有天道的依据，再次证明了创作《周易》乃从仰观天文、俯察地理中来，是观照自然变化规律的结晶，而不是主观臆造。

这里有一个历代争论不休的问题："大衍之数五十"与"天地之数五十有五"到底有什么关系？笔者认为二者都是指代"天数五，地数五"即"五十有五"，只是此处取整数、成数言之。后文有"凡三百有六十，当期之日；二篇之策，万有一千五百二十，当万物之数也"一文，其中"三百有六十"指一年的天数，阴历年一般有三百五十四天，此取成数言之；"万物之数"也是"万有一千五百二十"的成数。因此，这里的"五十"就是取"五十有五"的成数言之。

十有八变而成卦

是故四营①而成易②，十有八变而成卦，八卦而小成。引而伸之，触类③而长之，天下之能事毕④矣。

【注释】

①营：经营，操作，步骤。②易：变易。③触类：遇到类似点。④毕：尽也。

【细读】

因此，通过（分二、挂一、揲四、归奇）四次经营操作而形成一次变易，十八次变易而形成六爻一卦。九次变易的三爻八经卦是小成阶段。这些卦引申譬喻，触类比拟，增长发挥，天下所有的人情事理都蕴含于其中。

此文说明占筮系统的最终趋向，便是得出六十四卦爻，并象征天地万物的变动事理。"引而伸之，触类而长之"与前文的"拟议成其变化"同义，都是"拟之"物象、"仪之"变动的过程。至于"八卦而小成"，这是内卦三爻的八个经卦，各自有象征的物象，但是并没有产生变动，无法象征天地万物的变动规律。联系《系辞下》"因而重之，变在其中矣"一文，六爻成卦后才有变动发生，是为大成阶段，仿效天地自然规律的《易》道变化由此而生。

二篇之策，当万物之数

《乾》之策①二百一十有六，《坤》之策百四十有四。凡三百有六十，当期②之日。二篇③之策，万有一千五百二十，当万物之数也。

【注释】

①策：蓍策。②期：一周年。孔颖达《周易正义》："三百六十日，举其大略，不数五日四分日之一也。"③二篇：指《周易》古经上、下两篇。

【细读】

《乾》卦六爻的蓍策数为二百一十六，《坤》卦六爻的蓍策数为一百四十四。两卦总蓍策数为三百六十，相当于一年的天数。《周易》上下经六十四卦的总蓍策数为一万一千五百二十，相当于天地万物的数目。

上文叙述占筮的过程，此处列举占筮成卦的例子以示意。《乾》卦六爻，占筮时每爻由老阳三十六策得出，共二百一十六策。《坤》卦六爻，占筮时每爻由老阴二十四策得出，共一百四十四策。实际上其中也可能有少阳二十八策、少阴三十二策的参与，由于占筮法则以变为占，老变、少不变，这里统举老阳、老阴为说。此外，《乾》《坤》策数当四时、周年之日，六十四卦共三百八十四爻，一半为阳，一半为阴，一百九十二阳爻乘以三十六策是六千九百一十二策；一百九十二阴爻乘以二十四策是四千六百零八策，合计为一万一千五百二十策，策数当万物之数。反复论证"《易》与天地准"的天道依据。

知变化之道，知神之所为

显①道神②德行，是故可与酬酢③，可与祐④神矣。子曰："知变化之道者，其知神之所为乎？"

【注释】

①显：彰显，明示。②神：用作动词，神化。③酬酢：交际应对。④祐：通"佑"，佑助。

【细读】

《周易》能彰显出幽隐的天道，神化人的美德令行，因此可以和天道来交际应对，可以使神佑助预测未来。孔子说："知晓《易》道变化的人，大概是知晓神妙的自然规律吧？"

这里再次强调《周易》的政教功能，彰显天道的目的是引人向善，提升智慧，敬畏遵循规律。从本质上来说，《周易》的占筮方法存在一些巫术迷信的因素，但其所反映的《易》道变动规律却源自天地自然规律，具有一定哲学、科学的积极因素。

第十节 《周易》的应用

《易》有圣人之道四焉

《易》有圣人之道①四焉：以言者尚②其辞，以动者尚其变，以制器③者尚其象，以卜筮者尚其占。

【注释】

①道：思想。②尚：尊尚，崇尚。③制器：制造器物。

【细读】

《周易》有圣人常用的道理四方面：言语可以尊尚参照其卦爻文辞，行动可以尊尚参照其变化规律，制造器物可以尊尚参照其卦爻象征，卜蓍起筮可以尊尚参照其占筮原理。

这里是说《周易》的功用，说明其中有四个我们可以学习的方面：辞、变、象、占。"尚其辞"，《系辞下》说"其旨远，其辞文"，卦爻辞根据卦象而来，比拟物象，运用象征手法，必然是具有一定修饰文采之功，对其进行研习有助于我们修辞文采的提升。我们从事行动必然要参照《易》道自然规律，这有助于得到好的结果，这就是"尚其变"。关于"制器者尚其象"，《系辞下》有专门论述，如"网罟取诸《离》""耒耜取诸《益》"等，根据卦象符号而制造出许多生活器具。先秦时期，卜筮巫术盛行，行事之前时常要占算吉凶，而《周易》占筮的卦爻辞为其提供了方便。

依天道预测未来

是以君子将有为也，将有行也，问焉而以①言，其受命②也如响③。无有远近幽深，遂知来物④。非天下之至精⑤，其孰能与⑥于此？

【注释】

①以：用也。②命：求占之人的命令。③响：回响，响之应声。④来物：将来的物理人情之状。⑤精：精妙。⑥与：及也，达到。

【细读】

因此君子将要有所作为，有所行动，求问于卜筮而据以发言行事，卜筮受求占之人的命令，回复如响之应声，速度极快。不管遥远、切近还是幽隐、深邃的事情，都能通晓将来的人事发展状况。如果不是天底下最精妙之物，谁能做到这样呢？

这里是说《周易》占筮可以依天道预测未来之事。"以言"即"以言者尚其辞"，卜筮用有文采的卦爻辞说明求占之卦象。君子"以动者尚其变"，有所作为之时，当求问占筮，顺应《易》道变化规律行事。总之，此等精妙之事，非《易》道不可及。

参伍以变，错综其数

参①伍②以变③，错综④其数：通其变，遂成天地之文；极⑤其数，遂定天下之象。非天下之至变，其孰能与于此？

【注释】

①参：三也。②伍：五也。③变：即筮法"四营成一变易""三变成一爻"之"变"。④错综：交错综合，纵横交叉。⑤极：穷尽。

【细读】

揲蓍成卦的过程中，或三变或五变，交错推演蓍策之数；会通其运动变化，就能形成天地万物的"文采"；穷究其蓍策之数，就能确立天地万物的表象。如果不是天底下最极致的变化，谁能做到这样呢？

此文主要探讨揲蓍成卦、由卦定象之事。对"参伍以变"的解释，古人众说纷纭。有将其与历法连属，有将其与五行连属，更有将其与《河图》连属……其实与"错综其数"连读便豁然开朗。两者形成一种对仗关系，主要是说明蓍数变化的纷繁复杂。"错综其数"讲述蓍策数字的纵横交错，"参伍以变"讲述"四营成一变易"的繁衍频仍，举"三变"与"五变"表示其营变之多，可理解为综合考量各种条件变量后的预测前瞻，与今之大数据有相似之处。

《周易》的神妙

易①无思也，无为也，寂然不动，感②而遂通天下之故③。非天下之至神，其孰能与于此？

【注释】

①易：蓍卦占筮。②感：感应，通感。③故：事物情状。孔颖达《周易正义》："故，事也。"

【细读】

蓍卦占筮没有思虑，没有营造作为，寂静无有动作，感应而能通晓天地万物的情状。如果不是天底下最神妙之物，它怎么能做到这样呢？

此文从"卜筮者尚其占"出发，赞美其"遂知来物"的神妙之功。文中"易"字不可解释为"《易》道"，"天下之故"本身就是顺应《易》道规律，"《易》道"是客观存在，对"天下之故"并没有认知关系，即"感而遂通"。"蓍卦占筮"根据《易》道规律而来，主观上"感而遂通天下之故"，有认知过程。此外，由于蓍占顺应《易》道自然规律，因此具有任运自然的状态，无思无为，出乎自然，即"无思也，无为也，寂然不动"，与《系辞下》"天下何思何虑，同归而殊途，一致而百虑"相仿。

极深而研几

夫《易》，圣人之所以极深①而研几也。唯深②也，故能通天下之志③；唯几④也，故能成天下之务⑤；唯神⑥也，故不疾而速，不行而至。子曰《易》有圣人之道四焉"者，此之谓也。

【注释】

①深：深奥的道理，与"赜"相似。晋朝韩康伯《周易注》："极未形之理则曰'深'。"②深：用作动词，深知其理。③志：志意，物情。④几：用作动词，钻研人事初始萌芽的情状。⑤务：事务，事功。⑥神：用作动词，达到神妙之境界。

【细读】

《周易》是圣人穷极深奥幽隐之事理和钻研细微征象的书。只有深知幽隐事理，才能通晓天下间的志意情势；只有钻研细微征象，才能成就天下间的事功；只有神妙地贯通《易》道，才能不疾驰却自然速成，不趋行却万理自至。孔子说"《周易》有圣人常用的道理四方面"，说的正是上述意思。

此文是这一节的总结语段，再一次点明了《周易》是圣人辞、变、象、占四方面思想的汇集。圣人认识《易》道规律，掌握操蓍占筮的方法，将其记录在《周易》之中，为后人认识"天下之志"、成就"天下之务"、自然合于规律提供了途径。其中"研几"的论述，很值得我们重视。"几者，动之微，吉凶之先见者也"，在事物还未发展壮大的萌芽之时，便能根据其初始情状预知其未来的走向，即"先见之明"，这对于我们的日常生活是大有裨益的。尤其是处于人生转折点，需要做出一个重大选择时，如果能有"知几"的功夫，对不同选择的发展趋向做出合理判断，则会趋吉避凶，成就功业。

第十一节 《周易》的衍生原理及功能

开物成务，冒天下之道

子曰："夫《易》何为者也？夫《易》开①物成务，冒②天下之道，如斯而已者也。"是故圣人以通天下之志，以定天下之业，以断③天下之疑。

【注释】

① 开：揭开，开发。② 冒：包含。③ 断：决断。

【细读】

孔子说："《周易》到底有什么功用？《周易》能够开启物智、成就事务，包含天地万物的道理，如此而已。"因此，圣人用来通晓天下间的心志，确定天下间的事业，决断天下间的疑难。

此文说的仍是圣人"以《易》立身"的问题，极赞《周易》功用之大。圣人以《周易》为行动处事之向导，《周易》讲述《易》道变化，《易》道变化是仿效天地万物的自然变动规律而来，那么圣人乃是顺应自然规律行动处事，自当能够"通志""定业""断疑"。

"开物成务"一句，现代有些学者将其视为事物变化发展的周期性规律。"开物"是变化的开始，"成务"是变化的结束，"冒天下之道"则是总结整个变化周期的规律。此观点也可以成立，可备参考。

趋吉避凶

是故蓍之德圆①而神，卦之德方②以知，六爻之义易③以贡④。圣人以此洗⑤心，退藏于密⑥，吉凶与民同患⑦。

【注释】

① 圆：蓍草根茎圆柱体之形状，喻圆周变化。② 方：卦形符号方正之形状，喻方正静止。③ 易：交易，变易。④ 贡：告诉。韩康伯《周易注》："告也"。清代焦循《周易补疏》引《尚书·舜典》"敷奏以言"，《史记》作"遍告以言"，认为"贡"训"献"，"献"训"奏"，"奏"即"告"。⑤ 洗：洗涤，净化。韩康伯《周易注》释"洗心"为"洗濯万物之心"。⑥ 密：无思无为之境。⑦ 患：忧虑。

【细读】

著策的特征是圆动变化而神妙莫测，卦象的特征是方正静止而智量无穷，六爻以交易变动而告人吉凶。圣人以此来洗涤净化其心灵，退而深藏其功用，与民众同忧患于趋吉避凶之事。

这里是说《易》道广大与圣人应用之事。重点在首句的理解上，"著之德圆而神"与"卦之德方以知"成对仗出现，"圆""方"是《系辞传》作者由观物象形状而来，著草的根茎用于占筮，其形状呈圆柱体，可以象征圆周变化，揲著成卦须经过"参伍以变，错综其数"的复杂过程，正与其相似。六十四卦的卦形符号都以方正之状出现，可以象征静止，每卦的总体象征意义大致不变，正与其相似。需要注意的是，卦象与爻象是不同的概念，卦象总一卦之象，相对不变；"因而重之，变在其中矣"，爻象处于不断变化当中，爻义随时位之变而变，"六爻之义易以贡"说的就是这个道理。著策以不断的圆周变化形成六十四卦，而六十四卦的卦象意义指向则相对稳定，涵蕴某种人情事理，这就是"知"，即"智"。

"吉凶与民同患"一句，前人认为"患"只当"患凶"，"吉"何以有"患"？殊不知"吉凶"承上文乃是教人"趋吉避凶"，意为"患吉不能早趋，患凶不能早避"。圣人"退藏于密"，处于无思无为之境，为何还要"与民同患"？圣人顺应《易》道行事，表面上也忧虑"趋吉避凶"之事，属于无为而自为的情况，即无意而自能"趋吉避凶"。民众属于有意为之，主观忧虑"趋吉避凶"之事。

古之聪明睿知，神武而不杀

神以知来，知①以藏往，其孰能与此哉？古之聪明睿知，神武②而不杀③者夫。

【注释】

①知：通"智"，智量广大。②神武：神明勇武。③杀：杀伐，残暴。

【细读】

神妙而能前知未来之事状，明智而能深藏过往之人情物理，谁能达到这种境界呢？看来只有古时候的聪明睿智而又神明勇武、不用刑杀的人才能如此。

"神以知来"与"著之德圆而神"相接，说明著策占筮变动而能够预测未来；"知以藏往"与"卦之德方以知"相接，说明卦象通过呈现过往的人情物理，为人们从事将来的行动提供借鉴。能够神如著策、智如卦象，非古之圣人而不能，再度赞美《周易》的功用神妙。

"聪明睿知"一语，可以归纳为"智"；"神武不杀"，有勇武却不滥杀，心存仁爱正义，可以归纳为"仁"。总之，制作研习《周易》之人也必然是"仁者""智者"。

作《易》以济民用

是以明于天之道，而察于民之故①，是兴②神物③以前民用④。圣人以此齐⑤戒，以神明其德夫。

【注释】

①民之故：百姓的事状。②兴：兴起。③神物：蓍策占筮。李鼎祚《周易集解》引陆绩曰："神物，蓍也。"④用：用事，行事。⑤齐：通"斋"。斋戒，净化。与上文"洗心"义同。韩康伯《周易注》："洗心曰'齐'，防患曰'戒'。"

【细读】

所以能够明晓天的道理，察知百姓的事状，于是兴起蓍策占筮以在民众行事之前起到导引的作用。圣人用《周易》斋戒净化，使德行更加神明。

圣人仰观俯察天、地、人之情状，根据其运动变化的规律，创造出《易》道占筮，以为民众所用。"作《易》以济民用"，使圣人自身更显明净光辉，一尘不染，其仁德淳厚，圣明无疆。

阴阳变通

是故阖户谓之坤，辟户谓之乾；一阖一辟谓之变，往来不穷谓之通；见①乃谓之象，形②乃谓之器；制③而用之谓之法，利用出入④，民咸⑤用之谓之神。

【注释】

①见：通"现"，初现。②形：成形。李鼎祚《周易集解》引荀爽："万物生长，在地成形，可以为器用者也。"③制：遵从。④出入：行事与安处。⑤咸：全，都。

【细读】

所以，门户闭合称为坤阴，门户开辟称为乾阳；一闭一开称为乾坤阴阳的变化，一来一往的不断变动发展称为会通；乾坤聚合产生万物之时，显现万物初始情状称为兆象，匹配合成万物之形状称为器具；遵从并运用乾坤变动自然规律称为仿效，在行事与安处中顺应利用这个规律，民众全都顺应利用此规律而不知其所以然，这就叫作神妙莫测。

作者在此又以门户的开关为例，说明乾阳坤阴的《易》道变化。门户的开关说明乾阳、坤阴是相对立的，而"一阖一辟谓之变"又说明乾阳、坤阴是交易、统一的。至于"往来不穷谓之通"，说明这种交易的规律是通达不停歇的。《易》道规律就是对立统一规律。矛盾的双方即乾阳、坤阴，在对立统一中不断地向前变动发展，并且生成了天地万物。

一些古代学者将"制"字解释为"制作",与第十节"制器尚象"连属在一起。如果这样解读,那么其与上文"阖户谓之坤,辟户谓之乾;一阖一辟谓之变,往来不穷谓之通"的阐述《易》道规律的部分语意无法承接。其实"制"字在古代还有一个重要的义项,即"遵从"。《商君书·更法》:"知者作法,而愚者制焉;贤者更礼,而不肖者拘焉。"《淮南子·泛论训》:"夫圣人作法,而万物制焉。"高诱注:"制,犹从也。"我们遵从《易》道阴阳变化的规律,并将其运用到实际生活中去。这样的解释显然与上文语意更加连贯。

八卦的产生与功用

是故易①有太极②,是生两仪③,两仪生四象④,四象生八卦⑤,八卦定吉凶,吉凶生大业。

【注释】

①易:著策占筮。②太极:占筮初始的五十根著策,即"大衍之数五十"。③两仪:指阴阳,即"—""——"。④四象:指老阳、老阴、少阳、少阴,即"═""══""══""══"。⑤八卦:指经卦乾、坤、离、坎、震、巽、艮、兑,即"☰""☷""☲""☵""☳""☴""☶""☱"。

【细读】

因此著策占筮从"大衍之数五十"初始,经过"三变"而生成或阴或阳两仪,卦画表示即"—""——";在阴阳两仪基础上又经过"三变"而生成或老阳或老阴或少阳或少阴四象,卦画表示即"═""══""══""══";在四象基础上又经过"三变"而生成或乾或坤或离或坎或震或巽或艮或兑八经卦,卦画表示即"☰""☷""☲""☵""☳""☴""☶""☱"。(八经卦再经过重叠生成六十四卦)能够确定人情事态的吉凶祸福,成就盛大的功业。

这里是说八卦的产生与功用,从最后"八卦定吉凶,吉凶生大业"两句可以知晓,推断人事物理的吉凶福祸,并以之成就盛大功业,这显然是著卦占筮的主要功用。

这反映了《周易》作者对宇宙本源论的认知,《周易》占筮遵循自然天道推演,故可趋吉避凶,以成大业。

这段话也从历时性角度精辟地概括了《周易》智慧的内在逻辑:"是故易有太极,是生两仪,两仪生四象,四象生八卦"为第一阶段,以相似相关联想的感悟方式向天道学习,认知自然规律;"八卦定吉凶"为第二阶段,向天道学习的目的是按照规律预测未来,而预测未来是为了提升当下趋吉避凶的智慧;"吉凶生大业"是第三阶段,提升智慧的目的是指导理性实践,一旦能够趋吉避凶就能成就大业。这段话奠定了中国传统文化的内在逻辑结构,如《大学》八德也基本是对三阶段的概括。"格物"为第一阶段,向天道学习，从方法上说，"格"在此处是感悟，是运用相似相关联想的方法感悟物性，认知天道规律，"穷究义理"是目的；"致知，诚意，正心，修身"为第二阶段，向天学习的目的是提升趋吉避凶的智慧；"齐家，治国，平天下"为第三阶段，提升趋吉避凶智慧的目的是指导理性实践，成就大业。

占筮的功用

是故法象莫大乎天地，变通莫大乎四时，悬象著明①莫大乎日月，崇高莫大乎富贵②。备物③致用，立成器以为天下利，莫大乎圣人。探赜索隐，钩④深致远，以定天下之吉凶，成天下之亹亹⑤者，莫大乎蓍龟⑥。

【注释】

①著明：显著明亮。②富贵：财富位贵。③备物：完备品物。④钩：钩取。⑤亹亹：音 wěi，勤勉向前，指代勤勉事功。《尔雅·释诂》："亹亹，勉也。"⑥蓍龟：占筮与龟卜，都属于预测未来的工具。

【细读】

因此仿效自然没有比天和地更大的，变化会通没有比一年四季更大的，悬挂显明没有比太阳、月亮更大的，至高无上的地位没有比财富高贵更大的。能够完备品物供人使用，创造成就器具来便利天下，没有比圣人更大的。探明索察幽隐的事理，钩取认识深远的物情，从而决断天下间事物的吉凶，成就天下间勤勉向前的事功，没有比占筮与龟卜更大的。

继续讲述"占筮以致大业"，本文接着列举天地间的一些物象情事，类比占筮的功用巨大。占筮对于"定吉凶""成大业"而言，相当于"天地"对于"法象""四时"对于"变通""日月"对于"悬象著明"……这些物象在各自领域都是最具有代表性的。探明人事物理、预测吉凶祸福、成就亹亹功业，在这一领域里，"蓍龟"为之最。

天地变化，圣人效之

是故天生神物①，圣人则之；天地变化，圣人效之；天垂象，见吉凶②，圣人象之。河出图，洛出书③，圣人则之。

【注释】

①神物：蓍草与灵龟。②见吉凶：显现未来吉凶不同结果的征兆。③河出图，洛出书：黄河所出龙马身上的图象，洛水所出神龟背上的纹象。

【细读】

所以天生出神奇的蓍草与灵龟，圣人取法它创立卜筮；天地显现其变化规律，圣人仿效这种规律办事；上天垂示其象，显现未来吉凶不同结果的征兆，圣人效法这些天象。黄河所出龙马身上的图象，洛水所出神龟背上的纹象，圣人仿效这些地之法式。

"天生神物，圣人则之"承前文"莫大乎蓍龟"而来，说明圣人根据其预测之吉凶祸福而行动处事。"天地变化，圣人效之"说明圣人进一步认识到天地变化的自然规律，而顺应此规律行事。"天垂象，见吉凶"，有些"天象"古人认为是"吉"的征兆，有些是"凶"的征兆，故可根据现在的征兆预测未来的吉凶，得以趋吉避凶。

定吉凶，断疑虑

易有四象①，所以示②也；系辞焉，所以告也；定之以吉凶，所以断也。

【注释】

①四象：指老阳、老阴、少阳、少阴，即"▅""▆▆""▆▅""▅▆"。此处指代揲蓍成卦的整个过程。②示：显示。

【细读】

蓍策占筮从"太极"经"四象"至"八卦""六十四卦"而成，卦爻象因之显示出人情事理；卦爻之下系属文辞，说明卦爻象情状的吉凶趋向；确定其吉凶祸福之情，所以决断天下间的疑虑。

再次赞美《周易》占筮的"定吉凶""断疑虑"，功用广大神妙。根据"系辞焉，所以告也"一句，卦爻辞主要是为解说卦爻象而设，可知前面"易有四象，所以示也"一句当是说明卦爻象的形成。"四象"是揲蓍成卦中的一个步骤，即"六变成两爻"之时，作者用此指示占筮的整个过程，最终卦爻象呈示特定的情状，以供求占者参考。

第十二节 《周易》立象尽意，德行为本

履信，思顺，尚贤

《易》曰："自天祐之，吉无不利。"子曰："佑者，助也。天之所助者，顺①也；人之所助者，信②也。履信思乎顺，又以尚贤③也，是以'自天佑之，吉无不利'也。"

【注释】

①顺：顺应。②信：诚信。③贤：贤德之人。

【细读】

《周易》说："得到上天的佑助，吉祥而没有不利。"孔子说："佑，辅助的意思。上天所辅助的人，是顺应正道的人；人们所辅助的人，是坚守诚信的人。践履诚信，顺应正道，而又尊尚有才德的贤者，因此'得到上天的佑助，吉祥而没有不利'。"

有些学者认为此文主要是"子曰"对《大有》上九爻辞的阐释，当是错简，本应属于第八节。笔者认为大可不必，此文承上文而来。上文赞美占筮的功用，而占筮说到底是根据《易》道规律预测未来的，那么顺应《易》道规律自然能获得上天的辅助。顺应规律，一刻不偏离，保持诚信，人们也同样会辅助他。"又以尚贤也"，根据第一节"可久则贤人之德，可大则贤人之业"，"易简"之道就是"贤人"的德业，说明这里的尊尚贤者，也是尊尚懂得《易》道规律的贤者。"子曰"引用《大有》爻辞并进行阐释的目的，是说明《易》道规律的功用，"自天祐之，吉无不利"在《系辞传》中频繁出现，只是一种赞美之辞，不必特别与其《大有》卦本义相联系。

圣人立象以尽意，设卦以尽情伪

子曰："书不尽言①，言不尽意②。"然则圣人之意，其不可见乎？子曰："圣人立象以尽意，设卦以尽情伪，系辞焉以尽其言，变而通之以尽利，鼓之舞之③以尽神。"

【注释】

① 言：言语。② 意：思想，意志。③ 鼓之舞之：鼓动，推动。

【细读】

孔子说："书面文字不能完全表达作者的言语，言语不能完全表达思想意志。"难道圣人的思想志意就不可知晓吗？孔子说："圣人取象以求完全表现思想，设立六十四卦以求穷尽真实、虚伪的情状，在卦爻下系属文辞以求完全呈现其言语，变化会通以求广施其利益，鼓舞推动以求呈现其神妙不测之道。"

这里是说《周易》"立象尽意"的方法和作用。圣人"仰观天""俯察地"，探明天地万物的运行规律，归纳总结为《易》道自然规律，这就是"圣人之意"。圣人为了表现其意，作《周易》以阐明之。通过"立象""设卦""系辞""变通"，最终展现《易》道的神妙莫测。

后代学者根据本文的内容阐释出重要的文学理论。"书不尽言，言不尽意"，后来演化为文学上"言有尽而意无穷"的审美特征，这也是文学创作追求的最高境界。其实《周易》作者早已给出通往此境界的途径，这便是"立象"，采用象征手法，追求"象外之象""象外之境"，创造无限广阔的想象空间。

《乾》《坤》，其《易》之缊邪

《乾》《坤》，其《易》之缊①邪？《乾》《坤》成列②，而《易》③立乎其中矣；《乾》《坤》毁，则无以见《易》；《易》不可见，则《乾》《坤》或几④乎息矣。

【注释】

①缊：蕴藏。韩康伯《周易注》："缊，渊奥也。"②成列：陈列，定位。③《易》：《易》道变化规律。④几：接近。

【细读】

《乾》《坤》两卦，应当是《周易》的精蕴吧？《乾》《坤》陈列上下，《易》道变化规律在其中确立；《乾》《坤》的象征毁灭了，那么就看不到《易》道变化规律的存在；《易》道变化规律不存在了，那么《乾》《坤》化育的功用也接近于止息。

本文再一次说明《易》道规律的运动变化来自乾阳坤阴的交感发展，两者相辅相成，缺一不可，即"乾阳坤阴的交感"就是"《易》道规律"，此即今日哲学所言矛盾的对立统一规律。再者，《乾》卦符号纯阳，象征天，象征君，天道刚健运行，永不停息，故"天行，健；君子以自强不息"。《坤》卦符号纯阴，象征地，象征臣，地大无边无际，可承载一切，故"地势，坤；君子以厚德载物"。积极拼搏进取，高调做事；胸怀宽阔容载一切，低调做人。这是《周易》，也是中国传统文化所追求的理想人格。

形而上者谓之道，形而下者谓之器

是故形①而上者谓之道②，形而下者谓之器③，化而裁④之谓之变，推而行之谓之通，举而错⑤之天下之民谓之事业。

【注释】

①形：实体，形状，形体。②道：抽象的理念、规律等；这里指代《易》道规律。③器：具象的器物、器械等。④裁：裁制。⑤错：置也。

【细读】

因此在形体之上的抽象理念叫作"道"，在形体之下的具象器物叫作"器"，不断地交感化育、更改裁制叫作"变"，不断地顺沿变化推行发展叫作"通"，将这些道理施用于天底下的百姓叫作"事业"。

这是说《易》道规律的施用。"形而上"的《易》道规律可以支配"形而下"的器物发展方向，但《易》道规律又是从实体器物的发展中总结归纳得到的。这是一个认知过程，因为自然规律是随着实体的产生而存在的。古代的"道器之辨"可以从这里找到源头。"化而裁之谓之变，推而行之谓之通"，说明《易》道规律变动会通的情状。一些现代学者认为"化而裁之"是哲学中量变的过程，"推而行之"是哲学中的质变过程，是量变到一定程度而变化运动到另外一个层次了，即"通"。这种说法分析变化运动的过程，与《易》道规律的分析并行不悖，可备参考。"举而错之天下之民谓之事业"，还是强调顺应规律理性实践的重要性，只有这样才能成就事功。

卦象、爻变模法天道

是故夫象①，圣人有以见天下之赜，而拟诸其形容，象其物宜，是故谓之象。圣人有以见天下之动，而观其会通，以行其典礼，系辞焉以断其吉凶，是故谓之爻。

【注释】

① 象：《周易》"立象尽意"的卦爻象。

【细读】

因此《周易》的卦爻象，圣人发现天地万物深远复杂的道理，选取合适的形象容貌来比拟，用来象征特定事物适宜的意义，这就叫作"象"。圣人发现天地万物的运动变化，观察其会合变通之处，以利于推行法典礼仪，系属文辞以判断其吉凶福祸，这就叫作"爻"。

卦象、爻变是《周易》预测未来的两个重要因素，因此这里重复强调了第八节的开首两句，为后文总结《周易》中的卦象、文辞、变通做铺垫。

前人说此段文字是错简，笔者认为也许可以说明一点：《系辞传》非一人一时所作，乃日积月累而成，故出现重复。

不言而信，存乎德行

极天下之赜者存乎卦；鼓①天下之动者存乎辞；化而裁之存乎变；推而行之存乎通；神而明之存乎其人②；默而成③之，不言而信，存乎德行。

【注释】

① 鼓：发扬，阐发。孔颖达《周易正义》："鼓，谓发扬天下之动。"② 其人：圣人，贤人。③ 成：顺应。

【细读】

穷尽天下万物的幽隐事理在于卦象；阐发天下万物的变化情状在于卦爻辞；不断地交感化育、更改裁制在于变动；不断地顺沿变化推行发展在于会通；使《周易》的道理神妙而显明在于运用《周易》的人；寂静潜修而有所成就，不用言辞而能取信于人，在于将其融入自身德行之中。

本文与上文合在一起是对第十二节甚至《系辞上》的总结语句。"《周易》模法天道—学习《易》道—与《易》道合——理性道德实践"，《周易》推天道明人事的目的是引人向善。《周易》的内容意蕴丰富，包括卦象、文辞；《易》道规律延展无穷，包孕变化、会通；学习《周易》之人非圣贤不可，知其神、知其运；《易》道在心，合而为一，达到无为而无不为的自由境界。

系辞下传

第一节 《周易》的体例与功用

卦爻辞显现天道

八卦成列，象在其中矣；因而重之，爻在其中矣。刚柔①相推，变在其中矣；系辞焉而命②之，动③在其中矣。

【注释】

①刚柔：阳爻、阴爻。孔颖达《周易正义》："刚柔，即阴阳也。论其气，即谓之阴阳；语其体，即谓之刚柔也。"②命：告诉。《尔雅·释诂》："告也。"③动：变动的趋势。

【细读】

八卦创成而分列其位，万物的象征就在其中了；根据八卦重成六十四卦，三百八十四爻就在其中了。刚爻与柔爻相互推移，变化的道理就在其中了；在卦爻下系属文辞而告知其情状，变动的趋势就在其中了。

此文说明《周易》八卦、六十四卦的象征、变动都是对天地自然规律的归纳总结。天、地、雷、风、水、火、山、泽只是八卦的基本象征物，每一经卦还有其他象征物，这在《说卦传》与古代逸象中列举很多。但这是对自然具象的一种抽象象征，处于静止的状态，还不能反映天地万物的运行变化。这就要等到重为六十四卦之后，仿效万物的运动变化而产生三百八十四爻的变动，刚爻柔爻相互交易时。《说卦传》："观变于阴阳而立卦，发挥于刚柔而生爻。"说的也是这个意思。为了描述这种万物运动变化的情状，作者便在卦爻下系属文辞而加以阐释，这样我们就可以得知卦爻变动的趋势归向。"八卦象征万物（静止）—六十四卦、三百八十四爻象征万物变动（运动）—系辞告知变动趋势"，这种逻辑演进过程显明而可悉知。

占断指导人事

吉凶悔吝者，生乎动者也。刚柔者，立本①者也；变通者，趣②时者也。

【注释】

①立本：确立根本。孔颖达《周易正义》："立在其卦之根本者也。"②趣：趋向，顺应。姚配中《周易姚氏学》："趣，趋也。"

【细读】

"吉""凶""悔""吝"，产生于变动。"刚""柔"，是确立一卦的根本；变化会通，是顺应趋向适宜的时机。

每一卦、每一爻都象征着实际生活中的变动情状，其趋势自然或吉或凶，或悔或吝。刚柔即阴阳，是《周易》变化哲学最基本的单位。"易有太极，是生两仪"，从《易》道发动的那一刻起，阴阳便产生并交易运动了。"变通者，趣时者也"，根据适宜的时机而变通行事，主观行动要考虑客观的条件、环境，主客观相结合，忽略客观而肆意妄为，必然会带来消极后果。

天下之动，贞夫一者也

吉凶者，贞①胜者也；天地之道，贞观②者也；日月之道，贞明者也；天下之动，贞夫一③者也。

【注释】

① 贞：正也，常也。来知德《周易集注》："贞者，正也。圣人一部《易经》，皆利于正。" ② 观：瞻仰，仰望。③ 一：专一。

【细读】

或吉或凶，守正则能获胜；天地的道理，守正则能瞻仰；日月的道理，守正则能光明；天下的变动，都应当专一守正。

此文重在对"贞"字的理解。《周易》古经中有许多占断辞提到"贞吉""贞凶"的语词，这里的"贞"明显是"占问"的意思。在《易传》中多解释为"正"，即正道。这里的"正道"实际上指的就是《易》道规律，无论吉凶祸福、天地变化、日月光明，只要顺应《易》道规律，便可得到"胜""观""明"的结果。最后一句"天下之动，贞夫一者也"是总结前面三个举例分句，说明天地万物的所有运动变化都应当遵守这"一"个"正道"。

乾坤之道平易简约

夫乾，确然①示人易矣；夫坤，隤然②示人简矣。

【注释】

① 确然：刚健之貌。韩康伯《周易注》："确，刚貌也。" ② 隤然：隤，音 tuí，柔顺之貌。韩康伯《周易注》："隤，柔貌也。"

【细读】

乾阳刚健，以平易显示于人；坤阴柔顺，以简约显示于人。

本文与《系辞上》"乾以易知，坤以简能"同义，在此重复出现，说明乾阳坤阴生成万物都是无为而为、自然而然的，所以两者以平易简约而客观存在。

象也者，像此者也

爻也者，效①此者也；象也者，像②此者也。爻象动乎内③，吉凶见乎外④，功业见乎变，圣人之情见乎辞。

【注释】

①效：仿效。②像：模像，模拟。与"效"义相似。③内：卦内。孔颖达《周易正义》："爻之与象，发动于卦之内也。"④外：卦外。孔颖达《周易正义》："其爻象吉凶，见于卦外，在事物之上也。"

【细读】

爻，就是仿效事物的变动；象，就是模拟事物的情态。爻和象发动于卦内，吉凶祸福显现于卦外，功业显现于变动，圣人的情意显现于卦爻辞。

关于"爻""象""辞"等含义，《系辞上》已经阐释过了，这里再次重复，正如尚秉和《周易尚氏学》所说："义皆与前重复，以非一人所记录。"爻、象的变动与情态都来源于自然社会生活，那么其在卦内的情状自然能反映卦外现实状况的吉凶祸福。人们根据其变动情状而采取最佳的行事方式，自然能建立功绩事业。圣人提出的行事指导意见，就是通过卦爻辞显现出来的。

天地之大德曰生

天地之大德曰生①，圣人之大宝②曰位③。何以守位？曰仁④。何以聚人？曰财。理财正辞、禁民为非，曰义⑤。

【注释】

①生：化生，生成。②宝：珍宝，宝贵。③位：地位，权位。④仁：当作"人"。陆德明《经典释文》："曰人。"⑤义：通"宜"，犹适宜。

【细读】

天地的宏大德行是化生万物，圣人的重大珍宝是占据权位。怎样来守住权位？用贤人。怎样来聚集贤人？用财物。合理支配国家财政，端正制定国家法令条例，严厉惩罚民众犯罪，这就是适宜。

这里是说天地生养万物、圣人治理万民。这可以与《系辞上》"天尊地卑，乾坤定矣"一语相联系，天地定位，乾阳与坤阴交易会通产生万物，此即"天地之大德曰生"。据此，圣人治理万民，首先也当有"位"，无"位"便无由治民。孔子为素王，有德而无位，自然不能利益万民。守位须人，聚人须财，这与孔子"富之"而后"教之"(《论语·子路》)的思想是一致的，首先应当满足物质需求，然后才能有更高的期盼。这也是聚养贤才的途径，第一步就是要解决他们的生活问题。此外，作者也列举了治理民众的一些方法："理财"，合理支配国家财政；"正辞"，端正制定国家法令条例；"禁民为非"，严厉惩罚民众犯罪。

第二节 《易》象的作用

八卦的发生

古者包牺氏①之王天下②也，仰则观象于天，俯则观法于地，观鸟兽之文，与地之宜③，近取诸身，远取诸物。于是始作八卦，以通神明之德，以类④万物之情。

【注释】

① 包牺氏：伏羲，传说中原始社会早期的人物。② 王天下：古代统治者以仁义取得天下。③ 与地之宜：指适宜存在于地上的种种事物。李鼎祚《周易集解》引《九家易》："谓四方四维，八卦之位，山泽高卑，五土之宜也。"④ 类：类比。

【细读】

古时候伏羲以仁义成为天下王，他抬头观察天的表象，俯身观察地的法式，观察鸟兽身上的纹路，以及适宜存在于地上的种种事物，从近处选取人身上的部分作象征，从远处选取各种事物作象征。于是始创八卦，从而会通神妙的德行，类比万物的情状。

这里是说八卦的发生。《系辞传》作者认为八卦来源于天地万物的属性与运动，具有唯物主义特质。有些学者认为八卦来源于蓍数，在这里是不成立的。先有卦象，而后由于占筮的原因，才有蓍数，从蓍数变化可以求得卦象。如果蓍数为第一性，那么《周易》便陷入唯心主义哲学了。此外，这里也明确指出八卦的作者是伏羲，而根据后面举出"十三盖取诸"中六十四卦的例子，可以推断伏羲也是重卦之人，六十四卦也出自其手。

结绳为罔罟，盖取诸《离》

作结绳而为罔罟①，以佃②以渔③，盖取诸《离》。

【注释】

① 罔罟：罟，音 gǔ，即网。陆德明《经典释文》："黄本作'为网罟'，云'取兽曰网，取鱼曰罟'。"② 佃：通"田"，即田猎。陆德明《经典释文》："音田，本亦作'田'。"③ 渔：捕鱼。陆德明《经典释文》引马融："取兽曰田，取鱼曰渔。"

【细读】

创造编织绳子而制成罗网，用来田猎、捕鱼，这是取自《离》卦的象征。

上文讲伏羲根据天地万物而创造八卦、六十四卦，此文又说其根据卦象而制作器物，显示其功用，与《系辞上》的"制器者尚其象"一脉相承。"离"有"附着"的含义，鸟兽、池鱼在田渔时皆附着罗网之内，遂有此种象征。并且《离》卦卦形犹如双目相重，有网罟之象。平心而论，制作器物是古代人民的智慧结晶，而此处作者将其归功于古代圣人与卦象，显然有夸张的成分。

斲木为耜，盖取诸《益》

包牺氏没①，神农氏②作，斲③木为耜④，揉⑤木为耒⑥，耒耨⑦之利，以教天下，盖取诸《益》。

【注释】

①没：去世。②神农氏：传说中原始社会中的人物，一说是炎帝。③斲：音 zhuó，通"斫"，砍削。许慎《说文解字》："斲，斫也。"④耜：音 sì，原始翻土农具"耒耜"的下端，形状像如今的铁锹和铧，最早是木制的，后用金属制。陆德明《经典释文》引京房曰："耒下耓也。"许慎《说文解字》作"枱"，谓"耒端也"，段玉裁《说文解字注》："枱，今经典之'耜'。"⑤揉：屈也，使弯曲。⑥耒：原始翻土农具"耒耜"的木把。陆德明《经典释文》引京房曰："耜上句木也。"⑦耨：音 nòu，锄草。陆德明《经典释文》："马云'锄也'，孟云'耘除草'。"

【细读】

伏羲离世后，神农氏继兴，他砍削木头制成耒耜的耓头，揉曲木头制成耒耜的把柄，用耒耜锄草翻土效率提高，于是教给天下百姓，这是取自《益》卦的象征。

神农氏从伏羲所重之卦中的《益》卦，而创造耒耜锄草翻田。《益》卦上巽为木为入、下震为动，有用农具锄草翻田之象。此外，《益》卦有大有裨益的含义，锄草犁田，农事大兴，自然对百姓大有益处。

日中为市，盖取诸《噬嗑》

日中为市①，致②天下之民，聚天下之货，交易③而退④，各得其所，盖取诸《噬嗑》。

【注释】

①市：市场交易。②致：招引，招致。③交易：交换贸易。④退：归去。

【细读】

日头正中时是市场交易的时间，召集天下的百姓，聚集天下的货物，交换贸易然后归去，各得所需，这是取自《噬嗑》卦。

《噬嗑》卦上离为日、下震为动，恰似日中时分而兴动集市贸易。《噬嗑》卦有"咬合"之义，而贸易交合恰好也与"咬合"之义相类似。

穷则变，变则通

神农氏没，黄帝、尧、舜氏①作，通其变，使民不倦②，神而化之③，使民宜之。《易》穷则变，变则通，通则久。是以"自天佑之，吉无不利"。

【注释】

① 黄帝、尧、舜氏：黄帝，姬姓，号轩辕氏、有熊氏，旧说中原各族的共同祖先。尧，陶唐氏，名放勋，史称"唐尧"。舜，姚姓，有虞氏，名重华，史称"虞舜"。三人均是传说中的原始社会人物。② 倦：懈怠。③ 神而化之：神奇的变化。

【细读】

神农氏离世，黄帝、尧、舜继兴，变通器用，使百姓不倦怠，神奇的变化，使百姓适宜其用。《周易》的道理是穷极而产生变化，变化就能通达，通达就能持久。因此能够"得到上天的佑助，吉祥而没有不利"。

对圣人"制器尚象"的总结。虽然作者将"制器"的功劳都归于圣人是偏颇的，但是其隐约地意识到器物、制度的每一次更新，都是社会生活发展的需求，这是颇为先进的，隐约透露出生产关系的变化是为了适应生产力发展的思想。而这一切也正是《周易》的基本理念，突出"变化"二字，是"变"的哲学。

圣人无为而治，盖取诸《乾》《坤》

黄帝、尧、舜垂衣裳①而天下治，盖取诸《乾》《坤》。

【注释】

① 衣裳：制衣裳为服饰。孔颖达《周易正义》："以前衣皮，其制短小；今衣丝麻布帛所作衣裳，其制长大，故云'垂衣裳'也。"

【细读】

黄帝、尧、舜的衣裳长垂而天下文明大治，这是取自《乾》《坤》两卦。

"垂衣裳"仿效"乾坤易简"之道，表达无为而治的思想，抑或是"上衣下裳"效法"天尊地卑"之道，表达等级制度成立的思想。

舟楫之利，盖取诸《涣》

刳①木为舟，剡②木为楫③，舟楫之利，以济不通，致远以利天下，盖取诸《涣》。

【注释】

　　①刳：音 kū，挖空。许慎《说文解字》："判也。"南朝顾野王《玉篇》："空物肠也。"②剡：音yǎn，削也。张自烈《正字通》："剡，削也。"③楫：划船的用具，船桨。

【细读】

　　挖空木头制成小船，削尖木头制成船桨，小船、船桨的好处，在于济渡不能通行的江河，直达远方以便利天下，这是取自《涣》卦。

　　《涣》卦上巽为木、下坎为水，犹如木舟行驶在水面上，有舟楫之象，所以借此象征以制成小船、船桨。《涣》卦本为人心"涣散"之时，应当治理涣散，凝聚人心，这与"舟楫之利，以济不通"也有相合之处。

服牛乘马，盖取诸《随》

　　服①牛乘马，引重②致远，以利天下，盖取诸《随》。

【注释】

　　①服：驾驭。《诗经·小雅·大东》："睆彼牵牛，不以服箱"。朱熹《诗集传》："服，驾也。"②引重：负重。

【细读】

　　驾驭牛，乘坐马，负重直达远方，用来便利天下，这是取自《随》卦。

　　《随》卦上兑为悦，下震为动，犹如牛马在下面奔驰，驾驭者在上面欣悦，因此喻"服牛乘马，引重致远"。此外，《随》卦有"随从"之义，牛马为人所驾驭，自当随从人意。

重门击柝，盖取诸《豫》

　　重门①击柝②，以待暴客③，盖取诸《豫》。

【注释】

　　①重门：多重屋门。②柝：打更用的木棒。陆德明《经典释文》："马云'两木相击以行夜'。"③暴客：强盗，盗贼。

【细读】

　　多重屋门而打更警戒，以防备盗贼，这是取自《豫》卦。

　　《豫》卦上为震，颠倒视之便是艮，为"门"象。下四爻互为艮，也为"门"象。两门相合，便是"重门"。又《说卦传》中艮有"多节之木""手指"象，则象征"击柝"。"豫"字本身有"预备""防备"之义，正与"以待暴客"相合。其还有"喜乐"之义，"重门击柝"以成功阻挡暴客，自当内心喜乐。

臼杵之利，盖取诸《小过》

断木为杵①，掘地为臼②，臼杵之利，万民以济③，盖取诸《小过》。

【注释】

①杵：舂米或捶衣的木棒，捣杵。②臼：舂米的器具，中间凹下，捣臼。③济：成，指代舂米为食。

【细读】

斫断木头制成捣杵，挖掘土地作为捣臼，捣杵、捣臼的好处，百姓可以用来舂米为食，这是取自《小过》卦。

《小过》卦上震为动、下艮为止，这正与捣杵上下运动、捣臼静止相似，因此可以此象征来制作"舂米"的器具。朱熹《周易本义》："下止上动。"

弧矢之利，盖取诸《睽》

弦①木为弧②，剡木为矢③，弧矢之利，以威④天下，盖取诸《睽》。

【注释】

①弦：弯曲，用为动词。②弧：弓。许慎《说文解字》："弧，木弓也。"③矢：箭。④威：威慑。

【细读】

弯曲木头制作成弓弧，削尖木头制作成箭矢，弓箭的好处，可以威慑天下，这是取自《睽》卦。

从《睽》卦本身出发，上离为火，火性炎上，下兑为泽，水泽流下，两者方向相反，有"乖睽违背"之象。弓弧拉弦向后，箭矢发出向前，刚好反向，与《睽》卦上下相合。此外，"睽"字本身含有"乖违"之义，弓箭象征武力，武力可以威慑天下，自然能够整治"乖违"之事。

上栋下宇，盖取诸《大壮》

上古穴居①而野处，后世圣人易②之以宫室，上栋③下宇④，以待风雨，盖取诸《大壮》。

【注释】

①穴居：居住在洞穴。②易：变换，改变。③栋：房屋的脊檩、横梁。④宇：屋檐。许慎《说文解字》："宇，屋边也。"

【细读】

远古的人们居住在洞穴而生存在野外，后代圣人制造房屋变换这种居住方式，上有横梁、下有屋檐，以防备风雨，这是取自《大壮》卦。

《大壮》卦上震为动、下乾为健，这相当于风雨鼓动于上，房屋健壮防备于下，刚好可以取其象征。"大壮"意为"大为强壮"，圣人制造宫室为人所用之后，百姓在自然环境面前不再是毫无抵抗之力，其有自己的对策与办法，因此渐渐壮大起来。

棺椁，盖取诸《大过》

古之葬者，厚衣①之以薪②，葬之中野，不封不树③，丧期④无数，后世圣人易之以棺椁⑤，盖取诸《大过》。

【注释】

①衣：包裹，覆盖。②薪：柴草。③不封不树：不堆土为坟，不种植树木作为标示。《礼记·王制》"不封不树"，郑玄注："封，谓聚土为坟。"孔颖达《周易正义》："不积土为坟，是不封也；不种树以标其处，是不树也。"④丧期：居丧之期。⑤棺椁：椁，音 guǒ，棺材和套棺（古代套于棺外的大棺），泛指棺材。《庄子·天下》："古之丧礼，贵贱有仪，上下有等；天子棺椁七重，诸侯五重，大夫三重，士再重。"

【细读】

远古时期的丧葬形式，用柴草厚厚地包裹尸体，埋葬在荒野之中，不堆坟墓，也不种树作为标示，没有规定的居丧之期，后代圣人创制棺椁来改换这种丧葬方式，这是取自《大过》卦。

《大过》卦有"大为过厚"的含义，而丧礼的形式也是越趋繁复，受到无比的重视，两者可以联系象征。《大过》卦上兑为悦、下巽为入，棺木入土为安，似有相合之处。其卦符号初、上阴爻仿佛有棺木四角之象，而中间四阳爻有棺木躯身之象，两者也有相似之处。

书契，盖取诸《夬》

上古结绳①而治，后世圣人易之以书契②，百官以治，万民以察，盖取诸《夬》。

【注释】

①结绳：在文字产生以前古人用绳子结扣来记事，相传大事打大结，小事打小结。现在某些没有文字的民族还有用结绳来记事的。孔颖达《周易正义》："郑康成注云：'事大，大结其绳；事小，小结其绳。'义或然也。"②书契：契，刻。指代文字。尚秉和《周易尚氏学》："盖古用简，须以刀刻字……故曰'书契'。"

【细读】

远古人民用绳子结扣来处理事务，后代圣人用书契文字改换这种方式，百官用它来处理政务，百姓用它来考察琐事，这是取自《夬》卦。

《夬》卦上兑为木、下乾为金，"金"即金属之类，如刀，用金属之物契刻木头，恰有"书契"之象，两者可以联系象征。《夬》卦有"决断明察"之义，而"书契"文字兴起之后，更加有益于明断治事，此方面也有相似之处。

以上"十三盖取"的例证，或取自"象"，或取自"理"，皆可成说。更可借以认识古代劳动人民日常生活的情状，"上古结绳而治，后世圣人易之以书契"，勾勒出文字产生的一条线索，为我们研究上古历史提供了重要的参考资料。

第三节 《周易》卦爻体制

象也者，像也

是故《易》者，象①也；象也者，像②也。

【注释】

①象：象征。②像：像似，模像，举相似之物打比方。

【细读】

所以《周易》就是象征；象征，就是用事物模像。

简单来说，《周易》就是用象征手法来说明天地间幽微的事理与运动变化。尚秉和《周易尚氏学》："凡易辞无不从象生。韩宣子适鲁，不曰见《周易》，而曰见《易象》与《鲁春秋》，诚以'易者象也，象者像也'。言万物虽多，而八卦无不像之也。"韩宣子在鲁国看到的《周易》便名为"易象"，可见早期人们便把《周易》直接看成讲"象"的书，八卦可以象征天地万物，六十四卦、三百八十四爻可以拟象天地一切运动变化。

爻也者，效天下之动者也

彖①者，材也；爻②也者，效天下之动者也。是故吉凶生而悔吝著也。

【注释】

①彖：彖本为《易传》之一体，解释卦象、卦名、卦辞，此处指卦辞。②爻：六爻与爻辞。

【细读】

卦辞，是论说一卦的材德；六爻与爻辞，是仿效并阐释天下万物的变动情状。因此，吉凶生成而悔吝显著。

《系辞上》云："象者，言乎象者也。"韩康伯《周易注》："总一卦之义也。"与这里的"彖者，材也"说的是一个意思，卦辞是对整个卦象的解释，相当于对大背景的阐释。"爻者，言乎变者也"一句与此处"爻也者，效天下之动者也"表示同样的含义，因为天地万物的运动变化，产生了吉凶悔吝的结果。

第四节　阳卦、阴卦的区别

阳卦、阴卦符号有别

阳卦多阴①，阴卦多阳②。其故何也？阳卦奇，阴卦耦③。

【注释】

①阴：阴爻。②阳：阳爻。③耦：通"偶"。

【细读】

阳卦中阴爻居多，阴卦中阳爻居多。这是为什么呢？阳卦以一个阳爻为主，阴卦以两个阳爻为主。

此文是对八卦卦形规律的阐述。八经卦中，震、坎、艮为"阳卦"，均为一阳二阴，所以"多阴"；巽、离、兑为"阴卦"，均为一阴二阳，所以"多阳"。《周易》中有"扶阳抑阴"的凡例，以乾阳为尊，坤阴为从属。"奇""耦"皆当指阳爻而言。

阳卦、阴卦德行有别

其德行①何也？阳一君而二民，君子之道也。阴二君而一民，小人之道也。

【注释】

①德行：品行。

【细读】

阳卦、阴卦的德行如何呢？阳卦一个君王而两个臣民，是君子之道。阴卦两个君王而一个臣民，是小人之道。

本来八经卦象征天地万物，自身没有品行问题。作者在这里借以发挥自己的政治思想，勾勒出两种不同的政治情状：其一，君王统治万民，受民众拥护，上下和睦，政治清明，"君子"之世；其二，多个君王共存，争抢臣民，民众无从所属，政治混乱，"小人"之世。

第五节　举例说明《周易》义理的读解

同归而殊涂，一致而百虑

《易》曰："憧憧①往来，朋从尔思。"子曰："天下何思何虑？天下同归而殊涂②，一致③而百虑，天下何思何虑？日往则月来，月往则日来，日月相推而明生焉；寒往则暑来，暑往则寒来，寒暑相推而岁成焉。往者，屈④也；来者，信⑤也。屈信相感而利生焉。尺蠖⑥之屈，以求信也；龙蛇之蛰⑦，以存身也。精义⑧入神，以致用也；利用安身，以崇德也。过此以往，未之或知也。穷神知化，德之盛也。"

【注释】

①憧憧：音 chōng，心意不定、往来不绝的样子。②涂：通"途"，道路，途径。③致：趋向，归宿。④屈：收缩，弯曲。⑤信：通"伸"，伸长，延展。⑥尺蠖：蠖，音 huò，昆虫名，其靠伸缩前行。许慎《说文解字》："蠖，尺蠖，屈申虫也。"清代郝懿行《尔雅义疏·释虫》："其行先屈后申，如人布手知尺之状，故名'尺蠖'。"⑦蛰：冬眠。⑧精义：精研道义。

【细读】

《周易》说："心意不定、往来不绝，朋友终将顺从你的心思。"孔子说："天下事何须思想，何须忧虑？天下万物顺着不同的道路前行而最终归于一处，有千百种思虑而最终趋向统一，天下事何须思想，何须忧虑？太阳落下而月亮升起，月亮落下而太阳升起，太阳、月亮相推移而明亮常生；寒季离去而暑季到来，暑季离去而寒季到来，寒季、暑季相推移而年岁生成。'往'就是收缩弯曲，'来'就是伸长延展。弯曲、伸展交相感应而产生利益。尺蠖的弯曲，是为了求得伸展；巨龙、长蛇的冬眠，是为了保全其身。精研道义而达到神妙的境界，是为了可供应用；利于施用、安处其身，是为了增崇德行。超过这些再往前发展，就不能知晓了。穷知这种神奇化育之功，其德行便隆盛显赫了。"

孔子引用《咸》卦九四爻辞，说明天下万物各有其特殊性，但都有普遍规律贯穿其中，即"同归而殊涂，一致而百虑"。一往一来、一伸一缩，事物在不断地伸缩、往来中获得发展，这便是矛盾的对立统一规律。作者选取日月、寒暑、尺蠖、龙蛇等物象变化，均为证明这一规律。这是天地万物运动变化的根本所在，除此之外别无他法。能够认识此规律的人，自当是盛德之人。

非所据而据焉，身必危

《易》曰："困于石，据①于蒺藜②；入于其宫，不见其妻，凶。"子曰："非所困而困焉，名必辱；非所据而据焉，身必危。既辱且危，死期将至，妻其可得见耶？"

【注释】

①据：占据，凭依。②蒺藜：音 jí lí，一年生草本植物，茎横生在地面上，开小黄花，果实也叫蒺藜，有刺，可以入药。

【细读】

《周易》说："受困于坚石，依据带刺的蒺藜；入于自家宫室之内，见不到至亲的妻子，有凶险。"孔子说："困于不妥当的地方，名声必定受到辱没；依据不可依据的，自身必定有凶险。既受辱又凶险，死亡的日期将要来临，怎么可能见到妻子呢？"

孔子对《困》卦六三爻辞做出延伸阐释，说明在日常生活中要居位恰当，依据不可依据的地位，必然会有凶险。任何困境的发生皆有原因，分析原因，趋吉避凶，改变了现在的做法就能改变未来的结果。

藏器于身，待时而动

《易》曰："公用射隼①于高墉②之上，获之，无不利。"子曰："隼者，禽也；弓矢者，器也；射之者，人也。君子藏器于身，待时而动，何不利之有？动而不括③，是以出而有获，语成器④而动者也。"

【注释】

①隼：音 sǔn。鸟名，翅膀窄而尖，上嘴呈钩曲状，背青黑色，尾尖白色，腹部黄色。②高墉：城墙，高墙。③括：闭结阻塞。韩康伯《周易注》："括，结也。"④成器：成就器物，指代"准备充分"。

【细读】

《周易》说："王公在高墙射击鹰隼，一举射获，无所不利。"孔子说："隼，是一种鸟类；弓箭，是一种器物；射击隼鸟的，是人。君子身上藏有器物，等待时机而行动，有什么不利的呢？行动而没有阻碍，出击而有收获，说的就是准备充分的器物后再行动。"

这是《解》卦上六爻辞，本来是说明去除居于高位的小人，孔子在这里延伸阐释为"待时而动"的问题。处理事务要等待合适的时机，并且要充分做好准备工作，即"成器而动"，时机合适，方能获得应有的结果，做好准备方能抓住机遇。

小惩而大诫，小人之福也

子曰："小人不耻不仁，不畏不义，不见利不劝①，不威不惩②。小惩而大诫，此小人之福也。《易》曰：'屦校③灭趾，无咎。'此之谓也。"

【注释】

①劝：劝勉，勉励。②惩：惩罚。③屦校：音 jù jiào，脚上戴着刑具。

【细读】

孔子说："小人不羞耻自己不仁，不畏惧自己不义，不见到利益就不能勤勉，不威慑就不能惩罚。微小的惩罚而有重大戒惧之用，这是小人的福分。《周易》说：'脚上戴着的刑具连脚趾都盖住了，没有危害。'说的就是这个道理。"

孔子借《噬嗑》初九爻辞说明"小惩大诫"的道理。当人犯有轻微的过失时，及时给予适当的处罚，使之改过迁善，不致酿成大祸，可起到防微杜渐的作用。

恶积而不可掩，罪大而不可解

"善不积不足以成名，恶不积不足以灭身。小人以小善为无益而弗为也，以小恶为无伤而弗去也。故恶积而不可掩①，罪大而不可解。《易》曰：'何校②灭耳，凶。'"

【注释】

① 掩：音 yǎn，通"掩"，掩盖。② 何校："何"与"荷"同，肩负曰"荷"，肩上扛戴着刑具。

【细读】

"善行不积累不足以成就美名，恶行不积累不足以灭亡自身。小人认为小善是无利可图的事而不去做，认为小恶是无伤大雅的事而不去除。所以恶行积累而不能掩盖，罪行极大而不能解除。《周易》说：'肩上戴的木枷已经把耳朵都遮没了，凶险。'"

孔子借《噬嗑》上九爻辞说明积小成大的问题。当人犯有微小过失时，未能给予惩罚，小错误积累成大灾祸，最终无法收场。

君子安而不忘危，存而不忘亡

子曰："危者，安其位者也；亡者，保其存者也；乱者，有其治者也。是故君子安而不忘危，存而不忘亡，治而不忘乱。是以身安而国家可保也。《易》曰：'其亡其亡，系于苞桑①。'"

【注释】

① 苞桑：苞，丛生。丛生的桑树，比喻稳固。

【细读】

孔子说："凡是倾危的，都是安逸处位的；凡是灭亡的，都是自以为长保生存的；凡是败乱的，都是自以为治理完善的。所以君子安处其位而不忘倾危，生存而不忘灭亡，治理而不忘败乱，这样就自身安稳而国家可以永保了。《周易》说：'大概要灭亡吧，大概要灭亡吧，鸟要把巢筑在丛生的桑树上。'"

"其亡其亡，系于苞桑"是《否》卦九五爻辞，孔子借以说明居安思危的重要性。从政治思想出发，国家处于安定，并不代表没有问题，只是其还没有显现，应当时刻保持警惧之心，方能绵延长久。

德薄而位尊，不胜其任也

子曰："德薄而位尊，知小而谋大，力小而任重，鲜不及①矣！《易》曰：'鼎②折足，覆公𫗧③，其形渥④，凶。'言不胜其任也。"

【注释】

①鲜不及：很少不及灾祸。②鼎：古代烹煮用的器物，一般是三足两耳。③𫗧：音 sù，古代指鼎中的食物，后泛指美味佳肴。④渥：沾湿，沾润。

【细读】

孔子曰："德行浅薄而地位尊高，智量浅小而图谋宏大，能力弱小而责任重大，很少有不及灾祸的。《周易》说：'鼎器的腿儿断折，王公的美食全被倾覆，鼎身沾濡污物，凶险。'说明力不胜任的情况。"

孔子借《鼎》九四爻辞说明力不胜任的问题。鼎不足以承受美食的重负，最终打翻在地。能力与职务不相匹配，自然也不会有好的结局。其实此文与上文"非所困而困焉，名必辱；非所据而据焉，身必危"一句有相似之处，都是强调"力不胜任"的情况。

君子见几而作，不俟终日

子曰："知几①其神乎？君子上交不谄②，下交不渎③，其知几乎！几者，动之微，吉④之先见者也。君子见几而作，不俟⑤终日。《易》曰：'介于石，不终日，贞吉。'介如石焉，宁用终日，断可识矣！君子知微知彰，知柔知刚，万夫之望⑥。"

【注释】

①几：几微，萌芽，事物初始的情状。②谄：谄媚。③渎：轻慢，对人不恭敬。④吉：当为"吉凶"，流传时脱落"凶"字。⑤俟：等待。⑥望：景仰，瞻望。

【细读】

孔子说："能够预知事物几微情状可以算是神妙了吧？君子与上层交往不谄媚，与下层交往不轻慢，这是能够预知事物几微情状的表现！事物几微情状，是事物变动的初始微小情状，吉（凶）的先兆。君子见到事物几微情状便马上行动，不用等到一天竟成。《周易》说：'耿介如石，不用等到一天竟成，占卜结果吉祥。'耿介如石，岂需用一整天才能成事，断然迅速便可以认知！君子知晓几微的征兆，知晓显著的情状，知晓柔弱与刚强的态势，受到千万人的景仰。"

孔子对《豫》卦六二爻辞的解释，着重强调"知几"的问题，即"先见之明"。在事物没有发展成形的时候，便能预先通过初始的征兆，知晓其发展趋势，这样可以事先做好准备工作，往往能获得积极的结果。比如，从事商业活动，若能预知市场需求，按照市场经济规律经营生产，往往能实现盈利。人在做选择时，能够预知每个选择的后期发展情状，自然能筛选出最适合、最优化的途径。

"几者，动之微，吉（凶）之先见者也"，通过事物发展的初始萌芽状态，按照规律预知其最终发展结局，趋吉避凶。

知不善，未尝复行也

子曰："颜氏之子①，其殆②庶几③乎？有不善，未尝不知；知之，未尝复行也。《易》曰：'不远复，无祗悔④，元吉。'"

【注释】

① 颜氏之子：指颜回。② 殆：大概。③ 庶几：差不多，接近。朱熹《周易本义》："庶几，近意，言近道也。" ④ 祗悔：祗，音qí。大悔。孔颖达《周易正义》："既能速复，是无大悔。"《后汉书·郎顗传》："思过念咎，务消祗悔。"

【细读】

孔子说："颜回大概接近于道德完美吧？自身有不美善的地方，没有不自知的；知晓以后，没有再次触犯的。《周易》说：'没走多远就回复正道，没有大的后悔，至为吉祥。'"

"知错能改，善莫大焉"，每个人都会犯错误，关键在于是否能够认识并改正。颜回便是首先能认识自身的错误，然后能够改正不再触犯。两者属于递进关系，"改正"是最终目的。孔子借《复》卦初九爻辞说的就是这个道理。

一分为二，合二为一

"天地絪缊①，万物化醇②；男女③构精④，万物化生。《易》曰：'三人行，则损一人；一人行，则得其友。'言致一⑤也。"

【注释】

① 絪缊：音yīn yùn，天地阴阳二气交感绵密之状。朱熹《周易本义》："絪缊，交密之状。" ② 醇：醇厚。朱熹《周易本义》："醇，谓厚而凝也，言气化者也。" ③ 男女：泛指阴阳两性，如雌雄、牝牡等。李鼎祚《周易集解》引干宝："男女，犹阴阳也。" ④ 构精：交合精气。⑤ 致一：即一致，统一趋向、归宿。

【细读】

"天地阴阳二气交感绵密，万物化育醇厚；男女两性交合精气，万物化育生成。《周易》说：'三人同往求一人（上九），则有损上九一人；一人（六三）独往求上九，则会得到朋友。'说明趋向于一处。"

孔子以《损》卦六三爻辞在说明"专一"问题的基础上，延伸阐释出"阴阳交易变化，催化万物产生发展"的观念，从阴阳男女的区别看，是一分为二；从共同目的看，又是合二为一，这与上文"天下之动，贞夫一者也""天下同归而殊涂，一致而百虑"意义相似，都是阐述矛盾的对立统一规律，这是天地万物生成、运动的根本助推力。

内因为主，外因通过内因起作用

子曰："君子安其身而后动，易①其心而后语，定其交②而后求：君子修此三者，故全也。危以动，则民不与③也；惧以语，则民不应也；无交而求，则民不与也：莫之与，则伤之者至矣。《易》曰：'莫益④之，或击之；立心勿恒，凶。'"

【注释】

①易：平易谐和。②定其交：确定交往之谊。③与：帮助，赞助。④益：增益。

【细读】

孔子说："君子安处其身而后行动，平和其心而后发表言论，确定其交谊而后有求于人：君子能够修美这三方面，就达到全善了。自身危险而采取行动，则百姓不予赞助；自身戒惧而发表言论，则百姓不会响应；没有交谊而有求于人，则百姓不会帮助：没有人给予辅助，则损伤者就来了。《周易》说：'不增益其德，有人来攻击；立志不恒久，凶险。'"

孔子借《益》卦上九爻辞说明如何恰当地处理好人际关系。只有提高自身的道德品质，才能获取他人的帮助。隐约提到哲学内因、外因的关系问题，内因为主，外因通过内因起作用。

第六节　卦爻辞义理深远

乾坤，其《易》之门邪

子曰："乾坤，其《易》之门邪？"乾，阳物也；坤，阴物也。阴阳合德而刚柔有体，以体①天地之撰②，以通③神明之德。

【注释】

①体：模拟，体现。②撰：朱熹《周易本义》："犹事也。"即"撰述营为"之意，指代运动变化。③通：贯通。

【细读】

孔子说："《乾》《坤》大概是《周易》的门户吧？"乾，象征阳刚物象；坤，象征阴柔物象。阴阳两种性质配合在一起而各自有刚柔的形体，以模拟表现天地万物的运动变化规律，以贯通万物的神明之德。

乾为纯阳，坤为纯阴，故《周易》常以天地乾坤借代阴阳，这里所言的"乾坤"其实代表的是阴阳，阴阳交易推荡形成八卦、六十四卦，模拟天地万物的生成、变化，这就是"乾坤易简"之道，即《易》道规律。

《易》发生于衰世

其称名①也，杂而不越②，于稽③其类，其衰世之意邪?

【注释】

① 称名：卦爻辞中物象之名。② 越：超过，逾越。③ 稽：稽考。

【细读】

六十四卦的卦爻辞中所称述的物象虽然驳杂，但是都不逾越卦爻义理，稽考其中的事类，大概说的就是衰乱之世的思想吧?

《周易》一书的物象繁杂，大到巨龙，小到尺蠖，都尽收在内，只要能准确地阐述某种事理，都可取以象征。这里探讨了《周易》的创作动机，通过对卦爻辞的归类分析，推测其为忧世之作。因此，后文说"《易》之兴也，其当殷之末世、周之盛德邪"，作于殷周之际，是有一定根据的。

彰往察来，微显阐幽

夫《易》，彰往而察来，而微①显阐幽。开而当②名辨③物，正④言断⑤辞则备矣。

【注释】

① 微：用作动词，微之，探寻。② 当：使动用法，使……当。③ 辨：使动用法，使……辨。④ 正：使动用法，使……正。⑤ 断：使动用法，使……断。

【细读】

《周易》彰显过往而察知未来，探寻显著表象下的隐微事理，阐发幽深征兆发展的情状。开释卦爻事理称名妥当、物象明辨、言语正当、措辞决断，十分周备。

《系辞上》说"神以知来，知以藏往"，与此相合。前者赞美蓍策占筮的功用，后者阐释《周易》的神妙，实质相同。《周易》阐述天地万物运行的普遍规律，当然能够知悉事物发展的前因后果，并且通过名、物、言、辞呈现出来。

卦爻辞的语言特点与功用

其称名也小，其取类也大，其旨远，其辞文，其言曲①而中②，其事肆③而隐④。因贰⑤以济民行，以明失得之报。

【注释】

①曲：委曲，委婉。②中：切中，中肯。③肆：陈述详尽，显露。④隐：幽隐的事理。⑤贰：指代乾阳与坤阴。

【细读】

卦爻所称名物往往细小琐碎，但所象征的事类宏大，其旨意深远，但措辞有文采，其言语委婉而中肯，其所举事例显露而道理深奥。凭借阴阳之道而济助百姓的行事，以明晓吉凶失得的应验。

《周易》创作的逻辑过程：客观世界运动规律—主观认知学习规律—主客观结合，提升智慧—指导理性实践。本文阐述的是后两个过程，《周易》将认识到的普遍规律通过具体的物象事例呈现出来，物象事例具体而细小，而抽象理念则蕴含丰富，最终被人们运用到了生活实践中。"其旨远，其辞文，其言曲而中，其事肆而隐"，这里说明了卦爻辞的文学性，具有"言有尽而意无穷"的效果，归根结底就是象征手法的运用。

"贰"的解释在历代争议颇多，有的解为"疑虑"，有的解为"吉凶"。后文"以明失得之报"，《系辞上》说"吉凶者，失得之象也"，可知"因贰"是"吉凶得失"的缘由。《易》道规律通过阴阳变化来推测事物发展的吉凶结局。从成卦上来说，也是阴爻、阳爻的推移变动而形成六十四卦，从而预测吉凶祸福。

第七节　三陈九德卦，强调德行的重要

作《易》者，其有忧患乎

《易》之兴也，其于中古①乎？作《易》者，其有忧患乎？

【注释】

①中古：商周之际。

【细读】

《周易》的兴起，大概是在商周之际的中古时代吧？创作《周易》的人，大概遭遇忧患了吧？

这里提到了《周易》的创作时代与创作动机问题。后文说"《易》之兴也，其当殷之末世，周之盛德邪？当文王与纣之事邪？是故其辞危"，前文说"其衰世之意邪"。可知，"中古"是"殷之末世，周之盛德"时期，即商末周初，其为忧患之世，商纣王囚

文王于羑里。世传文王作《易》，其自当因此忧患而作。

一陈九德卦的共性：立义于德

是故《履》，德之基也；《谦》，德之柄也；《复》，德之本也；《恒》，德之固①也；《损》，德之修②也；《益》，德之裕也；《困》，德之辨③也；《井》，德之地也；《巽》，德之制④也。

【注释】

①固：固有，原有。②修：修美。③辨：辨别，检验。④制：规定，限定。

【细读】

所以《履》卦履礼，是道德的基础；《谦》卦谦卑，是道德的关键；《复》卦回复正道，是道德的根本；《恒》卦守恒，是道德的固有内容；《损》卦自损不善，是道德的修美；《益》卦增益他人，是道德的充裕；《困》卦遭遇困穷，是道德的检验；《井》卦养育，是道德的居所；《巽》卦顺从，是道德的规定。

本文主要说明九德卦的性质，都是道德的重要方面。"《困》，德之辨也"，当处于困穷的时刻，才能真正检验其德行是否纯正。"《井》，德之地也"，水井养人养物，德行广大，其所在即是。"《巽》，德之制也"，古人在德行上讲究尊卑顺从，从而促进等级之间的和谐，这便是道德的规定、限定，顺从即为德行。

再陈九德卦的特殊性

《履》，和而至①；《谦》，尊而光；《复》，小②而辨于物；《恒》，杂而不厌③；《损》，先难而后易；《益》，长裕而不设④；《困》，穷而通；《井》，居其所而迁⑤；《巽》，称⑥而隐。

【注释】

①至：到达。②小：细小的征兆。③厌：厌倦。④设：虚设。⑤迁：迁施惠泽。⑥称：称扬，赞美。

【细读】

《履》卦，循礼和顺而到达目的地；《谦》卦，谦卑受人尊崇而光大；《复》卦，察知细小征兆而辨析事物以回复正道；《恒》卦，在杂乱的环境中坚持守恒而不厌倦；《损》卦，先自损有难而后获利有易；《益》卦，长久充裕而不虚设；《困》卦，在困穷中守正而通达；《井》卦，居处其所在而广泛迁施惠泽；《巽》卦，受人称扬而不显露。

本文主要说明九德卦的用处。其中《谦》卦与《巽》卦有相联系的一面，"隐"即是"谦"的表现，"称"与"尊而光"相合，逊顺则为谦卑。"《复》，小而辨于物"，"知几"之人，有不善未尝不知，时刻以正道为旨归。"《损》，先难而后易"，自损不善必定经历困难，至善方有受益，于是有易。"《困》，穷而通"，困穷是暂时的状态，经过勤奋努力，必定有亨通的结局。

三陈九德卦的实践意义

《履》以和行，《谦》以制礼，《复》以自知，《恒》以一德，《损》以远害，《益》以兴利，《困》以寡怨，《井》以辩①义②，《巽》以行权③。

【注释】

① 辩：通"辨"，辨明。② 义：道义。③ 行权：权益行事。《公羊传·桓公十一年》："行权有道，自贬损以行权，不害人以行权。"

【细读】

《履》卦可以和顺而行，《谦》卦可以规定礼节，《复》卦可以自省得失，《恒》卦可以德行守一，《损》卦可以远离祸害，《益》卦可以广兴福利，《困》卦可以减少怨尤，《井》卦可以明辨适宜，《巽》卦可以权益行事。

"《谦》以制礼"，谦卑是礼节最重要的方面，规定了礼节的重要内容。"《损》以远害"，自损不善，便可不断完善自己的德行，降低遭遇祸害的可能性。"《困》以寡怨"，处于困穷之境而时刻守持正道，不产生怨尤，会有好的结果。"《井》以辩义"，井养万物，广施利益，自然令万物适宜。"《巽》以行权"，逊顺于人，谦卑灵活处事，必然权益得当。

本文主要说明九德卦的作用。"作《易》者，其有忧患乎"，怎样来面对忧患？《系辞传》作者从《周易》中选取最有代表性的"九卦"做出回答，修养德行是解决忧患最好的方法。这也与先秦很重要的"尚德"思想相合。如《尚书》"天道无常，惟德是辅"，《左传》讲究"重德重民"等。这里也透露出一个重要的信息，面对忧患强调个人德行的重要作用，而不再片面地把希望寄托于神道，反映了殷周之际神道向人道的转变，人自身的地位大大提高。

第八节 《周易》变易之道的实践意义

不可为典要，唯变所适

《易》之为书也，不可远。为道也屡迁，变动不居，周流六虚①，上下无常，刚柔相易，不可为典要②，唯变所适③。

【注释】

① 六虚：卦爻六位。李鼎祚《周易集解》引虞翻："六虚，六位也。"孔颖达《周易正义》："六位言

'虚'者，位本无体，因爻始见，故称'虚'也。"②典要：固定模式，典常纲要。③适：往，归向。

【细读】

《周易》这部书，一刻也不能远离。其体现的《易》道规律屡次迁移，变动而不停止，周遍流通于卦爻六位之间，上下往来没有常态，阳刚阴柔相互交易，不可视为固定模式，只有变化是其所向。

本文强调《周易》是讲"变化"的哲学。从卦爻象出发，"周流六虚，上下无常，刚柔相易"，阴阳两爻交易变动没有常态，形成八卦、六十四卦、三百八十四爻。从《易》道规律出发，"为道也屡迁，变动不居"，天地万物的运行变化一刻也没有止息，从中抽象而来的《易》道规律自然也随之适用，变动不停。"《易》之为书也，不可远"，人们要想了解所处世界与自身的发展规律，就要时刻以《周易》的道理为向导。

其出入以度，外内使知惧

其出入以度①，外内使知惧。又明于忧患与故②，无有师保③，如临父母。

【注释】

①度：考虑，思量，盘算。②故：缘由。③师保：古称教辅太子的官，泛指老师。《左传·成公九年》："其为太子也，师保奉之。"

【细读】

（学习《周易》以后）出行入藏多加思虑得失，在内在外懂得戒惧。又明晓忧患的产生与缘由，虽然没有师保的引导，却好像身临父母的教诲。

本文说明"《易》之为书也，不可远"的原因，《周易》对我们的言谈举止有重要的指导作用。"又明于忧患与故"，"忧患"是结果，"故"是原因。《周易》知因知果，后文说"原始要终以为质"与此相合，能够推原事物的初始情状、归纳事物的结局，自然可以为我们提供指导。

道不虚行，《易》道指导实践

初率①其辞，而揆②其方③，既有典常。苟④非其人，道不虚⑤行。

【注释】

①率：遵循。②揆：揆度，揣测。③方：道也，意涵。李鼎祚《周易集解》引侯果："道也。"与《系辞上》"方以类聚"的"方"同义。④苟：如果，假如。⑤虚：空也。

【细读】

开始的时候遵循《周易》卦爻辞的旨意，揣摩其中的含义，就有了行事的典章常法。如果没有圣哲的人去研习（就不能读懂《易》之大义），那《易》道规律就不能虚空得行。

本文说明了学习《周易》的方法。从卦爻辞入手，理解旨意后抽象出其中蕴含的《易》道规律，将其作为行为处事的向导，并时刻遵循。"苟非其人，道不虚行"，《易》道规律的产生是为了指导人们生活实践，没有人的参与，其便没有实践意义。《易》道也不能空行，其附着于物质运动中，体现了作者的唯物主义观点。

第九节　六爻的位次特点

六爻相杂，唯其时物也

《易》之为书也，原始要终以为质①也。六爻相杂，唯其时物②也。

【注释】

①质：本体，体质。韩康伯《周易注》："质，体也。"②时物：不同时宜的物理情状。

【细读】

《周易》这本书，追溯事物的原始情态，寻求事物的最终结局，然后将这些由始至终地反映事物的道理归纳为一个个卦体。卦中六爻错杂在一起，只是呈现不同时宜的物理情状。

本文总论《周易》一书的用途，主要说明卦体六爻怎样呈现事物发展的过程及其"原始要终"内在的因果关系。由于《易》道规律的贯穿，其能"原始要终"，而六爻情状则是事物发展过程中的不同阶段。下面皆从卦体本身出发，研究卦爻的特点。

其初难知，其上易知

其初①难知，其上②易知：本末也。初辞拟之，卒③成之终。若夫杂物撰德，辩是与非，则非其中爻不备。

【注释】

①初：初爻的情状。②上：上爻的情状。③卒：上爻爻辞。

【细读】

初爻的情状难以知晓，上爻的情状容易知晓：因为前者是事物发展的本始，后者是事物发展的末尾。初爻爻辞模拟事物发展的本始，上爻爻辞成就事物发展的终结。至于错杂物理、撰述卦德，辩论是非吉凶，没有中间四爻则是不完备的。

本文说明卦中六爻在事物整个发展过程中所扮演的角色。上爻象征事物的最终情状，显著地呈现在我们面前，即"卒成之终"，所以"易知"。而其之所以呈现此种情状的根源在哪里？这便是初爻将要模拟的内容，需要顺应规律进行推测，即"初辞拟之",所以"难知"。而事物发展过程中的复杂情状则需要中间四爻来呈现,即"非其中爻不备"。

古代有些学者认为"中爻"指二、五两爻,这与本节大意是不相符的。上文说"六爻相杂,唯其时物",然后着重说明"初"与"上",可知其后必定讨论的是二、三、四、五爻。

六爻与卦辞是总分关系

噫①!亦要②存亡吉凶,则居可知矣。知者观其彖辞,则思③过半矣。

【注释】

①噫:感叹词。表示感慨、悲痛、叹息。②要:要约,归纳。③思:思量,考虑。

【细读】

啊!归纳出存亡吉凶的情状,即使平居无为也可知晓。明智的人观察卦辞,就能对其思虑考量大半了。

六爻与卦辞是总分关系,六爻模拟演绎事物发展过程的阶段性情状,其中的存亡吉凶状态自然能从爻辞中知晓。而卦辞是归纳事物发展的总体情状,钻研卦辞,自当能大致考量明晓其基本情况。

二多誉,四多惧

二与四①同功②而异位,其善③不同:二多誉,四多惧,近也。柔之为道,不利远者,其要无咎,其用柔中也。

【注释】

①二与四:指第二爻与第四爻。②功:阴阳爻位性质。③善:泛指吉凶得失。

【细读】

第二爻与第四爻同居阴位而分处上下,其吉凶得失不同:第二爻多有美誉,第四爻多有戒惧,因为靠近第五爻的缘故。阴柔之道,不利于居处过远,旨在没有咎害,居于上下卦的中位。

五为君位,四最近君,伴君如伴虎,整日处于警惕戒惧之中,所以"四多惧,近也"。阴柔在于从属于人,逊顺中正,不利于自主远行。在处理上下级关系中,同为阴柔下级,有些人与上级保持距离,谨守正道,收获"无咎"。有些人刻意接近上级,总是极力表现自己,必然"多惧"。

三多凶，五多功

三与五^①同功而异位：三多凶，五多功，贵贱之等^②也。其柔危，其刚胜邪？

【注释】

① 三与五：指第三爻与第五爻。② 等：等级，差别。

【细读】

第三爻与第五爻同居阳位而分出上下：第三爻多有凶祸，第五爻多有功绩，因为两者贵贱等级不同。阴柔有危险，阳刚应该能胜任吧？

五为君位，又处在上卦之中，中正尊贵，所以"多功"。三处于上卦之下、下卦之末，属于徘徊犹豫、前后难进之地，所以"多凶"。阳爻居处阳位，才德称位，所以"刚胜"；反之，则"柔危"。在领导阶层中，身处高位，谨守中正之道，必然功业广大；身为中下层小官，而犹疑徘徊、心志不定，必然凶害无穷。

第十节　六爻的象征意

六爻象征三材之道

《易》之为书也，广大悉备：有天道焉，有人道焉，有地道焉。兼^①三材^②而两之，故六。六者，非它也，三材之道也。

【注释】

① 兼：兼备，兼顾。② 三材：即"三才"，指天、地、人。

【细读】

《周易》这部书，内涵广泛宏大，完备无遗：有天的规律，有人的规律，有地的规律。八经卦中兼备天、地、人的象征而两两相重，就形成六画的卦。六画的卦，没有其他的含义，就是表示天、地、人的规律。

"广大悉备"，这与《系辞上》"弥纶天地之道""冒天下之道"二语同义，赞美《周易》能够囊括世间万物的道理。"天道""地道"其实就是自然规律，如日月的升降、草木的生长枯萎。"人道"是指社会规律，如王朝兴衰、个人荣辱等。三者统称为《易》道规律，即矛盾对立统一的根本规律。

经卦三爻，从上往下，依次为天、人、地的象征。重为别卦六爻，初、二两爻在下为地的象征，三、四两爻在中间为人的象征，五、上两爻在上为天的象征。因此，从卦象符号上来看，其也是对"三才"规律的描摹。

六爻与吉凶的关系

道①有变动，故曰爻。爻有等②，故曰物③。物相杂，故曰文④。文不当，故吉凶生焉。

【注释】

①道：《易》道规律，即上文"天道""地道""人道"。②等：等级位次。③物：物象，物理情状，即"唯其时物"。④文：纹理形象。

【细读】

《易》道规律存在变化运动，六爻就是仿效其变动的。六爻有上下等级位次，这表示不同适宜的物理情状。不同适宜的物理情状相杂在一起，这就是纹理形象。纹理形象不恰当，就会产生吉凶祸福。

"爻也者，言乎变者也"，六爻的推移变动，正是模象《易》道规律的变化。每一爻呈现的都是事物发展过程中某一阶段的物理情状，其相互错杂在一起，便形成了事物发展的趋向，也就确定了吉凶祸福的指向。本文是从六爻变动的具体情况，探讨"天道""地道""人道"的运行规律。

第十一节 《易》发生的时代决定其义理的时代性

《易》作于殷之末世，故其辞危

《易》之兴也，其当殷之末世，周之盛德邪？当文王①与纣②之事邪？是故其辞危③。

【注释】

①文王：周文王。②纣：殷纣王。③危：危惧，忧患。

【细读】

《周易》的兴起，大致在殷商的末年，西周德业盛大的时候吧？说的是周文王与殷纣王的事情吧？所以它的文辞涵蕴忧患危惧的意义。

这与上文"《易》之兴也，其于中古乎？作《易》者，其有忧患乎"同义，是总结《周易》一书的具体产生时期，以及卦爻文辞的情感色彩。周文王被殷纣王囚困于羑里，遭遇忧患，文辞自然涵蕴危惧之意。

惧以终始，其要无咎

危者使平①，易②者使倾；其道甚大，百物不废。惧③以终始，其要无咎，此之谓《易》之道也。

【注释】

①平：平安，安稳。②易：轻慢。韩康伯《周易注》："慢易也。"③惧：戒惧。

【细读】

常怀危惧之心可以使人平安，常怀轻慢之心可以使人倾覆；其中的道理十分宏大，天下万物都囊括其中。始终保持戒惧之心，最后归于没有咎害，这就是《周易》的道理。

"危者使平，易者使倾"，可与上文"危者，安其位者也"连读，保持危惧之心便可长治久安。说明《周易》最大的道理在于"居安思危"一语。"危"而"平""易"而"倾"，这里也阐述了一种辩证法思维，其核心是矛盾的对立统一规律，其实就是《易》道规律。

第十二节　归纳《系辞》要旨

乾坤易知简能

夫乾，天下之至健也，德行恒易以知险①；夫坤，天下之至顺也，德行恒简以知阻②。

【注释】

①险：险难。②阻：阻碍。

【细读】

乾阳，天下至为刚健的物象，其德行持久平易而知晓险难所在；坤阴，天下至为柔顺的物象，其德行持久简约而知晓阻碍所在。

本文再次说明"乾以易知，坤以简能"的道理，与《系辞上》遥相呼应，"易简"之道就是《易》道规律。"知险""知阻"便是"知几"——前知来事，明晰忧患所在，居安思危，与上文"惧以终始"又相呼应，赞美《周易》的重大功用。

再论圣人之道：辞、变、象、占

能说①诸心，能研②诸侯之③虑，定天下之吉凶，成天下之亹亹者。是故变化云为，吉事有祥④；象事知器，占事知来。

【注释】

①说：通"悦"，喜悦。②研：细磨，探求。③侯之：此二字当是衍文。王弼《周易略例》："能说诸心，能研诸虑。"④祥：征祥，祥瑞。

【细读】

能够愉悦心情，能够细磨思虑，确定天下万物的吉凶祸福，成就天下万物的勤勉上进。所以动作营为之时，吉祥的事情有征祥；根据物象可以知晓器用的形成，根据占筮可以知晓将来之事。

本文再次说明"《易》有圣人之道四焉"，即辞、变、象、占。卦爻辞"说心""研虑""定吉凶""成亹亹"，即"言者尚其辞"。行事营为而有变动征祥可依据，即"动者尚其变"。根据卦爻物象制造器具，即"制器者尚其象"。根据占筮可知未来之事，即"卜筮者尚其占"。总结赞美《周易》的四大功用。

再论《周易》的功用

天地设位，圣人成能①；人谋②鬼谋③，百姓与能。

【注释】

①成能：成就其能事。②人谋：学习《周易》之道。③鬼谋：用《周易》占筮卜卦。

【细读】

天地设立上下之位，圣人创成《周易》能成就其事。学习《周易》之道或是用其占筮卜卦，百姓也可参与运用此成事。

"天尊地卑，乾坤定矣"，与此"天地设位"同义，天阳地阴交易变化产生《易》道规律，圣人创成《周易》总结归纳此"能事"。百姓接触《周易》，可以研习其中的哲学规律，即"人谋"，也可以运用它占筮预测未来，即"鬼谋"。其实两者所应用的核心本质是一致的，即《易》道规律。

归纳《周易》的义例

八卦以象告，爻彖①以情②言。刚柔杂居，而吉凶可见矣。变动以利③言，吉凶以情迁。

【注释】

①爻彖：指卦爻辞。李鼎祚《周易集解》引崔觐："爻谓爻下辞，彖谓卦下辞。"②情：物理情状。③利：以"利"为标准，即利或不利。

【细读】

八卦、六十四卦以卦象告知于人，卦爻辞以具体的物理情状陈言其义。刚爻、柔爻错杂居处，吉凶祸福便显现出来了。变化运动以利与不利陈言，吉凶祸福以具体情状推移。

其实本节内容与前文重复较多，可以说是对《系辞传》内容的总结归纳。卦象、卦爻辞、爻变、吉凶等，前文都有专门论述。"象"显示出"物情"，"爻彖"描摹"物情"，"爻变"模拟"物情"的推移变动，"吉凶"表达"物情"推移变动的结果。

总结不同物情之间的关系与结果

是故爱恶相攻①而吉凶生，远近相取②而悔吝生，情伪相感而利害生。凡《易》之情，近而不相得③则凶。或害之，悔且吝。

【注释】

①相攻：相对立，相矛盾。②相取：相应，相比。③相得：相合。

【细读】

所以喜爱、厌恶相互对立而产生吉凶祸福，遥相应、近相比而产生悔恨吝惜，真情、虚伪相感应而产生利益患害。大凡《周易》的各种情况，相接近而不相适合就会产生凶祸。或者受到伤害，悔恨并且吝惜。

本文总结各种不同物情之间的关系与结果。物情之间有"爱恶""远近""情伪"，则相应产生"吉凶""悔吝""利害"的结果。卦象六爻的变动就是对不同物情的模象：阳爻与阳爻相恶，阳爻与阴爻相爱，阴爻与阴爻相恶；爻位远离而相应或不应，爻位相邻而相比；两爻真情或虚伪相感应……总之，物情不相适宜（两爻有所抵触）便会产生不利的结果。

心理状态决定言辞特点

将叛者其辞惭①，中心疑者其辞枝②。吉人之辞寡，躁人之辞多。诬善之人其辞游③，失其守者其辞屈④。

【注释】

①惭：惭愧。②枝：分枝，杂乱。孔颖达《周易正义》："其辞分散若间枝也。"③游：游移不定。④屈：理屈，亏心。孔颖达《周易正义》："其辞屈桡不能申也。"

【细读】

将要背叛的人其言辞惭愧不安，内心疑惧的人其言辞杂乱不堪。吉善的人其言辞寡少，骄躁的人其言辞繁多。诬蔑美善的人其言辞游移不定，失去操守的人其言辞理屈亏心。

作者举出六种不同情感色彩的言辞，反映六种不同的人情。以此类比卦爻文辞的产生，也是描摹六十四卦不同的物理情状，以说明万事皆有因果。

《周易》就是按照天道规律，分析预测当下的因所可能发展的方向与结果，并通过前瞻未来的吉凶提升人们当下趋吉避凶的智慧。

附录一 六十四卦卦序图

乾	䷀	坤	䷁	水雷屯	䷂	山水蒙	䷃
水天需	䷄	天水讼	䷅	地水师	䷆	水地比	䷇
风天小畜	䷈	天泽履	䷉	地天泰	䷊	天地否	䷋
天火同人	䷌	火天大有	䷍	地山谦	䷎	雷地豫	䷏
泽雷随	䷐	山风蛊	䷑	地泽临	䷒	风地观	䷓
火雷噬磕	䷔	山火贲	䷕	山地剥	䷖	地雷复	䷗
天雷无妄	䷘	山天大畜	䷙	山雷颐	䷚	泽风大过	䷛
坎	䷜	离	䷝				
泽山咸	䷞	雷风恒	䷟	天山遁	䷠	雷天大壮	䷡
火地晋	䷢	地火明夷	䷣	风火家人	䷤	火泽睽	䷥
水山蹇	䷦	雷水解	䷧	山泽损	䷨	风雷益	䷩
泽天夬	䷪	天风姤	䷫	泽地萃	䷬	地风升	䷭
泽水困	䷮	水风井	䷯	泽火革	䷰	火风鼎	䷱
震	䷲	艮	䷳	风山渐	䷴	雷泽归妹	䷵
雷火丰	䷶	火山旅	䷷	巽	䷸	兑	䷹
风水涣	䷺	水泽节	䷻	风则中孚	䷼	雷山小过	䷽
水火既济	䷾	火水未济	䷿				
乾三连	☰	坤六断	☷	震仰盂	☳	艮覆碗	☶
离中虚	☲	坎中满	☵	兑上缺	☱	巽下断	☴

附录二 六十四卦速查表

上卦 下卦	乾 （天）	兑 （泽）	离 （火）	震 （雷）	巽 （风）	坎 （水）	艮 （山）	坤 （地）
乾 （天）	乾	夬	大有	大壮	小畜	需	大畜	泰
兑 （泽）	履	兑	睽	归妹	中孚	节	损	临
离 （火）	同人	革	离	丰	家人	既济	贲	明夷
震 （雷）	无妄	随	噬嗑	震	益	屯	颐	复
巽 （风）	姤	大过	鼎	恒	巽	井	蛊	升
坎 （水）	讼	困	未济	解	涣	坎	蒙	师
艮 （山）	遁	咸	旅	小过	渐	蹇	艮	谦
坤 （地）	否	萃	晋	豫	观	比	剥	坤

附录三 八宫六十四卦卦名表

乾宫 1 金	兑宫 2 金	离宫 3 火	震宫 4 木
乾为天	兑为泽	离为火	震为雷
（万物萌生 依道行事）	（欢天喜地 和悦通达）	（和谐共事 必有成功）	（震惧致亨通 有喜）
天风姤	泽水困	火地晋	雷山小过
（女壮过盛 不宜妻室）	（奋发努力 大志者亨通）	（有进长 荣获奖赏）	（宜小不宜大 可下不可上）
天山遁	泽地萃	火天大有	雷泽归妹
（强者宜避 弱者宜静）	（盛世通达 利有作为）	（大富 畅达）	（时机不到 行事有险）
天地否	泽山咸	火山旅	雷地豫
（目前遇难 周旋待机）	（情投意合 宜力婚事）	（谨慎行通 谦让表吉）	（适时宜 可动手）
天水讼	泽风大过	火风鼎	雷水解
（惹是生非 难免受挫）	（谦恭可过，骄狂不可过）	（法鼎昌明 社会祥和）	（有险无难 得安康）
天火同人	泽雷随	火水未济	雷风恒
（团结人 路路通）	（顺随人心 有利无害）	（不慎有损失 努力事可成）	（从长计议，有利无害）
天雷无妄	泽火革	火雷噬嗑	雷火丰
（敬畏谨慎，权衡利弊）	（变革成功 前景光明）	（除掉障碍 方可安良）	（德高望重 做大做强）
天泽履	泽天夬	火泽睽	雷天大壮
（和悦谦逊 道路畅通）	（果断行施法政 不宜兴兵动武）	（出现矛盾 谨慎为好）	（大为强盛 宜礼谦和）

巽宫 5 木	坎宫 6 水	艮宫 7 土	坤宫 8 土
巽为风（谦顺做事 无咎有益）	坎为水（艰难重重 力除可获成功）	艮为山（动静不失时 其道光明）	坤为地（德高望重 能成大事）
风地观（观察民情，反省自身）	水山蹇（山路艰险，量力而行）	山地剥（慎观其变 顺势而止）	地雷复（一元复始，万象更新）
风水涣（人心涣散，重新凝聚）	水风井（学井水无私奉献，渐修美德）	山水蒙（勤奋好学 利在坚持）	地山谦（谦恭礼让，德高望重）
风天小畜（微利成大事 必人兴事盛）	水泽节（节制适当 其道乃通）	山雷颐（养生养德，养贤养民）	地风升（高升有人帮 前途光明）
风火家人（齐家关键 妇道须端正）	水雷屯（创业维艰 前景光明）	山风蛊（披荆斩棘 抓大放小）	地火明夷（光明受损 须忍辱守正）
风雷益（惠下有功 征途无碍）	水火既济（大事告成，又生新事）	山火贲（修饰利世 形式反作用于内容）	地水师（选帅定规，谋成而后战）
风泽中孚（安守诚信 前景畅明）	水天需（有备无患，等待时机）	山天大畜（守正积善 格局高远）	地泽临（亲临一线，掌控真相）
风山渐（利于渐进 不能躁急）	水地比（互相佑助，团结友爱）	山泽损（心诚礼轻 损下益上）	地天泰（天下通泰 泰极否来）

参考文献

1.（汉）毛公传，郑玄笺，（唐）孔颖达疏.毛诗正义 [M].十三经注疏本.北京：中华书局，1980.

2.郑玄注，（唐）贾公彦疏.周礼注疏 [M].十三经注疏本.北京：中华书局，1980.

3.（汉）郑玄注，（唐）贾公彦疏.仪礼注疏 [M].十三经注疏本.北京：中华书局，1980.

4.（汉）郑玄注，（唐）孔颖达疏.礼记正义 [M].十三经注疏本.北京：中华书局，1980.

5.（汉）孔安国传，（唐）孔颖达疏.尚书正义 [M].十三经注疏本.北京：中华书局，1980.

6.（汉）赵岐注，（宋）孙奭疏.孟子注疏 [M].十三经注疏本.北京：中华书局，1980.

7.（汉）许慎撰，（清）段玉裁注.说文解字注 [M].上海：上海古籍出版社，1981.

8.（魏）何晏注，（宋）邢昺疏.论语注疏 [M].十三经注疏本.北京：中华书局，1980.

9.（晋）郭璞注，（宋）邢昺疏.尔雅注疏 [M].十三经注疏本.北京：中华书局，1980.

10.（汉）司马迁.史记（修订本）[M].北京：中华书局，2014.

11.（宋）李昉等.太平御览 [M].北京：中华书局，1985.

12.（宋）司马光.资治通鉴 [M].北京：中华书局，2011.

13.（春秋）卜商.子夏易传 [M].文渊阁四库全书本.上海：上海古籍出版社，1987.

14.（魏）王弼，（晋）韩康伯注，（唐）孔颖达疏，（唐）陆德明音义，周易正义 [M].十三经注疏本.北京：中华书局，1980.

15.（唐）李鼎祚.周易集解 [M].文渊阁四库全书本.上海：上海古籍出版社，1987.

16.（唐）史徵.周易口诀义 [M].文渊阁四库全书本.上海：上海古籍出版社，1987.

17.（唐）郭京.周易举正 [M].文渊阁四库全书本.上海：上海古籍出版社，1987.

18.（宋）王应麟辑，（清）惠栋考补.增补郑氏周易 [M].文渊阁四库全书本.上海：上海古籍出版社，1987.

19.（宋）胡瑗.周易口义 [M].文渊阁四库全书本.上海：上海古籍出版社，1987.

20.（宋）程颐.伊川易传 [M].文渊阁四库全书本.上海：上海古籍出版社，1987.

21.（宋）苏轼.东坡易传 [M].文渊阁四库全书本.上海：上海古籍出版社，1987.

22.（宋）张载.横渠易说 [M].文渊阁四库全书本.上海：上海古籍出版社，1987.

23.（宋）耿南仲.周易新讲义 [M].文渊阁四库全书本.上海：上海古籍出版社，1987.

24.（宋）沈该.易小传 [M].文渊阁四库全书本.上海：上海古籍出版社，1987.

25.（宋）朱震.汉上易传 [M].文渊阁四库全书本.上海：上海古籍出版社，1987.

26.（宋）郑刚中.周易窥余 [M].文渊阁四库全书本.上海：上海古籍出版社，1987.

27.（宋）林栗 . 周易经传集解 [M]. 文渊阁四库全书本 . 上海：上海古籍出版社，1987.

28.（宋）朱熹 . 周易本义 [M]. 文渊阁四库全书本 . 上海：上海古籍出版社，1987.

29.（宋）项安世 . 周易玩辞 [M]. 文渊阁四库全书本 . 上海：上海古籍出版社，1987.

30.（宋）郭雍 . 郭氏传家易说 [M]. 文渊阁四库全书本 . 上海：上海古籍出版社，1987.

31.（宋）杨简 . 杨氏易传 [M]. 文渊阁四库全书本 . 上海：上海古籍出版社，1987.

32.（宋）冯椅 . 厚斋易学 [M]. 文渊阁四库全书本 . 上海：上海古籍出版社，1987.

33.（宋）杨万里 . 诚斋易传 [M]. 文渊阁四库全书本 . 上海：上海古籍出版社，1987.

34.（宋）李过 . 西溪易说 [M]. 文渊阁四库全书本 . 上海：上海古籍出版社，1987.

35.（宋）蔡渊 . 周易卦爻经传训解 [M]. 文渊阁四库全书本 . 上海：上海古籍出版社，1987.

36.（宋）魏了翁 . 周易要义 [M]. 文渊阁四库全书本 . 上海：上海古籍出版社，1987.

37.（宋）俞琰 . 周易集说 [M]. 文渊阁四库全书本 . 上海：上海古籍出版社，1987.

38.（元）胡一桂 . 周易启蒙翼传 [M]. 文渊阁四库全书本 . 上海：上海古籍出版社，1987.

39.（元）保巴 . 易源奥义 [M]. 文渊阁四库全书本 . 上海：上海古籍出版社，1987.

40.（元）吴澄 . 易纂言 [M]. 文渊阁四库全书本 . 上海：上海古籍出版社，1987.

41.（元）赵汸 . 周易文诠 [M]. 文渊阁四库全书本 . 上海：上海古籍出版社，1987.

42.（元）胡炳文 . 周易本义通释 [M]. 文渊阁四库全书本 . 上海：上海古籍出版社，1987.

43.（明）胡广等 . 周易传义大全 [M]. 文渊阁四库全书本 . 上海：上海古籍出版社，1987.

44.（明）来知德 . 周易集注 [M]. 文渊阁四库全书本 . 上海：上海古籍出版社，1987.

45.（明）潘士藻 . 读易述 [M]. 文渊阁四库全书本 . 上海：上海古籍出版社，1987.

46.（明）智旭 . 周易禅解 [M]. 续修四库全书本 . 上海：上海古籍出版社，2002.

47.（明）何楷 . 古周易订诂 [M]. 文渊阁四库全书本 . 上海：上海古籍出版社，1987.

48.（清）王夫之 . 周易稗疏 [M]. 文渊阁四库全书本 . 上海：上海古籍出版社，1987.

49.（清）刁包 . 易酌 [M]. 文渊阁四库全书本 . 上海：上海古籍出版社，1987.

50.（清）钱澄之 . 田间易学 [M]. 文渊阁四库全书本 . 上海：上海古籍出版社，1987.

51.（清）黄宗炎 . 周易象辞 [M]. 文渊阁四库全书本 . 上海：上海古籍出版社，1987.

52.（清）毛奇龄 . 仲氏易 [M]. 文渊阁四库全书本 . 上海：上海古籍出版社，1987.

53.（清）李光地 . 御纂周易折中 [M]. 文渊阁四库全书本 . 上海：上海古籍出版社，1987.

54.（清）陈梦雷 . 周易浅述 [M]. 文渊阁四库全书本 . 上海：上海古籍出版社，1987.

55.（清）李塨 . 周易传注 [M]. 文渊阁四库全书本 . 上海：上海古籍出版社，1987.

56.（清）胡煦 . 周易函书约注 [M]. 文渊阁四库全书本 . 上海：上海古籍出版社，1987.

57.（清）惠栋 . 周易述 [M]. 文渊阁四库全书本 . 上海：上海古籍出版社，1987.

58.（清）焦循 . 周易补疏 [M]. 续修四库全书本 . 上海：上海古籍出版社，2002.

59.（清）俞樾 . 周易互体征 [M]. 续修四库全书本 . 上海：上海古籍出版社，2002.

60.（清）李士钤 . 周易注 [M]. 续修四库全书本 . 上海：上海古籍出版社，2002.

61.（清）刘沅 . 周易恒解 [M]. 续修四库全书本 . 上海：上海古籍出版社，2002.

62.（清）马其昶 . 重定周易费氏学 [M]. 续修四库全书本 . 上海：上海古籍出版社，2002.

63.（清）李道平 . 周易集解纂疏 [M]. 续修四库全书本 . 上海：上海古籍出版社，2002.

64. 王引之 . 经义述闻 [M]. 南京：江苏古籍出版社，1985.

65. 高亨 . 周易古经通说 [M]. 北京：中华书局，1958.

66. 高亨 . 周易杂论 [M]. 山东：齐鲁书社，1979.

67. 尚秉和 . 周易尚氏学 [M]. 北京：中华书局，1980.

68. 杨伯峻 . 春秋左传注 [M]. 北京：中华书局，1983.

69. 李镜池 . 周易探源 [M]. 北京：中华书局，1984.

70. 高亨 . 周易古经今注 [M]. 北京：中华书局，1984.

71. 屈万里 . 先秦汉魏易例述评 [M]. 台北：学生书局，1985 年 9 月三版 .

72. 屈万里 . 汉石经周易残字集证 [M]. 台北：联经出版事业有限公司，1984.

73. 张善文 . 象数与义理 [M]. 沈阳：辽宁教育出版社，1993.

74. 朱伯崑 . 易学哲学史 [M]. 北京：华夏出版社，1995.

75. 邓球柏 . 帛书周易校释 [M]. 湖南：湖南出版社，1996.

76. 汪裕雄 . 意象探源 [M]. 安徽：安徽教育出版社，1996.

77. 杨儒宾，黄俊杰编 . 中国古代思维方式探索 [M]. 台北：正中书局，1997.

78. 刘大钧 . 周易概论 [M]. 成都：巴蜀书社，1999.

79. 陈良运 . 周易与中国文学 [M]. 江西：百花洲文艺出版社，1999.

80. 杨庆中 . 二十世纪中国易学史 [M]. 北京：人民出版社，2000.

81. 潘雨廷 . 易学史发微 [M]. 上海：复旦大学出版社，2001.

82. 徐元诰 . 国语集解 [修订本][M]. 北京：中华书局，2002.

83. 马振彪 . 周易学说 [M]. 广州：花城出版社，2002.

84. 廖名春 . 马王堆帛书周易经传释文 [M]. 续修四库全书本 . 上海：上海古籍出版社，2002.

85. 程石泉 . 易学新探 [M]. 上海：上海古籍出版社，2003.

86. 马承源 . 上海博物馆藏战国楚竹书 [三][M]. 上海：上海古籍出版社，2003.

87. 古文字诂林编纂委员会 . 古文字诂林 [M]. 上海：上海教育出版社，2004.

88. 余敦康 . 易学今昔 [M]. 广西：广西师范大学出版社，2005.

89. 韩自强 . 阜阳汉简周易研究 [M]. 上海：上海古籍出版社，2005.

90. 金景芳，吕绍纲 . 周易全解 [M]. 上海：上海古籍出版社，2005.

91. 吕绍纲 . 周易阐微 [M]. 上海：上海古籍出版社，2005.

92. 刘大钧 . 今、帛、竹书《周易》综考 [M]. 上海：上海古籍出版社，2005.

93. 梁韦弦 . 易学考论 [M]. 黑龙江：黑龙江人民出版社，2005.

94. 陈鼓应，赵建伟 . 周易今注今译 [M]. 北京：商务印书馆，2005.

95. 傅佩荣 . 傅佩荣解读易经 [M]. 北京：中国线装书局，2006.

96. 余敦康 . 汉宋易学解读 [M]. 北京：华夏出版社，2006.

97. 韩维志 . 上古文学中君臣事象的研究 [M]. 上海：上海古籍出版社，2006.

98. 李零 . 中国方术正考 [M]. 北京：中华书局，2006.

99. 李零 . 中国方术续考 [M]. 北京：中华书局，2006.

100. 李学勤 .《周易》溯源 [M]. 成都：巴蜀书社，2006.

101. 杨军 .《周易》文化大学讲稿 [M]. 北京：中国人民大学出版社，2007.

102. 黄寿祺，张善文 . 周易译注 [M]. 上海：上海古籍出版，2007.

103. （法）列维 – 布留尔 . 原始思维 [M]. 北京：商务印书馆，2007.

104. 李学勤，朱伯崑著，廖名春选编 . 周易二十讲 [M]. 北京：华夏出版社，2008.

105. 鲁洪生 . 读懂《周易》[M]. 北京：中华书局，2008.

106. 吴前衡 . 传前易学 [M]. 湖北：湖北人民出版社，2008.

107. 李尚信 . 卦序与解卦理路 [M]. 四川：巴蜀书社，2008.

108. 陈来 . 古代宗教与伦理 [M]. 北京：三联书店，2009.

109. 徐芹庭 . 周易举正评述 [M]. 北京：中国书店，2009.

110. 傅佩荣 . 儒道天论发微 [M]. 北京：中华书局，2010.

111. 郑玉姗 . 出土与今本《周易》六十四卦经文考释 [M]. 台北：花木兰文化出版社，2010.

112. 傅道彬 . 诗可以观：礼乐文化与周代诗学精神 [M]. 北京：中华书局，2010.

113. 杨伯峻编著 . 春秋左传注 [M]. 北京：中华书局，2011.

114. 丁四新 . 楚竹书与汉帛书《周易》校注 [M]. 上海：上海古籍出版社，2011.

115. 李零编 . 张政烺论易丛稿 [M]. 北京：中华书局，2011.

116. 连邵名 . 帛书周易疏证 [M]. 北京：中华书局，2012.

117. 林忠军 . 易学源流与现代阐释 [M]. 上海：上海古籍出版社，2012.

118. 廖名春 .《周易》经传十五讲 [第二版][M]. 北京：北京大学出版社，2012.

119. 鲁洪生 . 周易的智慧 [M]. 北京：现代出版社，2013.

120. 李零 . 周易的自然哲学：死生有命富贵在天 [M]. 北京：三联书店，2013.

修订版后记

2017 年版《细读周易》出版有些仓促，研究出版社决定对《细读周易》修订再版。我和李春华、姚铁成分头修订校对，最后我再统稿。我们修订的内容主要有：

改正错误，尤其是《未济》卦的标题，记得在和责编交流时提到过的，不知为何印出后却是上下颠倒的。至今仍百思不得其解，不知在哪个环节出了问题。

统一细读方法，尊重作者本意，以经读经，以传读传，再比较经传的异同。

统一细读体例，每卦的大标题分为两部分，前部分突显与卦名相关的卦象特点，后部分浓缩由卦象感悟出的卦义主旨。【细读】的顺序依次是《序卦传》《系辞传》，简析卦名的含义与该卦的主要智慧；该卦得名之因，按照卦画、卦象、卦德由表及里的顺序加以分析，与卦名无关联的角度可略；先翻译卦爻辞本义，再逐句细读；最后简单概括该卦的主要内容。

为了方便大家的检索，我们增加了《六十四卦目录》《六十四卦速查表》《八宫六十四卦卦名表》等内容。

《周易》的内容博大精深，借自然具象表达抽象义理的表述却简约神秘、朦胧多向。在天人合一哲学理念的基础上，在卦画、卦象、卦德等多角度联想感悟天人之间的关联，主体联想感悟是朦胧多向的，面对同一卦象属性，不同境遇的主体会有不同的联想感悟，不同时期的同一主体也会有不同的联想感悟，这种主体联想感悟的思维方式、表达方式给我们今天的读解本义筑起巨大的障碍，我们只能朝着理解、接近作者本意的方向不断努力。

敬请海内外方家与我们合力，指出我们的错误，提供新的读解，期待《细读周易》下次修订时能够补充新的内容。

鲁洪生

首都师范大学生生斋